Bildgebende Dünndarmdiagnostik

Springer

Berlin
Heidelberg
New York
Barcelona
Budapest
Hongkong
London
Mailand
Paris
Singapur
Tokio

Günther Antes

Bildgebende Dünndarmdiagnostik

Enteroklysma und andere bildgebende Verfahren

Mit 367 Abbildungen in 528 Teilbildern
davon 8 in Farbe

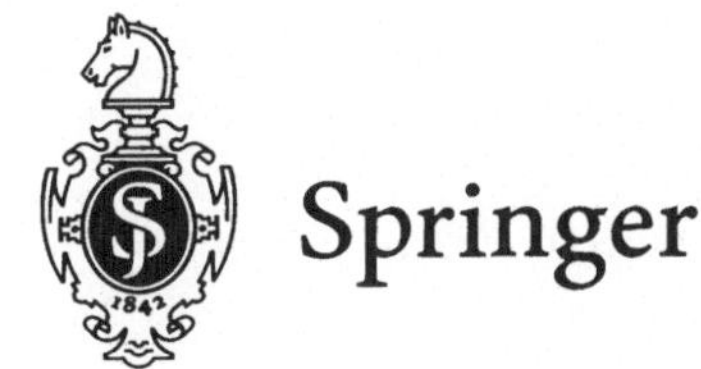

Springer

Dr. Günther Antes
Klinikum Kempten-Oberallgäu gGmbH
Abteilung für Radiologie
Robert-Weixler-Straße 50
D-87439 Kempten (Allgäu)

ISBN-13: 978-3-642-64346-0   Springer-Verlag Berlin Heidelberg New York

Die Deutsche Bibliothek – CIP-Einheitsaufnahme

Antes, Günther:
Bildgebende Dünndarmdiagnostik : Enteroklysma und andere
bildgebende Verfahren / Günther Antes. – Berlin ; Heidelberg ; New
York ; Barcelona ; Budapest ; Hongkong ; London ; Mailand ; Paris ;
Singapur ; Tokio : Springer, 1998
  ISBN-13: 978-3-642-64346-0   e-ISBN-13: 978-3-642-60308-2
  DOI: 10.1007/978-3-642-60308-2

Produkthaftung: Für Angaben über Dosierungsanweisungen und Applikationsformen kann vom Verlag keine Gewähr übernommen werden. Derartige Angaben müssen vom jeweiligen Anwender im Einzelfall anhand anderer Literaturstellen auf ihre Richtigkeit überprüft werden.

Die Wiedergabe von Gebrauchsnamen, Handelsnamen, Warenbezeichnungen usw. in diesem Werk
berechtigt auch ohne besondere Kennzeichnung nicht zu der Annahme, daß solche Namen im Sinne
der Warenzeichen- und Markenschutz-Gesetzgebung als frei zu betrachten wären und daher von
jedermann benutzt werden dürften.

Einbandgestaltung: Anna Deus, Heidelberg
Satz: Fotosatz-Service Köhler OHG, 97084 Würzburg

SPIN: 10489751   21/3135 – 5 4 3 2 1 0 – Gedruckt auf säurefreiem Papier

Vorwort

Der Dünndarm war und ist immer noch für viele Ärzte ein weitgehend unbekannter Bereich, dem wenig Aufmerksamkeit entgegengebracht wird. Als längstes und größtes Organ des menschlichen Körpers versorgt er uns mit den lebenswichtigen Nährstoffen und ist dabei zusätzlich das größte immunologische Abwehrorgan, ohne das ein reguläres Leben nicht möglich ist. Wir können ohne Magen oder Kolon leben; Herz, Lungen, Nieren, Leber und Pankreas sind transplantierbar – der Dünndarm wehrt sich dagegen. Nicht umsonst hatte der Dünndarm in der Antike und in anderen Kulturen eine große Bedeutung.

Der Dünndarm ist für die körperliche Untersuchung nicht faßbar. Über seine Physiologie und Krankheiten erfahren wir wenig in unserer Ausbildung zum Arzt. Einer direkten Inspektion ist er größtenteils verschlossen, weshalb die bildgebenden Verfahren im Vordergrund der Diagnostik stehen.

Vor 22 Jahren habe ich in der Radiologie am Klinikum Großhadern der Universität München begonnen, mich intensiver mit diesem „rätselhaften" Organ zu beschäftigen. Die fraktionierte Passage war damals die einzige Methode, den Dünndarm zu untersuchen. Die Ergebnisse haben mich nicht überzeugt, so daß ich nach anderen Methoden suchte. Sellinks *Radiological Atlas of Common Disease of the Small Bowel* (1976) brachte mich dann zum Enteroklysma, und Herlingers Arbeit *A Modified Technique for the Double-contrast Small Bowel Enema* (1978) war für mich eine weitere Anregung zur Verbesserung des Dünndarmeinlaufs. Es lag nun nahe, Sellinks Monokontrasttechnik mit Herlingers Methode zu einer biphasischen Doppelkontrastmethode zu kombinieren. Die Ergebnisse wurden zusammen mit Dr. Eggemann 1986 in dem Buch *Dünndarmradiologie – Einführung und Atlas* im Springer-Verlag publiziert; ein Jahr später folgte die englische Ausgabe. Beide Bücher behandelten die Dünndarmdiagnostik mit dem Enteroklysma. Die anderen bildgebenden Verfahren wie CT und Sonographie galten damals als wenig aussagekräftig und wurden nur sporadisch erwähnt, die MRT steckte noch in den Kinderschuhen.

Die Bedeutung dieser bildgebenden Verfahren hat in den letzten Jahren enorm zugenommen, so daß es an der Zeit war, ein neues Buch zu schreiben, das dieser Entwicklung Rechnung trägt. Obwohl das Enteroklysma noch im Mittelpunkt der Dünndarmdiagnostik steht, soll mit diesem Buch auch die Bedeutung der anderen bildgebenden Verfahren herausgestellt werden. Während mit diesen Methoden viele morphologische Veränderungen bereits gut erkannt werden können, ist die Erfassung der Funktion und ihrer Störungen noch immer eine Domäne des Enteroklysmas.

Danken möchte ich den vielen Kollegen, die mir in den letzten Jahren ihre interessanten Fälle zugeschickt oder zur Verfügung gestellt haben. Besonders danken möchte ich Herrn Dr. Eggemann, Chefarzt der Abteilung für Röntgendiagnostik und Nuklearmedizin, Städtisches Krankenhaus München-Neuperlach, für seine interessanten und einmaligen Fälle, die ich aus unserem früheren Buch übernehmen durfte.

Mein Dank gilt auch Frau Dr. U. Heilmann vom Springer-Verlag für die Organisation dieses Buches, Frau A. Deus und Frau G. Zech vom Springer-Verlag für die Bearbeitung des Manuskripts.

Kempten   Günther Antes

Inhaltsverzeichnis

1 Einleitung

ZUR SCHNELLEN INFORMATION

Geschichte des Enteroklysmas

- 1926–1929: Anfänge des Enteroklysmas (z. B. Pesquera)
- 1943 Schatzki: Grundlagen des modernen Enteroklysmas
- 1963 Trickey et al.: Methylzellulose für Doppelkontrast
- 1971–1976 Sellink: Enteroklysma mit Barium als Standarduntersuchung
- 1978 Herlinger: Popularisierung des Doppelkontrasts mit Methylzellulose
- 1979 Antes: Biphasisches Enteroklysma mit Barium und Methylzellulose

Da der Dünndarm der endoskopischen Untersuchung – bis auf das Duodenum und das terminale Ileum – weitgehend verschlossen ist, kommt der radiologischen Dünndarmdiagnostik eine besondere Bedeutung zu. Aufgrund von Länge und Lage dieses Organs ist eine gute und übersichtliche Darstellung nicht einfach. Hinzu kommt, daß Passagezeiten mit erheblicher Variationsbreite, unberechenbares Verhalten in der Kontrastmittelsuspension und Überlagerungen mit gefüllten Schlingen dazu beitragen, die Röntgendiagnostik des Dünndarms erheblich zu erschweren. Nur wenige Radiologen beschäftigen sich deshalb intensiv mit diesem Organ. Bei Klinikern und Radiologen besteht die weit verbreitete Meinung, daß mit Ausnahme des Morbus Crohn Erkrankungen des Dünndarms relativ selten sind, und deshalb besteht wenig Interesse sich intensiv mit diesem lebensnotwendigen Organ zu beschäftigen.

1.1 Geschichte der Dünndarmradiologie

Die fraktionierte Passage nach Pansdorf (1937) war bis vor einigen Jahren noch die am häufigsten eingesetzte Röntgenuntersuchung des Dünndarms. Dabei begnügte man sich allerdings in den meisten Fällen mit der Aussage, daß keine „gröberen" pathologischen Veränderungen vorliegen.

Einhorn (1926), Pribram und Kleiber (1927) und vor allem Pesquera (1929) haben sich schon frühzeitig um die Verbesserung der Dünndarmdiagnostik bemüht, indem sie versuchten, durch Intubation des Duodenums das Organ selektiv zu untersuchen. Die derzeit weltweit praktizierten Techniken des Enteroklysmas unterscheiden sich nicht wesentlich. Der Weg bis dahin war jedoch lang. Dem interessierten Leser sei dazu die Übersichtsarbeit von Nolan (1981) empfohlen.

Gershon-Cohen und Shay haben den Dünndarm bereits 1939 in Einfach- und Doppelkontrast dargestellt. Schatzki wies 1943 in einer bedeutenden Arbeit darauf hin, daß man größere Mengen von Kontrastmittel mit gleichmäßiger Flußrate infundieren sollte. Er empfahl das Enteroklysma als Routinemethode.

Anfänglich waren unzureichendes Sondenmaterial und Schwierigkeiten bei der Intubation Hauptprobleme für den Dünndarmeinlauf.

Lura berichtete dann 1951 über 300 erfolgreiche Untersuchungen. Weitere Verbesserungen bei der Sondierung des Duodenums beschrieben Scott-Harden et al. (1961), Pygott et al. (1960), Gianturco (1967) und Bilbao et al. (1967).

Erst durch die Arbeiten von Sellink (1971, 1974, 1976) hat das Enteroklysma Anerkennung gefunden. In den letzten 10 Jahren hat sich, zumindest in Europa, das Enteroklysma als bevorzugte Untersuchungstechnik durchgesetzt. In Deutschland wurde es als Untersuchungsmethode der Wahl in den Richtlinien zur Qualitätsverbesserung in der Röntgendiagnostik empfohlen (Stender 1995). Trotz der Verbreitung des Enteroklysmas ist die Diskussion über die Notwendigkeit des Einsatzes dieser gegenüber der fraktionierten Passage scheinbar aufwendigeren Methode noch nicht abgeschlossen. Dies gilt vor allem für die USA (Wills et al. 1997). Vergleichende Untersuchungen (Fleckenstein u. Pedersen 1975; Sanders u. Ho 1976; Ekberg 1977; Vallance 1980) haben die Überlegenheit des Enteroklysmas nachweisen können. Wir haben diese Ergebnisse in Praxis bestätigen können (Abb. 1.1 und 1.2). Der Dünndarmeinlauf besitzt eine hohe Treffsicherheit (Antes u. Lissner 1983).

Sellink hat mit seinem *Radiological Atlas of Common Diseases of the Small Bowel* (1976) ein Standardwerk der Dünndarmradiologie geschaffen. Dieses Buch birgt viele Informationen untersuchungstechnischer und radiologisch-klinischer Art in sich. Das von Sellink bevorzugte Enteroklysma mit einer verdünnten Bariumsuspension führt aber nicht bei allen Untersuchungen zu befriedigenden Ergebnissen. Nolan (1987) hat zur Verbesserung der Transparenz die Methode von Sellink modifiziert, indem er die Bariumsuspension weiter verdünnte.

Sellink hat, wie bereits frühere Autoren, versucht, den Dünndarm im Doppelkontrast darzustellen und erwähnt neben Luft auch Wasser zur Erzielung einer besseren Transparenz(1976). Durch die Arbeit von Geiter und Fuchs (1977) wurde die Doppelkontrastmethode mit Wasser in Deutschland populär.

Trickey et al. (1963) und später Gmünder und Wirth (1970) haben Methylzellulose als negatives Kontrastmittel zum Doppelkontrast eingeführt. Herlinger (1978) hat eine Modifikation beschrieben. Diese Methode wurde übernommen und weiterentwickelt (Antes u. Lissner 1981). Seit 1979 wird die Doppelkontrastuntersuchung des Dünndarms mit Barium und Methylzellulose als biphasische Untersuchung durchgeführt. Änderungen dieser bewährten Untersuchungstechnik waren seither nicht notwendig. Maglinte et al. (1986) führen eine ähnliche Untersuchungstechnik durch. Herlinger und Maglinte (1989) gehen in ihrem Buch auf die Beurteilung von Motilitätsstörungen nicht ein. Auch sonst wird dieses Thema kaum in der Literatur behandelt. Durch Sellink aufmerksam gemacht, haben wir uns mit diesen funktionellen Veränderungen beschäftigt und eine Methode entwickelt, die sowohl Motilitätsstörungen als auch morphologische Veränderungen in *einem* Untersuchungsgang erfassen kann (Antes u. Lissner 1981).

Das Enteroklysma ist allgemein als die beste radiologische Dünndarmuntersuchung anerkannt. Dabei sollte man sich bewußt sein, daß auch die

Abb. 1.1 a – c. Postischämische, narbige Stenose. Mit der fraktionierten Passage mit Barium und Methylzellulose wurde zweimal fälschlicherweise die Diagnose eines ausgedehnten Morbus Crohn gestellt. Die Stenose wurde nicht erkannt. Vortäuschung von Faltenverdickungen wegen poststenotischer Unterfüllung des Darmlumens (**a**). Das Enteroklysma zeigt bei Verfolgung des Bariumbolus eine hochgradige Stenose (*Pfeil*). Zu beachten sind die typische Obstruktionsdyna- mik" (s. Abschnitt 2.8) und der Kalibersprung (**b**). In der Methyl- zellulosephase stellt sich der übrige Darm morphologisch unauffällig dar (**c**)

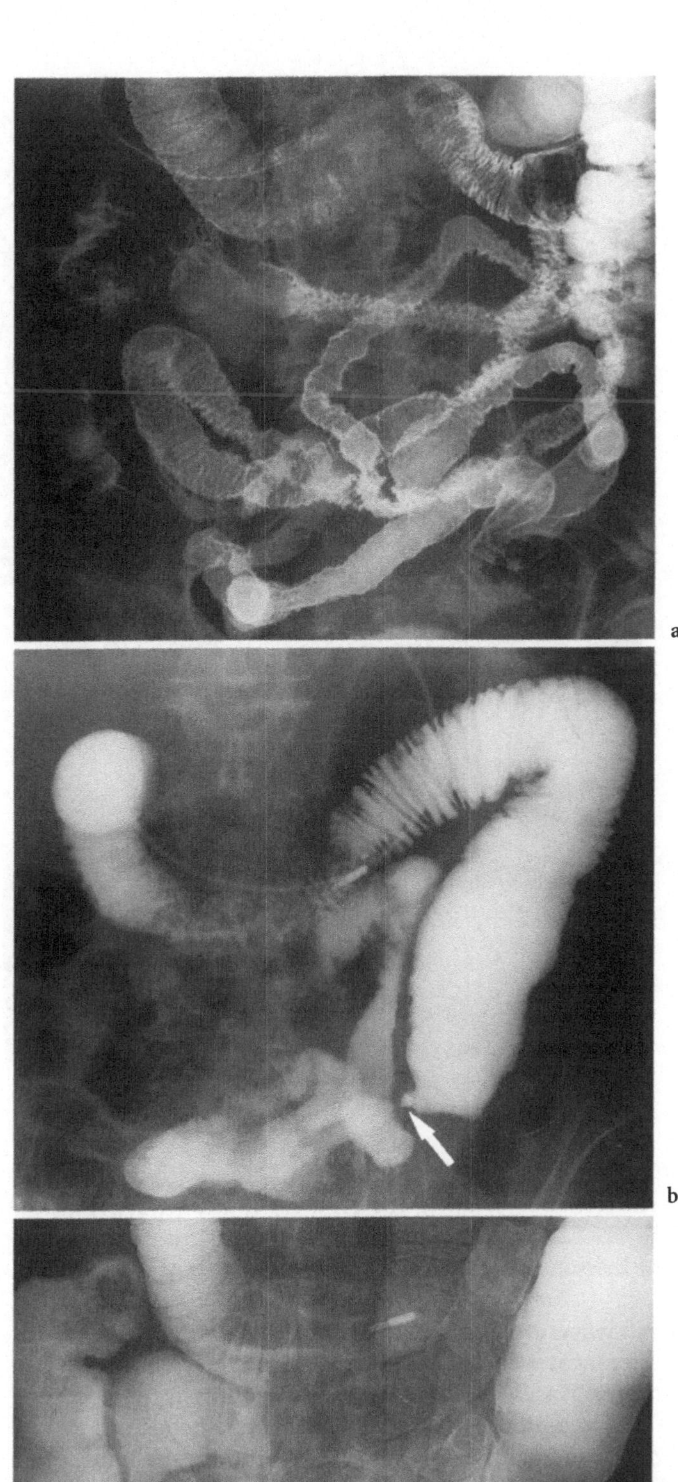

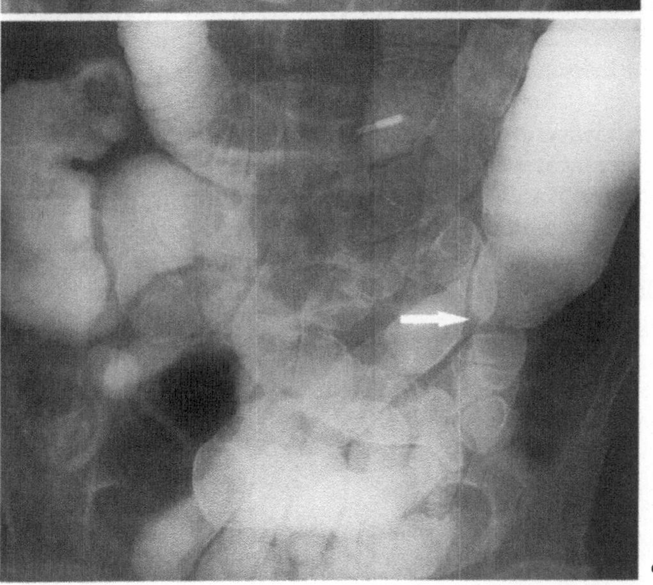

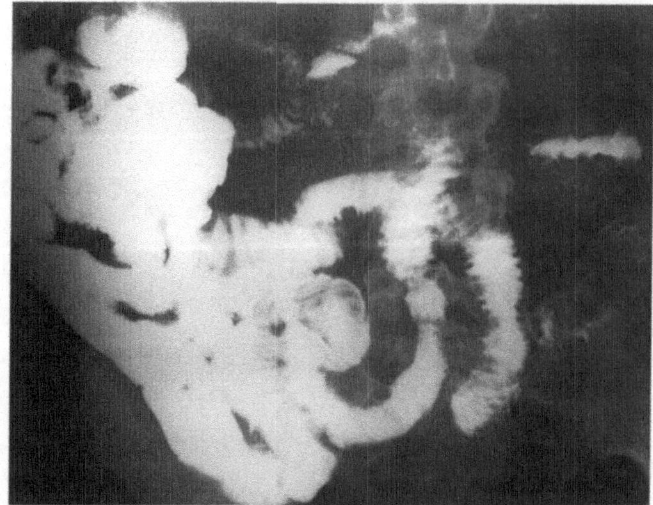

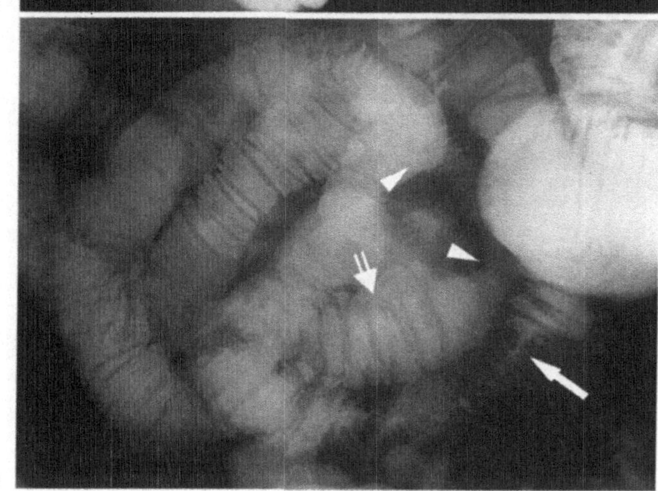

Abb. 1.2 a, b. Segmentale Strahlenenteritis. Fraktionierte Passage wurde als unauffällig beurteilt (**a**). Das Enteroklysma zeigt bei guter Darmentfaltung ein gering stenosierendes Segment (**b**) im ehemaligen Bestrahlungsfeld mit Faltenveränderungen (*Pfeilspitzen*), prästenotischer Dilatation (*breiter Pfeil*) und Spastik (*Pfeil*)

geeignetste Methode und die schönsten Bilder nicht automatisch die richtige Diagnose liefern. Genauso wichtig für eine treffende Interpretation sind gute Kenntnisse über die Dünndarmerkrankungen und die ständige Korrelation zu den klinischen Ergebnissen sowie ein erfahrener Untersucher.

Obwohl das Enteroklysma noch im Mittelpunkt dieses Buches steht, soll darauf aufmerksam gemacht werden, daß sich in den letzten Jahren in der Dünndarmdiagnostik ein Wandel bei der Wahl der diagnostischen Methoden abzeichnet. Die Wichtigkeit der Schnittbildverfahren, insbesondere der CT, ist erkannt worden. Der Bedeutung dieser Methode, aber auch der der Sonographie und der Rolle der Magnetresonanztomographie wird in diesem Buch Rechnung getragen.

ZUR SCHNELLEN INFORMATION

- *Patientenvorbereitung*: Abführen, Harnblase **nicht** entleeren
- *Instrumente*: Spezialsonden, Pumpen
- *Kontrastmittel*: Verdünnte Bariumsuspension und 0,5 %ige Methylzelluloselösung
- *Sondenlegung*: transnasal; nicht über die Flexura duodenojejunalis
- *Einlaufgeschwindigkeit*: 75 ml/min entsprechend 300 ml Barium oder Methylzellulose innerhalb von 4 min (s. Ausnahmen)
- *Peristaltikverhalten und Transitzeiten*:
  - Normal: etwa 10 min
  - Obstruktion: etwa 20 min (bis 1200 min)
  - Pseudoobstruktion: etwa 45 min
  - Hyperperistaltik: etwa 4 min

Bei einer Kontrastmitteluntersuchung des Dünndarms sollten folgende Ziele erreicht werden:

- kontinuierliche Füllung des Darms mit Verfolgung der Kontrastmittelsäule unter Palpation;
- übersichtliche Darstellung aller Darmschlingen;
- kurze Untersuchungszeit;
- einfache Durchführbarkeit;
- Akzeptanz durch den Patienten;
- hohe diagnostische Treffsicherheit;
- gute Reproduzierbarkeit.

Diese Forderungen können nur mit dem Enteroklysma mit Barium und Methylzellulose erfüllt werden.

Das Enteroklysma mit Barium und Methylzellulose bietet gegenüber anderen Dünndarmuntersuchungen folgende Vorteile:

- Durch Ausschaltung der Pyloruspassage kann der Dünndarm selektiv rasch und übersichtlich untersucht werden.
- Das Darmlumen kann durch Steuerung der Einlaufgeschwindigkeit kontrolliert und optimal aufgedehnt werden.
- Dadurch können die Dehnbarkeit der Darmwand und Oberflächenveränderungen am besten erfaßt werden (Abb. 2.1).
- Der Doppelkontrasteffekt verbessert die Diagnostik von Schleimhautveränderungen und macht den Darm durchsichtiger (Abb. 2.2 und 2.3).

Voraussetzung für eine gute Beurteilbarkeit einer Untersuchung ist zunächst einmal die Kenntnis, wie man ein Enteroklysma technisch richtig

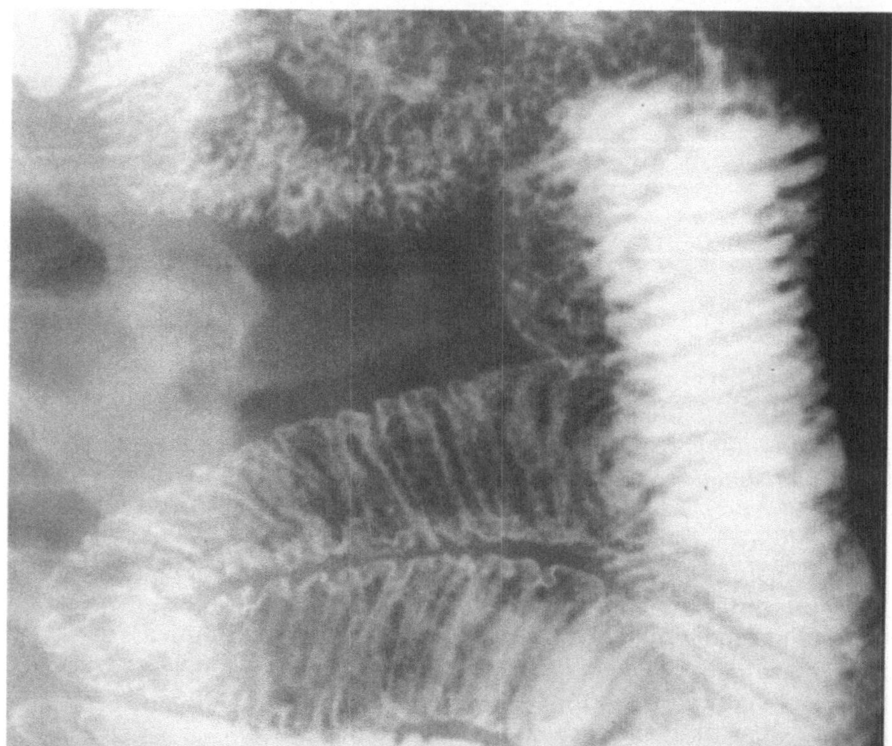

Abb. 2.1. Lymphfollikuläre Hyperplasie. Die kleinknotigen Veränderungen sind nur sichtbar bei voll entfaltetem Darm. Im Kontraktionszustand und im Monokontrast sind sie nicht erkennbar

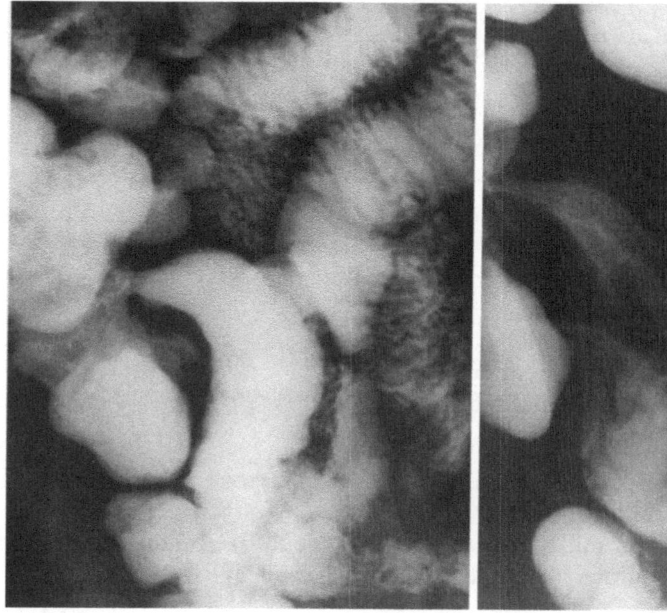

a

b

Abb. 2.2 a, b. Tuberkulose im Frühstadium. „Unauffälliges" terminales Ileum im Monokontrast bei Passage des Bariumbolus (**a**). Im Doppelkontrast sind die kleinknotigen Granulome und die Faltenverdickung gut erkennbar (**b**)

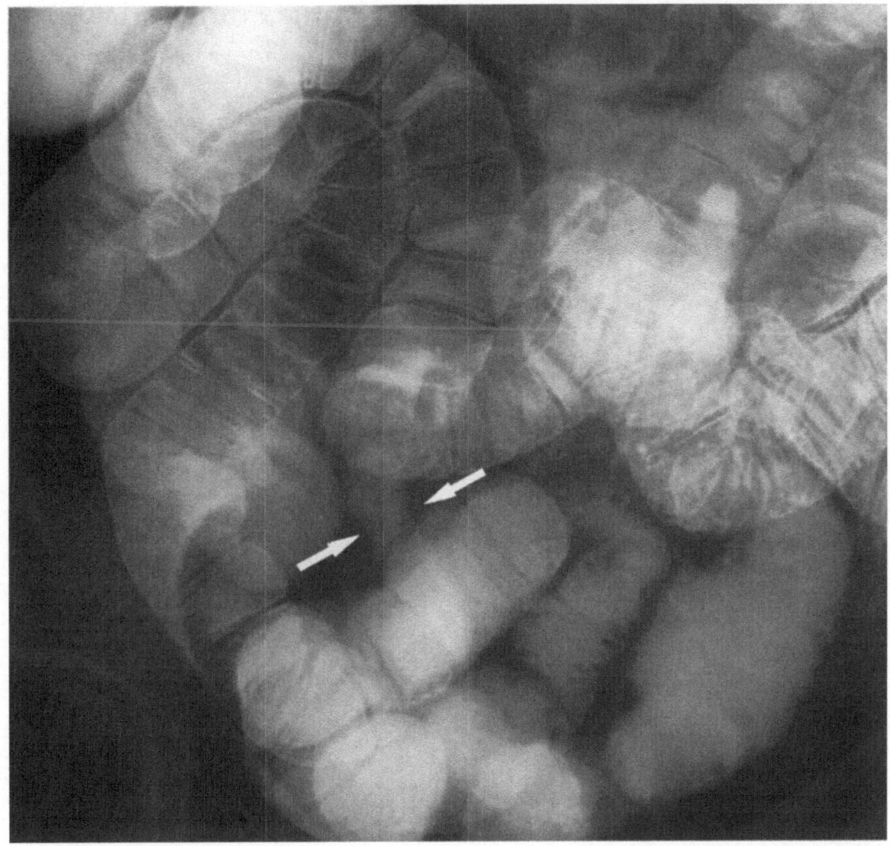

Abb. 2.3. Morbus Crohn in Remission. Das terminale Ileum mit glatter Oberfläche und geringer Wandverdickung (*Pfeile*) ist nur wegen der Transparenz der überlagernden Darmschlingen erkennbar

durchführt, welche Fehler es gibt und wie man sie erkennen und vermeiden kann. Die beschriebene Technik des Dünndarmeinlaufs mit Barium und Methylzellulose ist eine standardisierte Untersuchung. Um gute Ergebnisse zu erhalten, ist es wichtig, sich so weit wie möglich an die beschriebene Untersuchungstechnik zu halten.

2.1 Patientenvorbereitung

Oft sind es die scheinbar unwichtigen und nebensächlichen Dinge, von denen Erfolg und Mißerfolg einer Untersuchung abhängen. So wird z. B. die Vorbereitung für eine Dünndarmuntersuchung meist viel zu wenig beachtet. Für eine optimale Untersuchung muß der Dickdarm entleert sein (Sellink u. Rosenbusch 1981). Eine ausreichende Vorbereitung ist deshalb besonders bei Patienten mit chronischer Obstipation wichtig. Ein gefülltes Zökum behindert die Kontrastmittelpassage im distalen Ileum und verlängert die Dauer der Untersuchung. Außerdem muß zur Beurteilung der Ileozökalregion mehr Kontrastmittel verabreicht werden, um den Darminhalt aus dem Zökum auszuspülen. Dies kann für den Patienten zu einem unangenehmen Völlegefühl führen. Ein ungereinigtes terminales Ileum und Zökum können zu Artefakten führen, die pathologische Prozesse vortäuschen können (Abb. 2.4 a, b).

In Notfällen oder bei kurzfristiger Terminierung kann auf Abführmaßnahmen verzichtet werden!

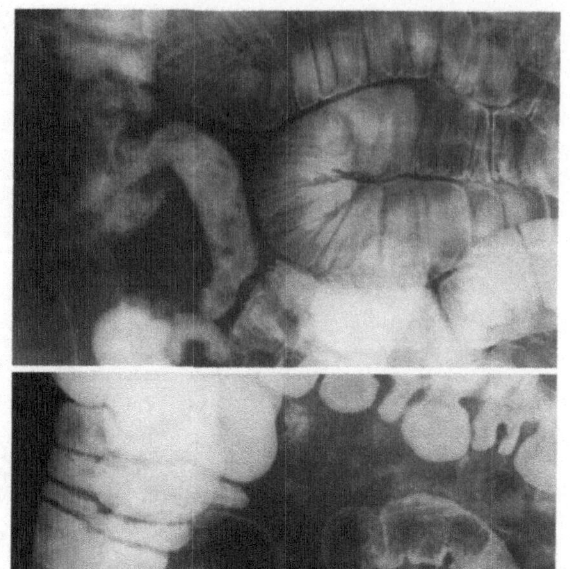

Abb. 2.4 a, b. Darmentleerung. Speisereste im terminalen Ileum und kotgefülltes Zökum täuschen das Bild eines Morbus Crohn vor. Patientin mit chronischer Obstipation, die nicht abgeführt worden war (**a**). Nach Ausspülen des Darminhalts findet sich eine unauffällige Ileozökalregion (**b**)

Abführmaßnahmen

Die Abführmaßnahmen beginnen einen Tag vor der Untersuchung:

- *Ernährung:* leichtes Frühstück, mittags klare Brühe ohne Einlage, danach nichts mehr essen; Trinkmenge: 2–3 l, über den Tag verteilt.
- *Abführen:* am frühen Nachmittag, z. B. mit Prepacol.

Diese Maßnahmen entfallen bei Patienten mit Durchfall!

Gefüllte Harnblase

Am Tag der Untersuchung bleibt der Patient nüchtern und sollte die Harnblase möglichst nicht entleeren. Die gefüllte Blase hebt die Dünndarmschlingen aus dem kleinen Becken und macht sie so dem Untersucher der Palpation besser zugänglich (Abb. 2.5 a, b).

Medikamente

Medikamente mit peristaltikhemmender Wirkung – z. B. Sedativa, Psychopharmaka, starke Schmerzmittel und Spasmolytika – sollten, wenn möglich, bereits mehrere Tage zuvor abgesetzt werden. Die chronische Ein-

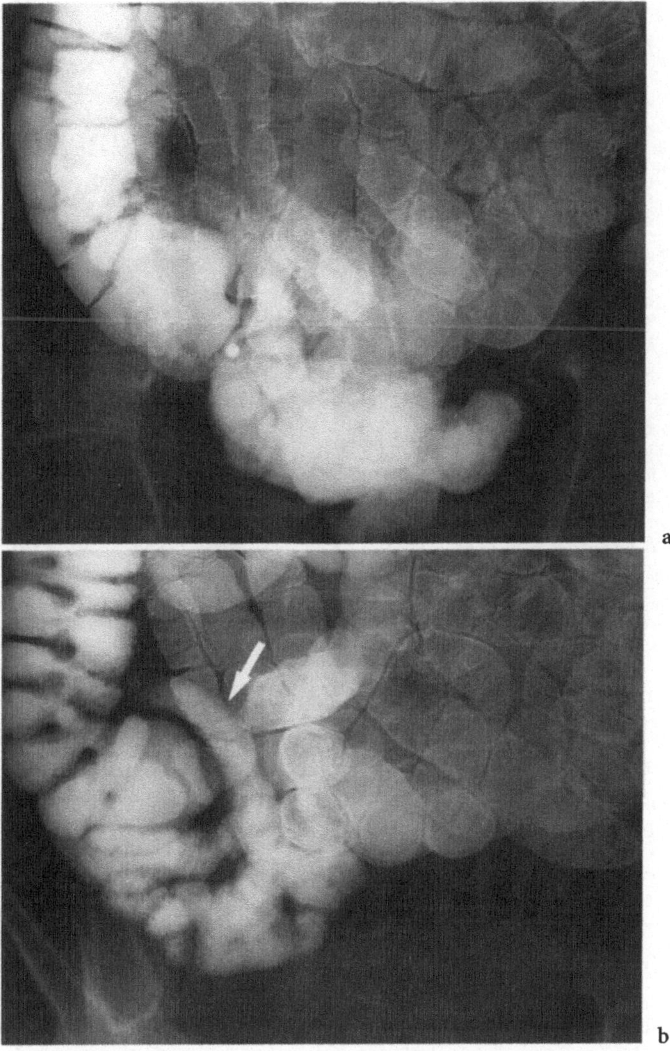

Abb. 2.5 a, b. Blasenfüllung. Gleicher Patient mit entleerter (**a**) und gefüllter (**b**) Harnblase. Wesentlich bessere Darstellung der Darmschlingen und des terminalen Ileums (*Pfeil*) bei gefüllter Blase

nahme dieser Medikamente muß bei der Interpretation der Untersuchung beachtet werden (s. Kap. 20).

2.2 Instrumente

Sonden

Spezielle Sonden für das Enteroklysma werden von verschiedenen Firmen angeboten. Zur besseren Steuerung sind sie mit einem teflonüberzogenen Führungsdraht versehen. Die Verwendung von Ballonsonden zur Vermeidung eines gastralen Refluxes ist nicht empfehlenswert. Ein Reflux hat meist eine pathologische Bedeutung und erfordert eine Änderung der Untersuchungstechnik (s. S. 18). Wir benutzen vorzugsweise eine dünne Sonde mit einem Durchmesser von 8 F[1] (Abb. 2.6).

---

[1] Guerbet-Dünndarmsonde, Artikelnummer 818; Guerbet GmbH, D-65843 Sulzbach.

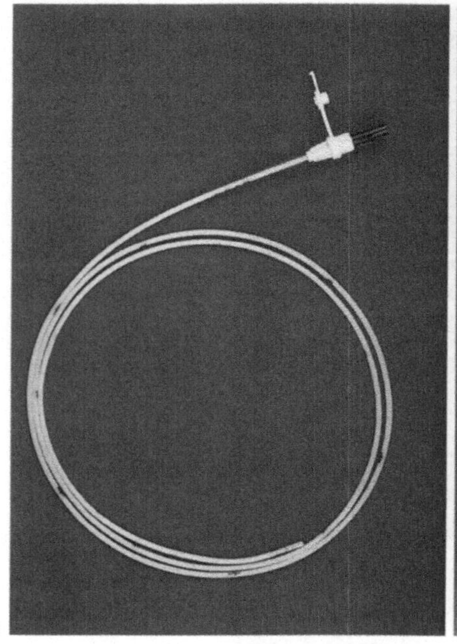
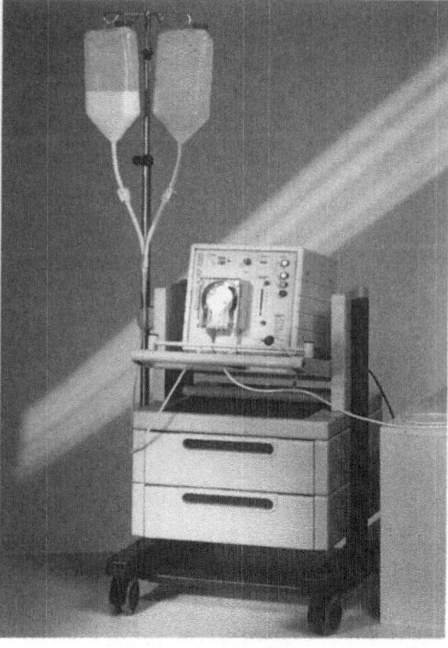

Abb. 2.6. Dünndarmsonde. Guerbet-Dünndarmsonde mit Führungsdraht und Endloch in der Metallspitze

Abb. 2.7. Dünndarmpumpe. Guerbet-Dünndarmpumpe

Liegt bei einem Patienten bereits eine Magensonde, so kann diese mittels Führungsdraht weiter in das Duodenum vorgeschoben werden. Gelingt dies nicht sofort, dann sollte die Magensonde durch eine Dünndarmspezialsonde ausgetauscht werden.

Dünndarmpumpe

Die Kontrastmitteleinbringung ist am einfachsten, wenn man das Barium aus einem Vorratsbeutel, wie er bei Kolonkontrasteinläufen verwendet wird, einlaufen läßt und die Instillation der Methylzellulose wegen ihrer höheren Viskosität mit einer großen Spritze vornimmt. Diese Art der Kontrastmittelapplikation ist suboptimal und kann nicht die Bedingungen einer gleichmäßigen und steuerbaren Einlaufgeschwindigkeit erfüllen, die nur durch die Verwendung einer elektrischen Pumpe erreicht wird. Ferner vereinfacht die Verwendung einer Pumpe den Untersuchungsablauf so, daß das Enteroklysma auch von einer Person allein leicht durchgeführt werden kann. Auf alle Fälle ist es wichtig, sich vor Beginn der Untersuchung davon zu überzeugen, daß die Anschlußsysteme mit der Duodenalsonde zusammenpassen, um bei Undichtigkeit den Untersuchungsablauf nicht zu unterbrechen. Wir arbeiten mit einer Rollerpumpe[2] (Abb. 2.7).

---

[2] Guerbet-Dünndarmpumpe, KMP 2000; Guerbet GmbH, D-65843 Sulzbach.

2.3 Kontrastmittel und Zubereitung

Barium

Die Bariumsuspension sollte dünnflüssig sein und darf nicht schäumen. Das spezifische Gewicht der Lösung wird entsprechend dem Körperumfang des Patienten auf 1,2–1,3 eingestellt (Miller u. Sellink 1979; Sellink u. Rosenbusch 1981). Bei unserer Methode ist allerdings in allen Fällen, d.h. unabhängig vom Körperumfang des Patienten, ein spezifisches Gewicht von 1,3 ausreichend. Für Babys und Kleinkinder muß eine weitere Verdünnung erfolgen, z.B. eine 19%ige Bariumsuspension, wie sie von Nolan (1987) für das Enteroklysma im Monokontrast verwendet wird.

Zubereitung. Ein Teil Barium und 2 Teile Wasser (z.B. 300 ml Micropaque flüssig und 600 ml Leitungswasser). Es empfiehlt sich, diese Menge anzusetzen, auch wenn sie in den meisten Fällen nicht verbraucht wird, um in Sonderfällen über genügend Kontrastmittel zu verfügen.

Methylzellulose

Verwendet werden kann z.B. Tylose[3]; die 0,5%ige wäßrige Lösung kann kurz vor der Untersuchung oder aber auch am Vortag zubereitet werden.

Zubereitung. 10 g Methylzellulose werden in 200 ml heißem Wasser angerührt. Anschließend wird diese Stammlösung mit 1800 ml Leitungswasser verdünnt. Um nicht bei jeder Herstellung 10 g Methylzellulose abwiegen zu müssen, empfiehlt es sich, einen kleinen Arzneimittelbecher für die entsprechende Menge zu markieren.

Durch kräftiges Umrühren müssen eventuelle Klumpen in der Methylzellulose noch vor der Applikation beseitigt werden.

Temperatur

Die Temperatur beider Lösungen (Barium und Methylzellulose) sollte etwa Raumtemperatur betragen, um den Patienten nicht zu unterkühlen.

2.4 Sondenlegung

Psychische Führung

Die meisten Menschen stehen einer Sondenlegung ablehnend gegenüber. Vor Beginn der Untersuchung sollte man den Patienten darüber aufklären, daß das Enteroklysma die beste und schnellste Methode ist, den Dünndarm *optimal* zu untersuchen. So werden auch ängstliche Patienten dem Enteroklysma zustimmen. Wichtig sind vor allem ein sicheres Auftreten und die Ausstrahlung des untersuchenden Arztes; eigene Unsicherheit und Angst vor der Untersuchung werden sich unweigerlich auf den Patienten über-

---

[3] Tylose MH 300 „Kalle", Fa. Cäsar und Loretz, 40721 Hilden.

tragen. Auch bei einem groben und hastigen Vorgehen beim Sondenlegen
wird die Kooperation rasch nachlassen. Ein zu zaghaftes Verhalten des
Arztes ist allerdings ebenfalls nicht angebracht. Dem Patienten muß das
Gefühl vermittelt werden, daß er optimal betreut wird.

Praktische Ausführung

Die Intubation kann *oral* oder *nasal* erfolgen. Die *nasale* Intubation hat
gewisse Vorteile, und wir wählen diesen Zugang routinemäßig (Maglinte
et al. 1986). Eine leichte Oberflächenanästhesie der Nasenschleimhaut (z. B.
Xylocain-Gel) ist empfehlenswert. Von der Anästhesie des Rachens mit
einem Spray sind wir abgekommen, da dies für den Patienten unangenehm
ist und keine Vorteile bringt.

Die Sondenlegung erfolgt zunächst im *Sitzen* oder *Stehen* ohne Durchleuchtung. Medikamente, wie z. B. Diazepam (Valium) und Metoclopramid
(Paspertin), sind meistens nicht nötig. Beim Einführen der Sonde sollte der
Führungsdraht einige Zentimeter zurückgezogen werden, und der Patient
wird aufgefordert, den Kopf auf die Brust zu beugen. Dadurch wird beim
Schlucken die Sonde leichter in den Ösophagus transportiert und eine
Fehlpositionierung in die Trachea verhindert. Die Passage durch den Ösophagus kann an einem aktiven Transport der Sonde beim Schlucken
erkannt und gefühlt werden. Die Sonde wird so weit vorgeschoben, bis ein
leichter Widerstand auftritt. Jetzt erfolgt die erste Kontrolle der Sondenlage
unter Durchleuchtung im Stehen.

Vorteile der transnasalen Intubation sind eine Reduzierung des Würge-
reizes, der Durchleuchtungszeit und der Fehlpositionierung in die Trachea
(Antes u. Eggemann 1987). Nur in sehr seltenen Fällen gelingt die Intubation
nicht (unter 1%). Wenn sich die Sonde im Fundus aufrollt und sich nicht
schnell korrigieren läßt, führen wir sofort das sog. Wendemanöver durch
(Maglinte et al. 1986, Antes 1993a).

Wendemanöver. Der Führungsdraht wird etwa 5 – 10 cm zurückgezogen, so
daß ein genügend freier, flexibler Sondenanteil vorliegt. Sonde und
Führungsdraht werden dann mit dosierter Kraft vorgeschoben, so daß sie
eine lange Schlaufe im Magen bilden (Abb. 2.8 a). Bei diesem Vorgang wird
der Führungsdraht bis zum Scheitelpunkt der „Haarnadelkurve" zurückgezogen. Wenn der Wendepunkt der Sondeneinheit tief im Antrum liegt, wird
die flexible Sonde über den Führungsdraht zurückgezogen. Der Draht
wird dabei immer am Wendepunkt gehalten bzw. an diesen vorgeschoben
(Abb. 2.8 b). Die Spitze des Drahtes dient als „Hypomochlion", um das das
freie Sondenende umschlagen soll (Abb. 2.8 c). Durch dieses Manöver
wandert das freie Sondenende aus dem Fundus nach kaudal und schlägt im
Magenkorpus oder -antrum nach antegrad um (Abb. 2.8 d). Die weitere
Sondenplazierung in das Duodenum erfolgt dann in üblicher Weise.

Die Intubation und das Wendemanöver können in den meisten Fällen
von *einem* Untersucher durchgeführt werden, wenn sich das Durchleuchtungsgerät mit einem Fußschalter bedienen läßt. Andernfalls, und wenn
das Manöver nicht sofort glückt, sollte ein zweiter Untersucher helfen. Das
Wendemanöver ist vorzugsweise im Stehen durchzuführen, kann aber auch
in Rückenlage erfolgen.

Andere Möglichkeiten, die umgeschlagene Sonde vor den Pylorus zu
dirigieren, sind meist zeitaufwendiger und weniger erfolgreich. Man kann

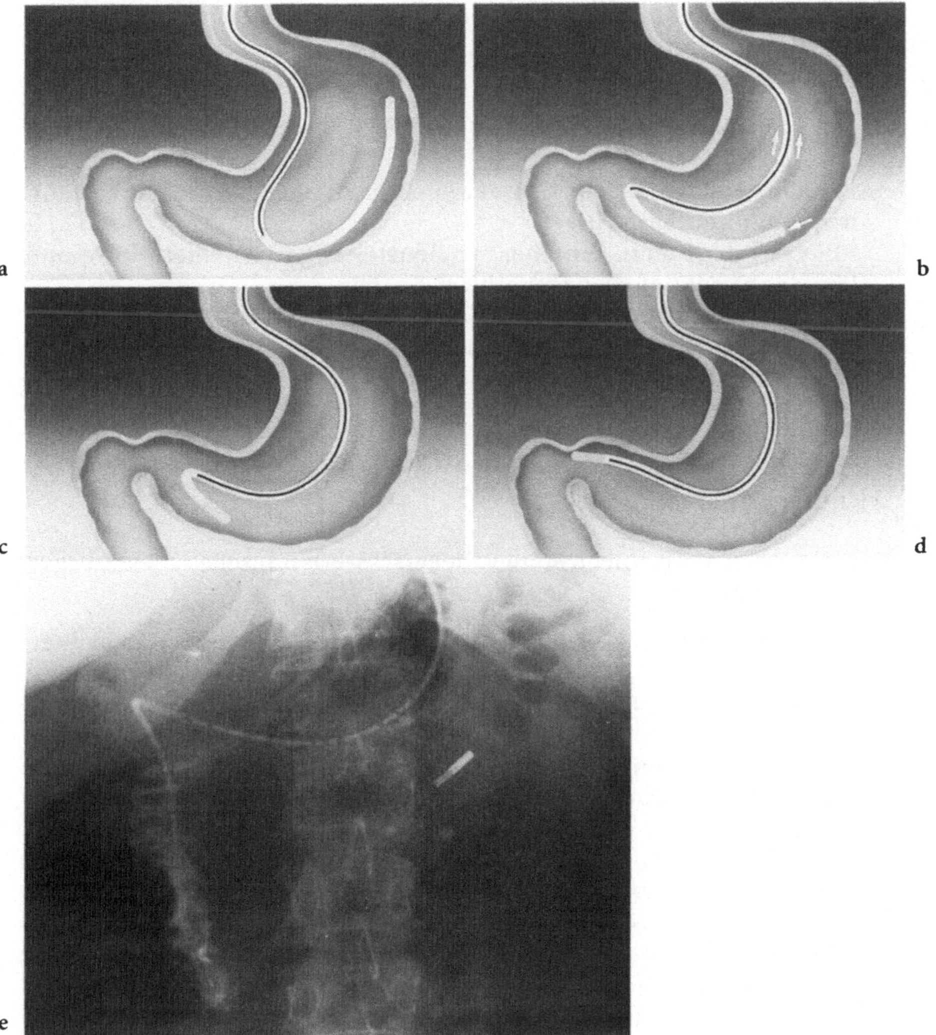

den Patienten in die Rechtsseitenlage bringen und die Sonde von der Kardia aus vorschieben.

Bei dickeren Sonden mit steiferem Führungsdraht kann die Sonde durch Drehen am Führungsdraht, den man an der Spitze leicht anbiegt, aus dem Fundus in das Antrum gebracht werden; auf alle Fälle hilft ein Drücken mit dem Bleihandschuh in den linken Oberbauch gegen den Magenfundus. Gelegentlich gelingt bei untersetzten Menschen mit Quermagen und ausgeprägter Funduskaskade eine gerade Passage der Sonde nicht. In diesem Fall zieht man den Führungsdraht deutlich zurück, und bildet eine große Schlaufe im Fundus, wobei die Spitze der Sonde dann nach rechts in das Antrum wandert. Bei Verwendung von dickeren Sonden führt ein kräftiges Anstoßen gegen die Magenwand oder ein Aufrollen im Fundus zum Brechreiz. Letztlich kann durch ein starkes Vorwärtsbeugen des Oberkörpers im Stehen, durch Herumgehenlassen oder durch längeres Abwarten in Rechtsseitenlage eine günstigere Lage der Sonde im Magen gefördert werden. Im Duodenum angelangt, gleitet die Sonde meist leicht bis in Höhe des Treitz-Bandes bzw. in den aszendierenden Teil des Duodenums. Nach Eintreten der Sonde in das Duodenum sollte der Führungsdraht nicht über das

Niveau des Pylorus geschoben werden. Die Sonde wird jetzt über den fest-
zuhaltenden Führungsdraht vorgeführt (Abb. 2.8 e).

Eine Plazierung der Sonde distal der Flexura duodenojejunalis ist nicht
erforderlich.

Sie ist aus folgenden Gründen nicht nötig:

- Ein Reflux in das Duodenum ist erwünscht, um dieses beurteilen zu kön-
nen (Tumoren, Sprue usw.).
- Ein gastraler Reflux kann bei der Beurteilung einer Obstruktion und
Pseudoobstruktion diagnostisch verwertbar sein.
- Ein Reflux wird von Normalpatienten toleriert.
- Der Versuch, die Sonde weiterzuschieben, erhöht die Durchleuchtungs-
zeit und die Strahlenbelastung.

Hilfreiche Tricks

Die folgenden Maßnahmen können bei erschwerten Intubationen hilfreich
sein und schneller zum Erfolg führen:

- Die *Passage durch den Magen* kann durch Preßmanöver erleichtert
werden.
- Die *Passage durch den Pylorus* ist manchmal erschwert, insbesondere bei
schlanken Patienten mit sog. „Angelhakenmagen“. In Rechtsseitenlage
läßt sich erkennen, ob sich die Sonde im Antrum umschlägt oder ob
sie korrekt nach dorsal in den Bulbus und in das weitere Duodenum verläuft.
- Die Passage durch den Pylorus kann bei ptotischen Mägen erleichtert
werden, indem man mit dem Bleihandschuh von kaudal gegen das Antrum drückt und es dadurch anhebt und begradigt (Abb. 2.9).
- Eine *unklare Sondenposition* ist mit einer Testinjektion von Kontrastmittel oder Luft überprüfbar. Eine Gabe von ca. 50 ml Luft kann zusätzlich die Magenperistaltik anregen und bei der Beförderung der Sonde
helfen.

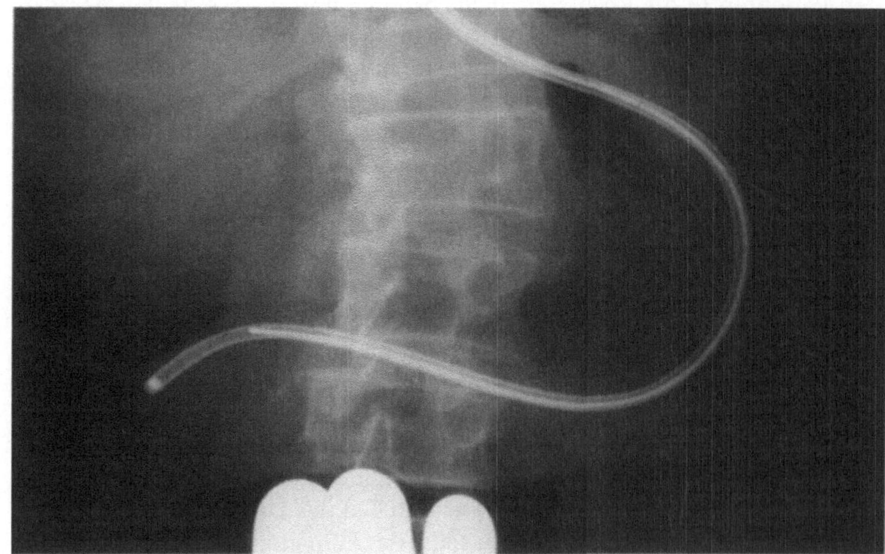

Abb. 2.9. Intubation. Erleichte-
rung der Pyloruspassage durch
Druck von kaudal gegen das
Antrum

- Bereits nach wenigen *Fehlversuchen* bei der Pyloruspassage geben wir eine Ampulle Metoclopramid (z. B. Paspertin) intravenös.
- Den Sondentransport im Duodenum fördert eine kräftige Palpation am freien Sondenende.
  Die Passage der Sonde im Duodenum muß manchmal durch den Führungsdraht gestützt werden, insbesondere wenn die freie Sonde um 180° umschlägt. Auch hier kann eine Art „Wendemanöver" hilfreich sein.
- Eine *umgeschlagene Sonde* im Duodenum kann durch ein „peitschenartiges" Anziehen an der Sonde gestreckt werden. Der Führungsdraht liegt dabei in Höhe des Pylorus oder knapp distal davon.
- Bei Mißlingen dieser Begradigungsmanöver kann die Sonde in der aktuellen Lage belassen werden.
- Bei einem *verstärkten Knick im unteren Duodenalknie* muß manchmal die Sonde auch dort belassen werden. Ein übermäßiger Reflux läßt sich durch Seitenlagerung, Aufrichten des Untersuchungstisches und Reduzierung der Einlaufgeschwindigkeit in der Methylzellulosephase vermeiden.
- Eine *starke Schleifenbildung der Sonde im Magen* sollte vermieden werden, da diese durch den Druck des einlaufenden Kontrastmittels wie eine Rückschlagfeder wirkt, die Sonde aus dem Duodenum hebelt und auch zu Brechreiz führen kann.
- Ein *starkes Abknicken an der Spitze* kann bei dünnen, weichen Sonden zu einer Passagebehinderung bei Beginn der Untersuchung führen. Durch eine kräftige Injektion von einigen Millilitern Barium oder Luft und gleichzeitiges kurzen Rückziehen der Sonde wird dieser Knick korrigiert.
- Bei *schwierigen Bedingungen* oder im Anschluß an eine Endoskopie kann die Sonde auch mit Hilfe eines Gastroskops gelegt werden.
- *Operierte Mägen* bereiten meist keine Schwierigkeiten bei der Intubation. Bei Operationen nach Billroth II verläuft die Sonde links der Wirbelsäule, fast geradeaus nach kaudal. Der Untersucher muß sich vor jedem Enteroklysma informieren, ob eine Operation stattgefunden hat und, wenn möglich, welche Resektion durchgeführt wurde.
- Der Untersucher sollte nicht überrascht sein, wenn sich die Sonde oberhalb des Zwerchfells aufrollt, da sie dann in einer großen intrathorakalen Hernie liegt. Nach Ausgleich der Schlinge wird in üblicher Weise weiterintubiert (Abb. 2.10).
- Bei *Rotations- und Fixationsanomalien* findet man ebenfalls „abnormale" Sondenverläufe. Eine Kontrastmitteltestinjektion verschafft Klarheit (Abb. 2.11).
- Die *Strahlenexposition* kann durch Einblenden und Arbeiten an einem Gerät mit den Möglichkeiten einer Dosisreduzierung reduziert werden.

  Wahrscheinlich wird jeder Untersucher anfangs etwas länger zum Legen der Sonde benötigen, bis eine gewisse Geschicklichkeit erlangt ist. Eine erfolglose Intubation ist äußerst selten (weit unter 1 %). Die mittlere Durchleuchtungszeit beträgt zwischen 3,3 und 3,8 min (Antes 1995) einschließlich extrem schwierigen Intubationen.

! Der Phantasie bei der Sondenlegung sind keine Grenzen gesetzt!

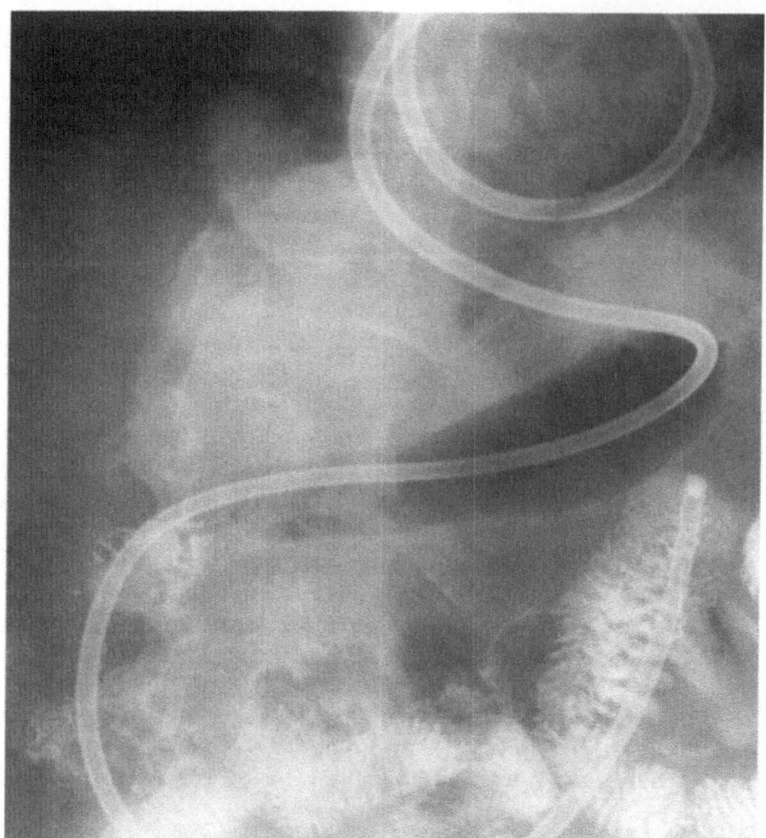

Komplikationen

Man muß bei der Intubation wie bei der Angiographie immer mit „Fingerspitzengefühl" und nie mit Gewalt und gegen Widerstand arbeiten. Bei unklaren Verhältnissen sollte eine vorsichtige Kontrastmitteltestinjektion erfolgen. Gelegentlich kann der Führungsdraht durch ein Seitenloch der Sonde herausragen. Dies kann in den meisten Fällen leicht unter Durchleuchtung erkannt und korrigiert werden. Eine Verletzung oder Perforation des Magens oder Duodenums bei Verwendung von flexiblen und dünnen Führungsdrähten ist nicht zu befürchten. Bisweilen kann sich die Sonde in einem Duodenaldivertikel verfangen. Wenn das freie Ende der dünnen Sonde beweglich ist, so besteht keine Perforationsgefahr (Abb. 2.12). Ein Bericht über eine Perforation des Duodenums mit einer dickeren Sonde zeugt von Ungeschicklichkeit (Diner 1988). Kardiale Nebenwirkungen wurden nicht beobachtet (Kelekis et al. 1993).

2.5 Medikamente

In Einzelfällen kann es bei empfindlichen Patienten angebracht sein, ein Beruhigungsmittel (z. B. 5 mg Valium bzw. Diazepam) intravenös zu verabreichen. Zunehmend wenden wir die intravenöse Gabe von Metoclopramid

Abb. 2.11. Intubation. „Girlandenförmig" verlaufendes Duodenum bei Fixationsanomalie

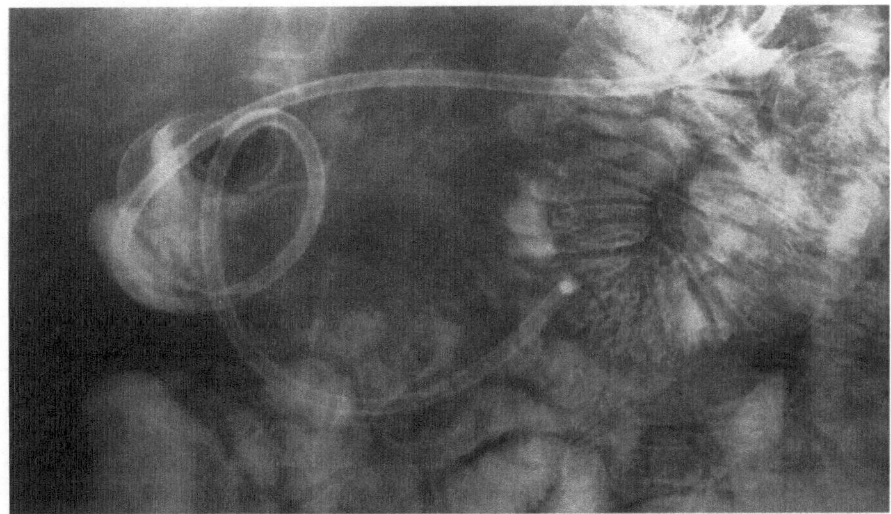

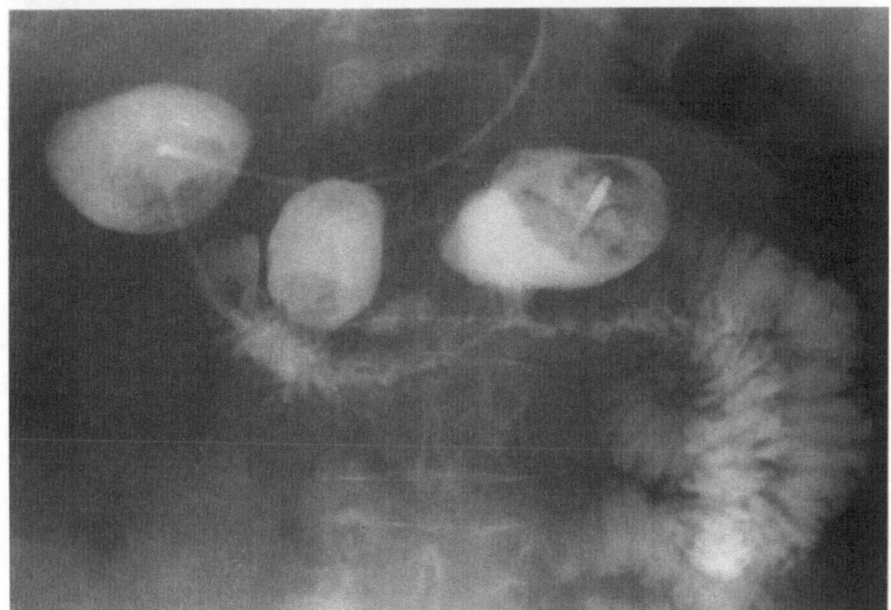

Abb. 2.12. Intubation. Sondenlage in einem Duodenaldivertikel. Dies ist kein Hindernis für eine Kontrastmittelgabe. Eine sorgfältige Beobachtung ist angezeigt

(z. B. Paspertin) zur Erleichterung der Pyloruspassage an. Wir haben festgestellt, daß es durch diese beiden Medikamente zu keiner meßbaren Beeinflussung der Passagezeiten kommt. Eine routinemäßige Gabe dieser Medikamente erfolgt jedoch nicht. Butylscopolamin (Buscopan) ist nicht hilfreich und paralysiert den Darm.

2.6 Röntgengeräte und Aufnahmetechnik

Die Untersuchung wird an einem Durchleuchtungsgerät durchgeführt. Dabei erlauben Geräte mit Untertischröhren eine bessere Patientenhandhabung. Bei lange andauernden Untersuchungen erfolgen Übersichtsaufnahmen am Bucky-Tisch.

Die Röhrenspannung hängt überwiegend vom Körperumfang des Patienten und der Transparenz der Dünndarmschlingen ab. Die Spannungswerte bewegen sich zwischen 125 kV bei korpulenten und 90 kV bei schlanken Patienten. Auch der Schwärzungsgrad muß entsprechend angepaßt werden. Eine Film-Folien-Kombination der Empfindlichkeitsklasse 400 ist vorgeschrieben (Stender 1995).

2.7 Einlaufgeschwindigkeit der Kontrastmittel

Experimentelle und klinische Untersuchungen haben gezeigt, daß eine Flußrate von 75 ml/min zu optimalen Ergebnissen führt (Oudkerk 1981; Sellink u. Rosenbusch 1981). Diese Einlaufgeschwindigkeit ist sicher einer der wichtigsten Faktoren für ein gutes Enteroklysma. Ihre Bedeutung wird häufig viel zu wenig beachtet. Die exakte Bestimmung der Infusionsrate ist allerdings nicht ganz einfach und nur mittels einer elektrischen Pumpe möglich. Behelfsmäßig kann man die Bariumsuspension aus einem Infusionsbehälter einlaufen lassen, nachdem man die Höhe des Behälters empirisch festgestellt hat. Auf alle Fälle empfiehlt es sich, nur 300 ml Bariumlösung in den Behälter zu füllen.

Diese Menge sollte gleichmäßig innerhalb von 4 min einlaufen, was einer Flußrate von 75 ml/min entspricht. Wir arbeiten mit einer elektrischen Rollerpumpe, mit der die Flußraten genau bestimmt werden können (s. Abb. 2.7).

Die Methylzelluloselösung wird mit gleicher Geschwindigkeit infundiert wie die Bariumsuspension.

Eine höhere Flußrate als 75–80 ml/min, z.B. 150 ml/min und mehr, führt zu einer reaktiven Hypoperistaltik. Die Untersuchung wird dadurch verlängert, und man benötigt mehr Kontrastmittel, um das Zökum zu erreichen. Eine geringere Flußrate, z.B. 50 ml/min und weniger, führt zu einer ungenügenden Entfaltung des Darmlumens, so daß kleine Läsionen dem Nachweis entgehen können. Eine zu hohe und eine zu niedrige Flußrate verhindern die Beurteilbarkeit von Motilitätsstörungen. In wenigen Fällen muß von der Standardeinlaufgeschwindigkeit von 75 ml/min abgewichen werden.

Reduzierung der Einlaufgeschwindigkeit. Eine Flußrate von 50 ml/min und weniger sollte in folgenden Fällen eingehalten werden:

- Bei Lage der Sonde im proximalen Duodenum und starkem Reflux.
- Bei deutlicher Hypoperistaltik im oberen Jejunum, wie bei Pseudoobstruktion.
  Die von Sellink (1981) empfohlene Gabe von Metoclopramid (Paspertin) über die Sonde oder intravenös führt nach unseren Erfahrungen nicht immer zu einer Passagebeschleunigung und ist nur sehr selten notwendig.
- Bei Reflux aufgrund einer Obstruktion.
- Bei Säuglingen und Kleinkindern.

Steigerung der Einlaufgeschwindigkeit. Eine Flußrate bis 150 ml/min und mehr erfolgt in folgenden Fällen:

- Bei erheblicher Hypermotilität, wie z.B. bei „intestinal hurry".
  Eine deutliche Erhöhung der Flußrate verursacht eine ausreichende Dehnung und Füllung des Darmlumens mit einer reaktiven Herabset-

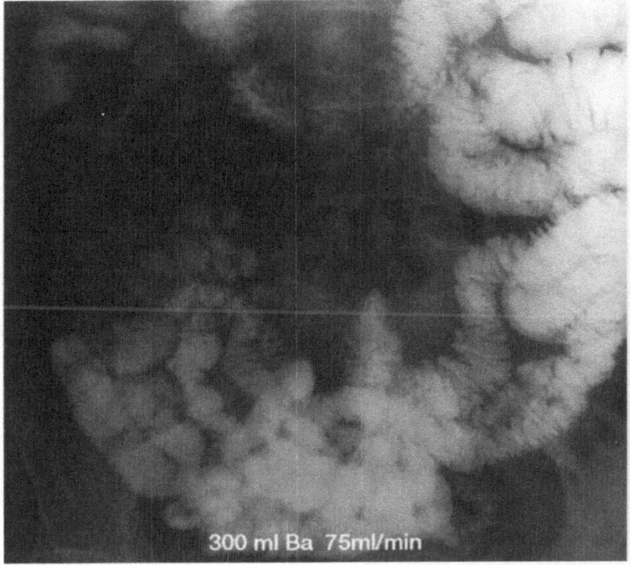

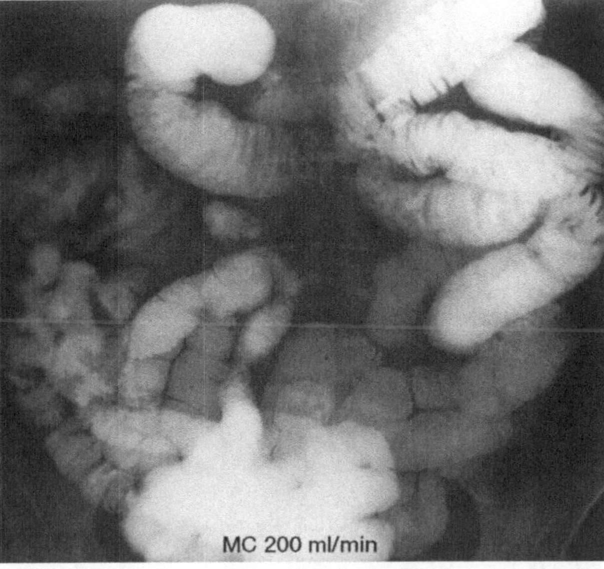

a   b

Abb. 2.13 a, b. Einlaufgeschwindigkeit. Beschleunigte Passage in der *Bariumphase* bei einer Flußrate von 75 ml/min (**a**); das terminale Ileum ist nach 3 min und einer Gabe von 300 ml Barium fast erreicht (Hyperperistaltik). Durch Steigerung der Flußrate auf 150 ml/min und mehr in der *Methylzellulosephase* kann der Darm „paralysiert" werden, um morphologische Veränderungen zu erkennen (**b**)

zung der Peristaltik. Deshalb sind auch hypotonisierende Medikamente, wie Butylscopolamin nicht erforderlich.

- Bei ungenügender Füllung des proximalen Duodenums und Jejunums aus verschiedenen Gründen (z. B. Sprue mit Lumendilatation).

Die Einlaufgeschwindigkeit sollte *nur* dann geändert werden, wenn sich eine der oben genannten Situationen einstellt. Dies ist meist erst der Fall nach der Bariumphase. Durch Reduzierung und Erhöhung der Einlaufgeschwindigkeit kann man mit dem Dünndarm sozusagen „spielen" und sein physiologisches Verhalten testen (Abb. 2.13).

2.8 Untersuchungsablauf

Die Untersuchung besteht aus zwei Phasen: der Bariumphase und der Methylzellulosephase.

Bariumphase

Sie dient vorwiegend zur Beurteilung der Darmperistaltik und zur Erfassung von Motilitätsstörungen. Motilitätsstörungen manifestieren sich hauptsächlich im Jejunum, also am Beginn der Untersuchung.

Standardmäßig werden 300 ml der Bariumsuspension mit einer Einlaufgeschwindigkeit von 75 ml/min, d. h. innerhalb von 4 min, eingepumpt. Der Dünndarm wird dadurch einem „Test" ausgesetzt.

Die peristaltische Reaktion kann deshalb auf der ersten durchleuchtungsgezielten Röntgenaufnahme vom Format 35×35 cm bildmäßig dokumentiert werden (Abb. 2.14). Der Durchleuchtungseindruck spielt eine untergeordnete Rolle, ist jedoch zu beachten. Sollte bei der intermittierenden Durchleuchtung eine Besonderheit auffallen (z. B. kurzstreckige

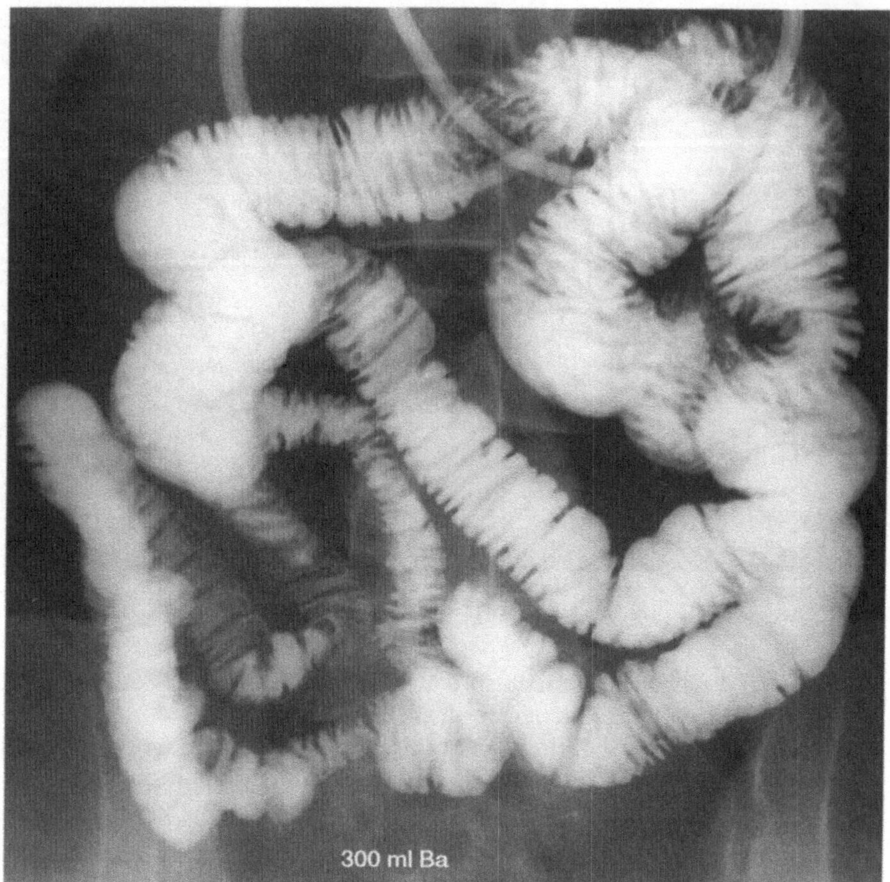

Abb. 2.14. Bariumphase. *Normale Peristaltik.* Das Jejunum ist nach 300 ml Barium und einer Flußrate von 75 ml/min gefüllt; etwa ein Drittel der dargestellten Schlingen weist Kontraktionen auf

Stenose, Faltenveränderungen), so ist dieser Befund gleich auf einer Zielaufnahme zu dokumentieren, da er später – auch im Doppelkontrast – überdeckt sein kann (s. Abb. 3.2).

Grundmuster der Peristaltik

Eine Einlaufgeschwindigkeit von 75–80 ml/min führt unter Normalbedingungen zu einer optimalen Darmfüllung, ohne daß das Peristaltikverhalten beeinflußt wird (Oudkerk 1981).

- *Normalbefund*: Nach Infusion von 300 ml Barium mit einer Einlaufgeschwindigkeit von 75 ml/min ist das Jejunum gefüllt, und etwa ein Drittel der Darmschlingen zeigt Kontraktionen (Abb. 2.14).
- *Hyperperistaltik:* Nach Infusion von 300 ml Barium mit einer Flußrate von 75 ml/min ist das Kolon fast erreicht oder der Übertritt schon erfolgt („intestinal hurry") (Abb. 2.15). Fast alle Schlingen weisen Kontraktionen auf. Das Darmlumen ist aufgrund der raschen Passage relativ unterfüllt.
- *Hypoperistaltik:* Nach Infusion von 300 ml Barium mit einer Flußrate von 75 ml/min sind nur wenige proximale Dünndarmschlingen gefüllt, das Lumen ist mehr oder weniger dilatiert, und keine oder nur wenige Kontraktionen sind abgebildet. Ein gastraler Reflux kann vorhanden sein und als Diagnostikum verwertet werden (Abb. 2.16).

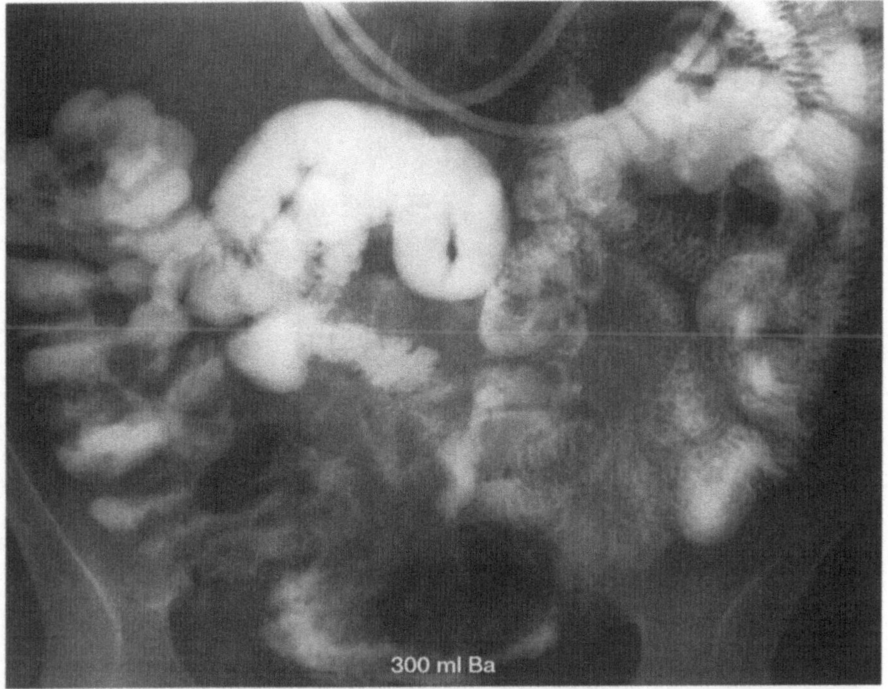

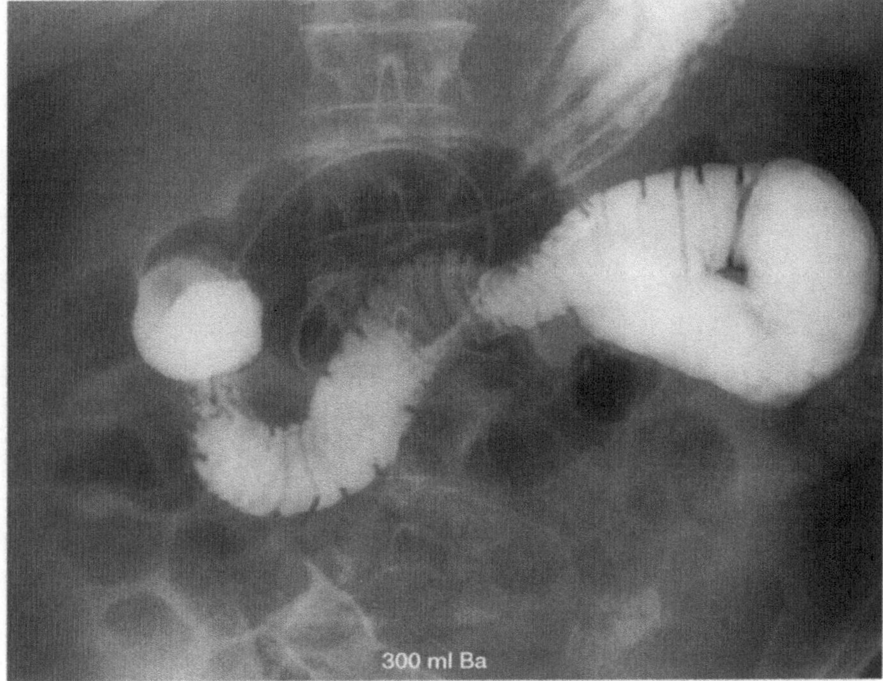

- *Obstruktionsperistaltik:* Nach Infusion von 300 ml Barium mit einer Flußrate von 75 ml/min zeigt sich eine vermehrte Kontraktion im proximalen Darm mit zunehmender Dilatation und Abnahme der Kontraktionen weiter distal bis zum Punkt der ersten Stenose (Abb. 2.17).
- *Pendelperistaltik:* Diese Art der Motilitätsstörung ist am besten unter Durchleuchtung zu beobachten. Die Bewegungen sind nicht propulsiv gerichtet, und die Passagezeit ist deshalb verlängert. Segmentale Kon-

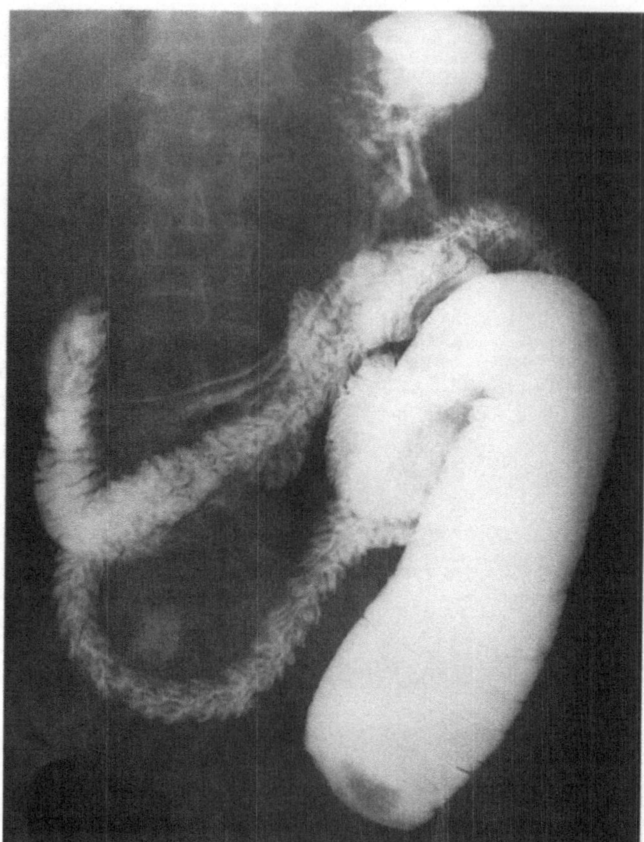

Abb. 2.17. Bariumphase. *Obstruktionsperistaltik.* Bei einer distal gelegenen mechanischen Obstruktion findet man vermehrte Kontraktionen im proximalen Darm mit zunehmender Lumendilatation und Abnahme der Kontraktionen weiter distal bis zum Punkt der ersten Stenose

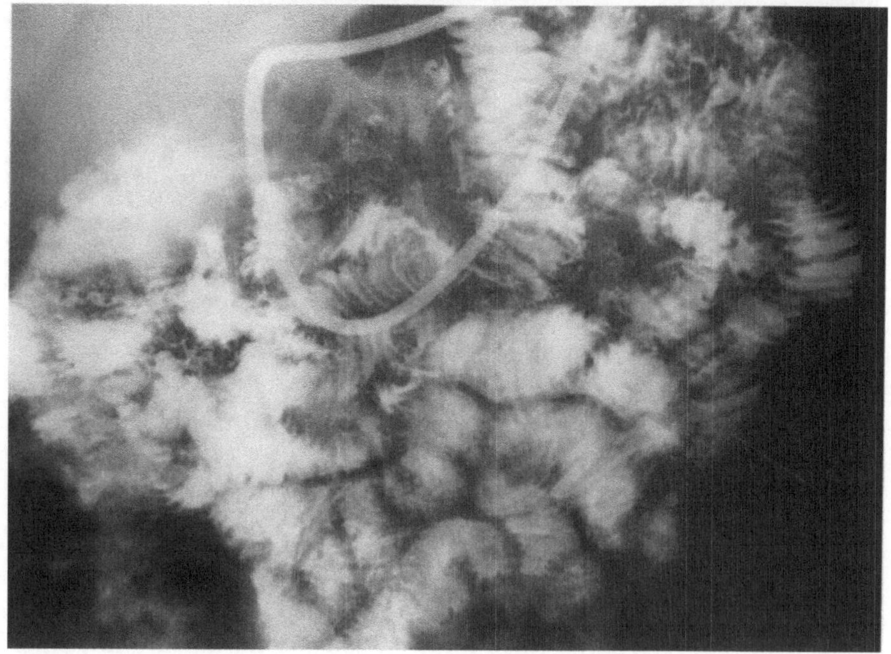

Abb. 2.18. Bariumphase. *Pendelperistaltik.* Am besten erkennt man unter Durchleuchtung eine nicht propulsive, pendelnde Peristaltik; die Passagezeit ist deshalb verlängert. Es zeigen sich segmental kontrahierte Darmabschnitte. Schlechter Wandbeschlag aufgrund eines ursprünglich unspezifischen Reiz- oder Entzündungszustands

traktionsbilder auf den Röntgenaufnahmen weisen ebenfalls darauf hin. Da diese Motilitätsstörung bei Entzündungen oder anderen pathologischen Vorgängen auftritt, ist der Wandbeschlag meist herabgesetzt (Abb. 2.18).

Methylzellulosephase

Sie dient vorwiegend zur Doppelkontrastdarstellung und besseren Erkennbarkeit morphologischer Veränderungen, insbesondere im distalen Dünndarm und bei Überlagerung von Darmschlingen (Abb. 2.19).

Die Schleimhautbeschaffenheit und das „intestinale Milieu" können ebenfalls beurteilt werden.

Unmittelbar im Anschluß an die „letzten Bariumtropfen" muß die Methylzellulose gegeben werden, um einen optimalen Schleimhautbeschlag zu erreichen und den Bariumbolus weiter voranzutreiben. Duodenum und Jejunum erscheinen zuerst im Doppelkontrast und werden dokumentiert. Im weiteren Untersuchungsablauf wird, wieder unter intermittierender Durchleuchtung, die Passage des Bariumbolus bis zum Übertritt vom terminalen Ileum in das Zökum beobachtet. Dieser Übertritt wird mit einer Zielaufnahme festgehalten. Dadurch kann das terminale Ileum immer identifiziert und lokalisiert werden, auch wenn es später von weniger transparenten Darmschlingen oder einem gefüllten Kolon überlagert wird. Die Menge der Methylzellulose richtet sich individuell nach der gewünschten Transparenz. Nach Erreichen eines befriedigenden Doppelkontrastes werden wieder großformatig gezielte Ziel- und Übersichtsaufnahmen von

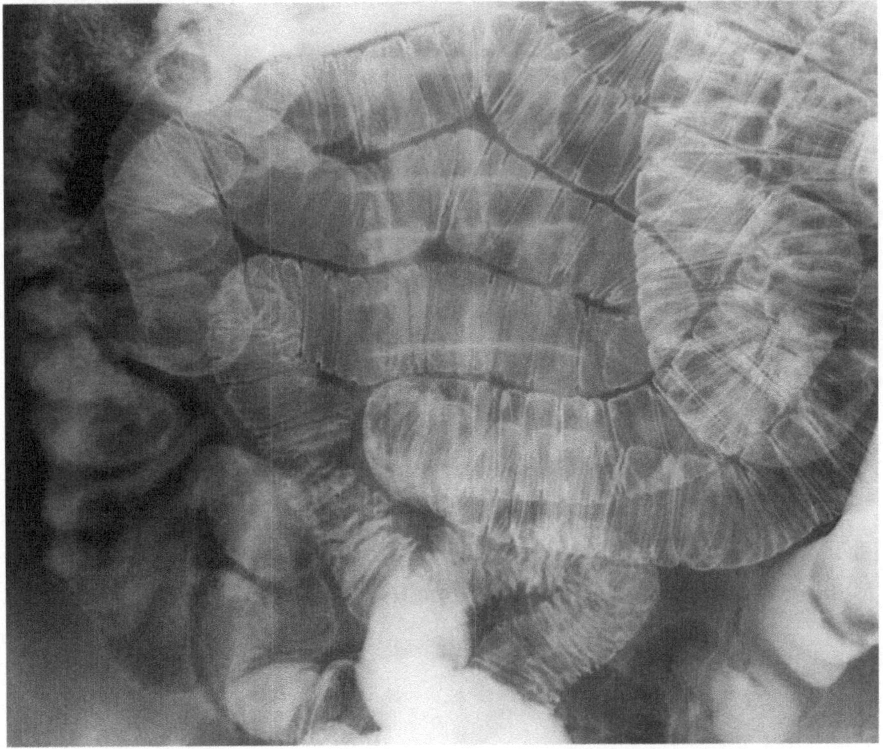

Abb. 2.19. Methylzellulosephase. Normale morphologische Darstellung des Dünndarms im Doppelkontrast. Guter Schleimhautbeschlag, der 20 – 40 min anhält

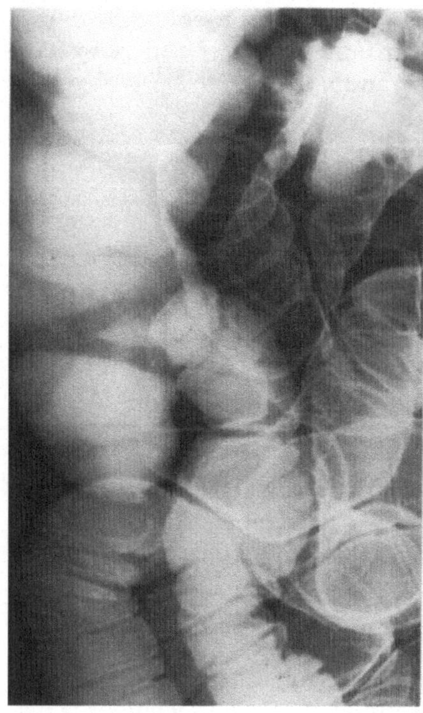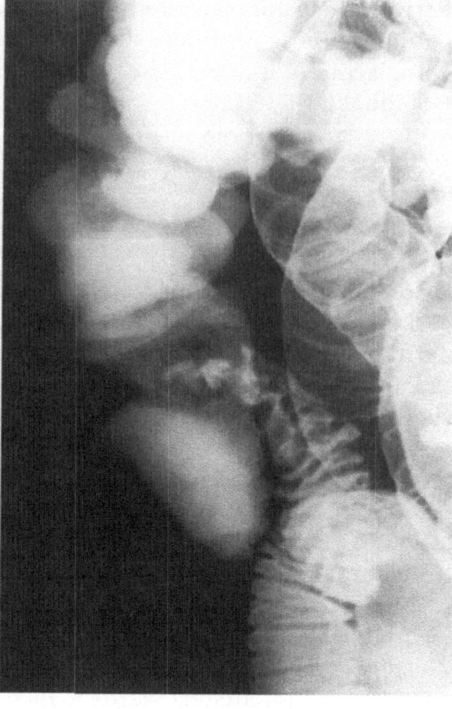

Abb. 2.20. Methylzellulosephase. Zielaufnahmen eines normalen terminalen Ileums in verschiedenen Kontraktionszuständen

krankhaften Prozessen angefertigt. Je nach Erfordernis geschieht dies im Zustand unterschiedlicher Transparenz, unter dosierter Kompression und in unterschiedlichen Kontraktions- und Füllungszuständen (Abb. 2.20).

Ein häufiger Fehler besteht darin, daß zu viel Methylzellulose verabreicht wird unter der Vorstellung, daß ein idealer Doppelkontrast erreicht werden muß (s. Abb. 3.1).

Schleimhautbeschlag

Unter Normalbedingungen bleibt der Schleimhautbeschlag gewöhnlich 20–40 min und länger intakt (Abb. 2.19). Beobachtet man im proximalen Jejunum ein frühzeitiges Auswaschen, einen schlechten Wandbeschlag oder ein Ausflocken, so müssen wiederholte Bariumgaben von ca. 50 ml zwischen die Methylzelluloseinfusion eingeschaltet werden.

Bei normaler Schleimhaut läßt sich ein guter Beschlag durch anschließende Methylzellulosegabe wiederherstellen (Abb. 2.21). Bleibt es bei einem schlechten Wandbeschlag, so liegt ein unspezifischer Reiz- oder Entzündungszustand vor, der dokumentiert werden muß. Gleichzeitig findet man meist auch andere unspezifische Zeichen einer Enteritis mit Faltenverdickung, Oberflächenveränderungen und eine nichtpropulsive Peristaltik (Pendelperistaltik) (s. Abb. 2.18 und 17.15). Die Diagnose einer Malabsorption darf daraus nicht abgeleitet werden.

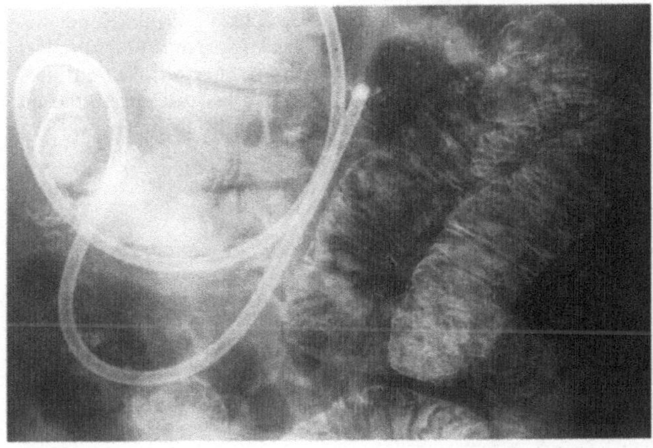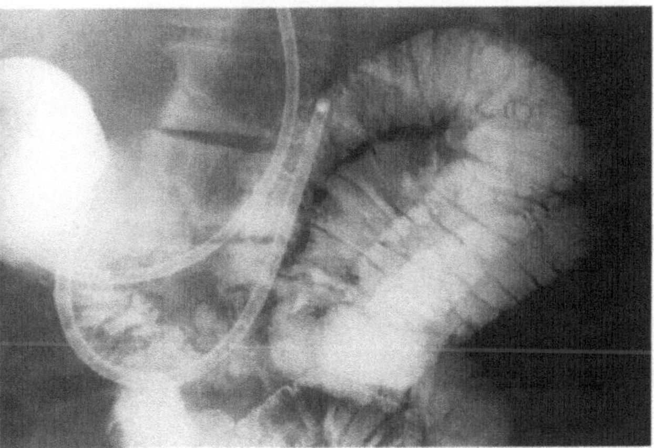

Abb. 2.21 a, b. Methylzellulosephase. Auswaschen des Schleimhautbeschlags als Folge der Methylzellulosegabe (**a**). Durch intermittierende Gabe von Barium (jeweils ca. 50 ml) läßt sich bei intakter Schleimhaut wieder ein normaler Beschlag herstellen (**b**)

2.9 Durchleuchtung und Dokumentation

Die radiologische Dokumentation einer Dünndarmuntersuchung sollte so ausführlich sein, daß auch ein Außenstehender eine Nachinterpretation vornehmen kann. Die Filmformate sind abhängig vom jeweiligen Typ des Durchleuchtungsgerätes bzw. von der Möglichkeit einer digitalen Radiographie und Bildverarbeitung. Die Detailauflösung der konventionellen Film-Folien-Radiographie ist zur Zeit der digitalen Radiographie noch überlegen. Bei Funktionsuntersuchungen genügt letztere.

Im allgemeinen reichen folgende Aufnahmen aus:

- *Bariumphase:*
  - Eine Übersicht (35×35), ggf. Zielaufnahmen.

- *Methylzellulosephase:*
  - Oberes Jejunum und Duodenum im Doppelkontrast, am besten in schräger Rechtslage.
  - Terminales Ileum im Bariummonokontrast.
  - Terminales Ileum im Doppelkontrast und in Stadien unterschiedlicher Kontraktionen (s. Abb. 2.20).
  - Zielaufnahmen unter dosierter Kompression, unterschiedlicher Transparenz und in verschiedenen Kontraktions- und Füllungszuständen.
  - Übersichtsaufnahmen im Doppelkontrast (s. Abb. 2.14).

Position und Projektion

Während der Durchleuchtung müssen folgende Kriterien berücksichtigt werden:

- Im allgemeinen wird die Untersuchung in Rückenlage durchgeführt.
- Das Jejunum ist besser darstellbar in leichter Rechtsseitenlage. Das terminale Ileum ist manchmal besser in leichter Linksseitenlage oder Bauchlage erkennbar.
- Alle Darmschlingen müssen – während der Untersuchung – sorgfältig unter Durchleuchtung freiprojiziert werden (Abb. 2.22).

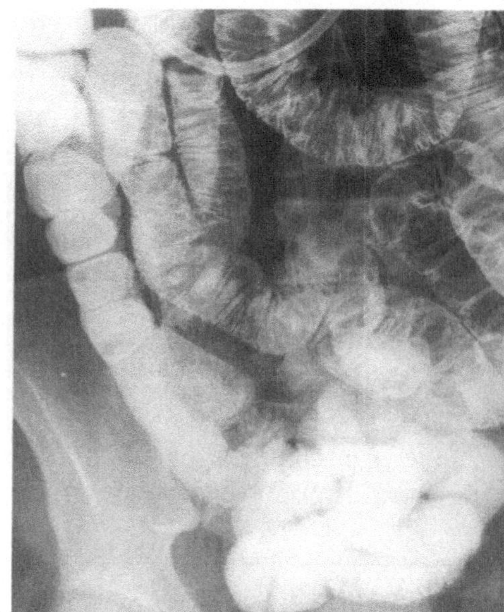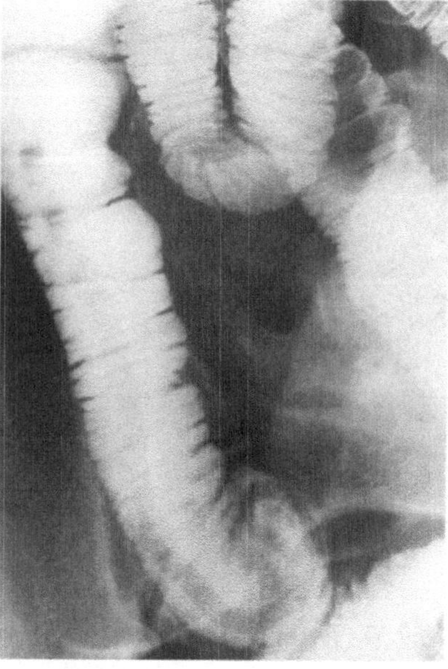

Abb. 2.22 a, b. Projektion. Askaridenwurm im terminalen Ileum; nicht erkennbar auf der Übersicht (**a**), gut erkennbar auf einer Zielaufnahme (**b**)

- Hernien und Verwachsungen im kleinen Becken oder ähnliches sind in Seitenlage oftmals besser erkennbar.
- Zusätzliche Manöver wie Pressen im Liegen und Stehen sollten entsprechend der klinischen Fragestellung und der Phantasie des Untersuchers durchgeführt werden.
- Eine sorgfältige Palpation unter Durchleuchtung ist unerläßlich.
- Im Normalfall genügen 2 großformatige Übersichtsaufnahmen und 3–5 Zielaufnahmen. Zusatzaufnahmen s. S. 27, „Praktische Hinweise".
- Die Sonde wird belassen, bis die Röntgenaufnahmen entwickelt und die Untersuchung abgeschlossen ist.

Trotz einer Standardisierung des Untersuchungsablaufs muß in einzelnen Fällen bewußt vom Schema abgegangen werden. Diese Entscheidung kann bereits vor der Untersuchung oder kurz nach Beginn fallen, wenn der Patient zu seinen Beschwerden vom Untersucher entsprechend befragt wurde. Für den weiteren Untersuchungsablauf ist es sehr wichtig, auf die im folgenden erläuterten Parameter zu achten.

Medikamentenanamnese

Der Patient sollte gefragt werden, ob Medikamente wie Laxanzien, Psychopharmaka, Schmerzmittel u. a. eingenommen werden.

Duodenum

Das Duodenum muß untersucht werden.

Entweder erfolgt die Darstellung im Rahmen des normalen Untersuchungsgangs oder nach Rückzug der Sonde und zusätzlicher Kontrastmittelgabe am Ende der Untersuchung.

Transparenz

Ein dichterer Schleimhautbeschlag – also mehr Barium – ist besser als zu viel Methylzellulose. Es sollte eine *„milchige"* Transparenz erzielt werden. Ähnlich wie bei der Doppelkontrastuntersuchung des Magens und des Kolons können oberflächliche Läsionen besser erkannt werden, wenn der Schleimhautbeschlag ausreichend dicht ist. Eine zu starke Transparenz – also zu viel Methylzellulose – ist ungünstig (Abb. 3.1)!

Terminales Ileum

Ein erkranktes terminales Ileum (z. B. bei Morbus Crohn) ist bei einem Enteroklysma immer gut darstellbar! Aufgrund der initialen Wandverdickung werden die umgebenden Darmschlingen abgedrängt, was auch im CT eindrücklich gezeigt werden kann.

Ein verdecktes terminales Ileum ist nicht erkrankt!

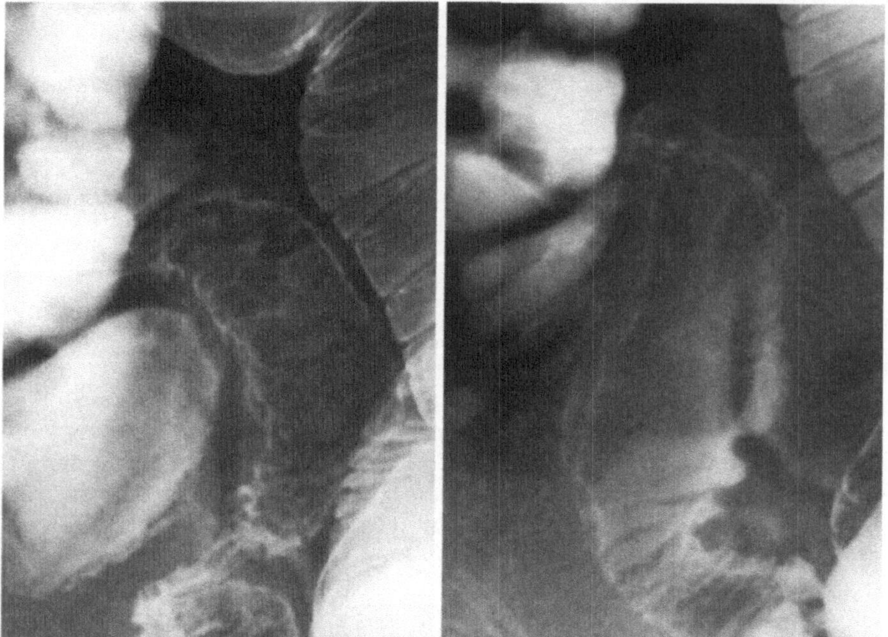

Abb. 3.1. a Lymphfollikuläre Hyperplasie im terminalen Ileum nur erkennbar bei einem „milchigen" Wandbeschlag mit ausreichend Barium. **b** Ungenügende Untersuchung bei zuviel Methylzellulose

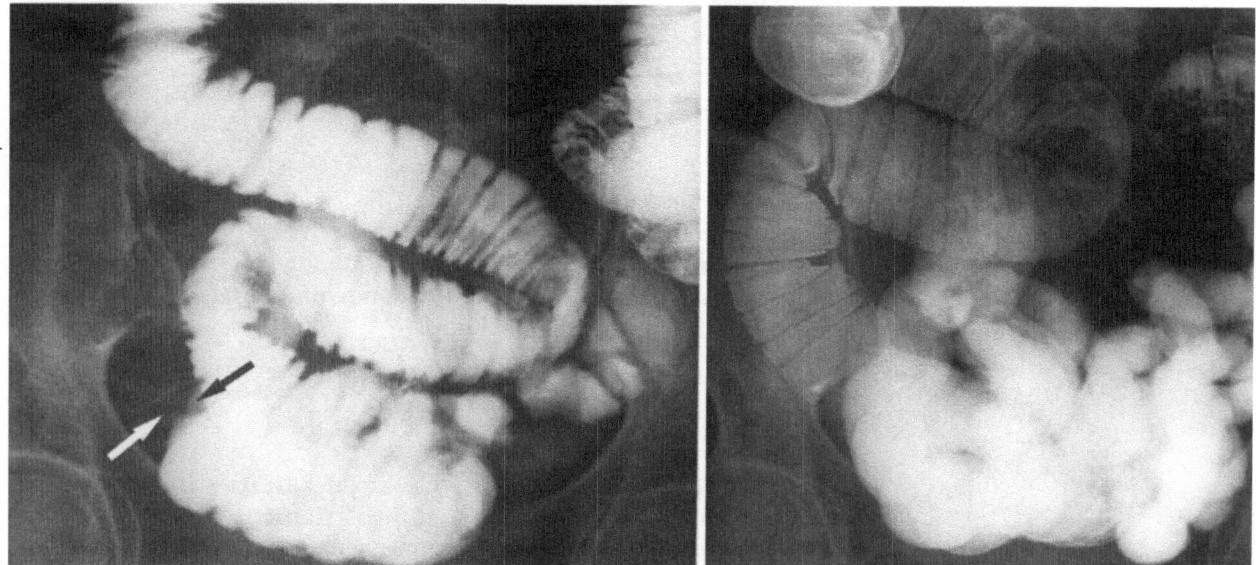

Abb. 3.2 a, b. Kurzstreckige postischämisch-narbige Stenose (*Pfeil*). Nur erkennbar während der Verfolgung des Bariumbolus (**a**). In der Methylzellulosephase ist die Stenose durch Überlagerung von distal gelegenen Schlingen nicht auffindbar (**b**). Prästenotische Dilatation

Das terminale Ileum kann unter folgenden Bedingungen *immer* dargestellt werden:

- beim Verfolgen des Bariumbolus im rechten Unterbauch;
- auf Spätaufnahmen;
- wichtig ist, daß ausreichend Barium und nicht zu viel Methylzellulose infundiert wurde (s. Abb. 3.3 und 3.4).

Obstruktion

Das Enteroklysma ist eine dynamische Funktionsuntersuchung, mit der auch geringgradige Obstruktionen entdeckt werden können. Hochgradige Obstruktionen sind meist besser und schneller mit der CT zu diagnostizieren.

- Bei Verdacht auf Briden, Subileuszuständen oder Obstruktionen sollte der Bariumbolus sorgfältig verfolgt werden, da kurzstreckige Stenosen oft nur dadurch erkannt werden können. Sie werden später im Doppelkontrast durch andere Darmschlingen überdeckt (Abb. 3.2).
- Bei Obstruktionen, die aufgrund ihres Peristaltikbildes bereits in der Bariumphase vermutet werden können, müssen manchmal größere Mengen an Kontrastmittel – vor allem Barium – gegeben werden, um einen guten Kontrast aufrechtzuerhalten. Das Barium wird ohnehin durch die vermehrte intestinale Flüssigkeit verdünnt. Manchmal sind große Mengen an Barium (z. B. 900 ml) und Methylzellulose (z. B. 1,5 – 2 l) notwendig (Miller u. Sellink 1979). Wichtig ist in jedem Fall eine ausreichende Kontrastierung bis zum ileozökalen Übergang (Abb. 3.3). Ist genügend Kontrastmittel verabreicht worden, kann die Sonde gezogen werden, und es erfolgen Nachdurchleuchtungen oder Übersichtsaufnahmen über mehrere Stunden. Wird nicht so vorgegangen, dann kann die Ursache einer Obstruktion übersehen werden (Abb. 3.4).

Appendix

Die Darstellung der Appendix sollte auch beim Enteroklysma beachtet werden.

Kolon und Rektum

Die Füllung des Kolons und Rektums kann bisweilen Probleme bei der Beurteilung des Dünndarms aufwerfen. Andererseits läßt sich manchmal eine krankhafte Veränderung am Dickdarm entdecken:

- Nach Übertritt bzw. Füllung des Rektums verspürt der Patient einen Defäkationsreiz, der meist rasch nachläßt. Die Patienten sollten darauf hingewiesen werden.
- Eine vorzeitige Füllung des Rektums vor Erscheinen des Kontrastmittels im terminalen Ileum weist auf eine ileorektale Fistel hin, auch wenn diese nicht direkt darstellbar ist. Zu beachten ist jedoch, daß das dünnflüssige Kontrastmittel im entleerten Dickdarm nach Erreichen des Zökums rasch in das Rektum abfließt und keinen Beschlag im übrigen Kolon hinterläßt. Dies darf nicht als Zeichen einer Fistel fehlgedeutet werden.

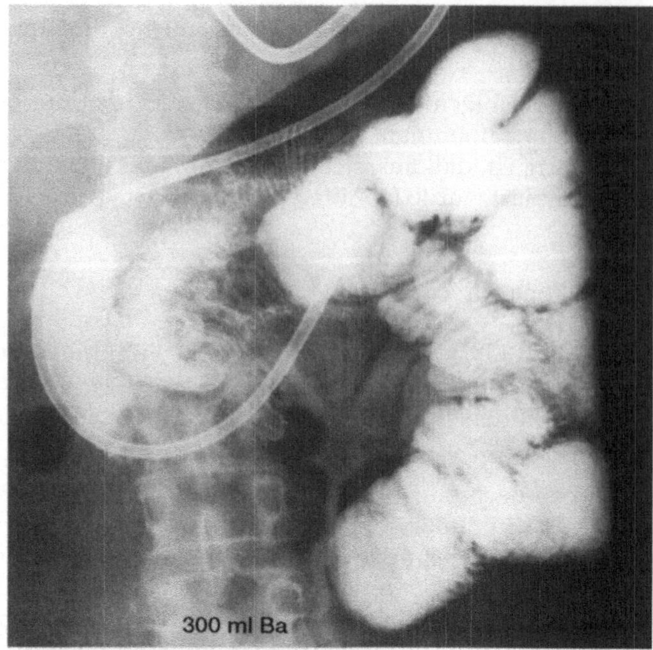
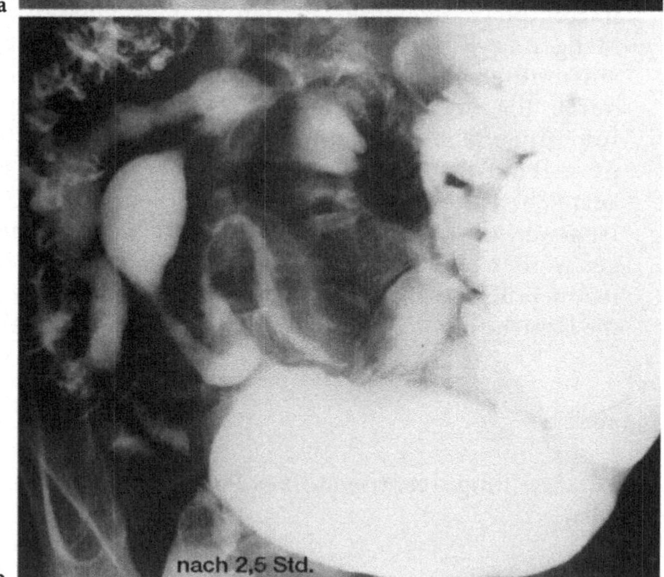

Abb. 3.3 a, b. Patientin mit Obstruktionsbeschwerden. Obstruktionsperistaltik in der Bariumphase (**a**). Nach Gabe von 900 ml Barium und 2 l Methylzellulose findet sich nach 2,5 Std. ein monströs erweiterter distaler Dünndarm bei stenosierendem Morbus Crohn (**b**)

- Eine starke Füllung des Rektosigmoids kann die Beurteilung des Ileums im kleinen Becken erschweren. In diesen Fällen sollte der Patient auf die Toilette geschickt werden, um den Dickdarm zu entleeren. Die Dünndarmschlingen werden dann wieder frei von Überlagerungen (Abb. 3.5).

Nach Übertritt des Kontrastmittels in ein gereinigtes Kolon kann dieses mitbeurteilt werden (z. B. Divertikel, stenosierende Tumoren). Eine Verbesserung der Darstellung kann durch zusätzliche rektale Luftinsufflation und Gabe von Buthylscopolamin (z. B. Buscopan) erzielt werden (Abb. 3.6 und 3.7).

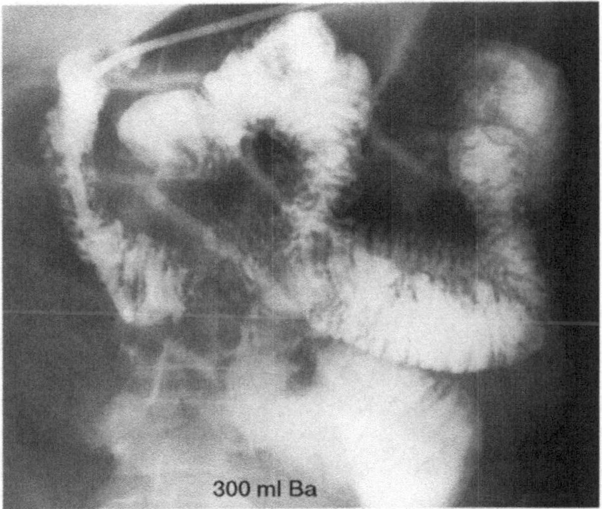

a

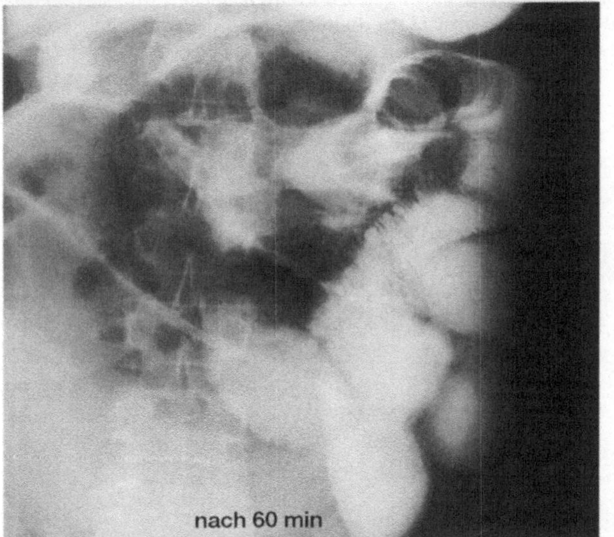

b

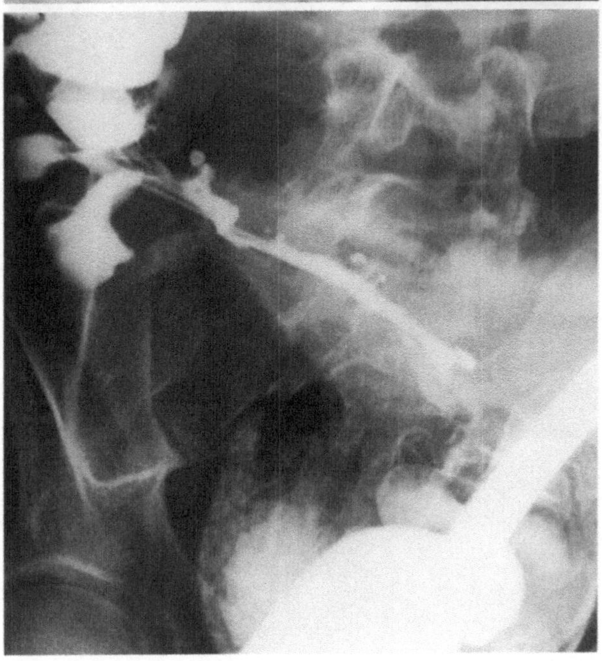

c

Abb. 3.4 a – c. Fehlerhafte Untersuchung bei einem Patienten mit Obstruktionszeichen. Obstruktionsdynamik in der Bariumphase (**a**). Aufgrund ungenügender Kontrastmittelmengen, vor allem von Barium, wurde keine ausreichende Kontrastierung der dilatierten und flüssigkeitsgefüllten distalen Darmabschnitte erreicht. Eine Diagnose war nicht möglich (**b**). Die retrograde Füllung des terminalen Ileums über das Koloskop ergab einen hochgradig stenosierenden Morbus Crohn im terminalen Ileum (**c**)

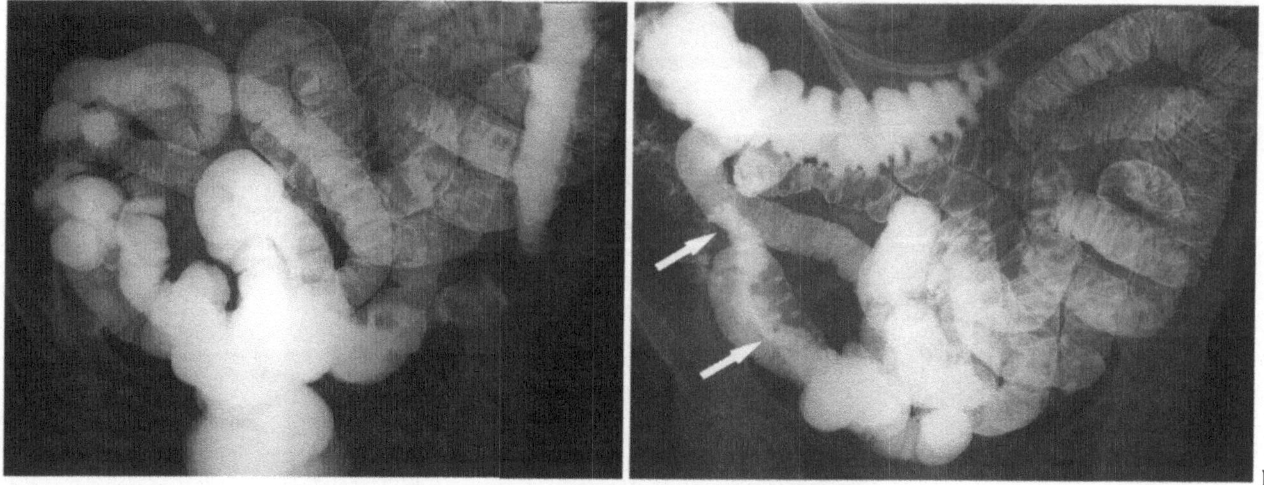

Abb. 3.5 a, b. a Die Beurteilung der Darmschlingen im kleinen Becken und des terminalen Ileums sind aufgrund von Kontrastmittel im distalen Kolon nicht möglich. **b** Gute Beurteilung des Dünndarms nach Stuhlgang

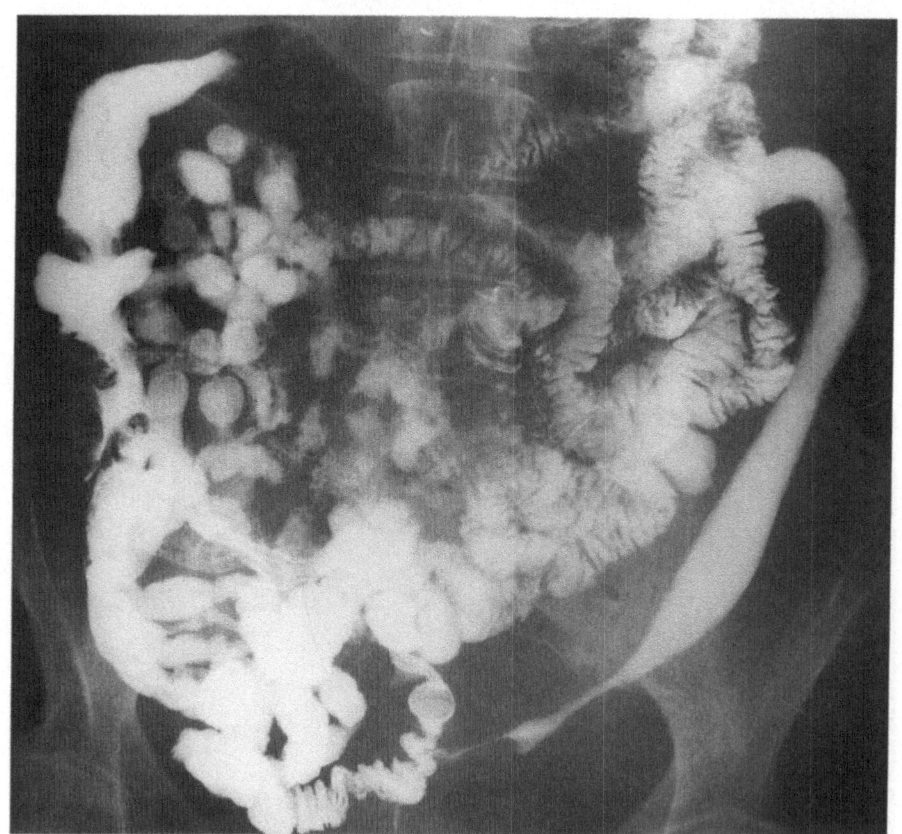

Abb. 3.6. Patientin mit Durchfall. Spätaufnahme eines normalen Enteroklysmas des Dünndarms zeigt eine ausgedehnte Colitis ulcerosa

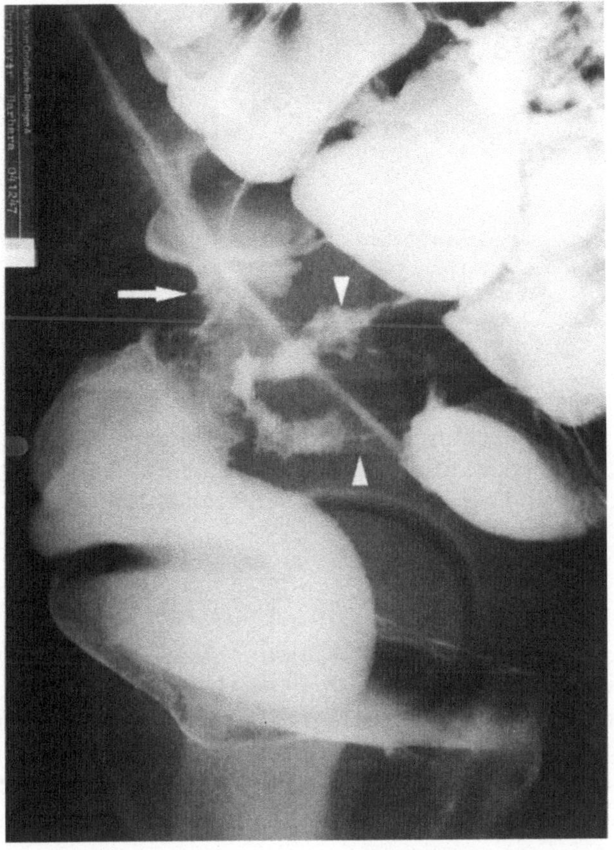

Abb. 3.7. Koloskopisch unüberwindbare Stenose am rektosigmoidalen Übergang. Das Enteroklysma in Verbindung mit rektaler Luftinsufflation in Hypotonie zeigt neben eines Morbus Crohn im terminalen Ileum (*Pfeilspitzen*) auch einen stenosierenden Morbus Crohn am rektosigmoidalen Übergang (*Pfeil*)

Reflux

Ein Reflux in den Magen läßt sich auch bei weit distal gelegener Sonde nicht immer vermeiden. Auch größere Refluxmengen werden im allgemeinen ohne Probleme toleriert. Ein starker Reflux ist Ausdruck einer mechanischen Obstruktion oder einer Pseudoobstruktion (Paralyse) und sollte somit als diagnostisches Zeichen angesehen und mitbeurteilt werden:

- Kann bei der Untersuchung ein wesentlicher Reflux nicht vermieden werden und der Patient dadurch Probleme bekommen, sollte der Mageninhalt über eine zusätzlich eingeführte Sonde abgesaugt werden.
- Bei starkem gastralem Reflux kann, vor allem beim Ziehen der Sonde, ein schwallartiges Erbrechen auftreten; deshalb sollte ein großes Auffanggefäß bereitstehen.

Über Meßwerte beim Enteroklysma ist wenig bekannt. Kenntnisse über Anhaltswerte bei der Intubation, Durchleuchtung, Transitzeiten und Kontrastmittelmengen sind interessant und können einen Beitrag leisten zur eigenen Qualitätskontrolle und zur Reduzierung der Strahlenexposition.

Intubation

Die mittlere Durchleuchtungszeit bei der Intubation beträgt 3,4 min mit einer Streubreite zwischen 0,1 und 18 min (Hippeli u. Grehn 1978; Antes u. Eggemann 1987; Antes 1995). Berichte über längere Durchleuchtungszeiten (Ott et al. 1985; Thoeni u. Gould 1991) erklären sich möglicherweise durch die Verwendung stärkerer und weniger flexibler Sonden bzw. anderer Intubationstechniken.

Gesamtdurchleuchtung

Die mittlere Durchleuchtungszeit beim Enteroklysma wurde mit 13 min und einer Streubreite von 2,5–34 min gemessen (Antes 1995). Dabei ergaben sich bei Fällen mit diagnostischen Besonderheiten längere Durchleuchtungszeiten als bei unauffälligen Untersuchungen. Die Ergebnisse von Hippeli und Grehn (1978) und Hart et al. (1994) konnten bestätigt werden.

Transitzeiten

Bei der Passage des Kontrastmittels vom Beginn der Untersuchung bis zum Übertritt in das Kolon muß zwischen Normalbefunden und unterschiedlichen pathologischen Bedingungen unterschieden werden (Antes 1995).

Die Transitzeit beträgt bei einem *normalen Enteroklysma* 9,3 min mit einer nur geringen Standardabweichung von 0,9 min. Seltene Grenzwerte waren 5 und 18 min.

Die Transitzeiten bei *Obstruktionen* betragen bei *gering- bis mittelgradigen Obstruktionen* 19,4 min mit einer Streubreite von 7–70 min, bei *hochgradigen Obstruktionen* 420 min (80–1200 min).

Bei Obstruktionen mit *geringer Ausprägung* kann die Transitzeit im Enteroklysma normal oder sogar etwas beschleunigt sein. Dies erklärt sich durch folgendes Phänomen: z. B. bei einer Bride im Ileum kommt es im Rahmen des typischen Peristaltikverhaltens bei Obstruktionen zu einem kurzfristigen Aufhalten des Kontrastmittelbolus an der Stenose. Der aufgebaute erhöhte Druck führt nach Überwindung der Obstruktion zu einer beschleunigten Passage des Kontrastmittelbolus im nachgeschalteten Dünndarm, der einen erniedrigten Tonus aufweist. Das Kontrastmittel „schießt" durch diese Darmschlingen in das Kolon. Diese Patienten klagen häufig über Bauchkrämpfe und durchfällige Stühle (z.B. bei Morbus Crohn).

Die Transitzeiten bei *Pseudoobstruktion* betragen 46,5 min mit einer Streubreite von 16–300 min.

Die Transitzeit bei *Hyperperistaltik* beträgt 4,2 min mit einer Streubreite von 3–6 min.

Bei einigen *nicht klassifizierbaren Sonderfällen* (z.B. Sprue) beträgt die Transitzeit im Mittel 15 min mit einer Streubreite von 4–34 min, bei Kurzdarm 3,5 min.

Kontrastmittelmengen

Die Mengen an Barium und Methylzellulose sind ebenfalls von unterschiedlichen Bedingungen abhängig. Gleichbleibend ist immer die initiale Gabe von 300 ml Barium (Bariumphase). Die Methylzellulosemenge hängt von der gewünschten Transparenz ab. Zusätzlich erfolgen je nach Verdünnung zwischenzeitliche Gaben von Barium. Um das terminale Ileum zu erreichen, waren folgende Kontrastmittelmengen erforderlich:

- Normaluntersuchungen: 710 ml (350–1400 ml),
- Obstruktionen: 1115 ml (600–1700 ml),
- Pseudoobstruktionen: 1560 ml (900–2000 ml),
- Hyperperistaltik: 300 ml.

Die Strahlenexpositon beim Enteroklysma ist ähnlich wie bei der fraktionierten Dünndarmuntersuchung oder höher (Vogel u. Löhr 1978; Salomonowitz et al. 1980; Thoeni 1991). Selbst wenn die Strahlenbelastung bei der fraktionierten Passage niedriger ist als beim Enteroklysma, sollte diese aufgrund des diagnostischen Gewinns in Kauf genommen werden. Neueste Messungen haben ein Flächendosisprodukt von im Mittel 6,8 Gy/cm² und eine mittlere effektive Dosis von 1,5 mSv ergeben (Hart et al. 1994). Die Dosis bewegt sich zwischen der einer Magen- und einer Kolonuntersuchung. Die durchleuchtungsgezielte Sondenplazierung dürfte die Hauptursache für die Strahlenbelastung sein. Durch gezielte Durchleuchtung und Einblendung läßt sich die Gonadendosis, insbesondere beim Mann, so niedrig halten, daß sie unbedeutend ist. Eine weitere Dosisreduzierung kann erreicht werden durch Erfahrung bei der Intubation, durch die Standardisierung der Untersuchung sowie durch neue Röntgenanlagen, die mit einer gepulsten Durchleuchtung ausgerüstet sind (Herrmann et al. 1995).

6 Kontraindikationen

Im Falle von Subileus- oder Ileussymptomen kann ein Enteroklysma mit Barium durchgeführt werden, wenn folgendes beachtet wird:

- Es dürfen keine dringenden chirurgischen Indikationen mit akutem Abdomen und Peritonitis vorliegen.
- Die seltene komplette Obstruktion im Dickdarm muß ausgeschlossen sein.
- Eine relative Kontraindikation besteht bei schwerer dekompensierter Herz- oder Niereninsuffizienz mit Ileus.

! Eine Dünndarmobstruktion ist keine Kontraindikation für ein Enteroklysma!

Im Gegensatz zum Kolon dickt Barium im Dünndarm bei Stenosen nicht ein. Die resorbierte Flüssigkeit wird im Dünndarm weitgehend wieder sezerniert, so daß es zu keiner Eindickung des Bariums im Dünndarm kommt.

Eine vorausgegangene endoskopische Schleimhautbiopsie ist keine Kontraindikation für ein Enteroklysma (Bender et al. 1994).

Artefakte müssen von reellen Befunden differenziert werden. Sie können durch Luftblasen, Schleim und unverdautem Darminhalt entstehen, insbesondere dann, wenn unkontrollierte Zielaufnahmen angefertigt werden (Abb. 7.1). Andere Ursachen für Artefakte sind Speisereste (Abb. 7.2), Luftblasen (Abb. 7.3), Kontrastmittelausflockungen (Abb. 7.4), Überlagerungen und Verdrängungen durch äußere Strukturen, wie z. B. Gefäß- oder Lymphknotenverkalkungen, Kontrastmittelreste, Knochenstrukturen, Kolonluft u. a. (Abb. 7.5).

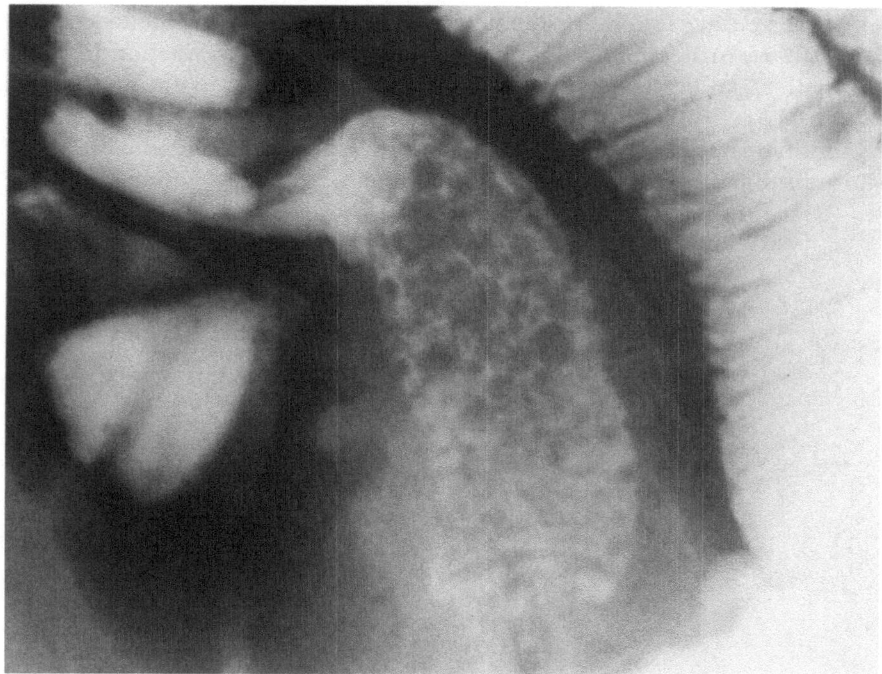

Abb. 7.1. Artefakt durch Luftblasen und Schleim bei der ersten Passage durch das terminale Ileum

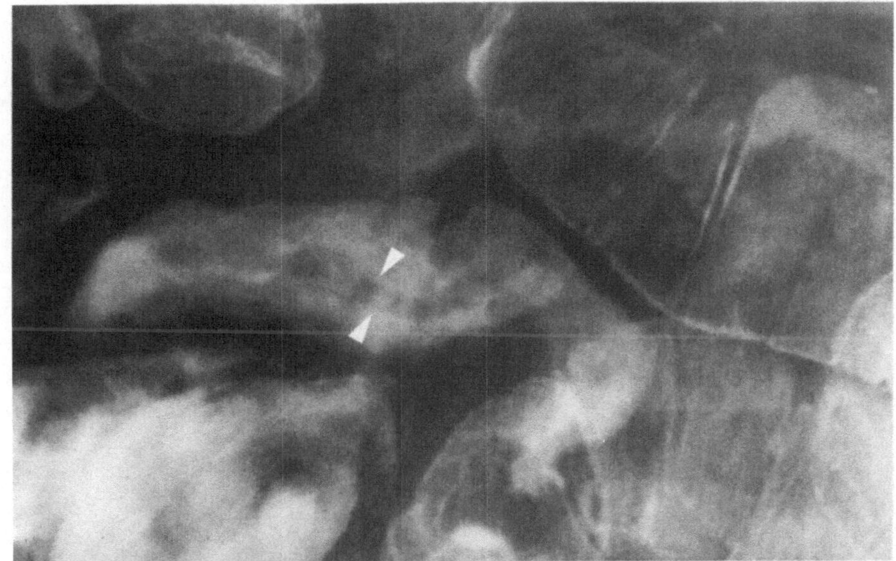

Abb. 7.2. „Wurmartefakt" (*Pfeilspitzen*) durch Speisereste (Gemüsefaser?)

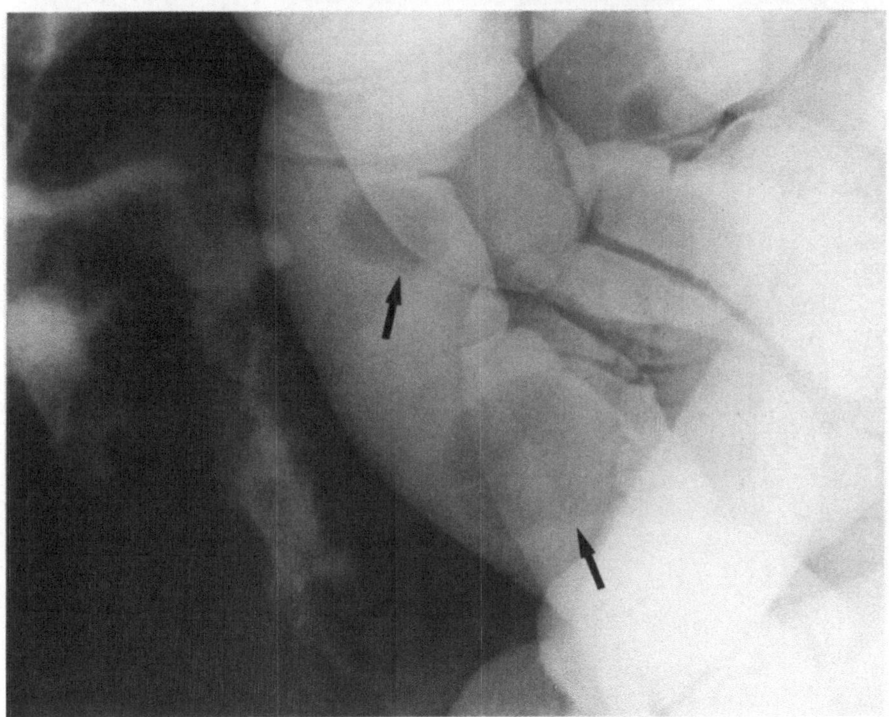

Abb. 7.3. „Kissing-Artefakt" durch Luftblaseneinschlüsse (*Pfeil*). Morbus Crohn im terminalen Ileum

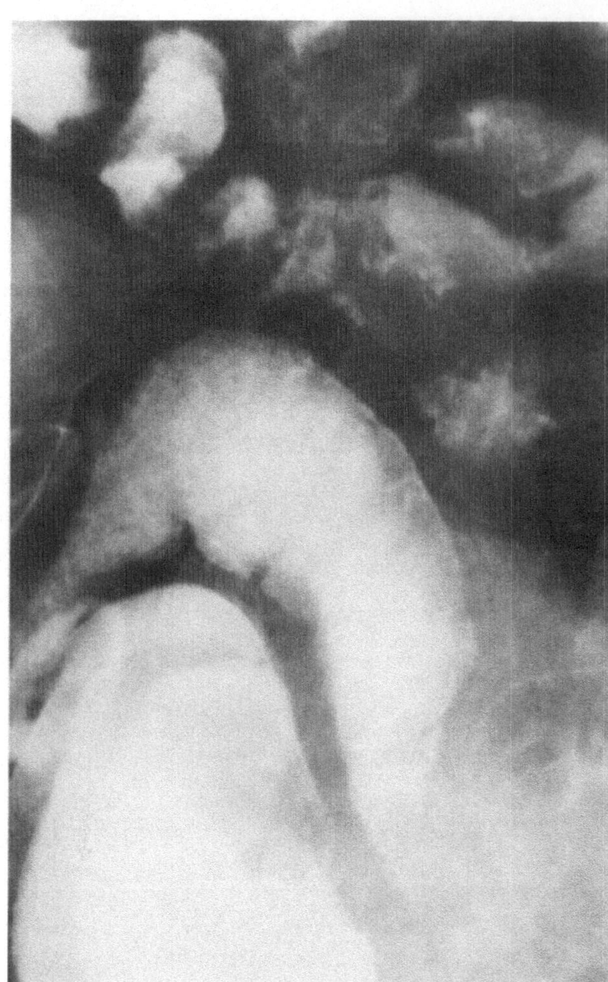

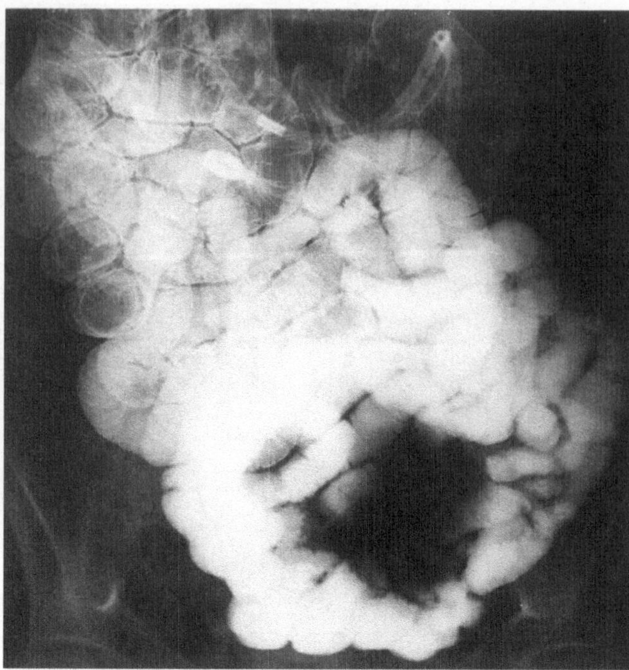

Abb. 7.5. Artefakt durch stark luftgefülltes Kolon mit Verdrängung der Dünndarmschlingen

◀

Abb. 7.4. Artefakt bei Kontrastmittelausflockung täuscht eine krankhafte Veränderung im terminalen Ileum vor

8 Andere Untersuchungstechniken

8.1 Enteroklysma im Bariummonokontrast

Diese Methode wird von Sellink (1976) bevorzugt und wurde von ihm perfektioniert. Nachteilig ist oft die unbefriedigende Aussage im kontrastmittelüberfüllten Ileum, ähnlich wie bei der fraktionierten Passage. In solchen Fällen empfiehlt sich eine antero- oder retrograde Luftinsufflation zur Erzielung einer besseren Transparenz.

Eine Variante ist die Methode nach Nolan (1987). Dabei wird eine deutlich verdünnte Bariumsuspension von 19 % w/v mit 75 ml/min infundiert. Wir haben mit dieser Methode gute Erfahrungen gemacht (Abb. 8.1).

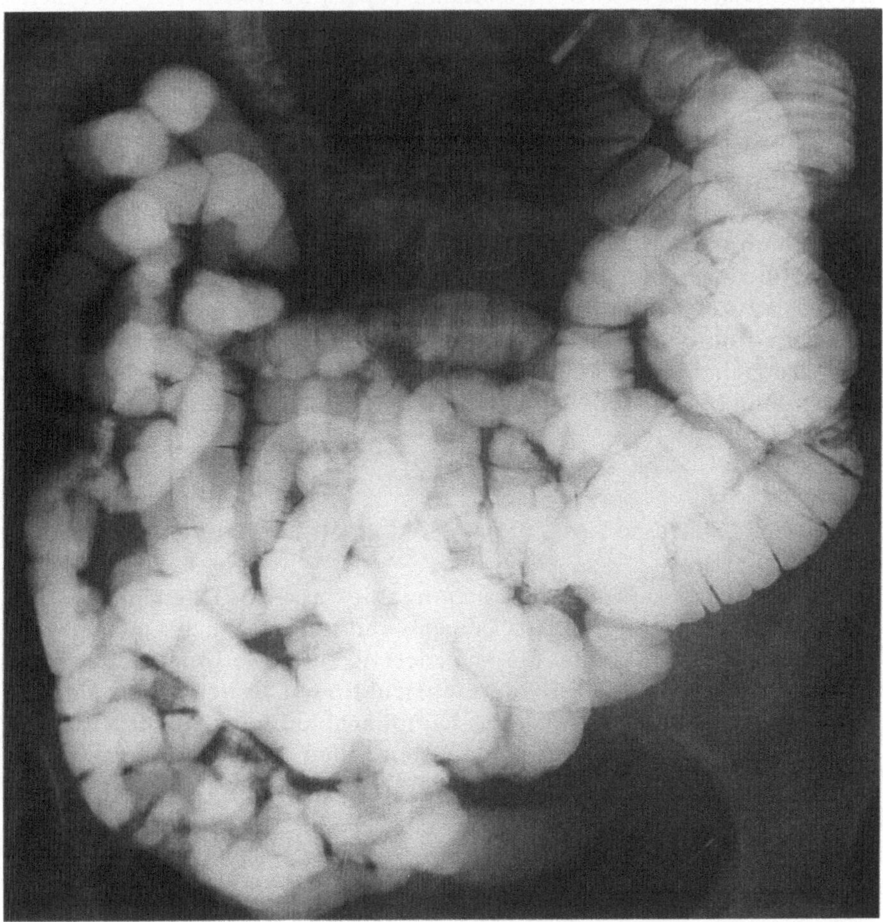

Abb. 8.1. Enteroklysma im Bariummonokontrast nach Nolan. Normalbefund

8.2 Enteroklysma mit Guaran

Die Verwendung von Guaran anstelle von Methylzellulose soll eine bessere Darstellung der Schleimhautzotten erbringen (Desaga 1987). Aufgrund unserer Erfahrungen ergibt sich keine Verbesserung der diagnostischen Aussage. Das beschriebene granuläre Muster der Schleimhautzotten beruht teilweise auf Ausflockungsartefakten. Die Methode ist relativ umständlich in ihrer Durchführung.

8.3 Enteroklysma mit Barium und Luft

Diese Doppelkontrastdarstellung des Dünndarms ist in Japan die Standardmethode (Shirakabe u. Kobayashi 1989). Europäische Autoren kommen mit dieser Methode ebenfalls zu guten Ergebnissen (Ekberg 1977; Salomonowitz et al. 1983; Bautz u. Schindler 1983). Diese Untersuchungstechnik ist nicht zu vergleichen mit der des Magens oder des Kolons.

Schwierigkeiten ergeben sich bei der Interpretation und Orientierung durch einen starken Hell-dunkel-Kontrast und die Vielzahl der sich überschneidenden Kerckring-Falten. Luft und Barium lassen sich nicht wie bei einer Magen- oder Kolonuntersuchung durch Umlagerung manipulieren. Weitere Nachteile dieser Methode am Dünndarm sind die durch Luft angeregte Peristaltik und ein Meteorismus. Spezielle Details der Oberfläche, z. B. bei Morbus Crohn, können jedoch eindrücklich herausgearbeitet werden.

8.4 Enteroklysma mit Barium und Wasser

Diese Methode kann zur guten Dünndarmdarstellung führen; es kommt jedoch oft zu einem frühzeitigen und unkontrollierbaren Auswaschen und einem unzureichenden Wandbeschlag, die eine ordnungsgemäße Interpretation unmöglich machen. Sellink hat aufgrund dieser Erfahrungen diese Doppelkontrastmethode verlassen und warnt ausdrücklich vor ihrer Anwendung (persönliche Mitteilung).

8.5 Enteroklysma mit wasserlöslichen Kontrastmitteln

Die fraktionierte Dünndarmdarstellung mit wasserlöslichen, jodhaltigen Kontrastmitteln ist meist unbefriedigend und sollte möglichst nicht durchgeführt werden. Oft kommt die Anforderung zu dieser Untersuchung von chirurgischer Seite, um Dünndarmobstruktionen zu beurteilen. Nur bei hochgradigen Stenosen im oberen Dünndarm kann hier manchmal eine Aussage getroffen werden. In den meisten Fällen ist diese Methode unzureichend, um Stenosen zufriedenstellend abzuklären. Besteht dennoch die Indikation zu dieser Untersuchung mit wasserlöslichen Kontrastmitteln (z. B. Perforation oder Nahtinsuffizienz), so sollte man die schon oft liegende Magensonde in das Duodenum vorschieben und ein Enteroklysma mit unverdünntem wasserlöslichem Kontrastmittel durchführen.

Bei Obstruktionen gelingt die Beurteilung im proximalen Dünndarm gut. Die Beurteilung der distalen Abschnitte ist aufgrund der Verdünnung des wasserlöslichen Kontrastmittels durch die angestaute Flüssigkeit im Darm erschwert. Bei Kontraindikationen für eine Bariumuntersuchung empfiehlt sich eine Kombination von oraler Gabe eines wasserlöslichen Kontrastmittels und einer CT-Untersuchung. Bei hochgradigen Obstruktionen kann bei der CT-Untersuchung auf das wasserlösliche Kontrastmittel verzichtet werden.

Dem Argument, daß wasserlösliche Kontrastmittel am Dünndarm einen therapeutischen Effekt haben könnten, muß widersprochen werden. Aufgrund der Hyperosmolarität der Kontrastmittel und ihrer hygroskopischen Wirkung kann die Verschlechterung einer Ileussymptomtik eintreten. In seltenen Fällen kommt es zu einer „Lösung" einer postoperativen Obstruktion, die dadurch eher verschleiert wird.

Besser als die herkömmlichen ionischen sind die nichtionischen Kontrastmittel (Cohen 1982; Kaufmann u. Langer 1985). Ihre höheren Kosten begrenzen allerdings den routinemäßigen Einsatz. Bei Säuglingen und Kleinkindern sollten aber die nichtionischen Kontrastmittel bevorzugt werden.

8.6 CT-Enteroklysma

Diese erstmals von Klöppel et al. (1992) beschriebene Methode wird zwischenzeitlich über die in üblicher Weise gelegte Dünndarmsonde mit einer 0,5 %igen Methyzelluloselösung und erhöhter Einlaufgeschwindigkeit durchgeführt (Abb. 8.2). Die komplette Füllung des Dünndarms erfolgt mit ca. 1500 ml Methylzellulose mit einer Flußrate von 150 ml/min. Nach Gabe von Butylscopolamin i. v. und unter weiterer Infusion von Methylzellulose

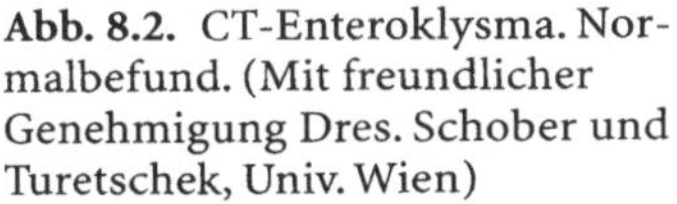

Abb. 8.2. CT-Enteroklysma. Normalbefund. (Mit freundlicher Genehmigung Dres. Schober und Turetschek, Univ. Wien)

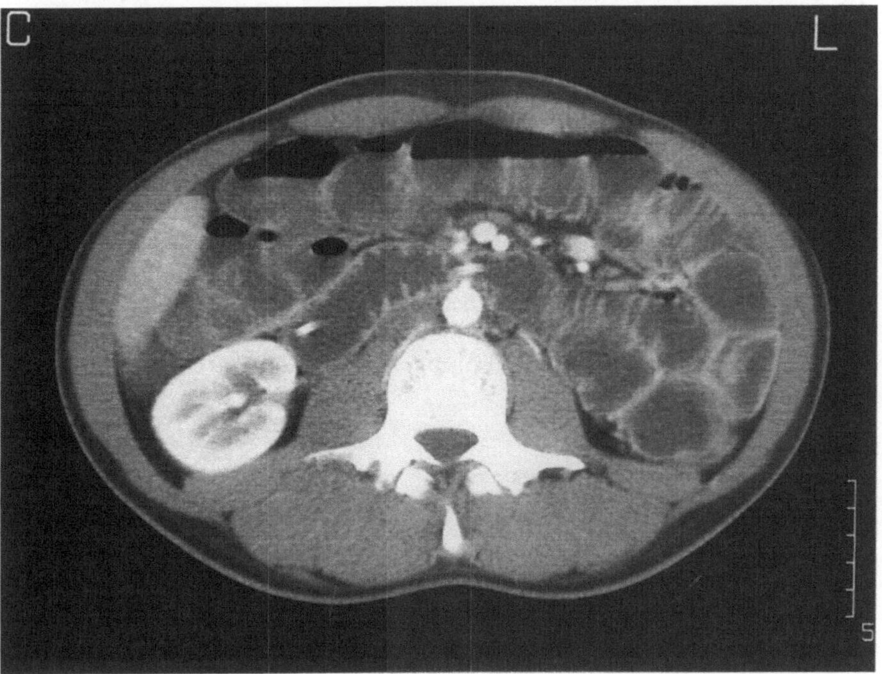

wird die CT-Untersuchung des Abdomens und Beckens am besten in Spiraltechnik durchgeführt (Schober et al. 1997). Diese Methode kann Darmwandveränderungen, z.B. bei Morbus Crohn, und Prozesse im Mesenterium gut darstellen (s. Abb. 14.2–14.5). Es gilt zu prüfen, ob diese Methode einer konventionellen CT-Untersuchung mit guter oraler und rektaler Darmfüllung überlegen ist.

Wir führen bisweilen eine Kombination von CT-Enteroklysma und Barium-Enteroklysma durch. Nach Abschluß der CT-Untersuchung wird am Durchleuchtungsgerät die übliche Bariumsuspension mit 75 ml/min Flußrate infundiert, ggf. zusätzlich Methylzellulose verabreicht. Die Qualität und Aussagemöglichkeit erreicht die eines normalen Enteroklysmas mit Barium und Methylzellulose. Attraktiv ist die Tatsache, daß beide Untersuchungen hintereinander durchgeführt werden können, um die Vorteile beider Methoden auszuschöpfen. Die Patienten tolerieren diese Prozedur erstaunlich gut.

8.7 Enteroklysma und Dünndarmbiopsie

Bei Patienten mit Malabsorption kann vor einem Enteroklysma eine Schleimhautbiopsie durch eine 14-F-Duodenalsonde erfolgen (Bender et al. 1994).

8.8 Dünndarmdarstellung ohne Sonde

Die fraktionierte Dünndarmpassage hat den Vorteil einer leichteren Durchführbarkeit, wobei es auch hier unterschiedliche Methoden gibt (Pansdorf 1937; Treichel 1981). „Wegen der quasi punktuell und nur regionär erfolgten Durchleuchtung und Dokumentation besteht die Gefahr, den geeigneten Zeitpunkt zur Erfassung umschriebener Veränderungen zu verpassen. Wegen der erheblichen physiologischen Variationsbreite der Dünndarmpassage zwischen 15 Min. und 5 Std. ist die Dauer der Untersuchung nicht vorauszuplanen" (Geiter u. Fuchs 1977). Aussagen über Motilitätsstörungen können nicht in ausreichendem Maße getroffen werden. Durch die fraktionierende Funktion des Pylorus kommt es zu einer ungenügenden Auffüllung und Entfaltung des Darmlumens.

Dies erschwert das Erkennen kleiner Wandprozesse, Briden oder geringgradiger Einengungen. Nachteilig wirkt sich auch aus, daß bariumgefüllte Darmschlingen im kleinen Becken oftmals ein undurchdringbares und unzugängliches Konglomerat von Schlingen bilden.
Durch Gabe peristaltikanregender Medikamente kann die Kontrastmittelpassage beschleunigt werden (Thompson u. Amberg 1978; Efsing u. Lindroth 1980).

8.9 Doppelkontrastmethoden ohne Intubation

Zur Verbesserung der Transparenz im Rahmen einer fraktionierten Passage können zusätzlich Brausepulverkapseln (Novak 1976) oder Methylzellulose (Emons 1981) verabreicht werden. Gleichzeitig wird die Gabe eines Propulsivums empfohlen.

Bei allen sondenlosen Methoden müssen große Kontrastmittelmengen verabreicht werden (600–1500 ml). Diese großen Trinkmengen sind unangenehmer für den Patienten als eine dünne Duodenalsonde.

Eine „Passagekontrolle" nach einer Magenuntersuchung ist obsolet (Treichel 1981). Die heute üblicherweise verwendeten HD-Bariumpräparate sind für eine Dünndarmuntersuchung nicht geeignet. Außerdem sind die Kontrastmittelmengen zu gering, um den Dünndarm ausreichend zu füllen.

8.10 Fraktionierte Dünndarmuntersuchung mit retrograder Luftinsufflation

Ähnlich wie bei der Doppelkontrastuntersuchung des Kolons kann durch rektale Luftinsufflation eine Doppelkontrastdarstellung der unteren Dünndarmabschnitte erreicht werden (Miller 1965). Diese Methode bietet sich bei Patienten an, die die Sonde verweigern oder bei Zustand nach ileozökaler Resektion. Besser ist allerdings eine Kolonuntersuchung im Doppelkontrast mit retrograder Darstellung des Dünndarms.

Der Dünndarm kann auch in Verbindung mit einer Koloskopie retrograd dargestellt werden (Frimberger et al. 1983).

Das Spektrum der Dünndarmerkrankungen in der Pädiatrie unterscheidet sich von dem Erwachsener und ist in den pädiatrischen Altersgruppen verschieden. Als primäre Untersuchungsmethode gilt die *Sonographie*, mit der der Großteil der klinischen Fragestellungen beantwortet wird. Ein Meckel-Divertikel mit ektoper Magenschleimhaut kann mit großer Sicherheit *nuklearmedizinisch* diagnostiziert werden (Abb. 9.1).

Wenn eine Indikation zu einer Kontrastmitteluntersuchung des Dünndarms besteht, sollte in jeder Altersgruppe ein Enteroklysma durchgeführt werden, da dieses wesentlich besser als eine fraktionierte Passage zwischen einem pathologischen und einem Normalbefund unterscheiden kann. Im Säuglings- und Schulalter bereitet die Sondenlegung im allgemeinen keine Probleme. Im Kleinkind- und Vorschulalter wird die Sonde häufig ver-

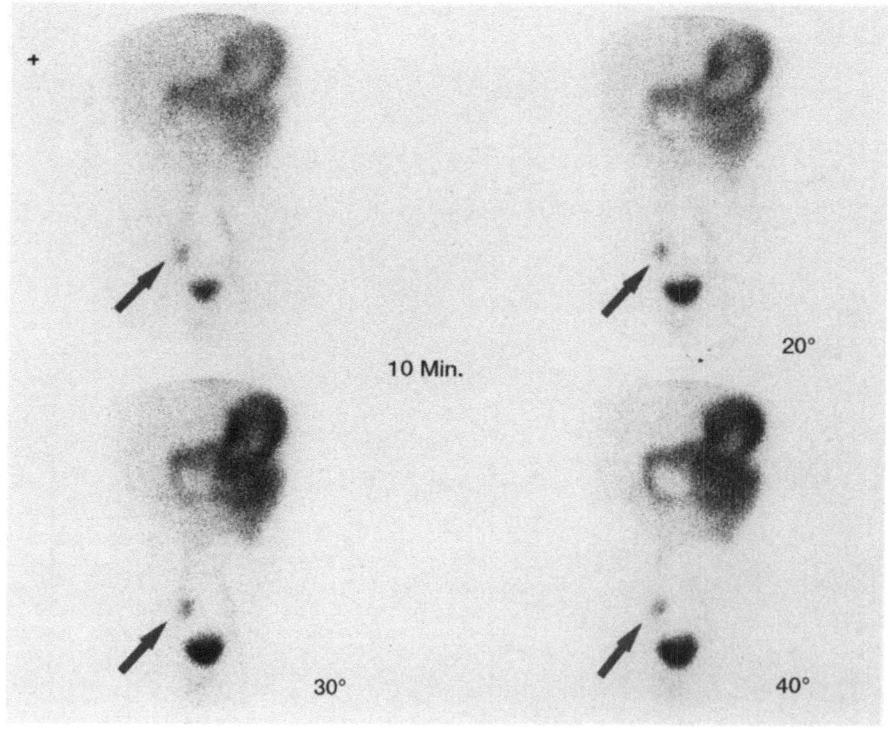

Abb. 9.1. Meckel-Divertikel (*Pfeile*) mit Nachweis von ektoper Magenschleimhaut im sog. „Meckel-Scan" mit ^{99m}Tc-Pertechnetat. 8 Jahre alter Junge mit Blutung per rectum

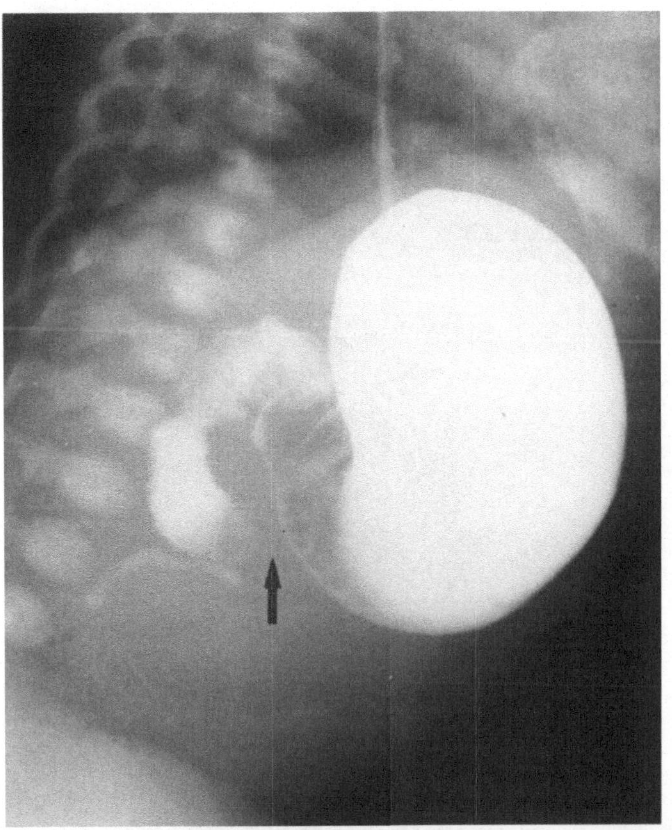

Abb. 9.2. Duodenalstenose durch Kompression des Treitz-Bandes (*Pfeil*) bei einem Neugeborenen (s. auch Abb. 21.5)

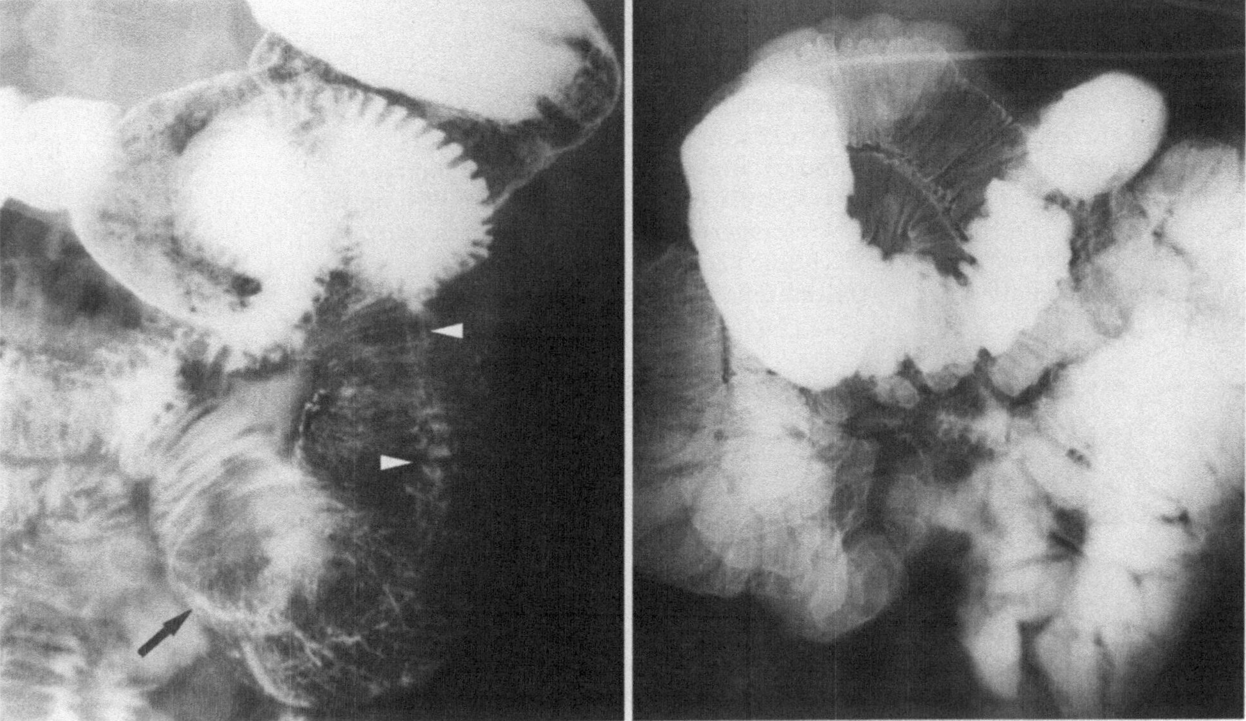

Abb. 9.3. Jejunojejunale Invagination (*Pfeilspitze*) wegen eines primären gastrointestinalen Lymphoms (*Pfeil*) bei einem 4jährigen Jungen

Abb. 9.4. Zöliakie bei einem 5jährigen Jungen mit Durchfall. Initiale Dünndarmbiopsie war nicht diagnostisch auswertbar

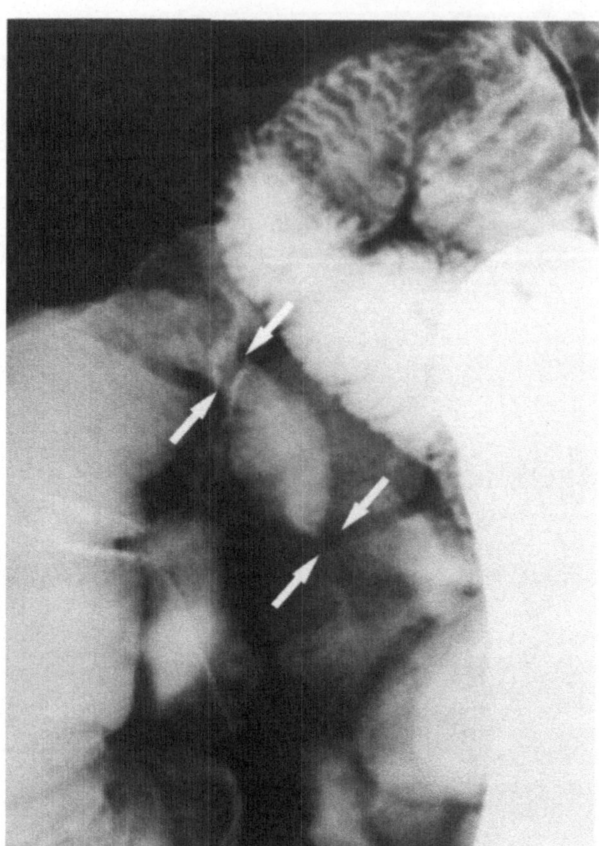

weigert. Diese Kinder sind allerdings auch oft nicht zu bewegen, Kontrastmittel in ausreichendem Maße zu trinken. In diesen Fällen ist eine Sedierung angebracht. Je jünger das Kind ist, um so mehr muß die Einlaufgeschwindigkeit reduziert werden. Das spezifische Gewicht der Bariumlösung wird auf 1,15 entsprechend 19 % w/v verringert (Sellink u. Rosenbusch 1981). Heranwachsende werden wie erwachsene Personen untersucht.

Beispiele pädiatrischer Erkrankungen des Dünndarms zeigen die Abb. 9.2 – 9.5.

Indikationen zu einem Enteroklysma sind häufiger als üblicherweise angenommen wird. Sie ergeben sich aus den klinischen Fragestellungen, die bei den zuweisenden klinischen Abteilungen unterschiedlich sind.

In der Reihenfolge diagnostischer Maßnahmen ist die Stellung einer Dünndarmuntersuchung ebenfalls sehr verschieden. So stellt der Ausschluß einer Dünndarmerkrankung eine wichtige Indikation für ein Enteroklysma dar. Bei Verdacht auf Morbus Crohn oder eine Obstruktion wird ein Enteroklysma eher am Anfang der diagnostischen Kette stehen als bei anderen Fragestellungen wie z. B. bei unklaren gastrointestinalen Blutungen (Antes 1996). Es ist allerdings falsch anzunehmen, daß der Morbus Crohn die häufigste Indikation für einem Enteroklysma darstellt.

Die wichtigsten Indikationen für ein Enteroklysma sind in der Übersicht aufgelistet.

Indikationen für ein Enteroklysma

- Unklare abdominelle Beschwerden
- Unerklärliche Durchfälle
- Postoperative Zustände
- Dünndarmobstruktionen
- Unklare Blutung aus dem Gastrointestinaltrakt
- Tumorsuche
- Malabsorption
- Rezidivierende Fisteln
- Fieber unklarer Genese

Häufige Fehler
in der Dünndarmdiagnostik

Um eine gute Dünndarmuntersuchung und Interpretation durchführen zu können, müssen sowohl technische als auch persönliche Fehler erkannt und möglichst vermieden werden (Antes 1993 b).

Technische Fehler. Hier sind besonders zu erwähnen:

- mangelnde Patientenvorbereitung,
- Sondenplazierung zu weit distal,
- Abweichen vom Standardprogramm,
- Abweichen von der Einlaufgeschwindigkeit,
- Gabe von *zu viel* Methylzellulose.

Persönliche Fehler. Besonders unerfahrene Untersucher werden bei der Untersuchung mit folgenden Fehlern konfrontiert:

- mangelnde Kenntnisse der Indikationen,
- Angst vor Obstruktionen,
- mangelnde Kenntnisse von Dünndarmerkrankungen.

Der Dünndarm besteht aus drei Abschnitten, dem Duodenum, dem Jejenum und dem Ileum. Die Länge eines normalen Dünndarms schwankt zwischen 4 und 12 m (Hirsch et al. 1956; Underhill 1955). Im Mittel wird eine Länge von 6,5 m angegeben (Backman u. Hallberg 1974). Im Enteroklysma wurde eine Länge von 2,8 m gemessen (Fanucci et al. 1984). Dieser große Unterschied erklärt sich durch enorme individuelle Schwankungen, rassische Unterschiede, unterschiedlichen Muskeltonus und die Schwierigkeit, die Länge intra vitam und im Röntgenbild zu bestimmen.

Der Dünndarm hängt am gefalteten Mesenterium, dessen Wurzel in einer Diagonalen von links kranial nach rechts kaudal an der dorsalen Bauchwand verläuft. Das Mesenterium besteht aus extraperitonealem, fettigem Bindegewebe und enthält die Gefäßversorgung über die Äste der A. und V. mesenterica superior, Lymphgefäße und Lymphknoten. Der Ansatz des Mesenteriums liegt an der konkaven Innenseite einer jeden Dünndarmschlinge. Die konvexe Kontur einer Schlinge entspricht der antimesenterialen Seite (Meyers 1976).

Eine exakte Trennung zwischen Jejenum und Ileum ist nicht möglich. Die Übergangszone liegt etwa in der Mitte der Gesamtlänge (2 Fünftel Jejenum, 3 Fünftel Ileum). Zur Vergrößerung der Darmoberfläche ist der Dünndarm mit den Kerckring-Falten besetzt. Sie sind halbmondförmig, zirkulär oder spiralig angeordnet. Diese Falten sind bis zu 1 cm hoch und bestehen aus Mukosa einschließlich der Lamina muscularis mucosae und aus Submukosa. Die Dichte und Höhe der Falten ist im Duodenum am größten. Nach distal nehmen ihre Folge und Höhe ab und fallen am Ende des Ileums kaum noch auf. Die Dünndarmzotten sind 0,5–1 mm hoch und bestehen nur aus Oberflächenepithel mit Submukosa.

Die Dünndarmwand ist in folgende 5 Schichten gegliedert, die bisweilen mit dem hochauflösenden Ultraschall erkannt werden können:

- *Schleimhaut*: mit Zotten, Krypten und Lymphknötchen.
- *Submukosa*: lockere Verschiebeschicht zwischen der Lamina muscularis mucosae und der Muskelwand; Lymphozytenaggregate sind eingelagert (Peyer-Plaques).
- *Muskelwand*: innen Ringschicht, außen Längsschicht.
- *Subserosa*: Bindegewebeschicht unter der Serosa.
- *Serosa*: äußerste Darmwandschicht (viszerales Peritoneum).

Intramurales Nervensystem

An der intramuralen Innervation sind die beiden folgenden Nervensysteme beteiligt:

- intrinsisches, d.h. darmeigenes, Nervensystem und
- extrinsisches Nervensystem (Sympathikus, Parasympathikus).

Intrinsisches Nervensystem

Es besteht aus dem Plexus submucosus (Meissner-Plexus) in der Submukosa und dem Plexus myentericus (Auerbach-Plexus) in der Muskelwand. Das intrinsische Nervensystem ist dem extrinsischen Nervensystem nachgeordnet, arbeitet aber teilweise autonom.

Extrinsisches Nervensystem

Sympathikus und Parasympathikus leiten den Wänden des Verdauungskanals Erregungen von außen zu. Der Sympathikus wirkt über adrenerge Fasern hemmend auf den Plexus myentericus, wodurch die Darmmuskulatur zur Erschlaffung kommt. Ein erhöhter Sympathikustonus führt zu einer Vasokonstriktion im Verdauungskanal.

Der cholinerge Parasympathikus beeinflußt den Plexus myentericus und wirkt überwiegend fördernd sowohl auf die Muskulatur als auch auf die Drüsen.

Psychische Erregungen wirken sich über das vegetative Nervensystem häufig auf die Motorik und Sekretion der Verdauungsdrüsen aus, und zwar teils fördernd, teils hemmend (Junqueira u. Carneiro 1991).

13 Radiologische Normalbefunde und Variationen

Topographie

Das Jejunum liegt im linken Oberbauch. Das terminale Ileum mündet relativ steil von kaudal kommend in das Zökum im rechten Unterbauch. Hier gibt es Variationen mit Verläufen des terminalen Ileums aus unterschiedlichen Richtungen. Rotations- und Fixationsstörungen mit den daraus resultierenden Lageanomalien haben bei Erwachsenen im allgemeinen keinen Krankheitswert. Bei Menschen mit reichlich mesenterialem Fett liegen die Darmschlingen gut voneinander getrennt im Abdomen (Abb. 13.1). Dagegen drängen sich bei schlanken Personen vor allem die Ileumschlingen dicht in das kleine Becken (Abb. 13.2).

Falten

Die *Dichte der Falten* ist im Jejunum immer größer als im Ileum (Abb. 13.3). Besonders bei jungen Menschen finden sich zahlreiche Falten im Ileum bei noch zahlreicheren Falten im Jejunum. Bisweilen kann ein weitgehender Faltenverlust im Ileum beobachtet werden, der als Normalvariation zu interpretieren ist (Abb. 13.4). Zur Beurteilung der Falten und der Darmwand muß das Lumen ausreichend gefüllt sein. Die *Breite* normaler Kerckring-Falten beträgt im Jejunum bis zu 2 mm, im Ileum etwa 1 mm (Herlinger 1994). Eine Faltenbreite von mehr als 2,5 mm kann als pathologisch angesehen werden. Falten, die „zu schmal" sind, gibt es nicht.

Normale Falten haben, bei gut entfaltetem Darm, in der Profilansicht abgerundete Ränder (Abb. 13.5). Verdickte Falten zeigen im Profil meist eine omegaartige Kontur (Abb. 13.6). Die *Faltenhöhe* schwankt zwischen Jejunum und Ileum erheblich und ist deshalb von geringem diagnostischem Aussagewert. Die *Faltenanordnung* ist über längere Darmabschnitte relativ gleichmäßig und zeigt keine größeren Sprünge. Die *durchschnittliche Anzahl* der Falten im proximalen Jejunum beträgt 4–7 auf einer Meßstrecke von 2,5 cm und 2–4 Falten pro 2,5 cm im Ileum. Im terminalen Ileum können die Falten gut entwickelt sein oder aber auch fast fehlen (Herlinger u. Maglinte 1986). Im Gegensatz zum Jejunum kann eine starke Lumendistension im Ileum zu einer Faltenverstreichung führen.

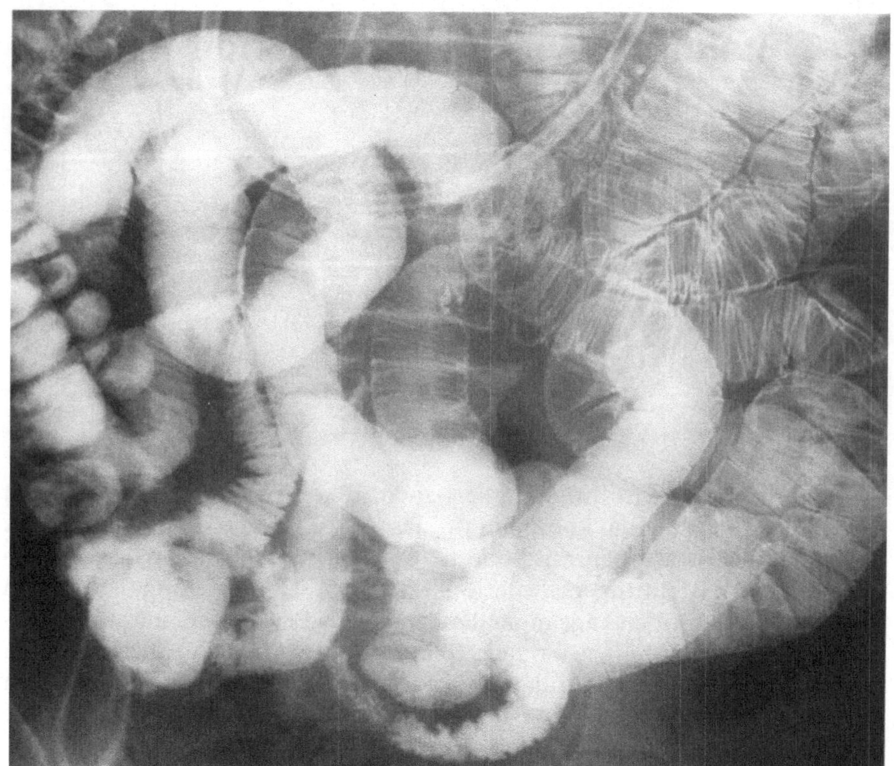

Abb. 13.1. Normaler Dünndarm bei einer Person mit reichlich mesenterialem Fett. Die Schlingen sind gut voneinander getrennt

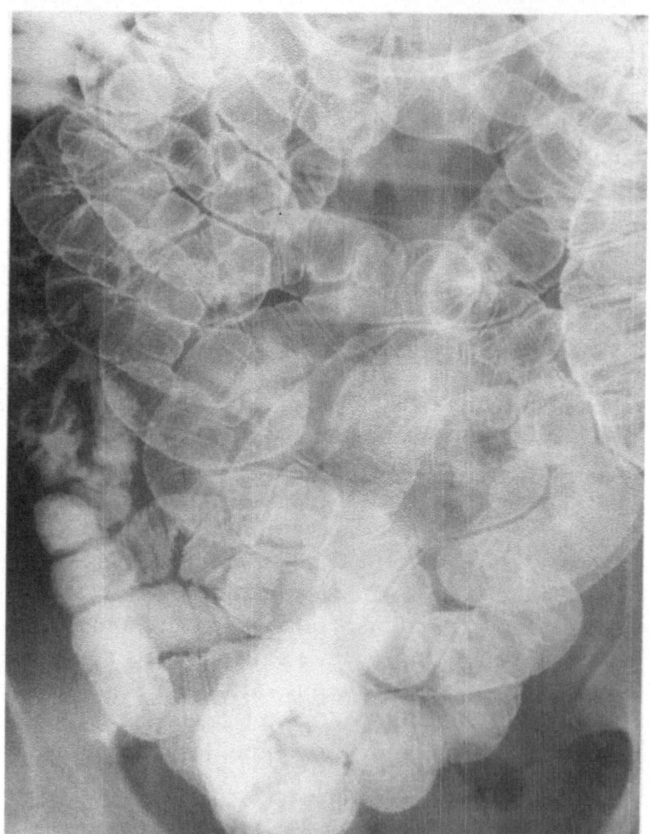

Abb. 13.2. Normaler Dünndarm bei einer schlanken Person. Die Ileumschlingen liegen dicht aneinandergedrängt im kleinen Becken

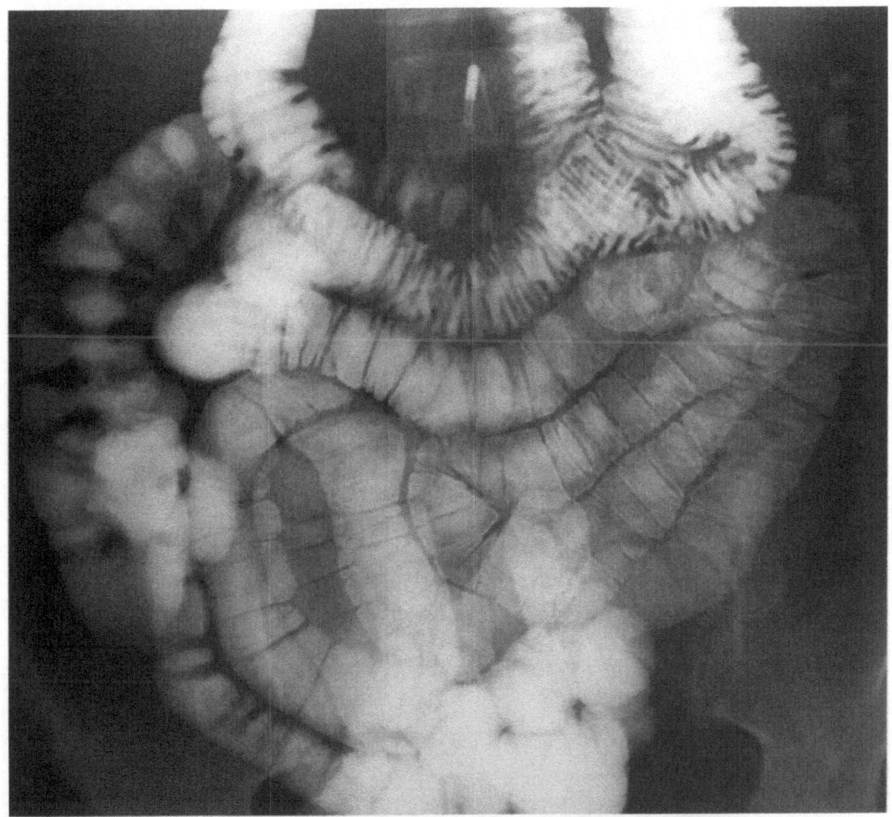

Abb. 13.3. Normaler Dünndarm. Die Dichte der Falten ist im Jejunum immer größer als im Ileum

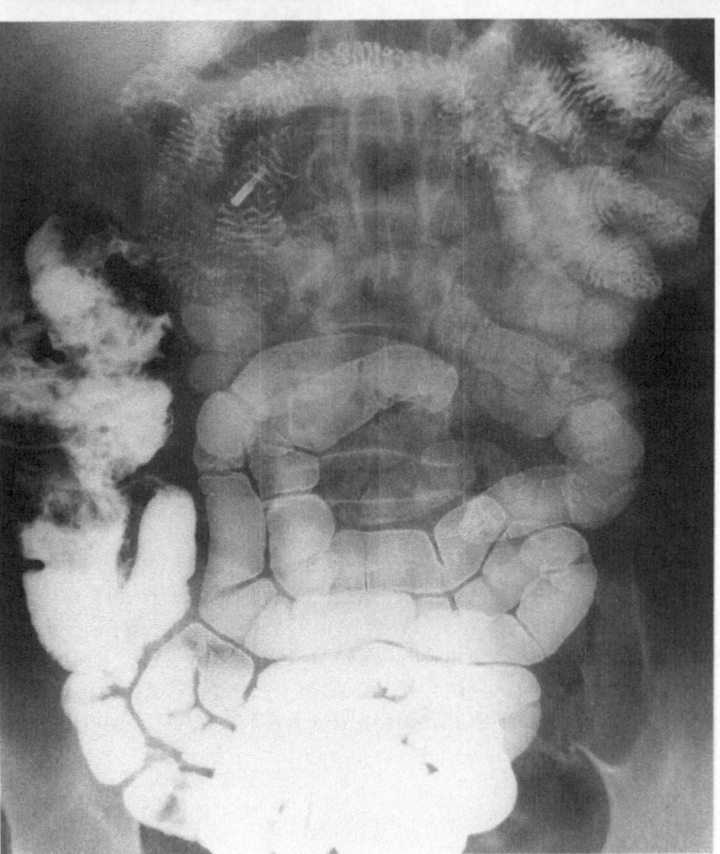

Abb. 13.4. Normaler Dünndarm mit Faltenrarefizierung im Ileum als Normalvariante, dichte Falten im Jejunum

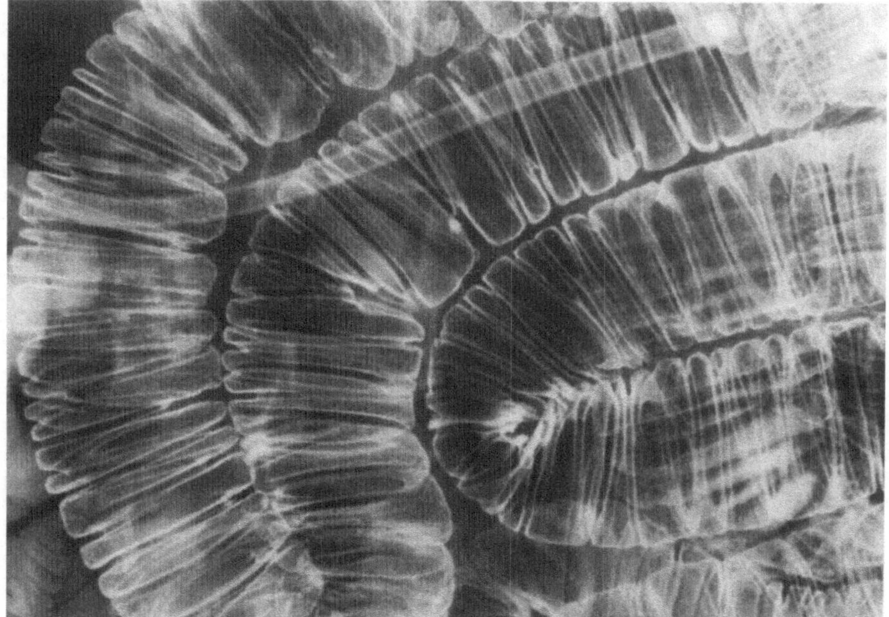

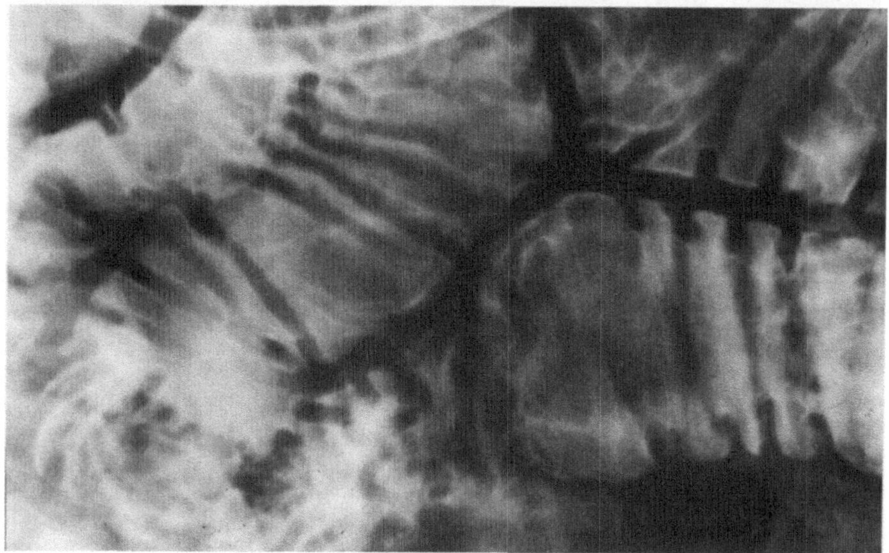

Darmwand

Eine normale Darmwand weist eine Dicke von 1–2 mm auf (Fleisher et al.
1981). Die Messung kann nur vorgenommen werden, wenn das Lumen
vollständig aufgedehnt ist und zwei benachbarte Darmschlingen über mehrere Zentimeter aneinanderliegen (Abb. 13.7). Eine Distanz der Konturen
von mehr als 4 mm muß als abnormal betrachtet werden (Herlinger 1979).
Diese Distanz setzt sich aus der Summation der beiden aneinanderliegenden Darmwände zusammen.

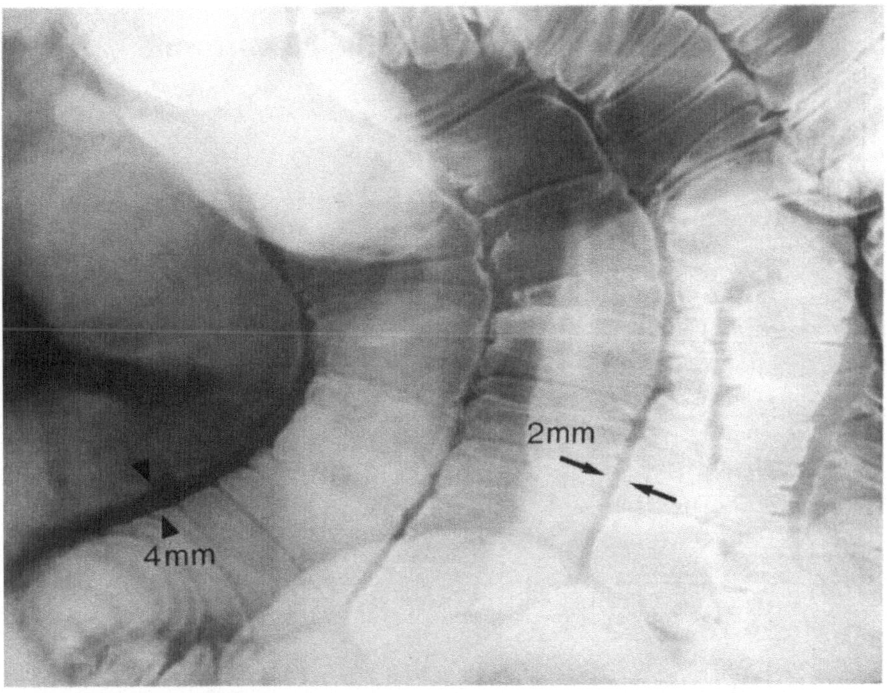

13.1 Grundmuster, Differentialdiagnose, Interpretation

Für die klinische Arbeit sind Bildanalyse und Interpretation sowie eine knappe Differentialdiagnose wichtig. Die Abschlußdiagnose kann häufig nicht allein aus den röntgenmorphologischen Veränderungen abgeleitet werden. Genauso wichtig wie die Technik und Beobachtung sind hierfür eine gute Kenntnis der Dünndarmerkrankungen und die Erhebung einer eigenen Anamnese vor einer Untersuchung sowie das intensive Gespräch mit dem klinischen Partner. Das radiologische Bild ist lediglich ein Baustein bei der Suche nach der endgültigen Diagnose. Da es auch unspezifisch sein kann, sind zur weiteren Abklärung manchmal Biopsien erforderlich.

Die folgenden differentialdiagnostischen Aufstellungen der Abschnitte 13.2 – 13.17, bei denen extrem seltene Krankheitsbilder nicht berücksichtigt werden, beinhalten folgende Parameter:

- Grundmuster
- klinische Differentialdiagnosen in der Reihenfolge ihrer Häufigkeit
- radiologisch-pathologische Interpretation

Bei der Anwendung dieser Differentialdiagnosen sollte beachtet werden, daß eine exakte Einordnung einer Läsion in manchen Fällen nicht möglich ist, so daß weitere Differentialdiagnosen beachtet werden müssen. Im allgemeinen werden mehrere röntgenmorphologische Veränderungen gefunden, so daß sich die Diagnose oder Differentialdiagnose aus der Analyse mehrer Läsionen mosaikartig zusammensetzt.

Differentialdiagnose

Diffus

- Ödem bei
  - Hypoproteinämie
  - portaler Hypertension
  - kardialer Stauung
  - enteralem Eiweißverlustsyndrom
  - bakteriellem Überwuchs

Diffus (selten)

- Lymphangiektasie
- Amyloidose (auch segmental)
- Morbus Whipple
- Eosinophile Enteritis (auch segmental)
- Mastozytose
- Graft-versus-host-Reaktion
- Lymphom (IPSID)
- Hypogammaglobulinämie

Segmental und fokal

- Intramurale Blutung bei
  - Ischämie, Koagulopathie, Vaskulitis
  - Strahlenenteritis
  - Peritonealkarzinose, Metastasen

Proximaler Dünndarm

- Lambliasis
- Strongyloidiasis
- Abetalipoproteinämie (sehr selten)

Distaler Dünndarm

- Enteritis
  - Yersinia
  - Salmonellose
  - andere darmpathogene Keime
- Morbus Crohn
- Begleitentzündungen
  - Appendizitis
  - Adnexitis
  - Divertikulitis
- Lymphom
- Tuberkulose
- Morbus Behçet (auch diffus)

Bei AIDS

- Zytomegalievirus
- Tuberkulose

- Mycobacterium-avium-Komplex
- Kryptosporidiose
- Candidiasis
- Andere opportunistische Erreger

Artefakte
- Kontrastmittelausflockung
- Ungenügende Distension

Radiologisch-pathologische Interpretation

Da die Dünndarmfalten teilweise Wandanteile besitzen, findet man neben einer Faltenverdickung auch eine gewisse Wandverdickung (Abb. 13.8). Bei einem generalisierten *Ödem* des Körpers sind Falten und Wand gleichmäßig aufgequollen (Abb. 13.9). Der Wandbeschlag ist wegen der vermehrten intestinalen Flüssigkeit und des Schleimhautödems herabgesetzt („unspezifischer Reiz- oder Entzündungszustand"). Ein Enteroklysma ist bei einer allgemeinen Ödembildung selten indiziert.

Intramurale Blutungen betreffen meist längere Segmente. Die Hämatome verbreitern die Falten und Wandanteile und engen dadurch die Faltenzwischenräume ein. Es entsteht das Bild eines „Palisadenzaunes" („picket fence"), einer „Geldrolle" („stacked coin") oder eines „Daumenabdruckes" („thumb print") je nach Faltenverdickung. Eine *Ischämie* erzeugt ein ähnliches Bild (Abb. 13.10). Die *chronische Strahlenenteritis* ist ebenfalls charakterisiert durch segmentale Faltenverdickungen und Lumeneinengung im Bereich des Bestrahlungsfelds. Während die klinischen und radiologischen Zeichen einer Ischämie oder Blutung rasch wechseln, bleiben die Veränderungen durch die Strahlenenteritis bestehen (Abb. 13.11).

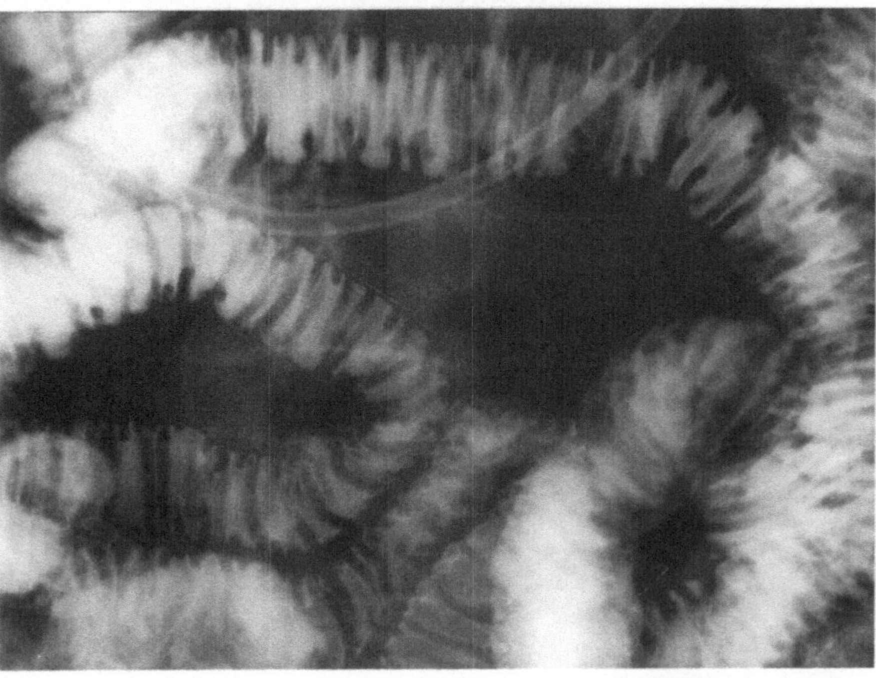

Abb. 13.8. Faltenverdickung: Morbus Whipple mit Malabsorptionssyndrom

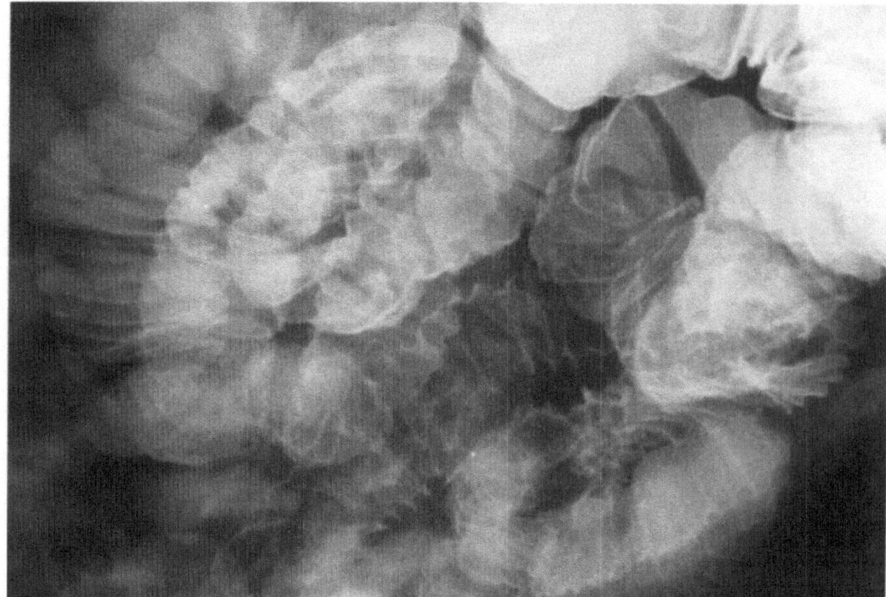

Abb. 13.9. Faltenverdickung: enterales Eiweißverlustsyndrom

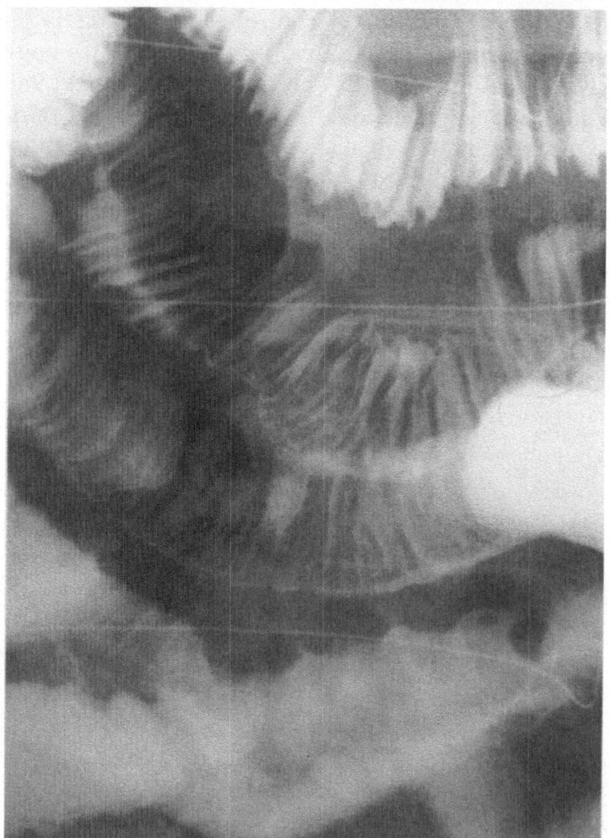

Abb. 13.10. Faltenverdickung: posttraumatische Darmischämie

Abb. 13.11. Faltenverdickung: chronische Strahlenenteritis

13.12

13.13

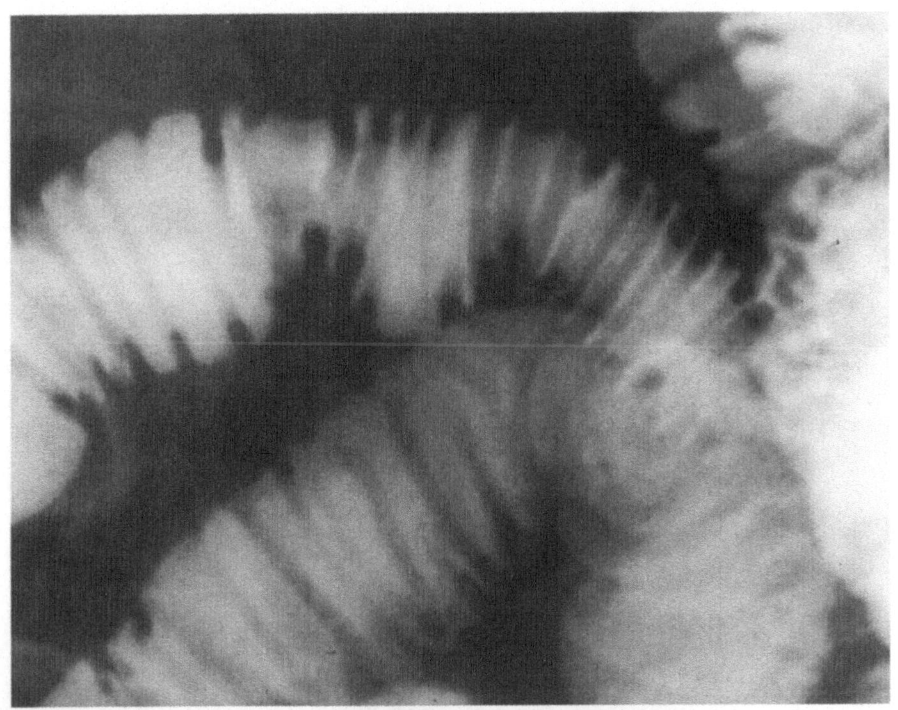

Abb. 13.12. Faltenverdickung: Peritonealkarzinose

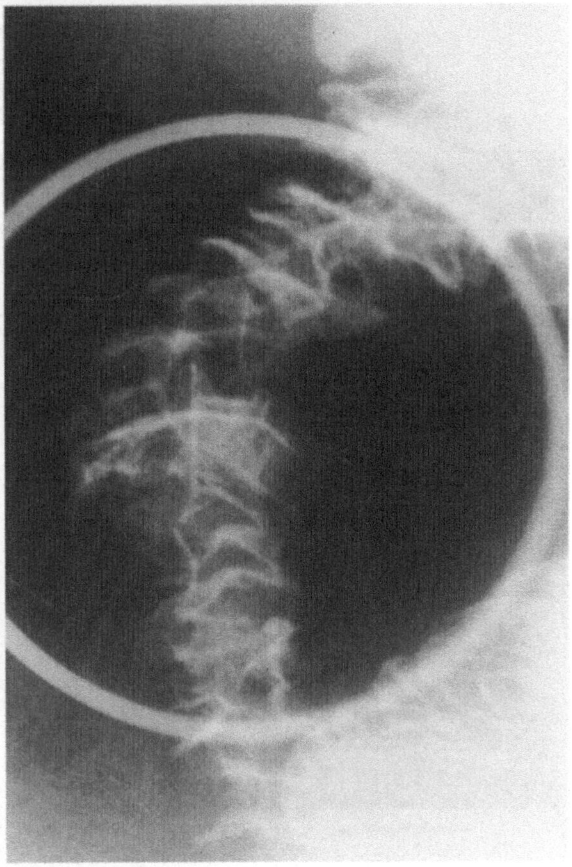

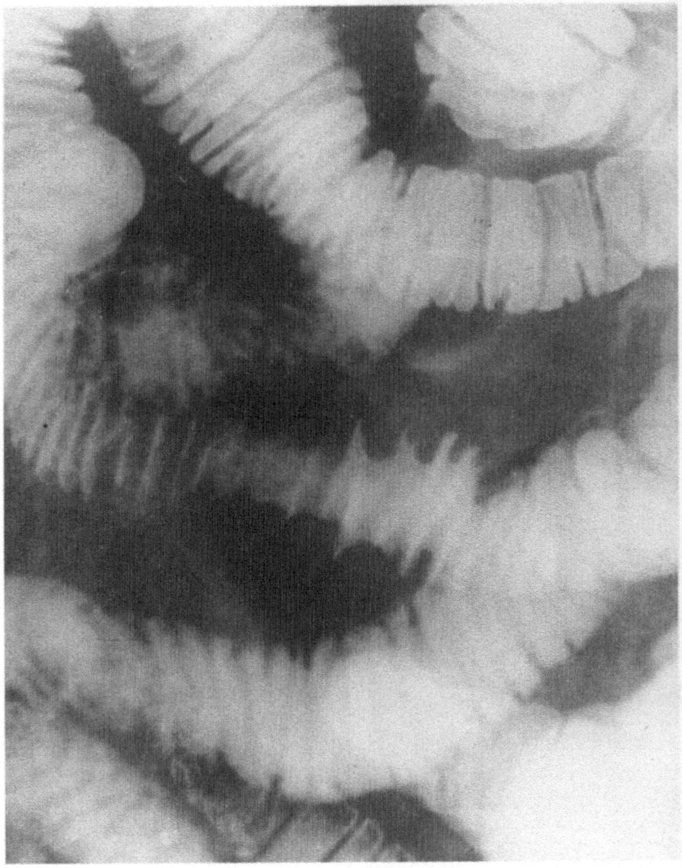

Abb. 13.13. Faltenverdickung: Morbus-Crohn-Rezidiv im Frühstadium

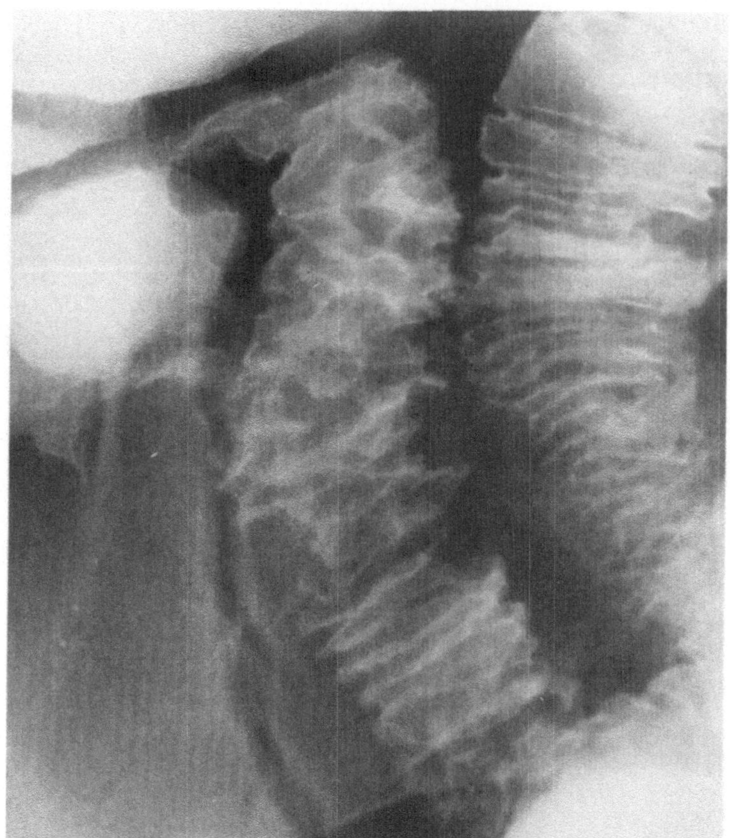

Abb. 13.14. Faltenverdickung: unspezifische Ileitis terminalis durch darmpathogene Keime

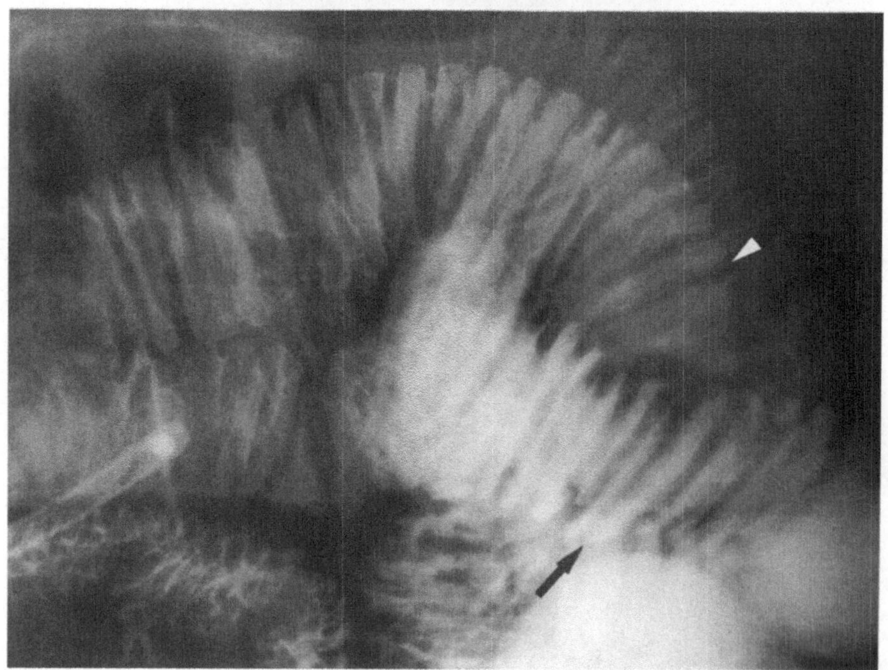

Abb. 13.15. Faltenverdickung: Artefakt durch ungenügende Darmdistension (*Pfeil*). Normales Profil bei guter Distension (*Pfeilspitze*)

Eine *venöse* oder *lymphatische Obstruktion* durch Metastasen oder Peritonealkarzinose ist häufig die Ursache für segmentale oder fokale Faltenverdickungen (Abb. 13.12). Ein Morbus Crohn, insbesondere bei einem Rezidiv am neoterminalen Ileum, kann an verdickten Falten erkannt werden (Abb. 13.13). Faltenverdickungen werden häufig durch *Infektionen* verursacht (Abb. 13.14).

„Pseudoverdickungen" sind Artefakte, die in der Spätphase einer Enteroklysmauntersuchung durch Ausflocken des Kontrastmittels und Nachlassen der Lumendistension entstehen(Abb. 13.15). Allgemeine oder lokale Motilitätsstörungen begleiten die morphologischen Veränderungen.

! Als diagnostische Methode ist das Enteroklysma dem CT oder dem Ultraschall vorzuziehen.

13.3 Faltenverlust, glatte Oberfläche, Atrophie

Differentialdiagnose

- Normalbefund im Ileum
- Zöliakie (Sprue) im Jejunum
- Morbus Crohn, atrophisches Stadium
- Tuberkulose, Endstadium
- Chronische Strahlenenteritis
- Fokale Darmischämie
- Amyloidose ⎤
- Lymphom ⎦ selten

Radiologisch-pathologische Interpretation

Besonders bei älteren Personen findet man als Normalvariation eine deutliche Rarefizierung der Kerckring-Falten im Ileum (Abb. 13.16). Ein „ausgebrannter" *Morbus Crohn* oder eine *inaktive Tuberkulose* können ebenfalls eine glatte, atrophische Oberfläche bei guter Distension des Lumens aufweisen (Abb. 13.17). Im kollabierten Zustand entsteht das Bike-tire-Phänomen (s. Abb. 14.21 und 14.36). Bei der atrophischen Form der *chronischen Strahlenenteritis* ist die Schleimhautoberfläche ebenfalls glatt, aber meist ist das Lumen starr und fixiert durch die begleitende Wandverdickung (Abb. 13.18). Die *Sprue* manifestiert sich vorwiegend im Duodenum und proximalen Jejunum durch Lumendilatation, Faltenverlust und lokale Hypoperistaltik (sog. Kolonisierung) (Abb. 13.19). Selten findet man bei der *Amyloidose* einen diffusen oder segmentalen Faltenverlust mit hypoperistaltischem Darm (s. Abb. 16.20). Das *primäre gastrointestinale Lymphom* (PGIL) zeigt bisweilen eine glatte Oberfläche bzw. eine aneurysmatische Dilatation (s. Abb. 19.14). Ein segmentaler Faltenverlust, meist mit eingeengtem Lumen, kann bei einer *chronischen Darmischämie* beobachtet werden.

! Als diagnostische Methode ist das Enteroklysma der CT oder dem Ultraschall vorzuziehen.

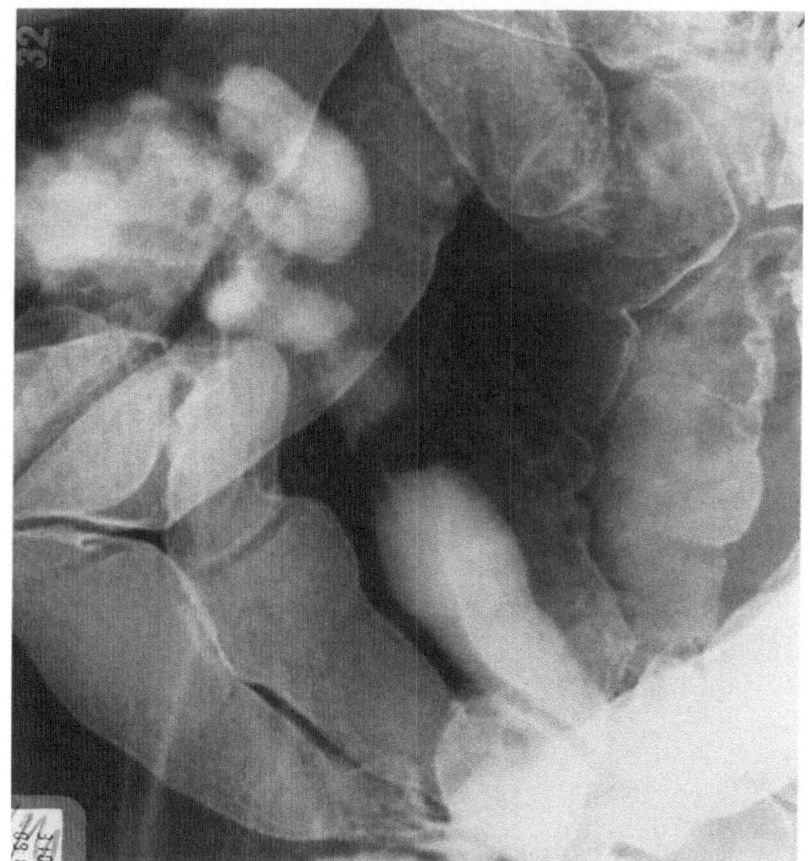

Abb. 13.16. Faltenverlust: Normalvariation. Gelegentlich beobachtet bei älteren Personen und bei chronischer Obstipation, wie in diesem Fall

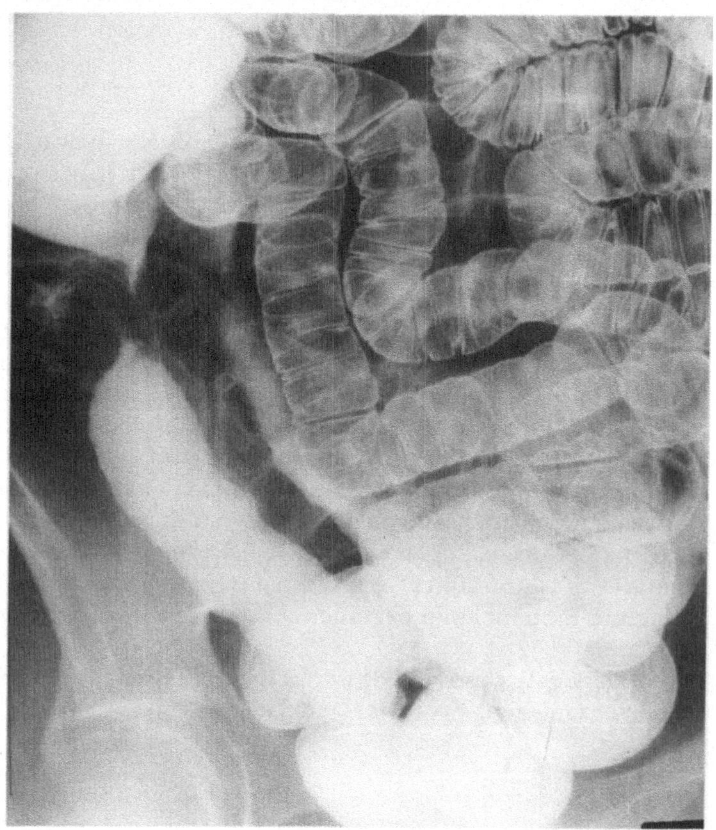

Abb. 13.17. Faltenverlust: „ausgebrannter" Morbus Crohn im terminalen Ileum

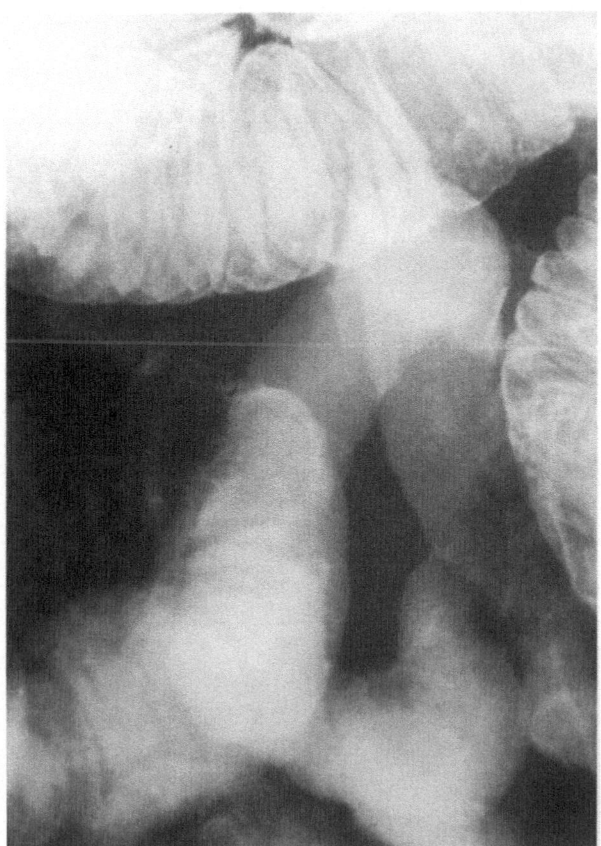

Abb. 13.18. Faltenverlust: atrophische Form einer chronischen Strahlenenteritis

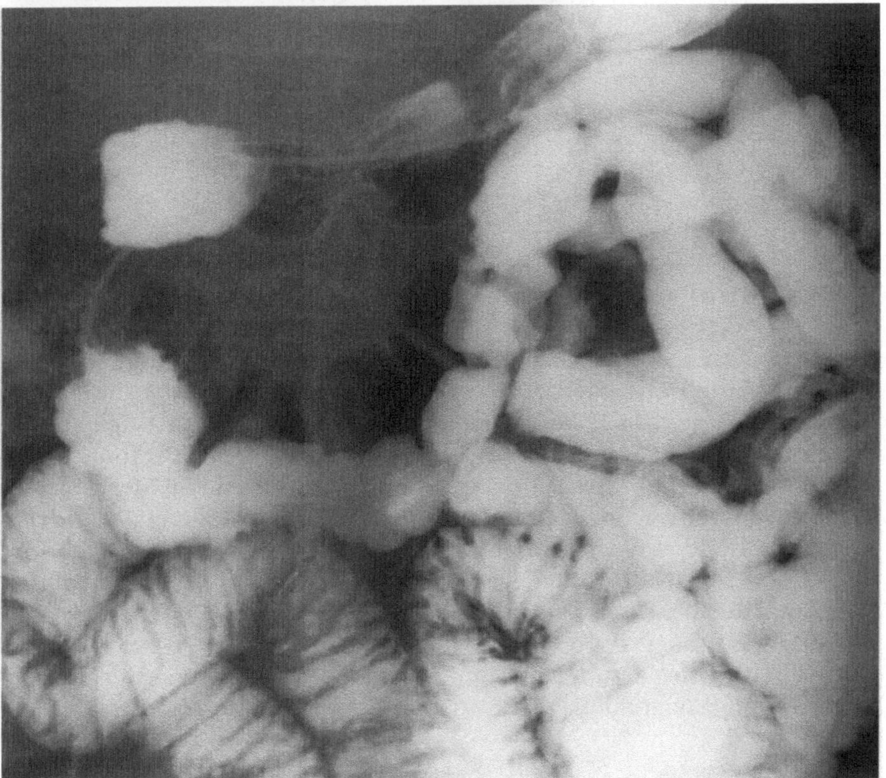

Abb. 13.19. Faltenverlust: Sprue mit Faltenatrophie im Duodenum und Jejunum („Kolonisierung")

13.4 Faltenvermehrung

Differentialdiagnose

- Normalvariation
- Sklerodermie (PSS)
- Sprue (im Ileum)

Radiologisch-pathologische Interpretation

Scheinbar vermehrte Falten sieht man bei jüngeren Menschen als Normalbefund, vor allem im Jejunum. Die desmoplastische Reaktion bei PSS führt zu einer Faltenraffung („Hide-bound"-Zeichen) (s. Abb. 20.17). Bei der Zöliakie (s. Abb. 17.6) kommt es zu einer kompensatorischen Faltenvermehrung im Ileum („Jejunisierung").

13.5 Faltenverziehungen

Differentialdiagnose

- Adhäsionen, Briden
- Peritonealkarzinose
- Karzinoid
- Strahlenenteritis
- Sekundäre Entzündungen
  - Kolondivertikulitis
  - Adnexitis
  - Appendizitis
- Endometriose
- Retraktile Mesenteritis } selten

Radiologisch-pathologische Interpretation

Faltenverziehungen entstehen meist durch externe Veränderungen, die von außen auf die Darmwand einwirken. Typisch dafür sind postoperative *Adhäsionen* und *Briden* (Abb. 13.20). Häufig sind auch *Metastasen* auf der Serosa, die zu Faltenverziehungen, Stenosen oder knotigen Veränderungen führen können (Abb. 13.21). Prozesse, die sich vorwiegend im Mesenterium abspielen, verursachen Faltenverziehungen, Abknickungen, Wandverdickungen und eine vermehrte Distanzierung von Darmschlingen. Ursachen sind vermehrtes Bindegewebe im Mesenterium, sog. desmoplastische Reaktion bei *chronischer Strahlenenteritis*, *Karzinoid* oder *Peritonealkarzinose* (s. Abb. 19.1).

! Die Beurteilung des Mesenteriums oder die Erfassung von externen Veränderungen gelingt mit der CT besser als mit dem Enteroklysma.

Abb. 13.20. Faltenverziehungen:
postoperative Adhäsionen (*Pfeil*)

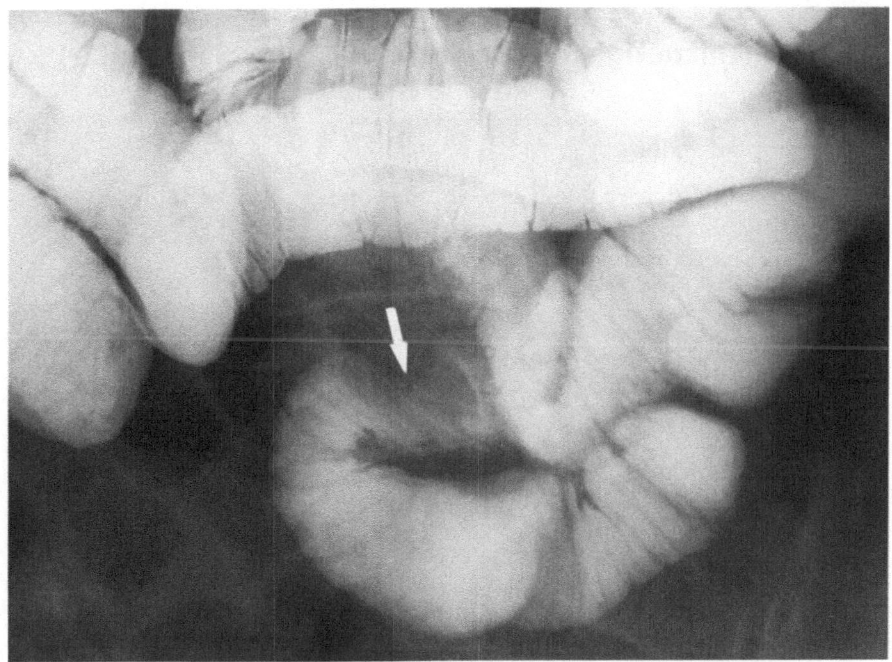

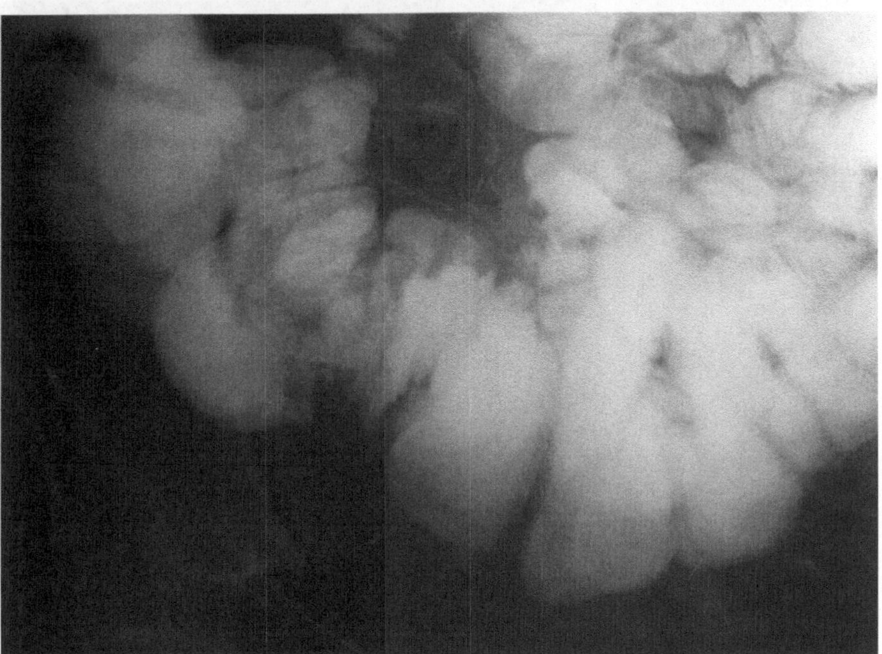

Abb. 13.21. Faltenverziehungen:
Peritonealkarzinose bei Pankreaskarzinom

13.6 Kleinknotige Oberfläche (etwa 4 mm bis granulär)

Differentialdiagnose

- Lymphfollikuläre Hyperplasie (häufig im terminalen Ileum)
- Unspezifische Ileitis terminalis
- Tuberkulose (terminales Ileum)
- Morbus Crohn (terminales Ileum)
- IgA-Mangel
- Lymphom
- Intestinale Lymphangiektasie
- Mastozytose
- Lambliasis   } selten
- Strongyloidiasis
- Morbus Whipple
- Normale Villi
- Artefakte

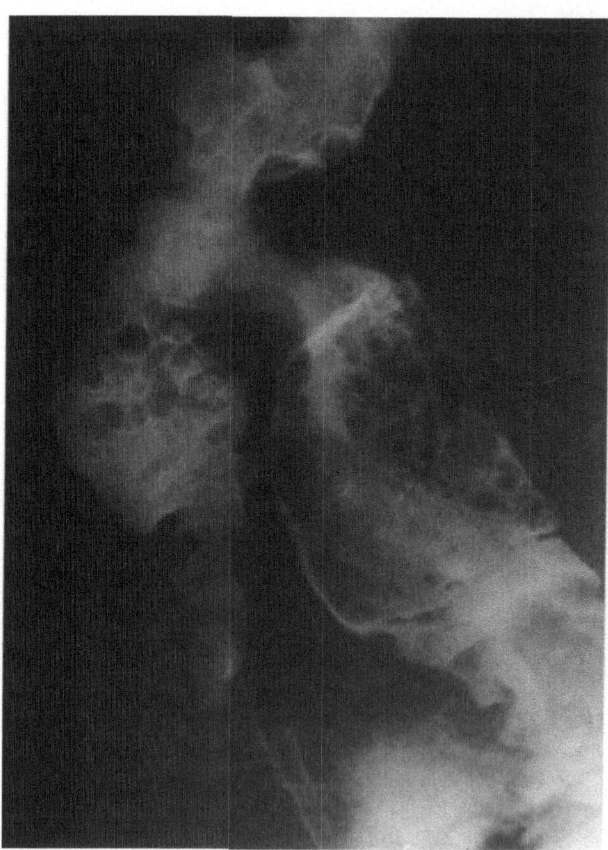

Abb. 13.22. Kleinknotige Oberfläche: Morbus Crohn mit geringerem Befall im terminalen Ileum und stärkerem Befall des Kolons

Abb. 13.23. Kleinknotige Oberfläche: lymphfollikuläre Hyperplasie

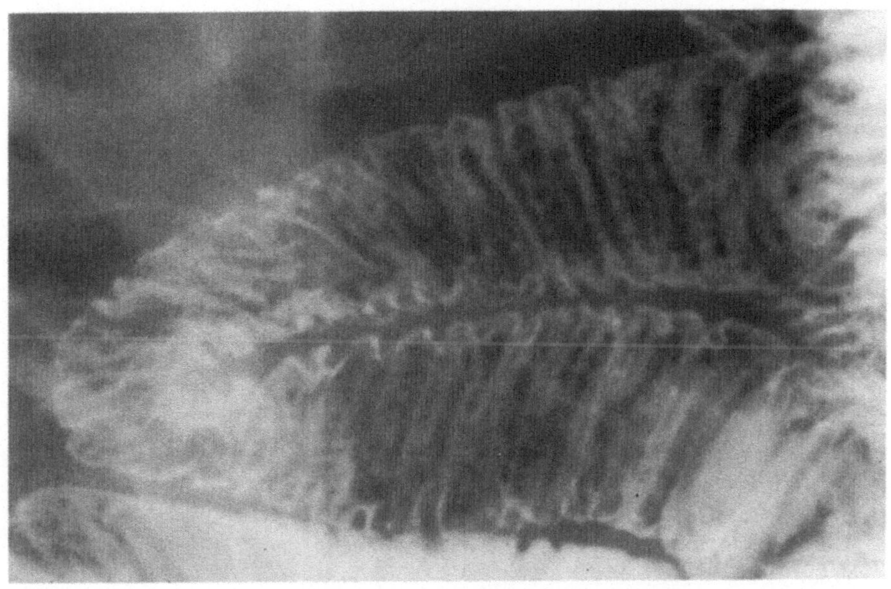

Radiologisch-pathologische Interpretation

Im terminalen Ileum wird bisweilen bei jüngeren Menschen eine *lymphfollikuläre Hyperplasie* gefunden (s. Abb. 15.1). Die 1–2 mm großen Erhabenheiten müssen differenziert werden von Artefakten durch Luftblasen und Speiseresten (s. Abb. 7.2). Ein initialer *Morbus Crohn* und *Entzündungen* mit darmpatholgenen Keimen können eine lymphfollikuläre Hyperplasie aufweisen (Abb. 13.22 und 13.23). Andere Erkrankungen mit kleinknotiger oder granulärer Oberfläche sind meist selten (Abb. 13.24–13.26; s. auch Abb. 19.11). Lymphfollikel können auch durch die orthograde Ansicht von Kerckring-Falten, die sich in Kontraktion befinden, vorgetäuscht werden (Abb. 13.27).

Als diagnostische Methode ist das Enteroklysma der CT oder dem Ultraschall vorzuziehen.

13.7 Polypoide Veränderungen (> 5 mm), einzeln oder multipel

Differentialdiagnose

- Meist singulär
  - Peyer-Plaque
  - Leiomyom
  - Lipom
  - Karzinoid
  - Bezoar
  - Gallenstein

Fortsetzung

- Adenokarzinom
- Adenom
- inflammatorischer fibroider Polyp
- Hämangiom, Varixknoten
- Neurofibrom
- invertiertes Meckel-Divertikel

selten

- Häufig multipel
  - Morbus Crohn
  - Metastasen, hämatogen
  - Karzinoid
  - Lymphom
  - Peutz-Jeghers-Hamartom
  - Amyloidose
  - Angiodysplasie
  - Polyposissyndrome
  - Artefakte

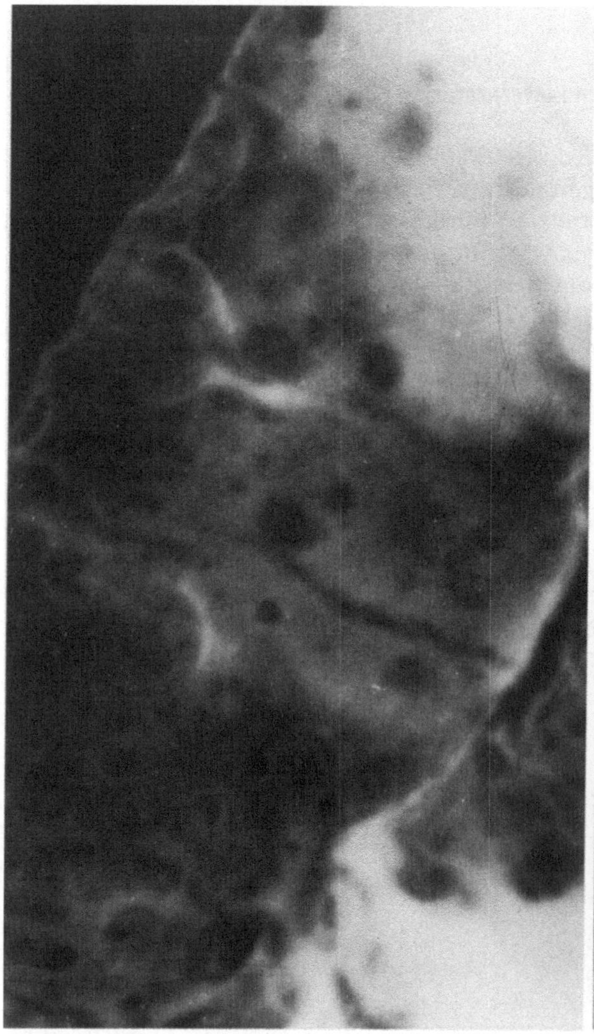

selten

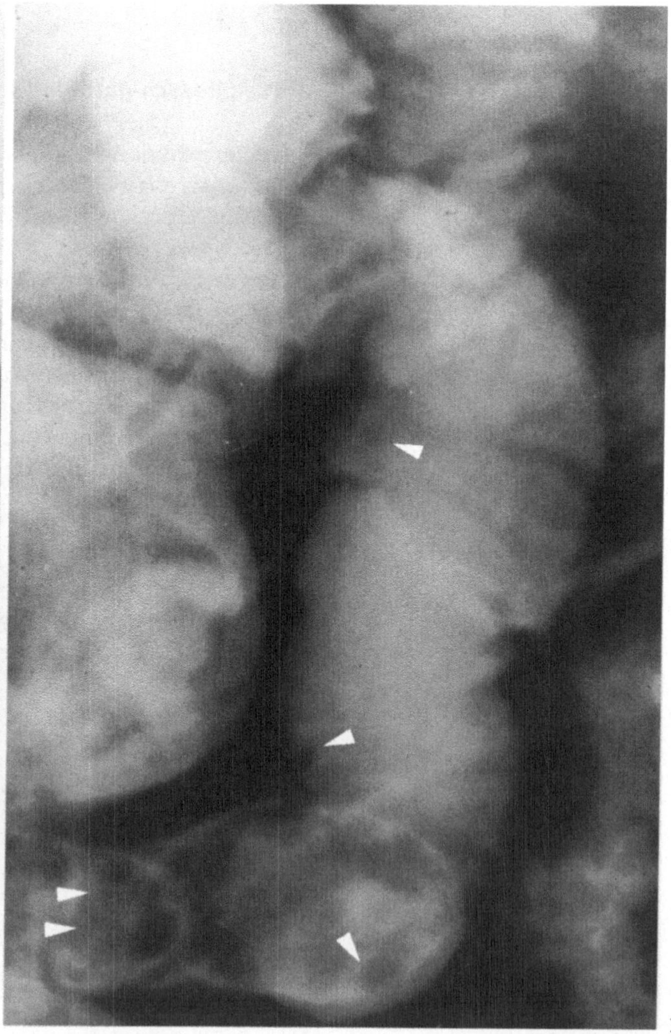

Abb. 13.24. Kleinknotige Oberfläche: primäres gastrointestinales Lymphom

Abb. 13.25. Kleinknotige Oberfläche: Morbus Whipple (*Pfeilspitzen*)

Abb. 13.26. Kleinknotige Oberfläche: verplumpte Villi bei einem sehr seltenen Morbus Waldenström des Dünndarms

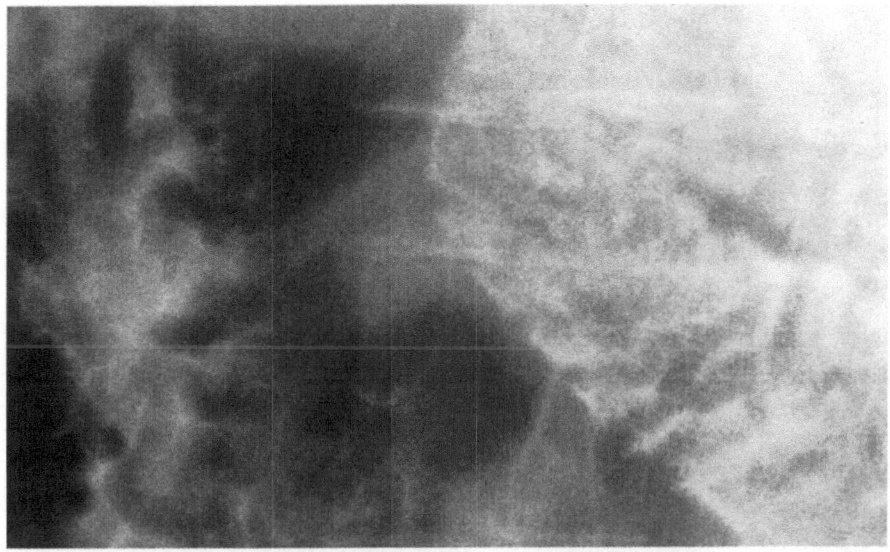

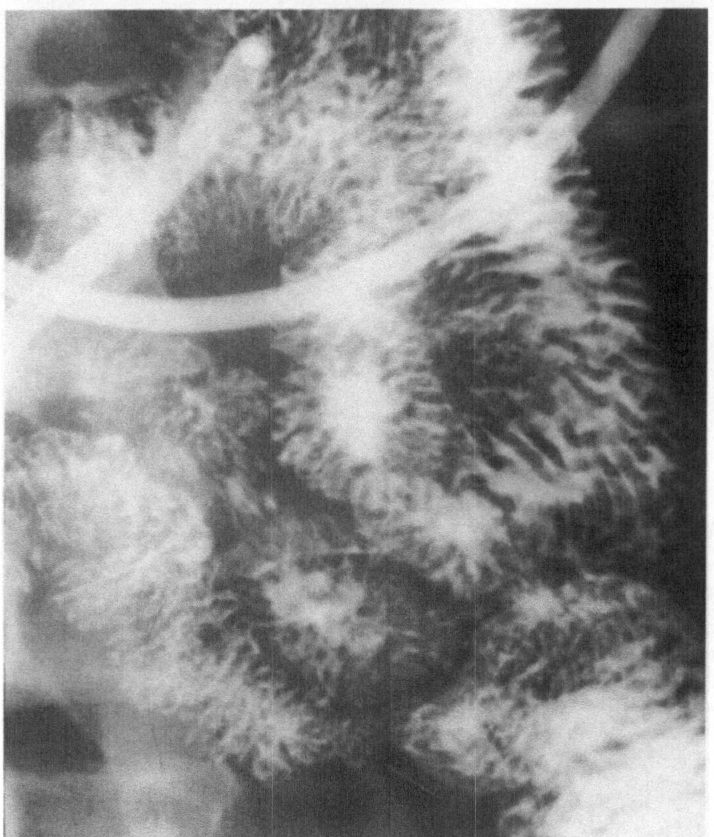

Abb. 13.27. Kleinknotige Oberfläche: Artefakt durch orthograde Ansicht von Kerckring-Falten in Kontraktion

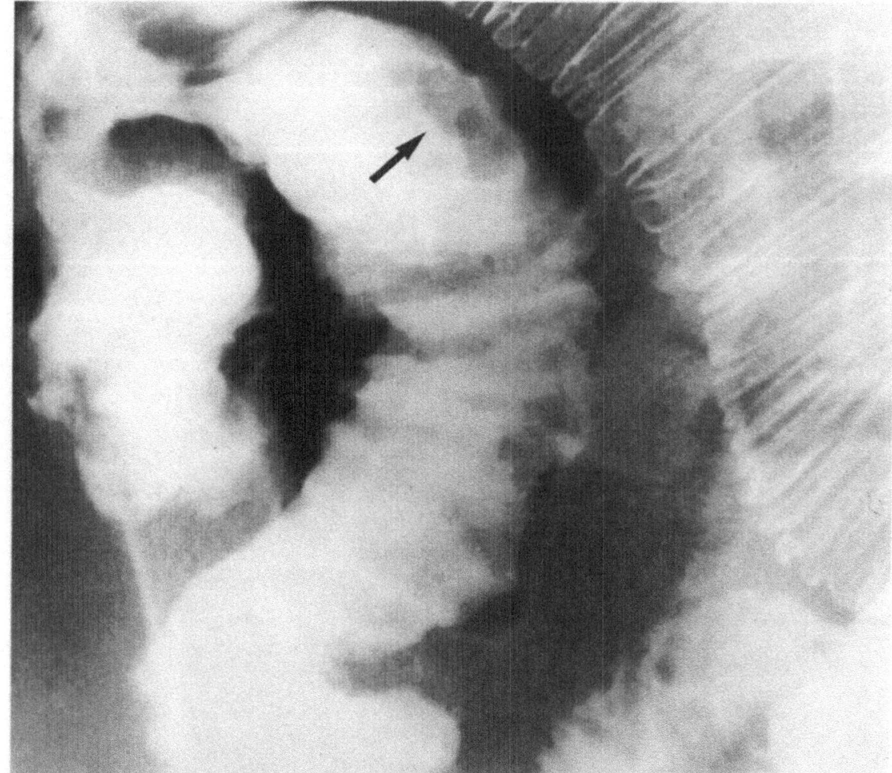

Abb. 13.28. Polypoide Veränderungen: Peyer-Plaque (*Pfeil*)

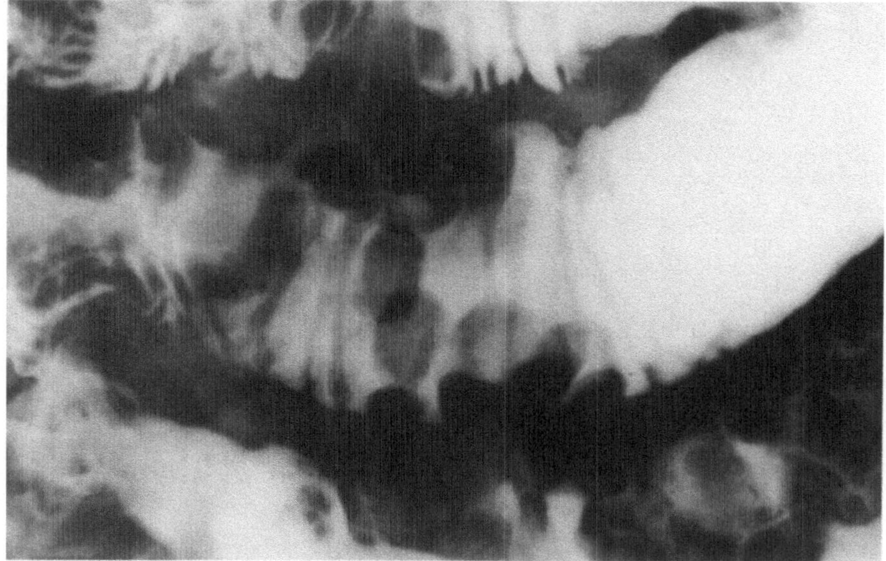

Abb. 13.29. Polypoide Veränderungen: Dünndarmmetastasen eines malignen Melanoms

Radiologische-pathologische Interpretation

Besonders im terminalen Ileum können bisweilen ovaläre *Peyer-Plaques* gefunden werden, die mehrere hundert Lymphfollikel zusammenfassen (Abb. 13.28). *Leiomyome* sind größer, liegen häufiger im proximalen Dünndarm und neigen zu Ulzerationen. *Lipome* bevorzugen die Ileozökalregion und können aufgrund ihrer Fettdichte im CT erkannt werden. Jeder polypoide Tumor im distalen Ileum sollte auch als *Karzinoid* betrachtet werden. *Hämatogene Metastasen*, insbesondere die eines malignen Melanoms, manifestieren sich durch multiple Knoten, die leicht ulzerieren können (Abb. 13.29).

! Als diagnostische Methode sind Enteroklysma und CT synergistisch.

13.8 Ulzerationen

Differentialdiagnose

- Aphthen
  - Morbus Crohn
  - Yersiniainfektionen
  - andere darmpathogene Keime
  - Tuberkulose
  - Morbus Behçet
- Größere Ulzera
  - primär unspezifisches Ulkus
  - Zollinger-Ellison-Syndrom (Jejunum)
  - Morbus Crohn ⎤
  - Yersiniose ⎦ Ileum
  - andere darmpathogene Keime ⎤
  - Tuberkulose ⎦ Ileum
- Kavitationen
  - Lymphom, exoenterische Form
  - Sarkome
  - Metastasen

Radiologisch-pathologische Interpretation

Aphthöse Ulzerationen sind selten die alleinige Manifestation einer Erkrankung. Falls keine weiteren Darmveränderungen vorliegen, sind sie eher Ausdruck einer *Infektion*, z. B. Yersiniose, als das initiale Zeichen eines Morbus Crohn (Abb. 13.30). Größere Ulzera sind oft die *Folge von Tumoren*, die in der Darmwand entstanden sind und teils zerfallend, teils stenosierend wachsen (Abb. 13.31).

! Das Enteroklysma ist, außer bei Tumoren, die diagnostische Methode der Wahl.

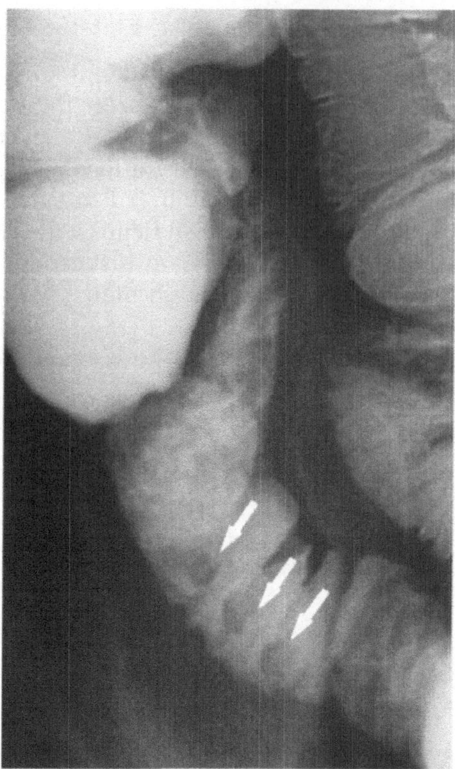

Abb. 13.30. Ulzerationen: unspezifische Ileitis terminalis mit ulzerierenden, aphthoiden Entzündungsherden (*Pfeile*)

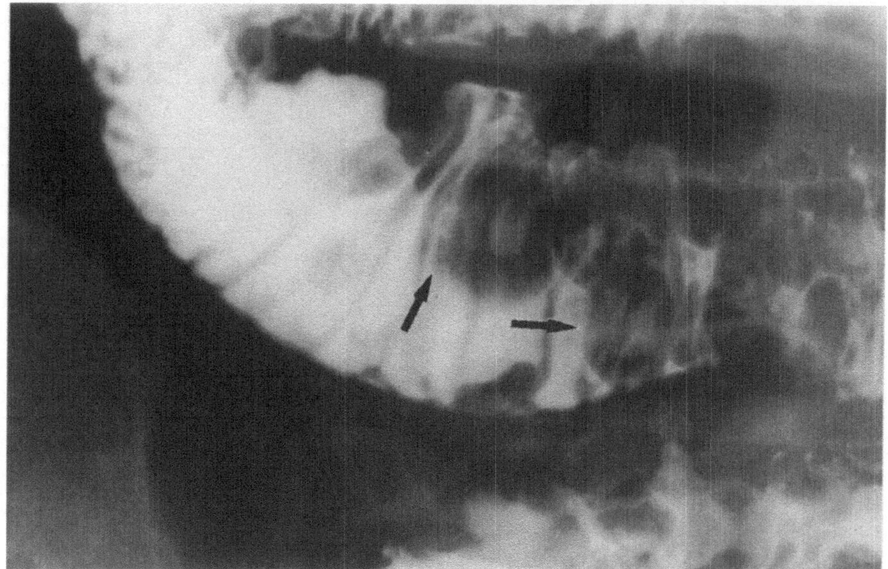

Abb. 13.31. Ulzerationen: maligne Histiozytose mit Dünndarmbefall und teilweise ulzerierenden Knoten (*Pfeile*)

Differentialdiagnose

- Briden ⎤
- Metastasen ⎦ auch multipel
- Dünndarmkarzinom
- Morbus Crohn
- Narben bei
  - Strahlenenteritis
  - Ischämie
  - Trauma (selten)
- Abszedierende Entzündungen
  - Appendizitis
  - Divertikulitis
  - Adnexitis
- Unspezifische Ulzera
- Tuberkulose
- Eosinophile Gastroenteritis
- Invertiertes Meckel-Divertikel   selten
- Membranen durch Antirheumatika
- Endometriose
- Karzinoid
- Lymphom

Radiologisch-pathologische Interpretation

Bridenstränge sind die häufigste Ursache für singuläre und multiple Stenosen (Abb. 13.32). In den meisten Fällen besteht eine akute Ileuserkrankung. Bei chronischen Obstruktionsbeschwerden muß an andere Erkrankungen

Abb. 13.32. Stenosen: singuläre Bride (*Pfeil*)

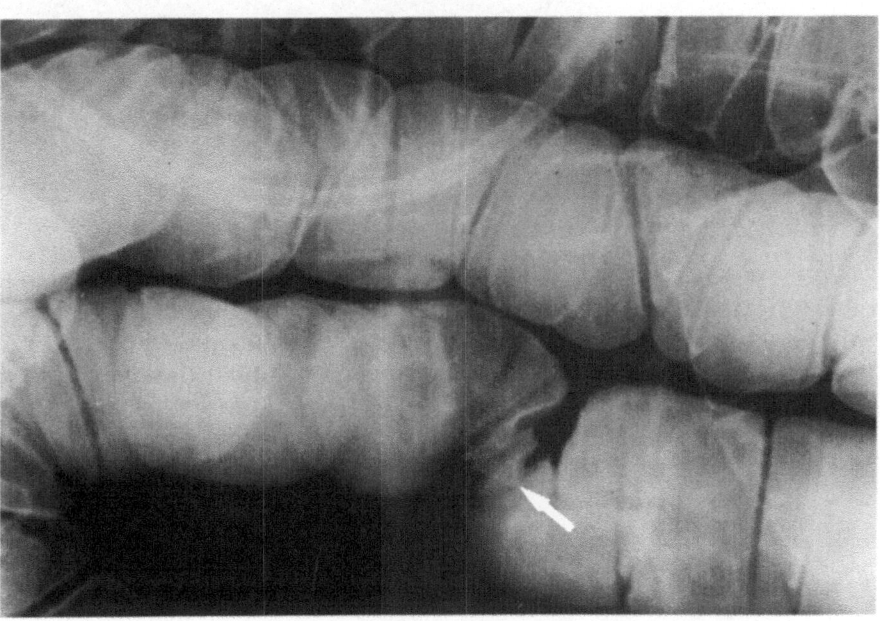

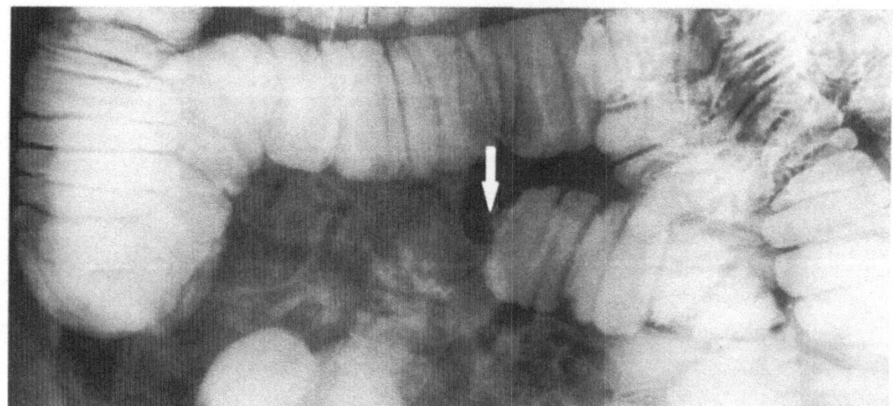

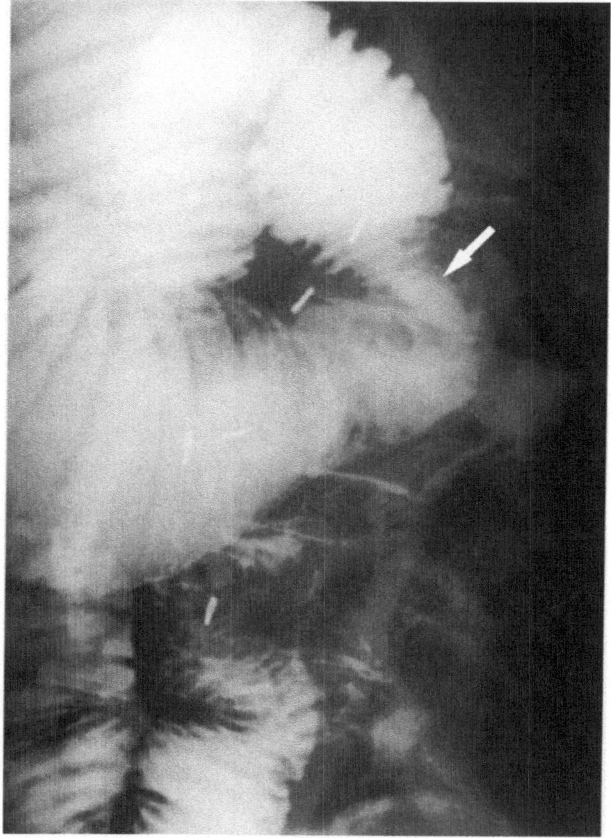

gedacht werden, wie z. B. an eine *Metastasierung* bei einem bekannten, aber auch unbekannten Primärtumor (Abb. 13.33), an Stenosen bei chronischer *Strahlenenteritis* (Abb. 13.34), an eine lokale *Darmischämie* (s. Abb. 16.6), einen *Entzündungsprozeß*, der sekundär das Darmlumen einengt (Abb. 13.35), oder an einen primären *Dünndarmtumor* (Abb. 13.36).

Als diagnostische Methode ist das Enteroklysma der CT oder dem Ultraschall vorzuziehen.

Abb. 13.35. Stenosen: chronische Peritonitis im rechten
Unterbauch in der Umgebung
eines infizierten ventrikuloperi-
tonealen Shunts (*Pfeil*).
Meßkammer (*breiter Pfeil*)

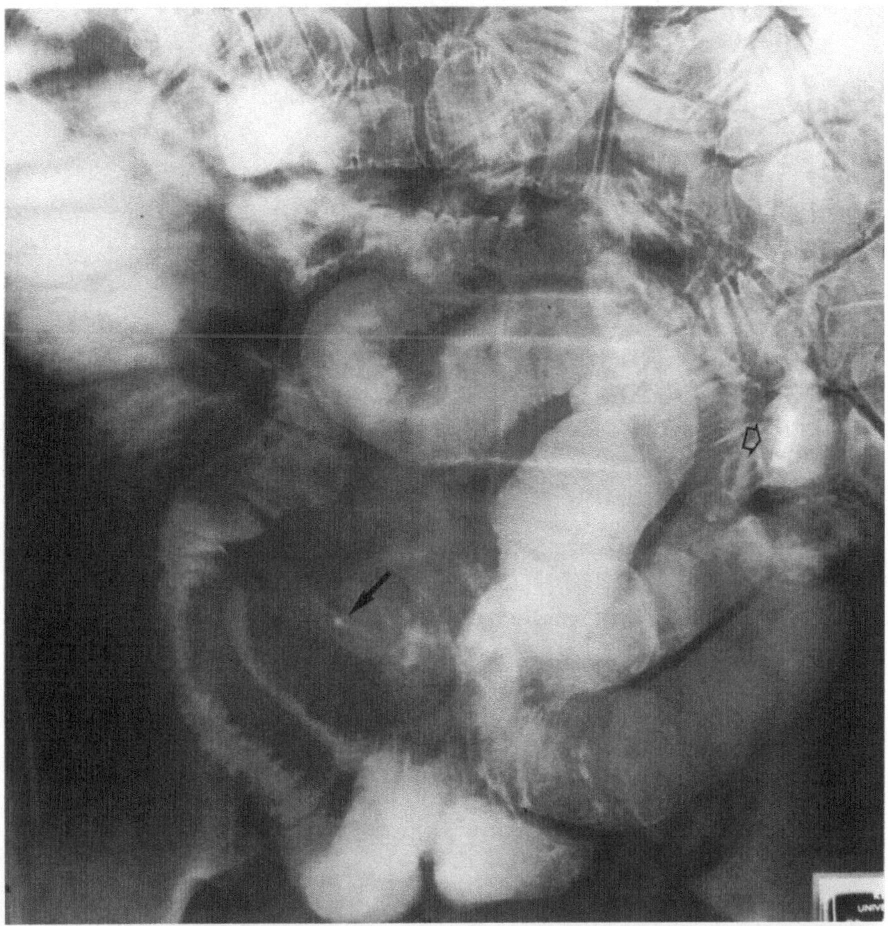

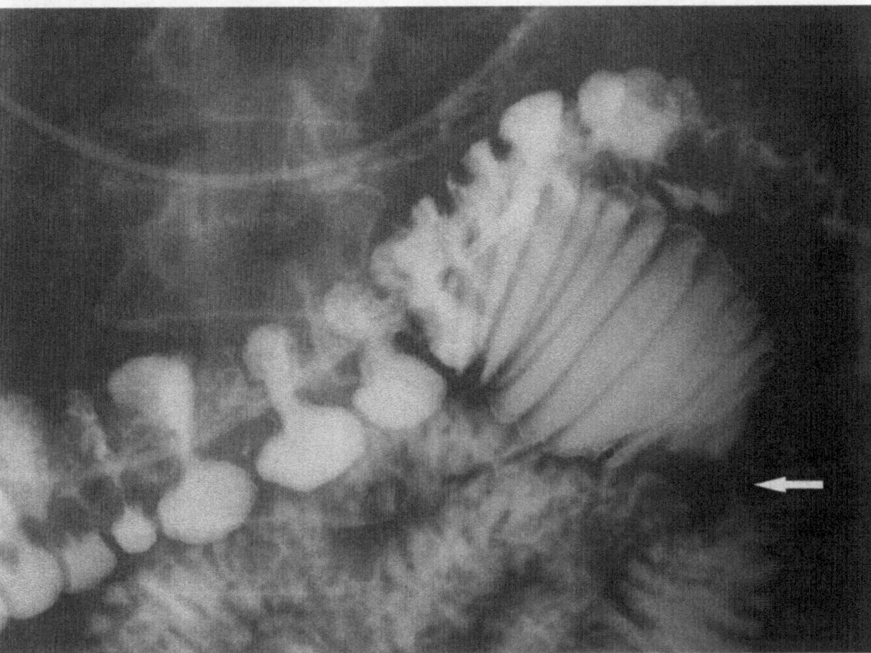

Abb. 13.36. Stenosen: Adenokarzinom des Dünndarms (*Pfeil*)

13.10 Aussackungen (Divertikel)

Radiologisch-pathologische Interpretation

Die *wahren Divertikel* besitzen alle Anteile einer Dünndarmwand, sind meist angeboren (Meckel-Divertikel) und liegen an der antimesenterialen Darmseite (Abb. 13.37). Die erworbenen Divertikel liegen in den meisten Fällen mesenterial (Abb. 13.38). *Pseudodivertikel* sind Aussackungen als

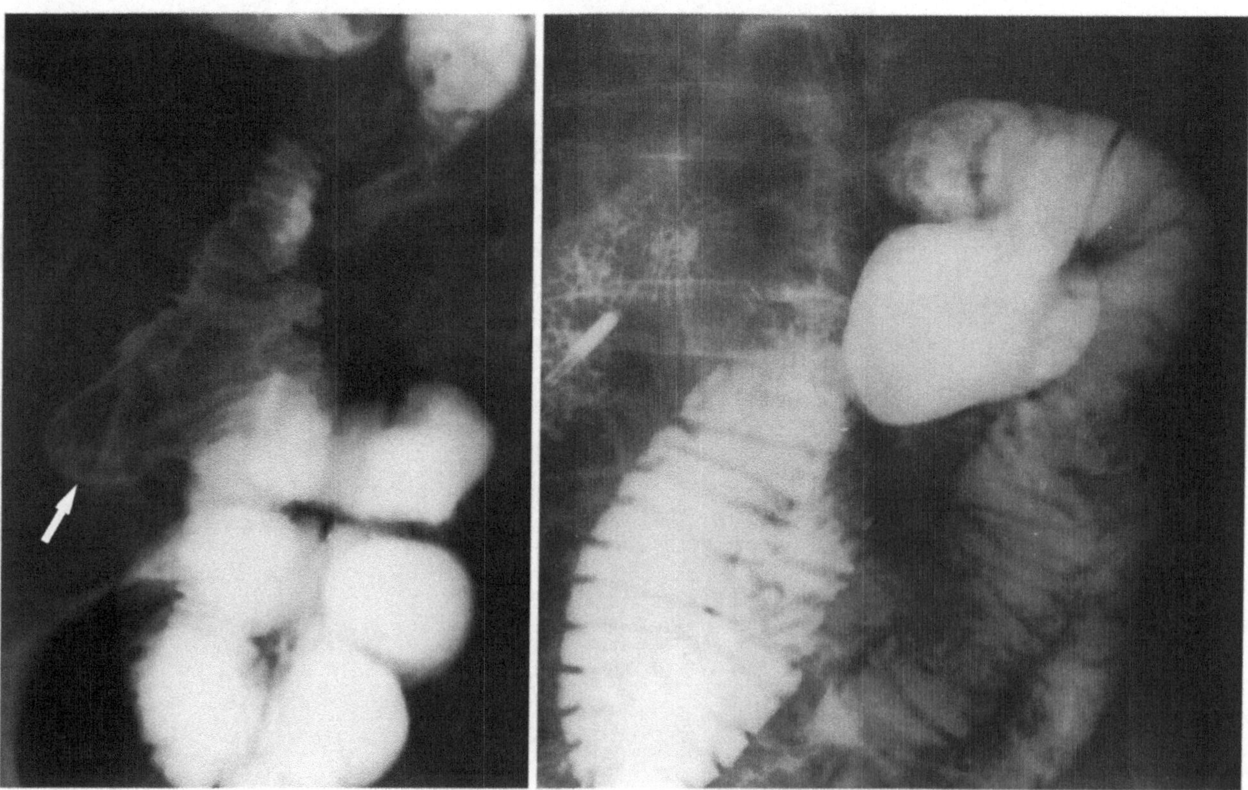

13.37

13.38

Abb. 13.37. Aussackungen: Meckel-Divertikel, antimesenterialseitig gelegen (*Pfeil*)

Abb. 13.38. Aussackungen: erworbenes Divertikel an der mesenterialen Darmseite

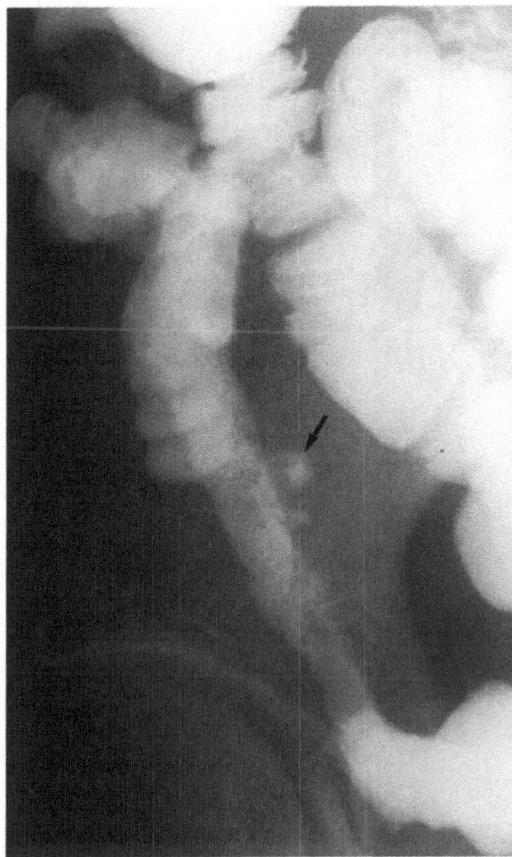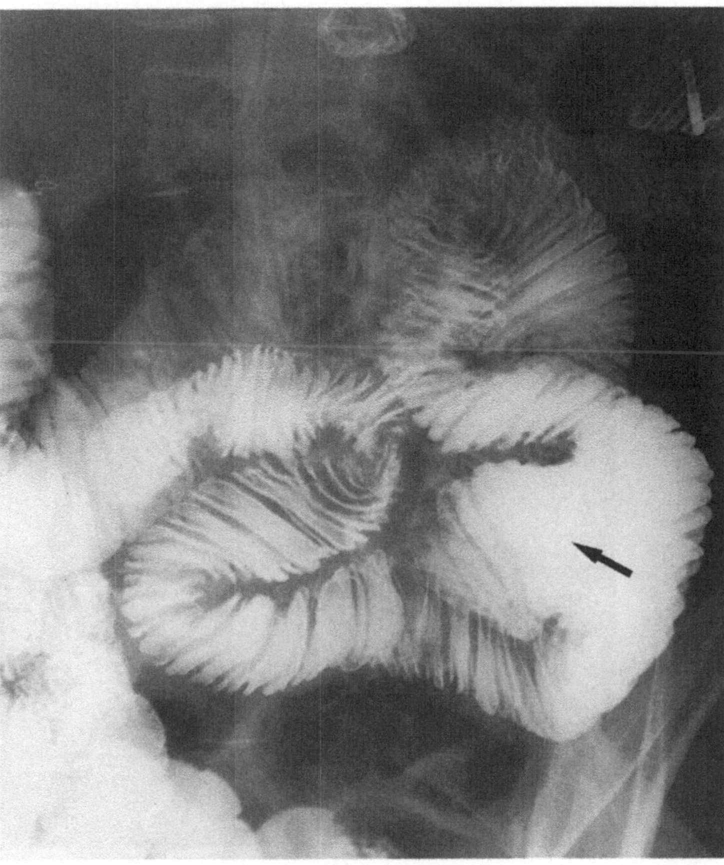

13.39   13.40

Abb. 13.39. Aussackungen: Morbus Crohn des terminalen Ileums mit divertikelartigen Ulzera an der Mesenterialseite (*Pfeil*) und sog. Pseudodivertikeln an der antimesenterialen Seite (*breiter Pfeil*)

Abb. 13.40. Aussackungen: große Ausstülpung nach Anastomosenoperation (*Pfeil*)

Folge von Entzündungen (Morbus Crohn) (Abb. 13.39) oder postoperativen Veränderungen, z. B. Blindsäcke nach Anastomosenoperationen oder Verwachsungen (Abb. 13.40).

Aussackungen sieht man bei der Sklerodermie (s. Abb. 20.17) und selten bei einer kommunizierenden zystischen Darmduplikation oder bei der aneurysmatischen Dilatation eines malignen Lymphoms. Eine sichere Unterscheidung von wahren Divertikeln und Pseudodivertikeln ist nicht immer sicher möglich.

! Das Enteroklysma ist die diagnostische Methode der Wahl.

13.11 Darmdilatation

Differentialdiagnose

- Mechanische Obstruktion
- Pseudoobstruktion bzw. Paralyse
  - nicht idiopathisch
  - idiopathisch

Radiologisch-pathologische Interpretation

Ein *mechanischer Ileus* führt in den meisten Fällen zu einer deutlichen Darmdilatation. Die Falten sind normal, falls nicht eine zusätzliche

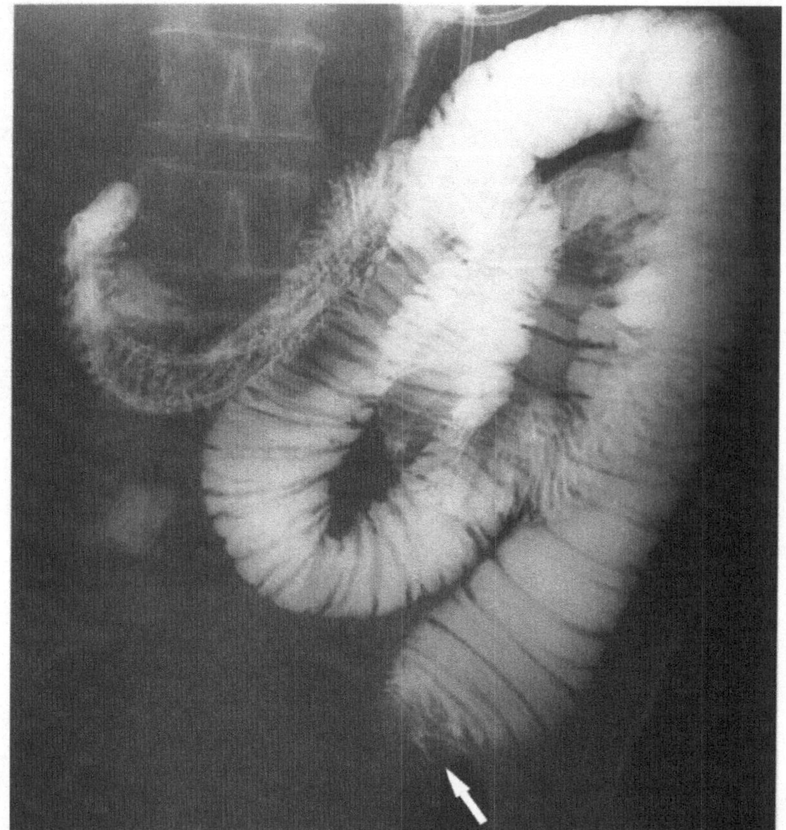

Abb. 13.41. Darmdilatation: mechanische Obstruktion (*Pfeil*) mit prästenotischer Dilatation und proximaler Hyperperistaltik

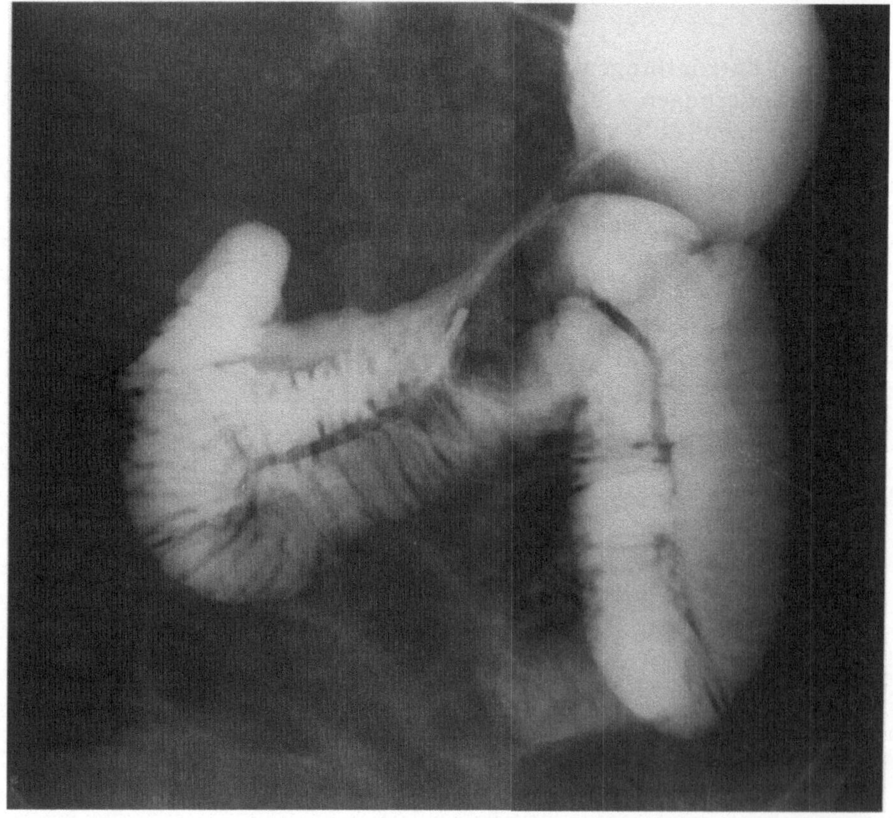

Abb. 13.42. Darmdilatation: Pseudoobstruktion mit gleichmäßiger Lumenerweiterung, reduzierten Kontraktionen und gastralem Reflux

Komplikation vorliegt. Bei einer *Pseudoobstruktion* ist das Lumen nur gering erweitert, und die Falten sind normal. Mechanische Obstruktion (Abb. 13.41) und Pseudoobstruktion (Abb. 13.42) unterscheiden sich in ihrem Peristaltikverhalten (s. auch Kap. 18 und 20). Die Sprue führt zu einer Dilatation des Jejunums (s. Kap. 17).

Als diagnostische Methode ist das Enteroklysma im allgemeinen der CT oder dem Ultraschall vorzuziehen. Bei einem ausgeprägten mechanischen Ileus sollten CT oder Ultraschall aus untersuchungstechnischen Gründen („Bariumartefakte") *vor* dem Enteroklysma erfolgen.

13.12 Wandverdickung, lokal

Differentialdiagnose

- Morbus Crohn
- Strahlenenteritis
- Karzinoid
- Lymphom
- Ischämie (akut und chronisch)
- Tuberkulose ⎤
- Amyloidose ⎦ selten

Radiologisch-pathologische Interpretation

Lokale Wandverdickungen sind meist Ausdruck eines Prozesses, der in der Dünndarmwand entstanden ist. Veränderungen der Falten und der Mukosa sind sekundäre Reaktionen (Abb. 13.43 und 13.44).

CT und Enteroklysma sind für die Diagnose synergistisch.

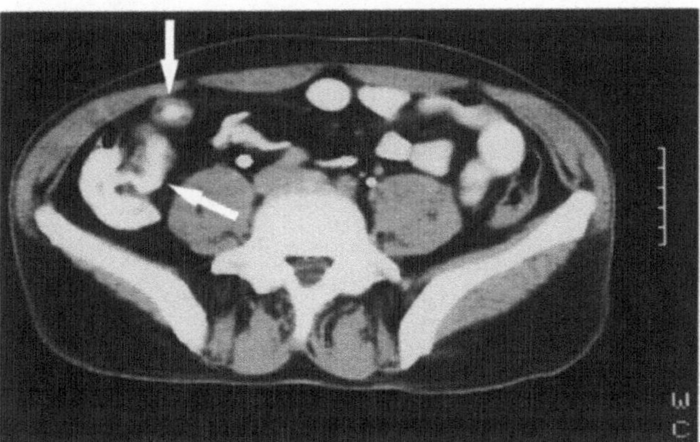

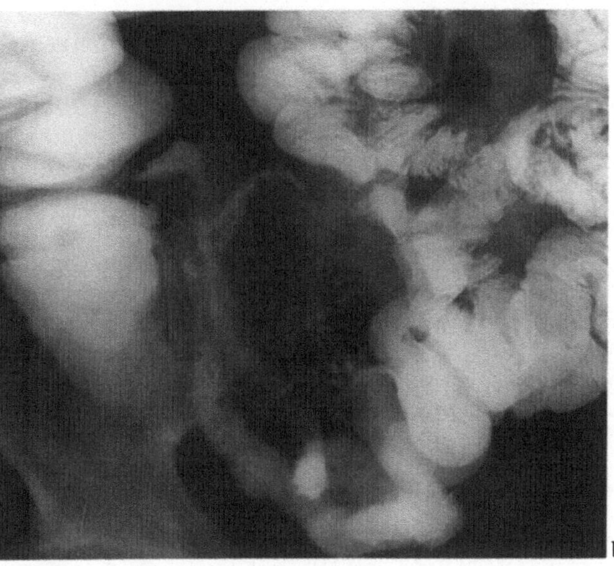

Abb. 13.43 a, b. Wandverdickung: Morbus Crohn im terminalen Ileum, entdeckt in der CT (*Pfeile*) (a). Distanzierung der distalen Ileumschlingen als indirektes Zeichen der Darmverdickung und der mesenterialen Sklerolipomatose. Charakteristisches Bild eines Morbus Crohn (b)

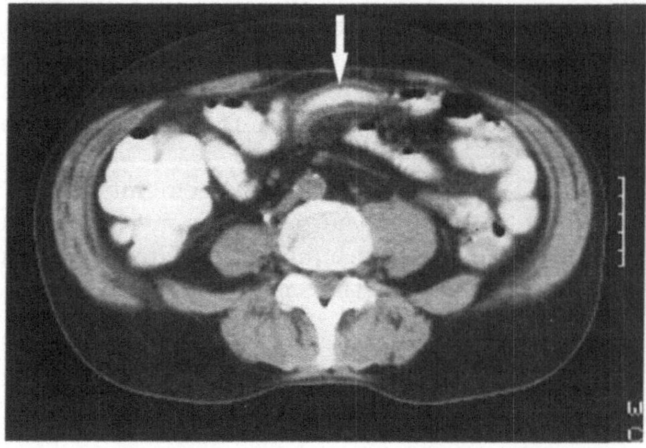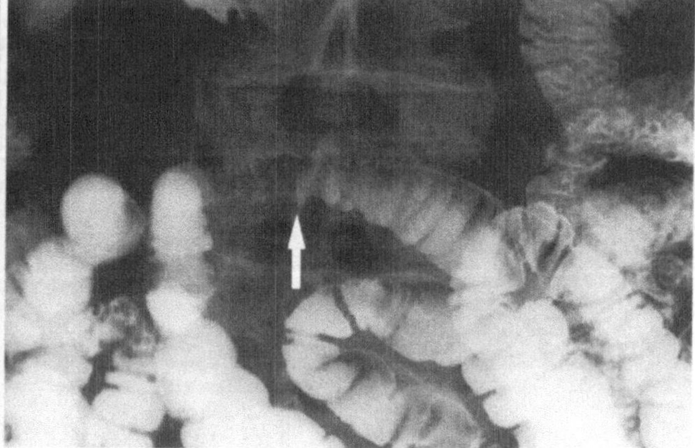

a

b

Abb. 13.44 a, b. Wandverdickung: chronische segmentale Strahlenenteritis (*Pfeil*), entdeckt in der CT (**a**). Die Oberflächenveränderungen sind im Enteroklysma besser als in der CT beurteilbar (*Pfeil*) (**b**)

13.13 Distanzierung von Darmschlingen

Differentialdiagnose

- Morbus Crohn
- Mesenteriales Fett
- Kolondilatation
- Aszites
- Intraabdominelle Tumoren
- Mesenteriale Lymphome bei
  - malignem Lymphom
  - Karzinoid
  - AIDS
  - Morbus Whipple
- Retroperitoneale Tumoren } selten

Radiologisch-pathologische Interpretation

Die häufigsten Ursachen für eine Distanzierung von normalen Darmschlingen sind konstitutionell vermehrtes *mesenteriales Fett* oder eine *Kolondilatation* bei Meteorismus oder Obstipation (s. Abb. 7.5). Bei den Darmerkrankungen ist der *Morbus Crohn* an erster Stelle zu nennen (s. Abb. 13.43). Andere Ursachen sind selten (Abb. 13.45).

Zur Abklärung empfiehlt sich ein CT.

13.14 Lageveränderungen

Differentialdiagnose

- Malrotation
- Bauchwandhernien
- Leistenhernien
- Innere Hernien (selten)

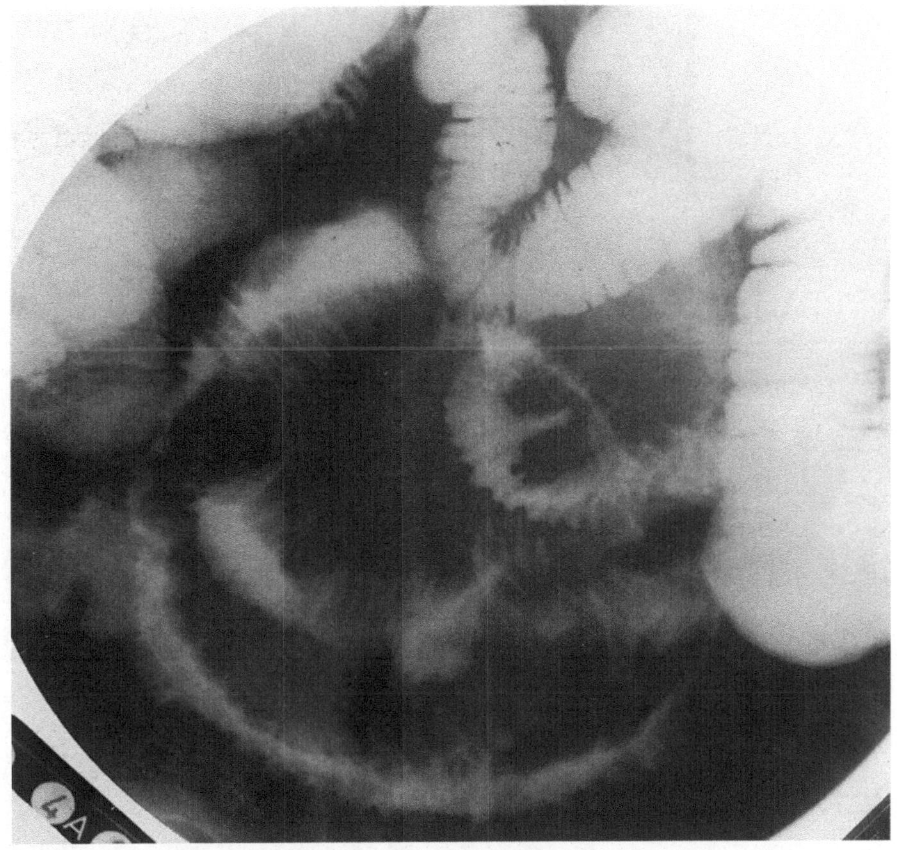

Abb. 13.45. Distanzierung: fortgeschrittenes Karzinoid (s. Kap. 19)

Radiologisch-pathologische Interpretation

Die unterschiedlichen Formen der Rotations- und Fixationsanomalien werden in Kap. 21 besprochen. Der Verlauf der Dünndarmsonde bei der Intubation weist in vielen Fällen schon auf Lageanomalien hin.

! Bei Hernien zeigt die CT besser die räumliche Zuordnung im Abdomen und zu den Mesenterialgefäßen, während mit dem Enteroklyma die Funktionsdynamik besser beurteilt werden kann.

13.15 Gestörter Wandbeschlag

Differentialdiagnose

- Unspezifischer Reiz- oder Entzündungszustand
  - Enteritis
  - Morbus Crohn
  - Malabsorption
  - Hypermotilität
- Artefakt

Radiologisch-pathologische Interpretation

Bei technisch regelrecht durchgeführter Untersuchung ist ein gestörter Wandbeschlag, diffus oder lokal, durch einen unspezifischen Reiz- oder

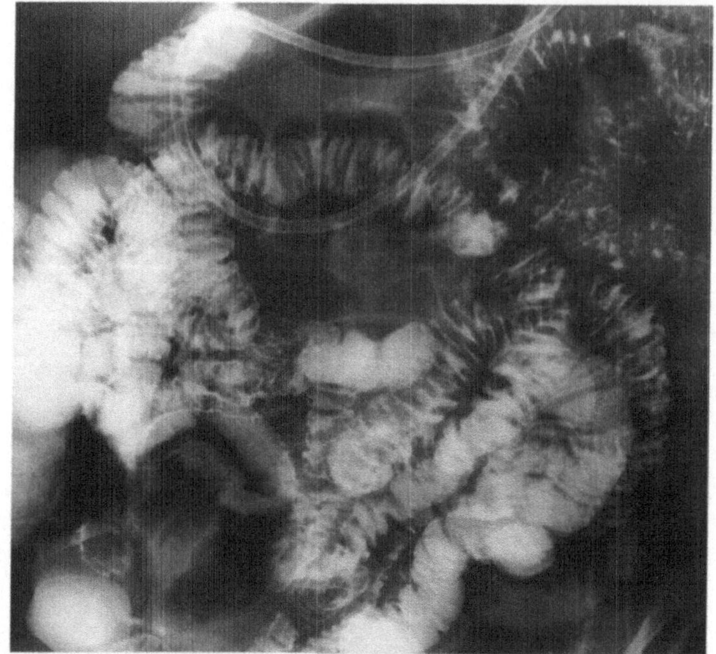

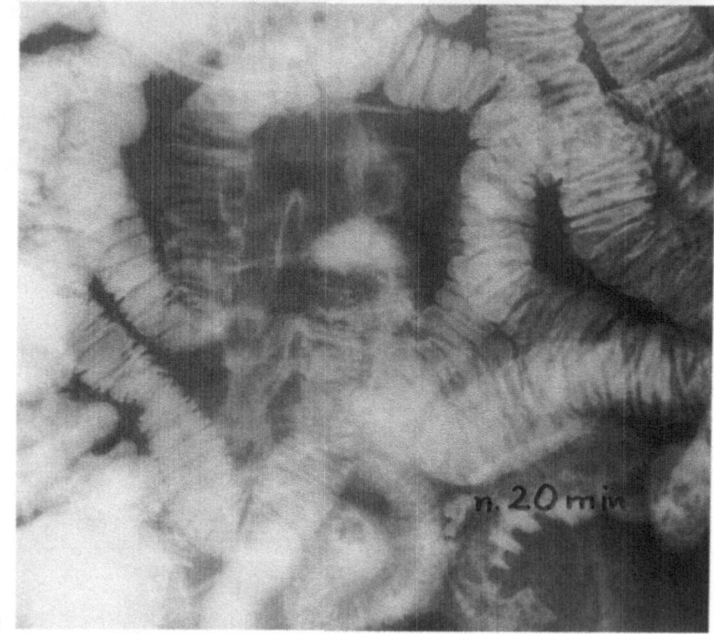

Abb. 13.46 a, b. Wandbeschlag: frühzeitig gestörter Wandbeschlag als Zeichen eines unspezifischen Reiz- oder Entzündungszustands bei Morbus Whipple mit Durchfall (a). Normalisierung unter Behandlung (b)

Entzündungszustand bedingt (Abb. 13.46). Es muß zwischen einer technischen (artifiziellen) und einer krankheitsbedingten Störung des Wandbeschlages unterschieden werden.

13.16 Ileozökalregion

Differentialdiagnose

- Morbus Crohn
- Abszesse
  - Appendizitis
  - Adnexitis
- Peritonealkarzinose
- Lymphom
- Zökumkarzinom
- Endometriose
- Lipomatose der Bauhin-Klappe

Radiologisch-pathologische Interpretation

Die Ileozökalregion ist eine bevorzugte Lokalisation von entzündlichen und tumorösen Veränderungen. Der *Morbus Crohn* wird typischerweise dort angetroffen (Abb. 13.47). Falls das radiologische Bild und die klinische

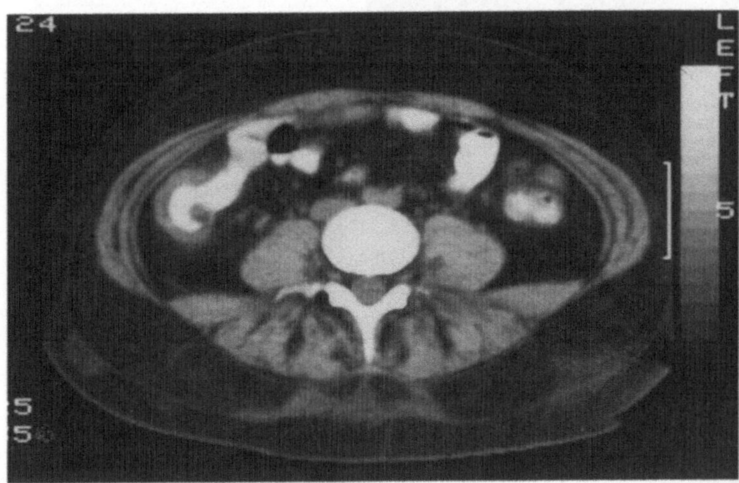

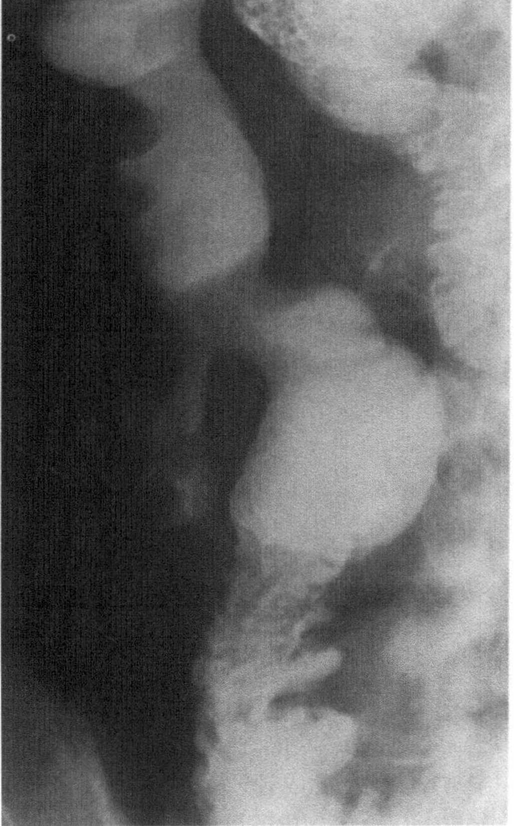

Abb. 13.47 a, b. Ileozökalregion: Morbus Crohn mit vorwiegender Beteiligung des ileozökalen Übergangs. Primärdiagnostik in der CT (a), korrespondierendes Bild im Enteroklysma (b)

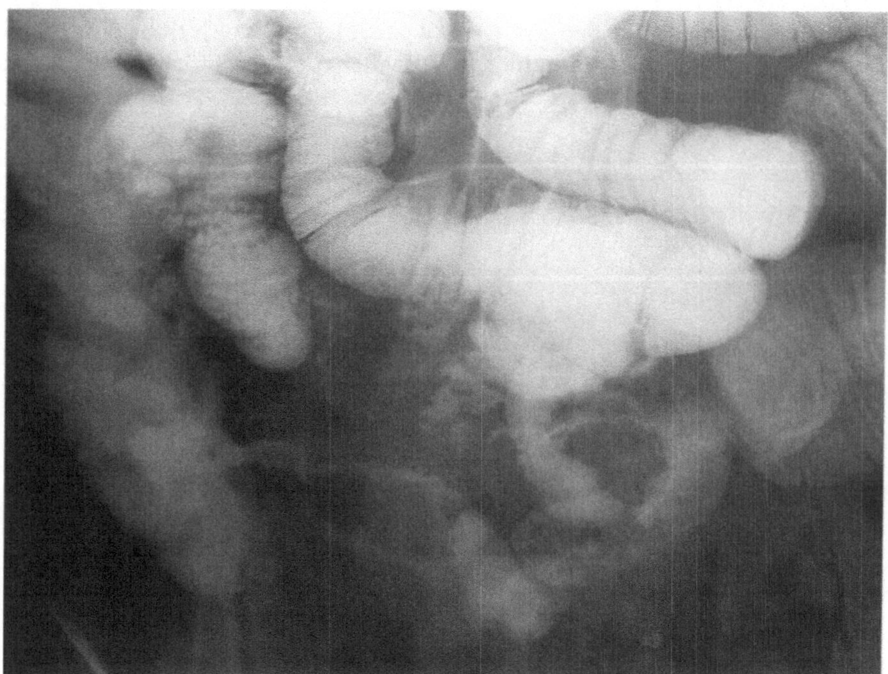

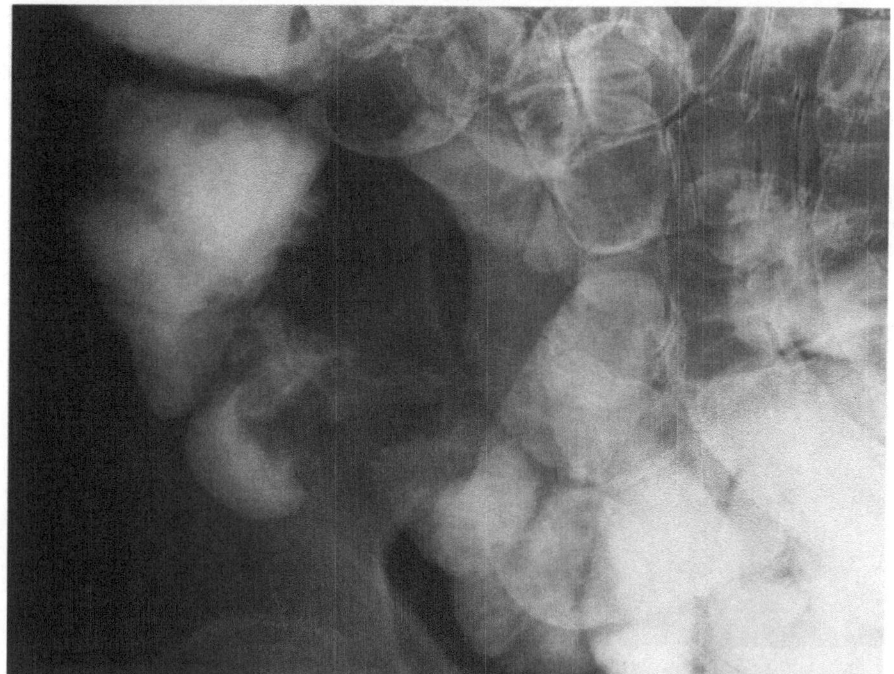

Präsentation untypisch für einen Morbus Crohn sind, müssen andere
Erkrankungen berücksichtigt werden, die manchmal einen Morbus Crohn
imitieren. Aufgrund der bevorzugten Flußrichtung von peritonealer
Flüssigkeit in den rechten infrakolischen Raum findet man in der
Ileozökalregion häufig Absiedelungen bei einer *Peritonealkarzinose*
(Abb. 13.48). Der ileozökale Übergang ist eine typische Lokalisation eines
primären Dünndarmlymphoms oder *Zökumkarzinoms* (Abb. 13.49). Ent-
zündungen der Appendix oder der Adnexe mit sekundärer Beteiligung

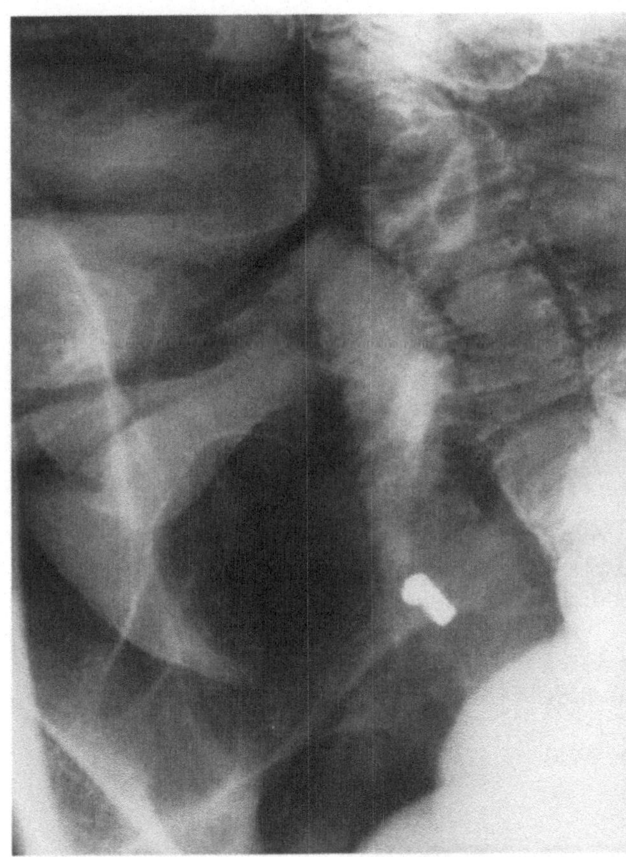 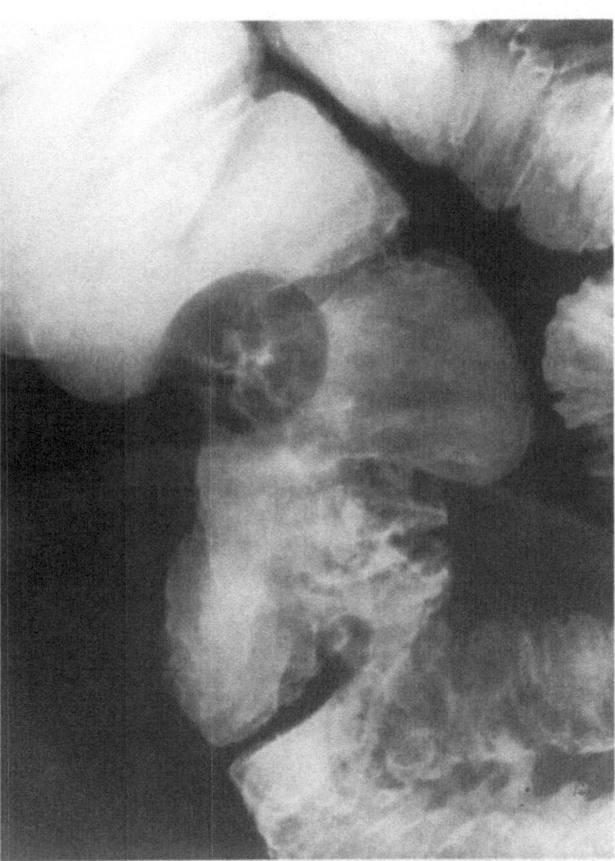

Abb. 13.50. Ileozökalregion: perityphlitischer Abszeß mit Infiltration des Zökumpols. Metallfremdkörper liegt in der Bauchdecke (s. auch Abb. 15.33)

Abb. 13.51. Ileozökalregion: Lipomatose der Ileozökal-klappe

dieser Region können ebenfalls das Bild eines Morbus Crohn oder eines neoplastischen Geschehens nachahmen (Abb. 13.50). Die *Bauhin-Klappe* kann bisweilen sehr prominent imponieren oder lipomatös umgewandelt sein (Abb. 13.51). Allerdings hat dies als alleiniger Befund wahrscheinlich keine pathologische Wertigkeit.

! Als diagnostische Methoden sind CT und Enteroklysma synergistisch.

13.17 Motilitätsstörungen

Differentialdiagnose

Allgemein
- Hyperperistaltik
- Hypoperistaltik
- Pendelperistaltik

Lokal
- Hyperperistaltik
  - segmentale Ischämie
  - Strahlenenteritis
  - Karzinoid
  - Amyloidose
  - Morbus Crohn (z. B. „string sign")

- – Entzündungen in der Umgebung
- – Parasiten
- – Briden und Adhäsionen
- – Hernien
- – Tumoren
- Hypoperistaltik
- – mechanische Obstruktion
- – Sprue
- – Ischämie: Trauma, Hämatom
- – Amyloidose
- – Ulkus

Radiologisch-pathologische Interpretation

Bei der Beurteilung der Dünndarmmotilität werden Peristaltikmuster und Passagezeit berücksichtigt. Die Besprechung der Krankheitsbilder mit allgemeinen Motilitätsstörungen und deren Differentialdiagnosen erfolgen in Kap. 20.

Lokale Motilitätsstörungen sind meist verursacht durch eine *örtliche Ischämie* unterschiedlicher Genese (Abb. 13.52), *Entzündungen* (Abb. 13.53 und 13.54) oder *Obstruktionen* (Abb. 13.55).

Das Enteroklysma ist die diagnostische Methode der Wahl.

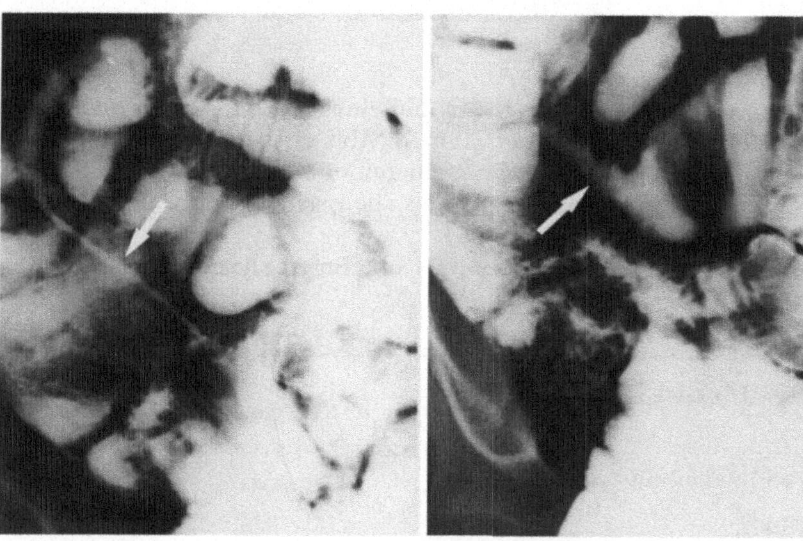

a b

Abb. 13.52 a, b. Motilitätsstörung: passagere Spastik eines Darmsegments nach jejuno-jejunaler Invagination bei Peutz-Jeghers-Syndrom. Spastische Kontraktion (*Pfeil*) (**a**), Relaxation mit Wandödem (*Pfeil*) (**b**)

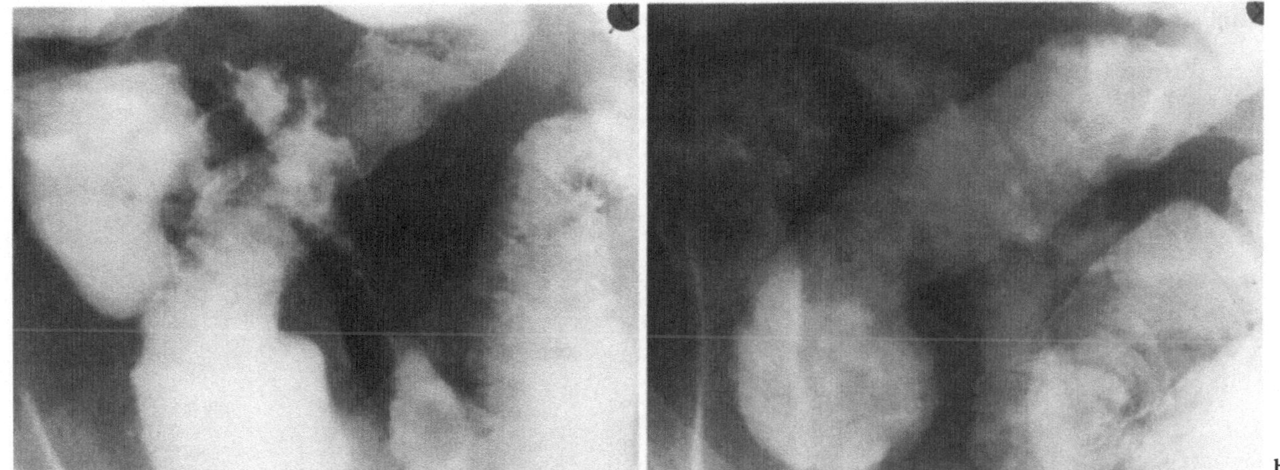

a

b

Abb. 13.53 a, b. Motilitätsstörung: „string sign" bei Morbus Crohn. Spastische Kontraktion (**a**), Relaxation (**b**)

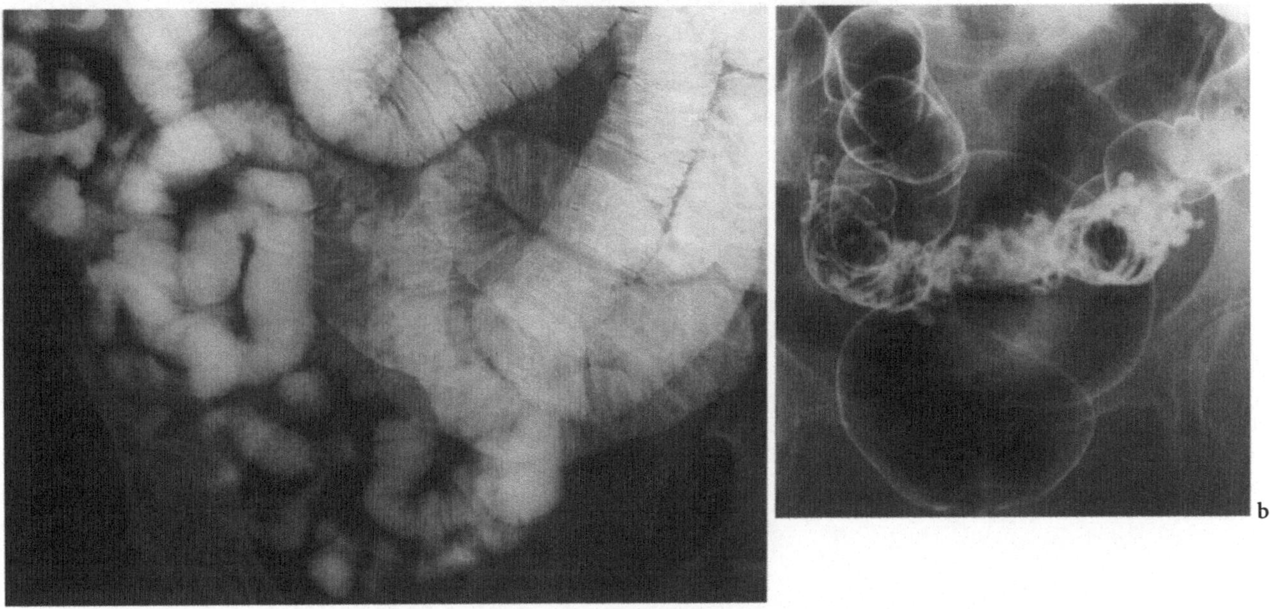

a

b

Abb. 13.54 a, b. Motilitätsstörung: transitorische Motilitätsstörung mit leichter Obstruktion (**a**) im Bereich einer Sigmadivertikulitis (**b**)

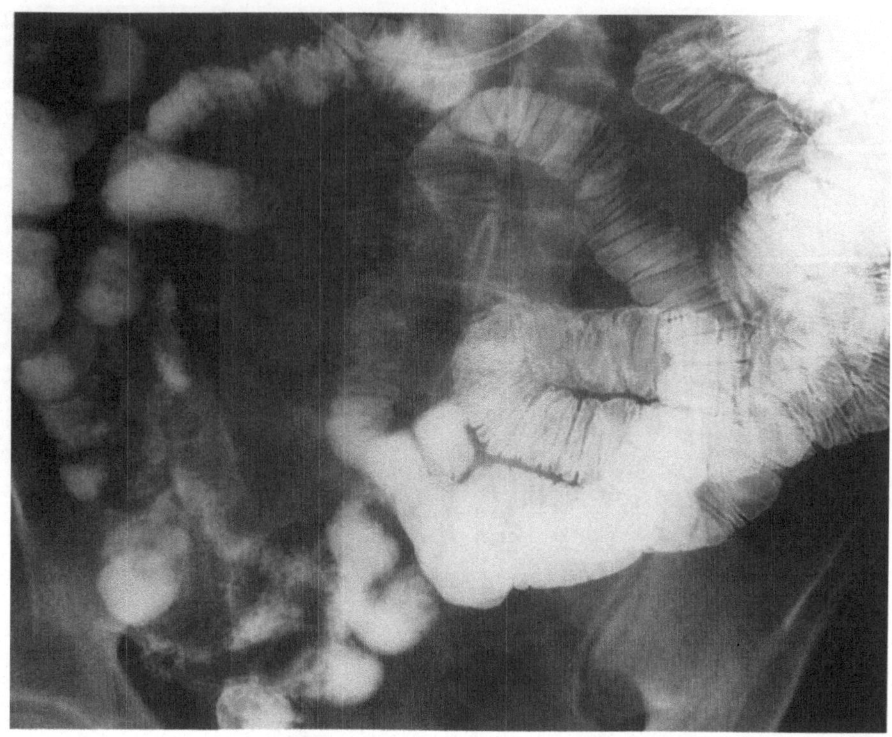

Abb. 13.55. Motilitätsstörung: Kalibersprung bei Adhäsionen mit poststenotischer Unterfüllung der distalen Ileumschlingen

Morbus Crohn

- *Erstbeschreibung*: Crohn, Ginzburg u. Oppenheimer (1932)
- *Ätiologie*: unbekannt
- *Pathologie*: chronische Entzündung des Magen-Darm-Trakts, diskontinuierliche Ausbreitung unterscheidlicher Ausprägung, transmural
- *Krankheitsbild:* chronische Erkrankung in Schüben; kolikartige Bauchschmerzen, Durchfall, Gewichtsverlust
- *Bildgebende Diagnostik*: CT, Sonographie, Enteroklysma, MRT
- *Frühe Form*: Faltenverdickung, aphthoide Ulzerationen
- *Mittelschwere Form*: Darmwandverdickung, „Pflastersteinrelief", mesenterialseitige Ulzera, „Pseudodivertikel", „string sign"
- *Fortgeschrittene Form*: Sklerolipomatose, tiefe Ulzera, Stenosen
- *Komplikationen*: Fisteln, Strikturen, Obstruktion, Abszeß
- *Differentialdiagnosen*: infektiöse Ileitis, Tuberkulose, Lymphom, Ischämie, Strahlenenteritis, Adenokarzinom, Karzinoid, Back-wash-Ileitis, Peritonealkarzinose, Endometriose, Adnexitis, Appendizitis

Der Morbus Crohn wurde erst 1932 von Crohn, Ginzburg und Oppenheimer als eigenständiges Krankheitsbild erkannt und beschrieben. Zuvor wurde diese Krankheit als Tuberkulose des Ileums, als chronische Appendizitis oder als unspezifische Granulomatose bezeichnet. Im ersten Bericht eines Enteroklysmas von Pesquera (1929) wurden bereits die typischen Veränderungen wie bei Morbus Crohn beschrieben und histologisch als chronische Entzündung gedeutet.

14.1 Ätiologie und Pathologie

Der Morbus Crohn ist die bekannteste chronische Dünndarmerkrankung in den westlichen Industriestaaten. Die Ätiologie dieser chronisch unspezifischen Darmentzündung ist unbekannt (Wills et al. 1997). Grundsätzlich muß der Morbus Crohn als Erkrankung des gesamten Magen-Darm-Kanals mit Tendenz zur segmentalen Ausbreitung angesehen werden (Morson 1964). Am häufigsten ist das terminale Ileum mit oder ohne Zökum befallen; das proximale Jejunum und das Duodenum sind dagegen nur selten betroffen. Histologisch beginnt diese Krankheit in den Lymphfollikeln der Darmschleimhaut und in größeren Peyer-Plaques (Morson u. Dawson 1979). Es folgen Lymphödem und entzündliche Infiltration zunächst der Submukosa, später dann aller Wandschichten. Dadurch entsteht das Bild der granulierten bzw. nodulären Schleimhaut. Die nicht verkäsenden Granulome sind das histologische Merkmal des Morbus Crohn. Sie werden allerdings nur in 60 % der Fälle gefunden und sind allein nicht pathognomonisch.

Lymphozytäre Aggregate mit transmuraler Ausdehnung, Plasmazellinfiltrate und Kryptenabszesse sind oft erforderlich, um die Diagnose histopathologisch zu sichern. Als eine der ersten makroskopischen Veränderungen gelten die aphthoiden Ulzera, d. h. kleine Erosionen, die über Ansammlungen von lymphatischem Gewebe liegen. Diese Frühveränderungen sind bereits radiologisch nachweisbar (Marshak 1975).

Der entzündliche Prozeß breitet sich diskontinuierlich in der Lamina propria mit unterschiedlicher Ausprägung und an verschiedenen Stellen eines Darmsegments aus. Er kann schließlich alle Schichten der Darmwand befallen. Das für einen Morbus Crohn typische *Pflastersteinrelief* entsteht durch longitudinale und transversale Ulzera und Fissuren der Schleimhaut, die durch das submuköse Ödem angehoben wird. Bei fortschreitender Krankheit kommt es zur Darmwandverdickung, die aus einer Kombination aus Ödem und Fibrose besteht und schließlich zur Ausbildung von Strikturen, Fisteln und Abszessen führt.

Typisch für den Morbus Crohn ist der *segmentale Befall des Darms*. Zwischen erkrankten Darmabschnitten („skip lesions") können normal erscheinende Darmabschnitte („skip areas") liegen. In der Regel sind die distalen Läsionen stärker ausgeprägt als die proximalen (disproportionierter Befall). Charakteristisch ist auch die Proliferation des mesenterialen Fett- und Bindegewebes („creeping fat"). Zusammen mit den verbackenen Darmschlingen kann dieser Konglomerattumor als Resistenz getastet werden. Dieser Pseudotumor läßt sich gut in der CT und MRT direkt nachweisen (s. Abb. 14.38). *Tiefe Wanddefekte* des Morbus Crohn können auf die Umgebung übergreifen; es entstehen Abszesse und Fistelgänge, die entweder blind enden oder Anschluß an benachbarte Darmschlingen bzw. Organe finden. Enterokutane Fisteln entwickeln sich meist postoperativ. Der Morbus Crohn neigt zum *asymmetrischen Befall der Darmzirkumferenz*. Die bevorzugte Lokalisation liegt dabei an der mesenterialen Seite. Fibrosierungsvorgänge führen zur Schrumpfung und Begradigung des Mesenterialansatzes. Durch die daraus resultierende Raffung wird die antimesenteriale Seite relativ zu lang, und die intakte Darmwand stülpt sich divertikelartig aus.

Die *ileokolische Lokalisation* des Morbus Crohn ist mit 55 % am häufigsten. In 30 % der Fälle ist die Krankheit allein auf den Dünndarm beschränkt, wobei in 14 % nur das terminale Ileum befallen ist und in weiteren 13 % der Fälle sich die Erkrankung weiter nach proximal ausdehnt. Nur bei 3 % der Patienten findet man eine Erkrankung des proximalen Dünndarms ohne Befall des terminalen Ileums, und bei 15 % ist nur das Kolon erkrankt (Mekhjian et al. 1979).

14.2 Krankheitsbild

Das klinische Bild des Morbus Crohn wird im wesentlichen vom Aktivitätsgrad und von der Lokalisation bestimmt. Der Morbus Crohn ist eine chronische Erkrankung, die in Schüben verläuft.

Die häufigsten klinischen Symptome des akuten Morbus Crohn sind Bauchschmerzen, oft kolikartigen Charakters, Diarrhö, Gewichtsverlust und Fieber. Im Stuhl finden sich oft schleimige und blutige Auflagerungen. Bei einer Kolonbeteiligung treten heftigere Anfangsbeschwerden auf. In Einzelfällen werden extraintestinale Manifestationen wie Gelenkbeschwerden, Anämie und Wachstumsstörungen durch Malabsorption auftreten.

14.3 Bildgebende Verfahren

Ziel der bildgebenden Diagnostik ist es,

- Frühveränderungen zu erkennen;
- das volle Ausmaß der Erkrankung darzustellen und einen segmentalen Befall („skip lesions") zu erkennen (als Entscheidungshilfe für ein chirurgisches Vorgehen);
- eine Progression zu erkennen;
- zu entscheiden, ob bei einer Engstellung ein Spasmus, eine aktive ulzerierende Stenose oder eine fibröse Striktur vorliegt;
- postoperative Komplikationen zu erfassen;
- einen Morbus-Crohn-Verdacht auszuschließen.

Neben dem Enteroklysma werden in den letzten Jahren zunehmend die Schnittbildverfahren (CT, MRT, Sonographie) bei der Aufdeckung und beim Staging des Morbus Crohn eingesetzt. Die für die fortgeschrittene Krankheit charakteristische, aber unspezifische Darmwandverdickung kann mit diesen bildgebenden Methoden meist besser erfaßt werden als mit dem Enteroklysma (Abb. 14.1). Dagegen sind Frühveränderungen an Mukosa und Submukosa nur mit dem Enteroklysma erkennbar. Klinisch präsentiert sich der Morbus Crohn allerdings in den meisten Fällen erst in einem fortgeschrittenen Stadium. Deshalb sollten bei der Primärdiagnostik die Schnittbildverfahren, insbesondere die CT, eingesetzt werden. Auch aus logistischen Gründen empfiehlt sich die CT-Untersuchung vor einer Bariumuntersuchung, da sich ansonsten die CT-Diagnostik aufgrund der Bariumartefakte verzögert.

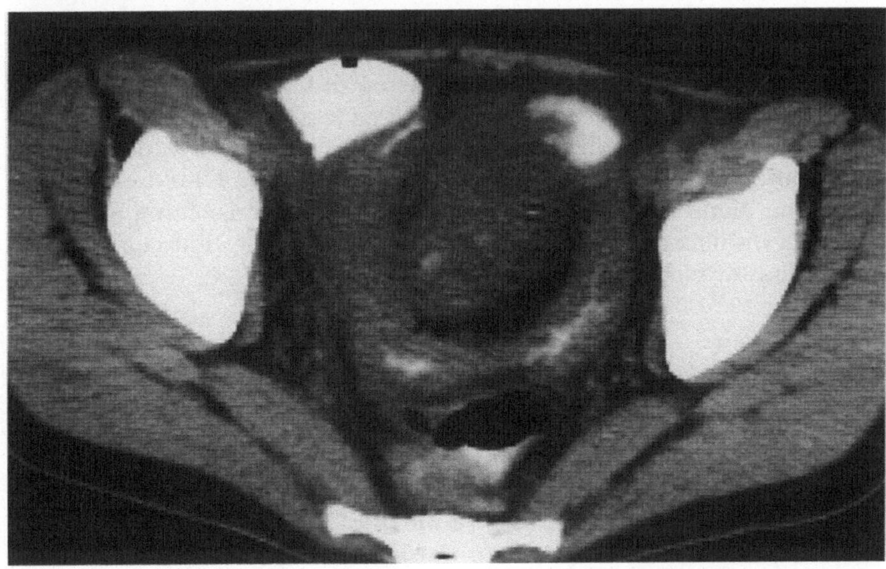

Abb. 14.1. CT eines Morbus Crohn mit Verdickung einer Ileumschlinge, Lumeneinengung und unregelmäßiger Oberfläche. Primärdiagnostik bei unklaren Unterbauchbeschwerden

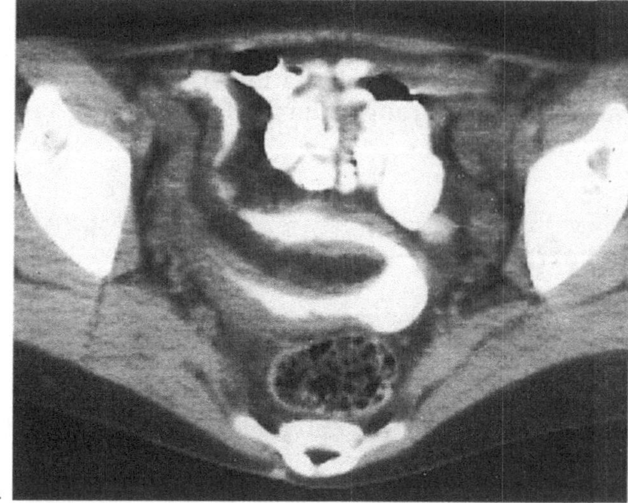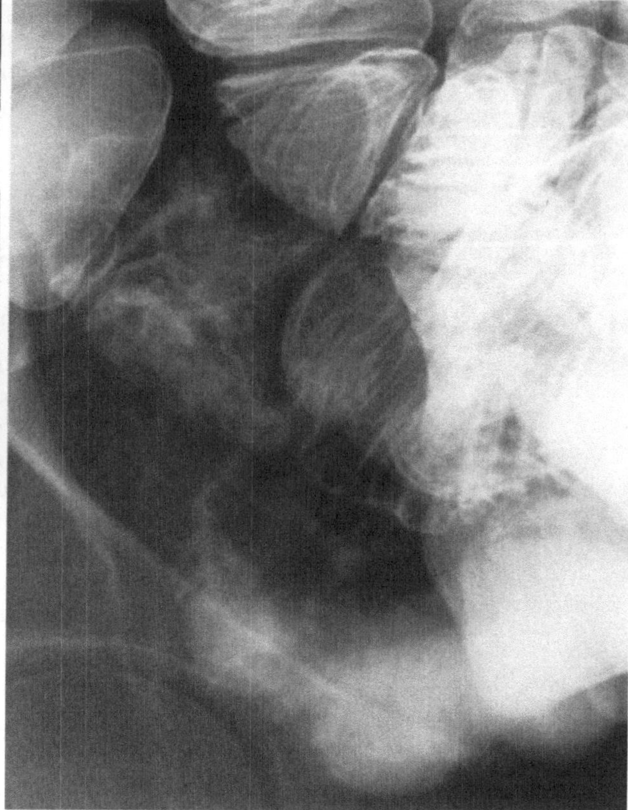

Abb. 14.2 a, b. CT eines Morbus Crohn. Erstuntersuchung wegen Abdominalbeschwerden. Verdickte terminale Ileumschlinge, charakteristisches Bild in der CT (**a**). Im Enteroklysma (**b**) ist das Bild weniger charakteristisch (s. S. 125, „Differentialdiagnosen")

Computertomographie

Häufig ist das klinische Bild nicht typisch für das „Chamäleon Morbus Crohn", und bei den Patienten wird wegen unklarer Beschwerden eine *CT-Untersuchung* vorgenommen (Abb. 14.2). Darmwandverdickungen, die dabei entdeckt werden, sind häufig der erste Hinweis auf einen Morbus Crohn. Deshalb ist es wichtig, bei *jeder* CT-Untersuchung des Abdomens den Gastrointestinaltrakt nach Veränderungen abzusuchen, was häufig versäumt wird (s. Abb. 13.43)! Das *CT-Enteroklysma* als Spezialuntersuchung dürfte beim Staging einer bereits bekannten Erkrankung Vorteile haben. Pathologische Veränderungen der Darmwand, des Meseteriums und Komplikationen wie Abszesse und Strikturen lassen sich mit dem CT-Enteroklysma eindrucksvoll demonstrieren (Abb. 14.3–14.6). In der Primärdiagnostik, auch bei klinischem Verdacht, scheint das CT-Enteroklysma gegenüber einer sorgfältigen Einzelschicht-CT-Untersuchung mit guter oraler Darmfüllung keine Vorteile zu haben, zumal der technische Aufwand in der Routine nicht praktikabel ist.

Sonographie

Nur in den Händen eines erfahrenen Untersuchers kann der Ultraschall zu ähnlichen Ergebnissen wie die CT und MRT kommen. Die Sonographie ist die bevorzugte Methode bei Kindern und in der Verlaufskontrolle bei einem bekannten Morbus Crohn. Die entzündliche Darmwandverdickung kann als „Kokarde" nachgewiesen werden (Abb. 14.7 und 14.8). Ebenso

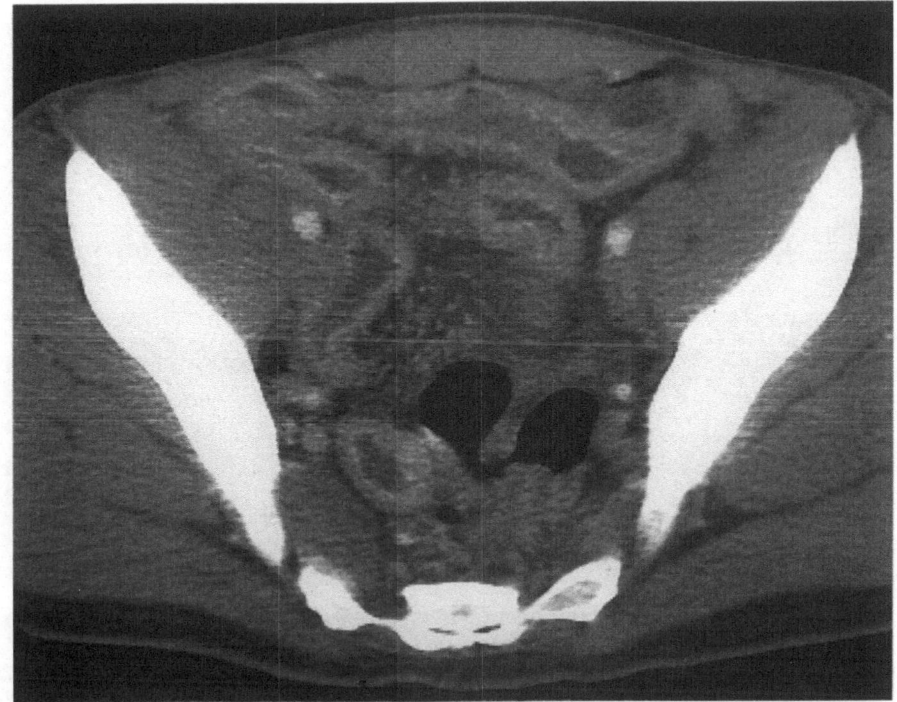

Abb. 14.3. CT-Enteroklysma. Langstreckiger aktiver Morbus Crohn. Vermehrte Aufnahme des i. v.-Kontrastmittels in der entzündlich-hyperämischen Darmwand. (Mit freundlicher Genehmigung Dres. Schober und Turetschek, Wien)

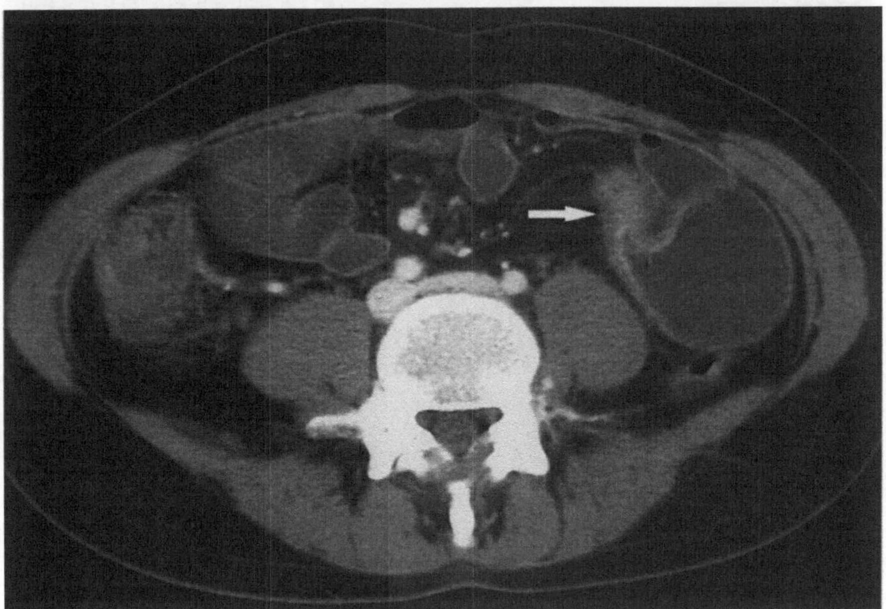

Abb. 14.4. CT-Enteroklysma. Entzündliche Stenose (*Pfeil*) mit prästenotischer Dilatation. (Mit freundlicher Genehmigung Dres. Schober und Turetschek, Wien)

lassen sich Komplikationen wie Abszesse und Fisteln erkennen. In Verbindung mit der Farbdopplersonographie kann die Aktivität der Erkrankung aufgrund der unterschiedlichen Durchblutungsverhältnisse erfaßt werden (van Oostayen et al. 1994) (Abb. 14.9). Der Ultraschall wird auch bei der Beurteilung des Behandlungserfolgs eingesetzt sowie zur Entdeckung postoperativer Rezidive (Sarrazin u. Wilson 1996).

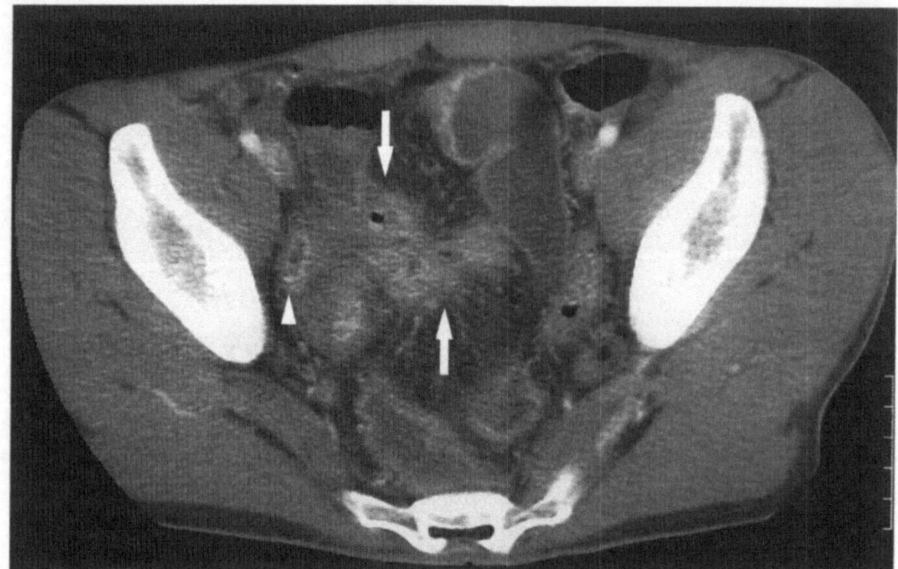

Abb. 14.5. CT-Enteroklysma. Komplexe innere Fistel im Mesenterium (*Pfeil*). Schlingenabszeß (*Pfeilspitze*). (Mit freundlicher Genehmigung Dres. Schober und Turetschek, Wien)

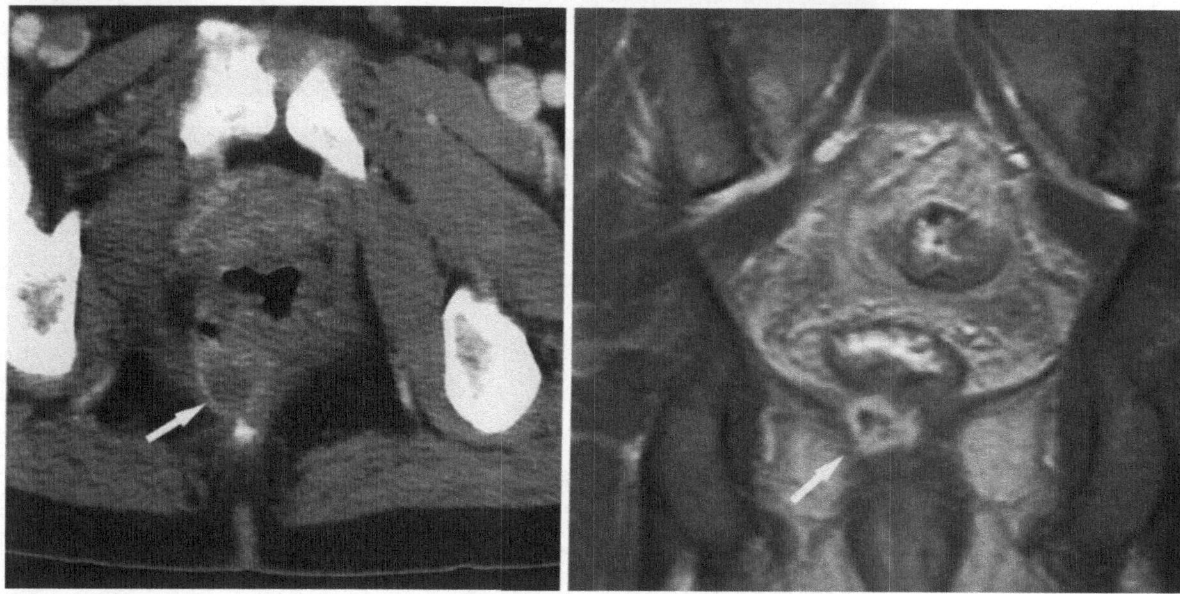

Abb. 14.6 a, b. Pararektaler Abszeß links (*Pfeil*), **a** CT, **b** MRT

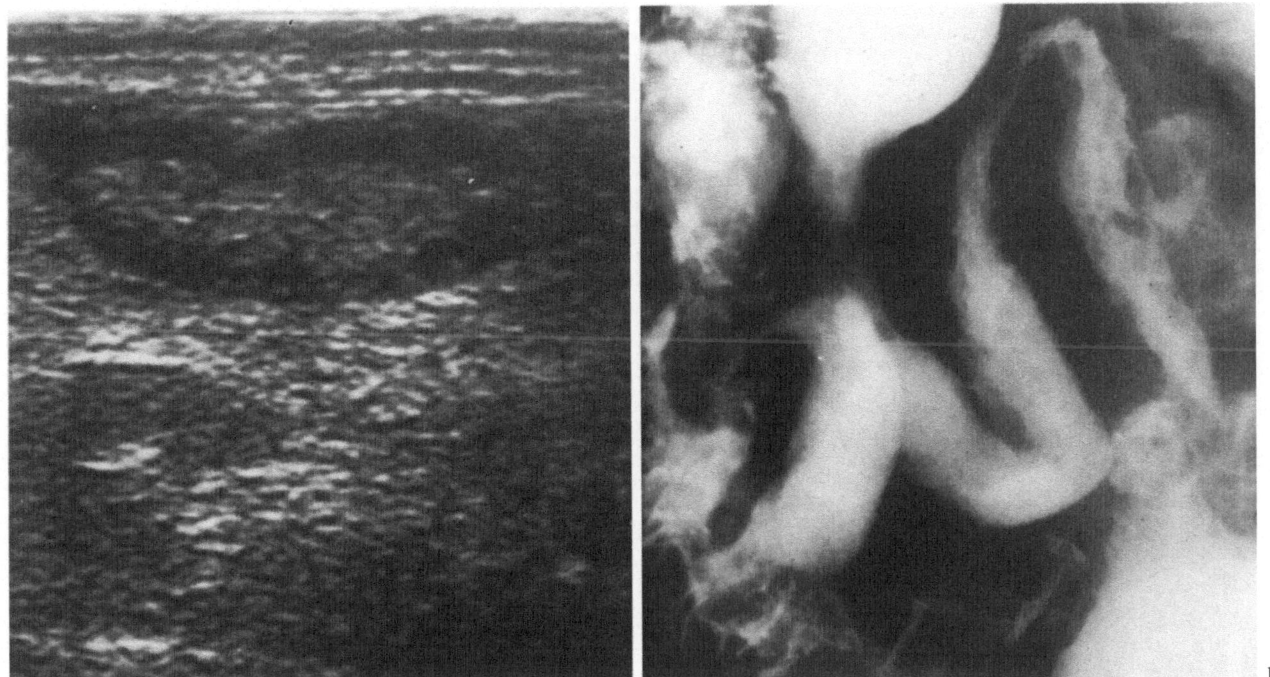

Abb. 14.7 a, b. Sonographie. Echoarme Wandverdickung (a) („pseudokidney sign") bei Morbus Crohn (b)

Abb. 14.8. Sonographie eines langstreckigen Morbus Crohn bei einem 10jährigen Mädchen. (Mit freundlicher Genehmigung Dr. Müller, Kempten)

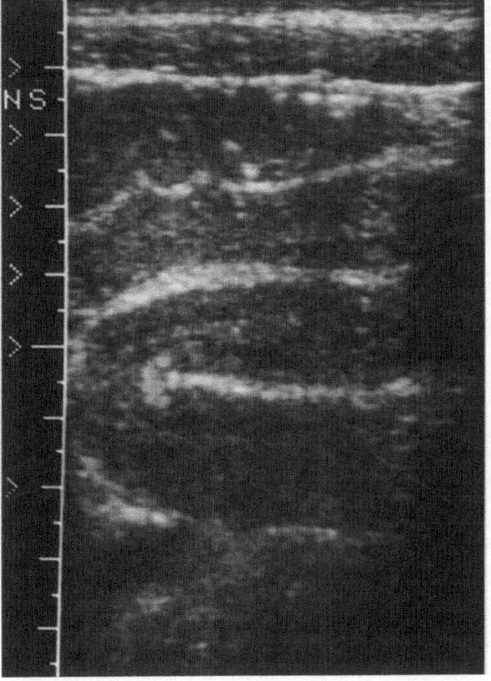

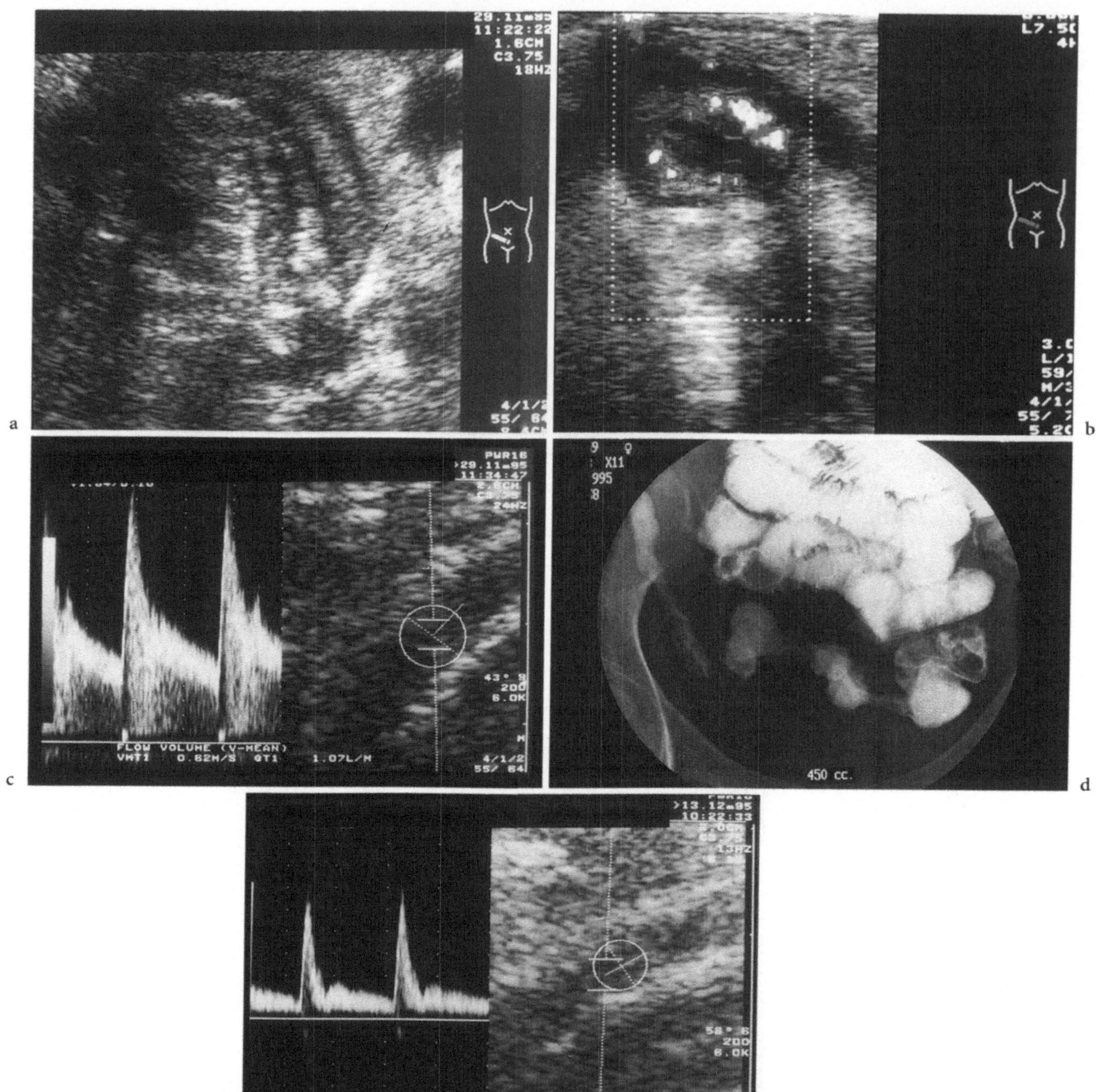

Abb. 14.9 a – e. Sonographie bei Morbus Crohn, Primäruntersuchung wegen Unterbauchbeschwerden. Deutliche Wandverdickung des terminalen Ileums (**a**). Deutliche Hyper-
ämie in der farbkodierten Doppleruntersuchung (**b**) mit beschleunigtem Fluß als Aus-
druck einer floriden Entzündung (**c**). Das Enteroklysma zeigt einen „klassischen" Morbus
Crohn, wobei keine Aussage über den Aktivitätsgrad getroffen werden kann (**d**). Unter
Behandlung und klinischer Besserung findet sich im Sonogramm eine Abnahme der
Wandverdickung und der Flußrate (**e**). (Mit freundlicher Genehmigung Dr. van Oostayen,
Leiden, Niederlande)

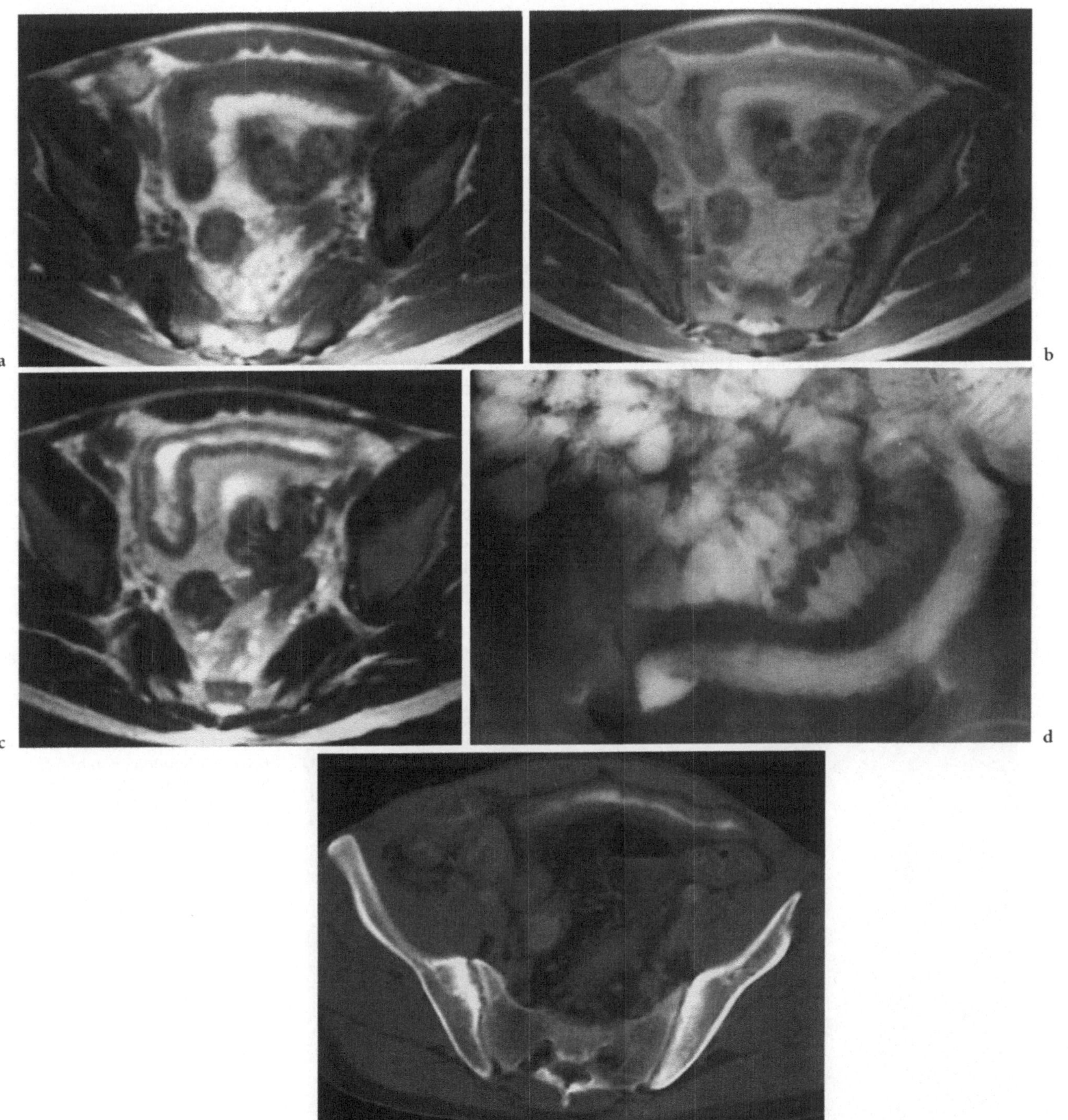

Abb. 14.10 a – e. Morbus Crohn. Die MRT zeigt eine starre Ileumschlinge mit Wandverdickung von mittlerer Signalintensität im T1-Bild (**a**). Deutliche Kontrastmittelaufnahme (**b**). In der T2-Wichtung ist die entzündliche Darmwand deutlich verdickt erkennbar (**c**). Sklerolipomatose des Mesenteriums. Typisches Bild im Enteroklysma mit ulzeronodulärer Oberfläche, Wand- und Faltenverdickung. Das terminale Ileum ist spastisch kontrahiert und nicht gefüllt (**d**). Die CT-Untersuchung zeigt zusätzlich noch eine Sakroileitis (**e**)

Magnetresonanztomographie

Ähnlich wie mit der CT und dem Ultraschall lassen sich mit der Magnetresonanztomographie (MRT) wichtige Informationen über eine entzündliche Darmerkrankung – Darmwandverdickung, mesenteriale Infiltration, Ausdehnung von Abszessen und Fisteln – gewinnen und die entzündliche Aktivität desMorbus Crohn beurteilen (Abb. 14.10). Besonders aussagekräftig ist die T2-gewichtete, fettunterdrückte TSE-Sequenz mit endoluminalem negativem Kontrastmittel. Eine Domäne der MRT ist die Erfassung und die Beurteilung der anatomischen Ausdehnung perianaler Fisteln (Makowiec et al. 1995) (Abb. 14.11 und 14.12). Die fehlende Strahlenexposition und die multiplanare Darstellung sind ebenfalls große Vorteile. Im Gegensatz zur CT stört bei der MRT retiniertes Barium im Darm *nicht*.

Die Bedeuung der Magnetresonanztomographie für die Diagnostik des Morbus Crohn wird zunehmend erkannt und weiter erforscht.

Nuklearmedizin

Bei einem bekannten Morbus Crohn kann das Leukozytenszintigramm hilfreich sein zur Beurteilung der Entzündungsaktivität bei röntgenologischen Problemfällen des Morbus Crohn (Giaffer 1996; Wills et al. 1997).

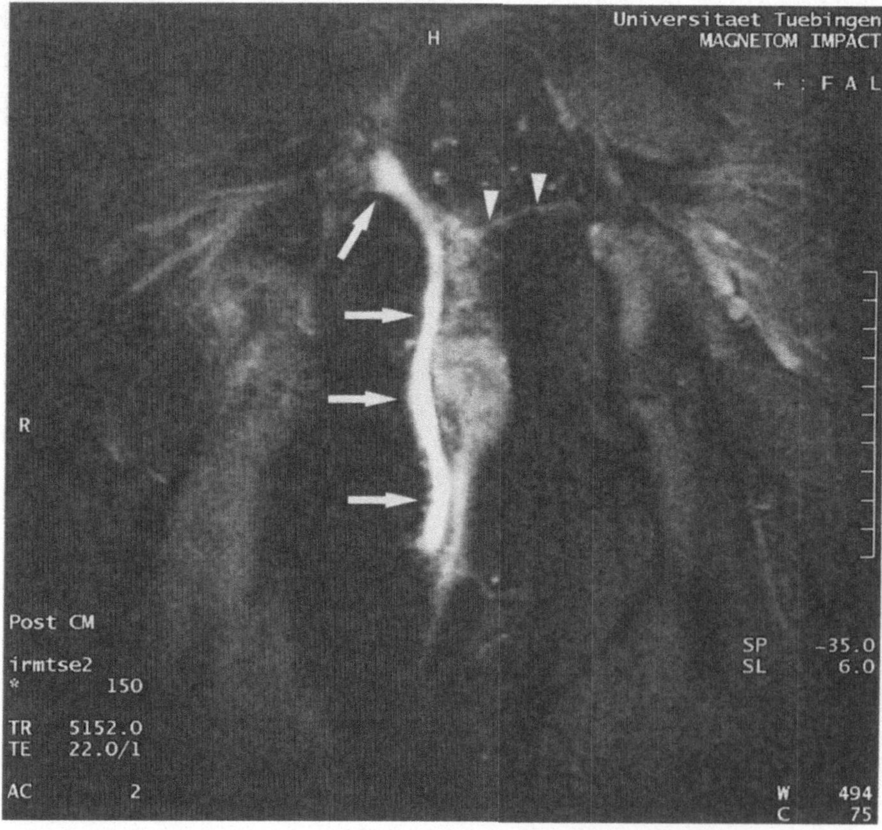

Abb. 14.11. Perianale Fistel. MRT in koronarer Projektion. Die Flüssigkeit der intrasphinktären, submukösen Fistel rechts ist in der fettunterdrückten Inversionrecovery-Sequenz von hoher Signalintensität. Die Fistel reicht nach kranial bis infralevatorisch; die Barriere des M. levator ani wird nicht überschritten (*Pfeil*). Normale Form des linken M. levator ani (*Pfeilspitzen*). (Mit freundlicher Genehmigung Prof. Claussen, Tübingen)

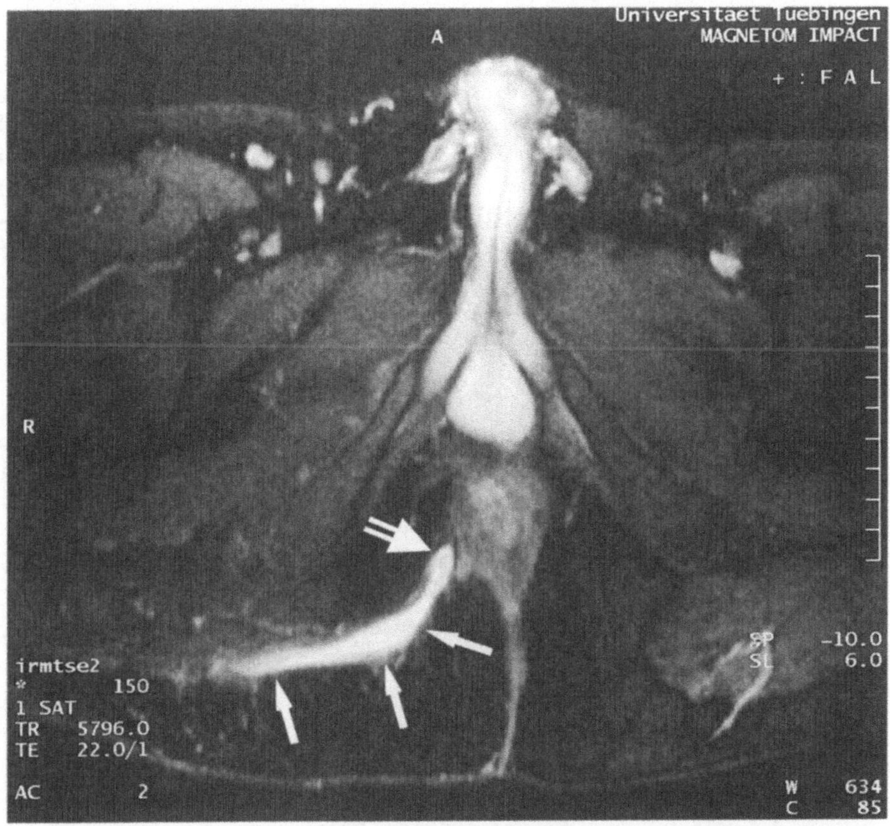

Abb. 14.12. Perianale Fistel. MRT in axialer, fettunterdrückter Inversion-recovery-Sequenz. Eine breite Abszeßstraße (*Pfeile*) führt von einer pararektalen Fistel (*breiter Pfeil*) in die ischiorektale Region. (Mit freundlicher Genehmigung Prof. Claussen, Tübingen)

Enteroklysma

Trotz der zunehmenden Bedeutung der anderen bildgebenden Verfahren besitzt das Enteroklysma weiterhin den höchsten Stellenwert, insbesondere bei der Beurteilung der Darmoberfläche, der Längenausdehnung, des Befallsmusters und der Darmfunktion. In der Röntgendiagnostik des Morbus Crohn hat sich das Enteroklysma in seinen verschiedenen Formen gegen die fraktionierenden Darmpassagen durchgesetzt (Ekberg 1977; Nolan et al. 1980); deshalb steht es noch im Mittelpunkt der bildgebenden Dünndarmdiagnostik. Die eingangs erwähnten Ziele (s. S. 93) im Rahmen der Morbus-Crohn-Diagnostik lassen sich am besten mit dem Enteroklysma abklären.

Stadieneinteilung

Eine Einteilung in Schweregrade, basierend auf dem radiologischen Bild, kann hilfreich sein, die Entwicklung des Krankheitsbilds zu verfolgen.

Abschätzung der Aktivität: Im Rahmen eines differenzierten Therapiekonzeptes ist es z.B. erstrebenswert festzustellen, ob eine Stenose durch eine narbige Einengung oder durch eine aktivierte Entzündung bedingt ist.

Frühe Form

Sie wird selten initial angetroffen. Man findet verdickte Falten und eine
kleinnoduläre Oberfläche (Abb. 14.13; s. Abb. 13.22), aphthöse Ulzera und
ein vergröbertes Zottenmuster. Keine der drei Veränderungen ist spezifisch
für einen Morbus Crohn. Bei einem Zusammentreffen von zwei oder drei
dieser radiologischen Zeichen ist die Diagnose eines Morbus Crohn wahrscheinlich (Abb. 14.14; s. Abb. 15.2) (Marshak u. Wolf 1955). Die Motilität der
Darmwand ist nicht gestört.

Mittelschwere Form

Sie wird häufig initial gefunden. Man sieht eine noduläre Oberfläche,
Ulzera, Verkürzungen der mesenterialen Darmseite mit linearen Ulzera
und Aussackungen an der antimesenterialen Seite mit erhaltener Peristaltik. Die Darmwand ist verdickt. Das „string sign" tritt auf, d. h. spastische
Kontraktionen eines erkrankten Darmsegments ohne stenosierende Wirkung. Der Darm wird vorübergehend so dünn wie eine Violin(Darm)saite.
Das Darmlumen ist noch nicht nennenswert eingeengt (Abb. 14.15 – 14.17).

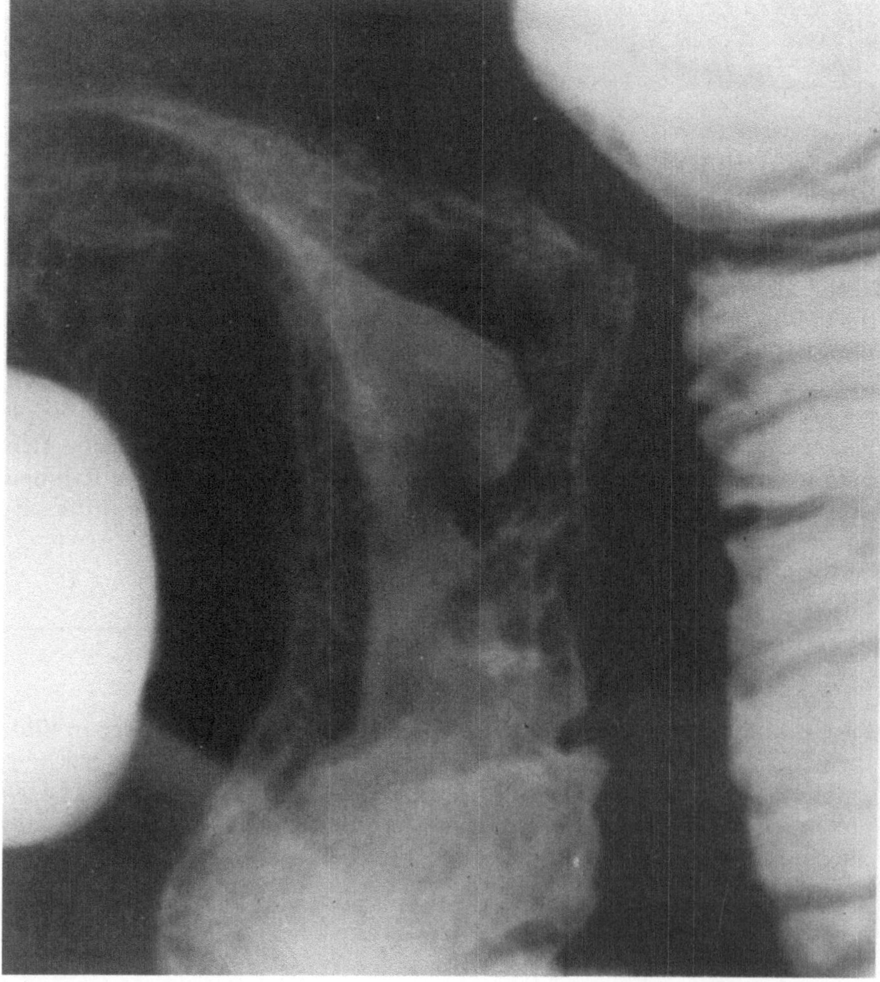

Abb. 14.13. Frühform eines
Morbus Crohn mit lymphfolliku-
lärer Hyperplasie und verdickten
Falten

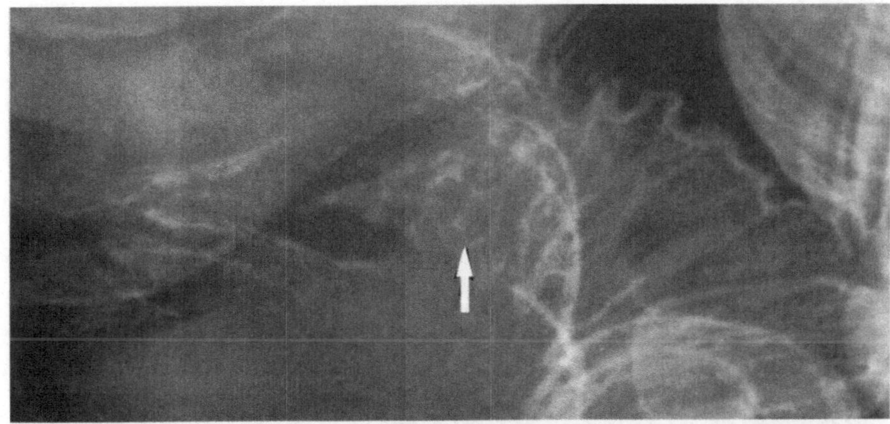

Abb. 14.14. Frühform eines Morbus Crohn mit verdickten Falten, aphthösen Ulzera (*Pfeil*) und vergröberten Zotten

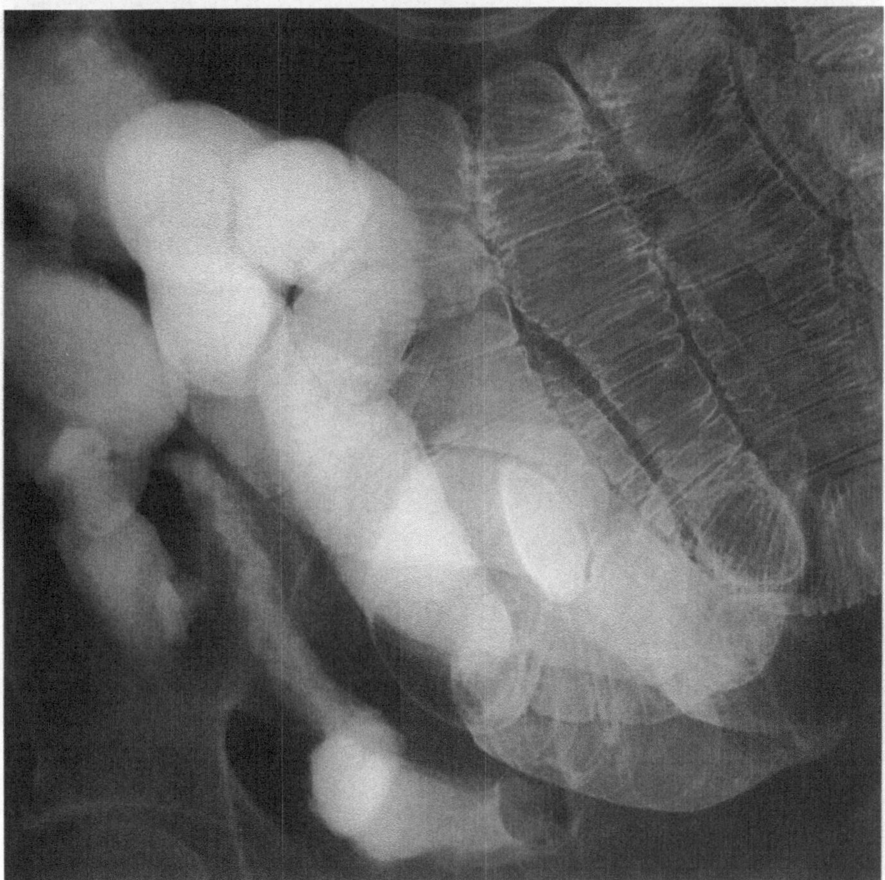

Abb. 14.15. Morbus Crohn. Typischer Befund bei Primärdiagnostik: ulzeronoduläre Oberfläche und Wandverdickung des terminalen Ileums

Proximal der typischen Veränderungen kann man bereits ein Faltenödem als Zeichen einer früheren Form finden (Abb. 14.18).

Fortgeschrittene Form

Sie wird häufig bei einer Erstuntersuchung gefunden, oder die Erkrankung ist bereits bekannt. Der Darm ist durch eine zunehmende Sklerolipomatose des Mesenteriums fixiert, die Darmwand ist verdickt und das Lumen eingeengt. Es finden sich eine ulzeronoduläre Oberfläche („Pflastersteinrelief"),

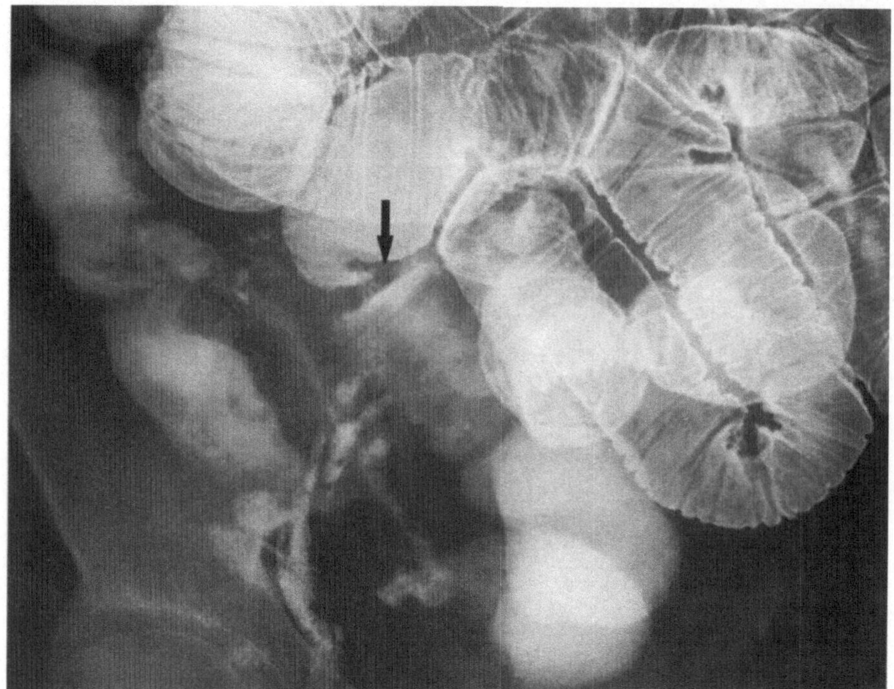

Abb. 14.16. Morbus Crohn. Typischer Befund bei Primärdiagnostik: spastische Kontraktion des terminalen Ileums ohne prästenotische Dilatation („string sign") und proximaler segmentaler Befall („skip lesion") (*Pfeil*). Nebenbefundlich: Z. n. Lymphographie zur Abklärung unklaren Fiebers

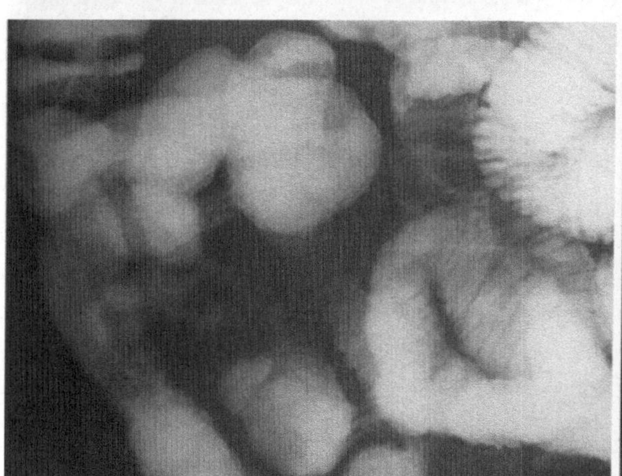

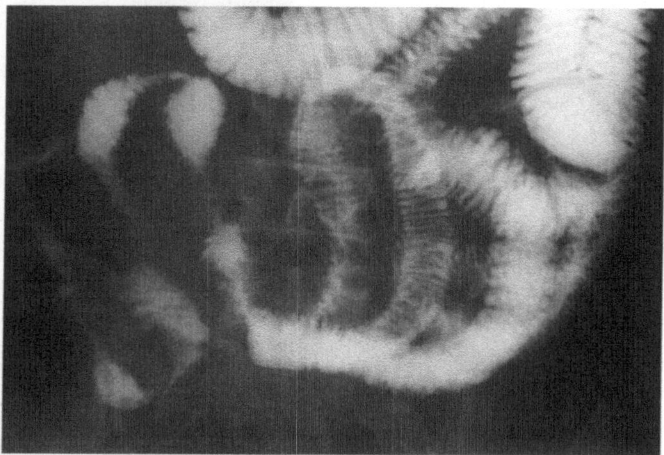

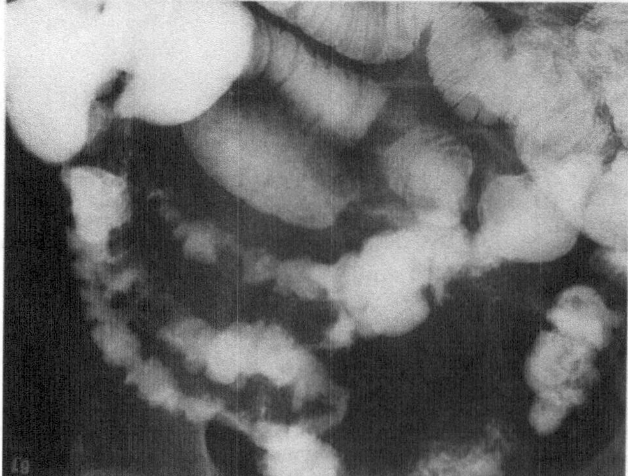

Abb. 14.17 a – c. Morbus Crohn in Progression. Patient mit unklaren Bauchbeschwerden. Initiale Fehlinterpretation als chronisch intestinale Ischämie (**a, b**). Segmentale Lumenreduzierung mit Faltenverdickung (**a**), Auftreten von spastischen Kontraktionen (**b**). 1 Jahr später Entwicklung eines typischen Morbus Crohn mit Wandverdickung, Verkürzung der mesenterialen Darmseite und Aussackungen an der antimesenterialen Seite (**c**)

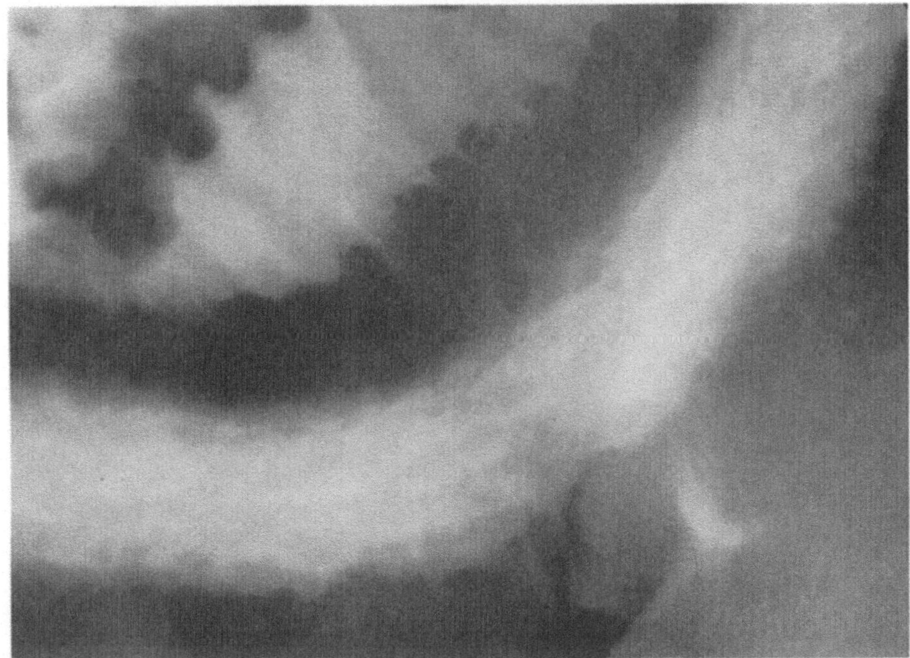

Abb. 14.18. Morbus Crohn. Ulzeronodulärer Befall des distalen Ileums („Pflastersteinrelief"). Proximal davon findet sich bereits ein Faltenödem als Zeichen eines initialen Morbus Crohn

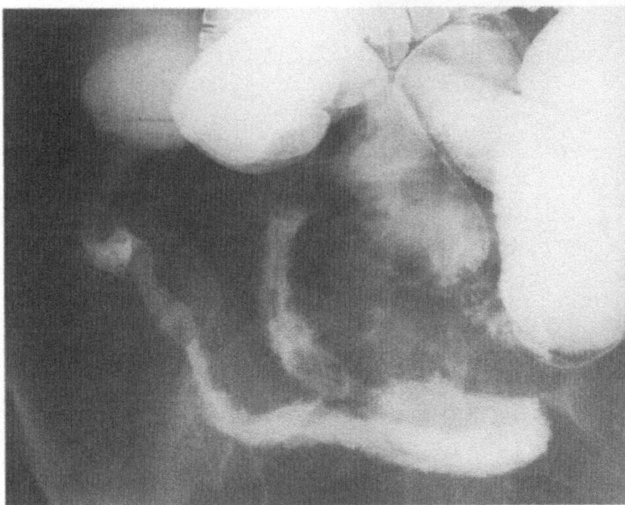

a

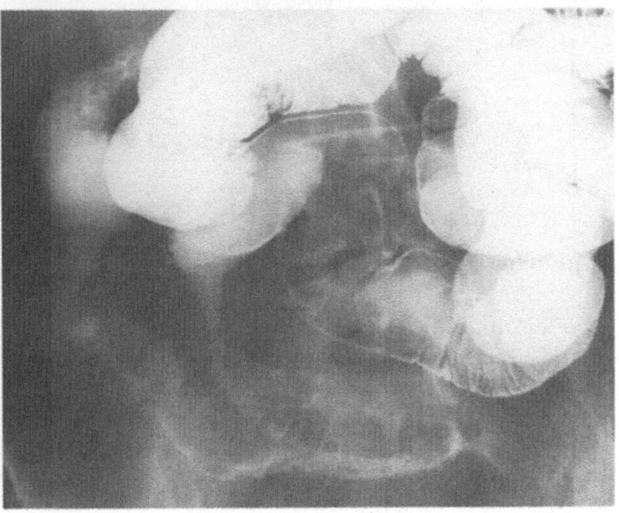

b

Abb. 14.19 a, b. Bekannter Morbus Crohn. Fixierte Darmabschnitte durch Wandverdickung und Sklerolipomatose des Mesenteriums, Lumeneinengung und ulzeronoduläre Oberfläche (**a**). Teilweise Spasmus, teilweise aktivierte Stenose mit beginnender prästenotischer Dilatation (**b**)

gelegentlich Pseudopolypen, Spasmus und entzündlich aktivierte Stenosen und Strikturen (Abb. 14.19 und 14.20).

Remission

Bei Stillstand der Erkrankung finden sich eine Atrophie und eine Glättung der Schleimhautoberfläche (Abb. 14.21). Das Lumen ist zunehmend aufdehnbar, aber auch kollabierbar, so daß das „bike-tire"-Phänomen auftritt.

Die Wandverdickung ist rückläufig. Das „string sign" kann erhalten bleiben. Im Gegensatz zum Kolon findet man am Dünndarm selten postinflammatorische Polypen (s. Abb. 14.27).

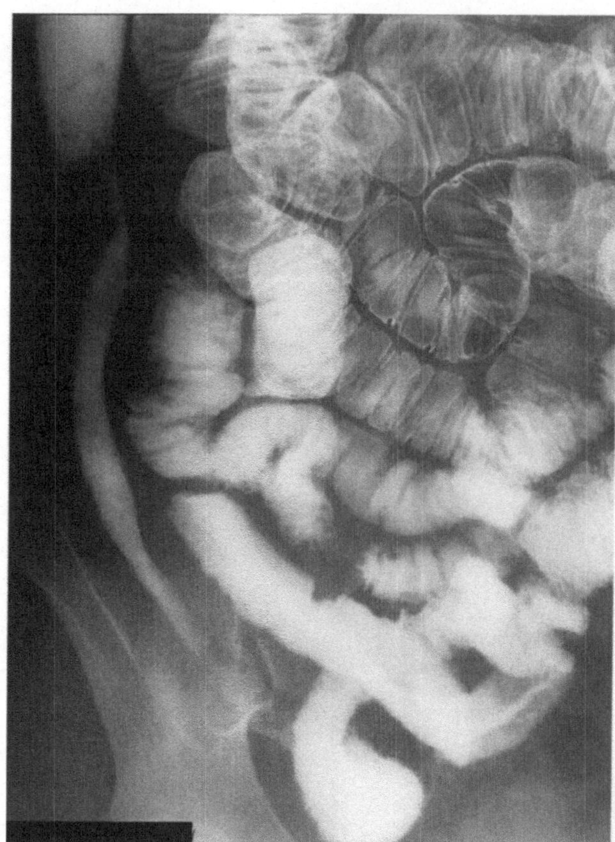

Abb. 14.20. Fortgeschrittener Morbus Crohn mit Wandverdickung, langstreckigem Befall und Sklerolipomatose

Jejunoileitis

Die Jejunoileitis ist eine seltene Sonderform des Morbus Crohn, bei der das distale Ileum nicht oder nur geringfügig befallen ist und sich die Erkrankung zum Duodenum hin ausbreitet (Abb. 14.22).

Radiologie

Die morphologischen Veränderungen an der Darmoberfläche, das Befallsmuster und die Darmfunktion können mit dem Enteroklysma am besten erfaßt werden.

Schleimhaut

Ein vergröbertes Zottenmuster ist vermutlich die früheste röntgenologisch nachweisbare Veränderung und entspricht histologisch einem entzündlichen Zellinfiltrat mit geschwollenen und aufgetriebenen Zotten (Glick u. Teplick 1985) (Abb. 14.23).

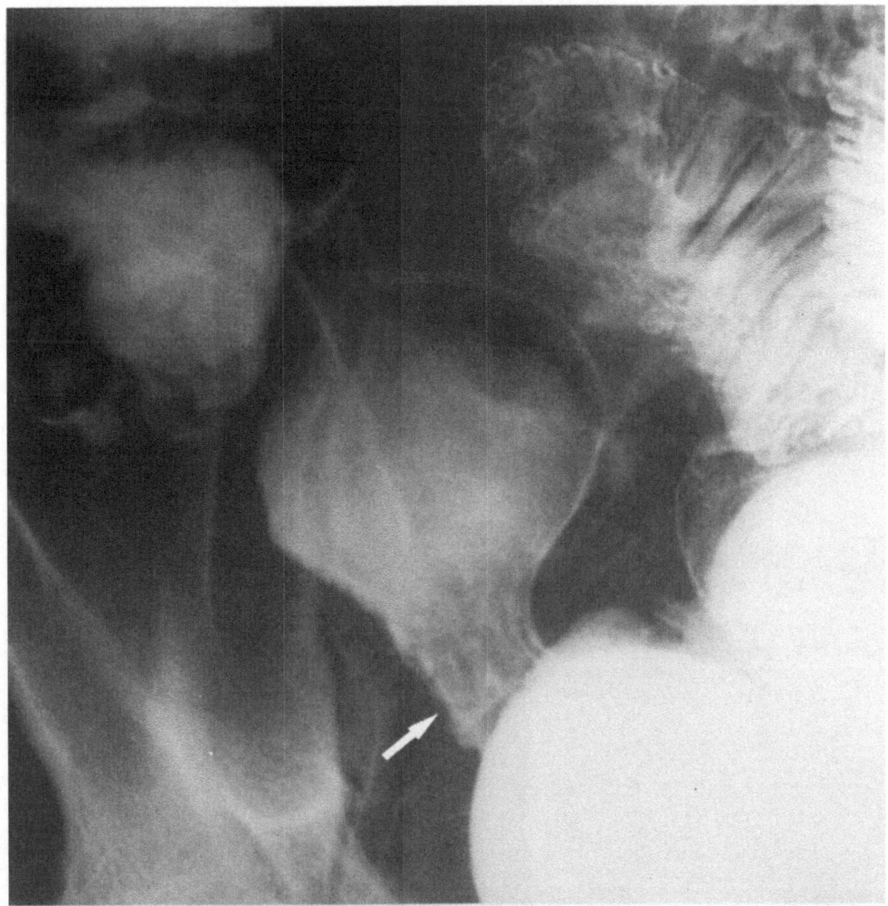

Abb. 14.21. Morbus Crohn in Remission. Glatte Oberfläche, aufdehnbarer Darm entsprechend einer aneurysmatischen Dilatation mit „bike-tire"-Phänomen (*Pfeil*)

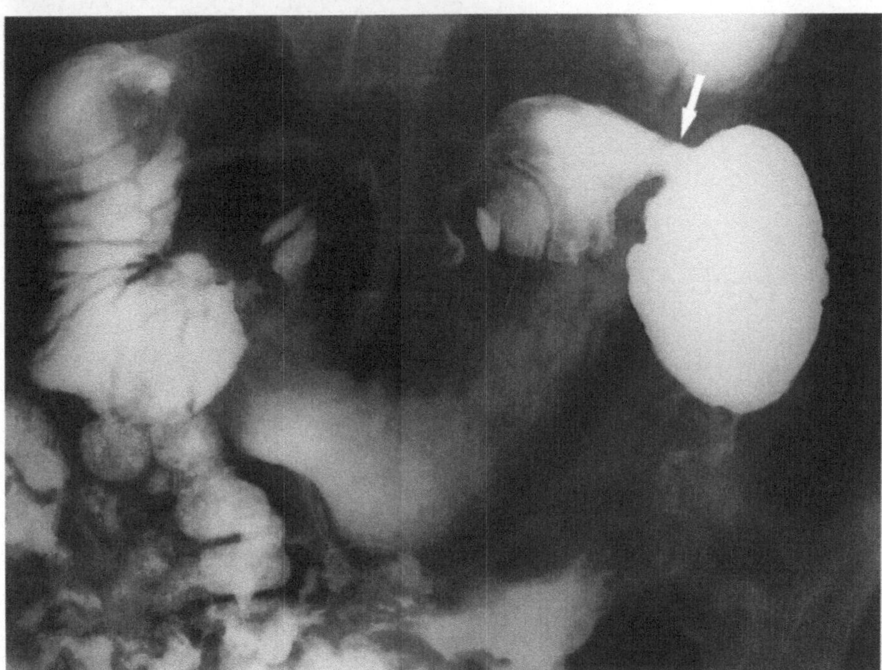

Abb. 14.22. Jejunoileitis. Deutlicher Befall des Duodenums und proximalen Jejunums (*Pfeil*). Bekannte kurzstreckige Erkrankung des terminalen Ileums

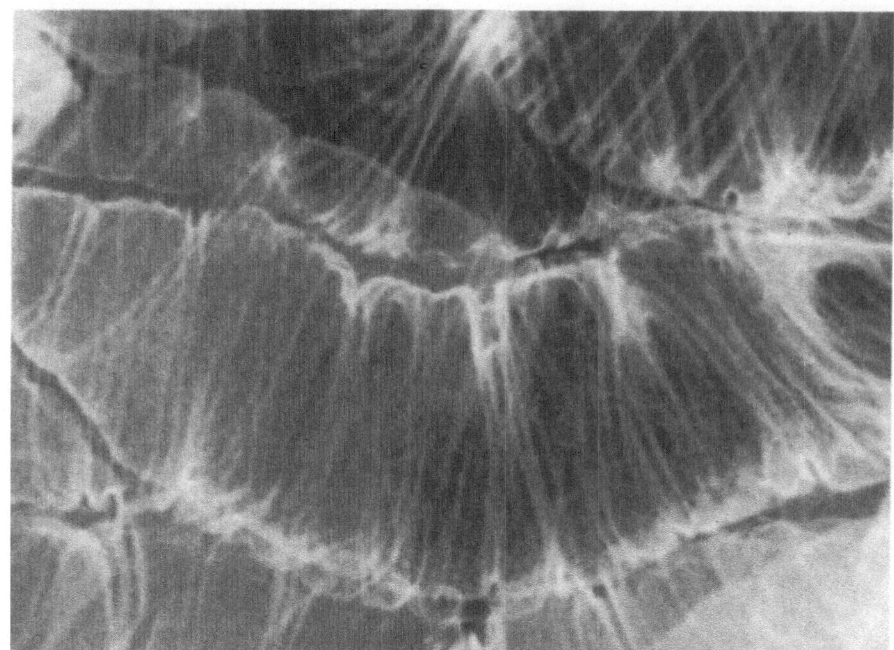

Abb. 14.23. Morbus Crohn. Vergröbertes Zottenmuster in einem poximalen Darmabschnitt bei typischer Erkrankung im terminalen Ileum

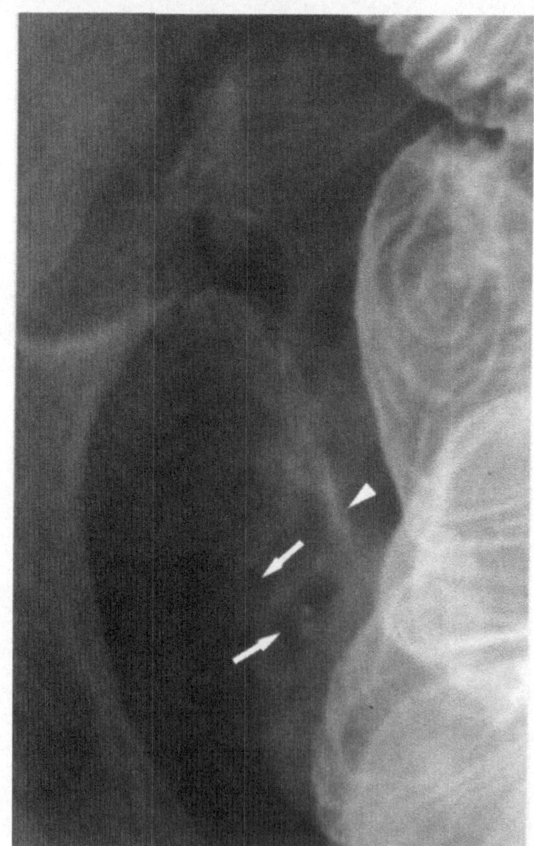

Abb. 14.24. Aphthoide Ulzera in einem abnormalen terminalen Ileum (*Pfeile*), longitudinale Ulzerationen (*Pfeilspitze*)

Aphthoide Ulzera

Sie werden am Dünndarm selten gefunden. Röntgenologisch zeigen sie sich als kleine Kontrastmitteldepots mit einer umschriebenen Schleimhautschwellung, vergleichbar mit den kompletten Erosionen bei der erosiven Gastritis (Abb. 14.24; s. auch Abb. 14.14). In den meisten Fällen findet man sie im Rahmen weiter fortgeschrittener, distal gelegener Läsionen. Die aphthoiden Ulzera müssen von der häufigen lymphonodulären Hyperplasie und den Peyer-Plaques abgegrenzt werden (Ekberg u. Lindström 1979). Aphthoide Ulzera sind unspezifisch und treten auch bei der Yersiniose, der Tuberkulose (Abb. 15.13), der opportunistischen viralen Enteritis und bei anderen Darmentzündungen auf. Sie können vollständig verschwinden oder in tiefere Ulzerationen übergehen.

Abnormale Falten

Entzündungen und Ödeme als Folge von Lymphstau führen zu einer Verdickung und Verformung der Kerckring-Falten. Diese erscheinen versteift und gestreckt, manchmal abgeflacht und miteinander verschmolzen oder knotig verformt (Abb. 14.25). Ähnliche Veränderungen sieht man bei der Strahlenenteritis, bei der chronischen Ischämie oder beim Lymphom. Die Kombination von grobem Zottenmuster und abnormalen Falten ist dringend verdächtig auf einen Morbus Crohn im Frühstadium (s. auch Abb. 14.14).

„Pflastersteinrelief"

Es ist der Ausdruck einer ulzeronodulären Veränderung. Sie besteht aus einer Kombination von longitudinalen und transversal verlaufenden linearen Ulzera, so daß die inselförmig stehengebliebene, entzündlich verdickte Schleimhaut wie ein Pflasterstein imponiert (Abb. 14.26).

Polypöse Veränderungen

Sie treten in Verbindung mit verdickten Falten auf. Postentzündliche Polypen sind im Gegensatz zum Kolon im Dünndarm selten. Die Pseudopolypen bilden runde oder ovale Erhebungen mit normaler Schleimhautoberfläche. Die Knoten werden auch als Teil eines aktiven Entzündungsvorgangs gefunden (Buck et al. 1991). Im Gegensatz zum eigentlichen Pflastersteinrelief erheben sich diese Knoten aus dem Schleimhautniveau, so daß das Darmlumen praktisch nicht eingeengt ist (Abb. 14.27).

Asymmetrischer Befall

Typischerweise befällt der Morbus Crohn die mesenteriale Darmwandseite. Hier kommt es zur Ausbildung von linearen Ulzera. Die Ulzera sind begleitet von Schwellungen in der Submukosa (Abb. 14.28). Diese an der

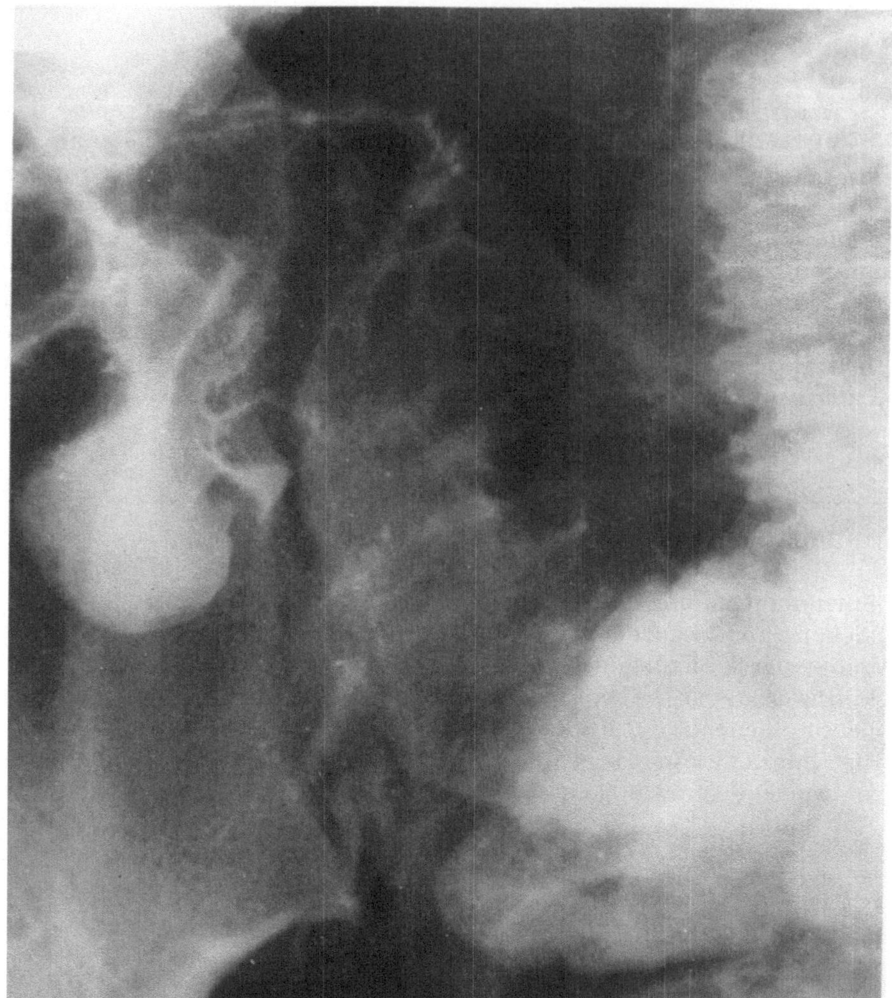

Abb. 14.25. Frühe Form eines Morbus Crohn im terminalen Ileum mit Faltenverdickung und schlechtem Wandbeschlag wegen eines entzündlichen Ödems

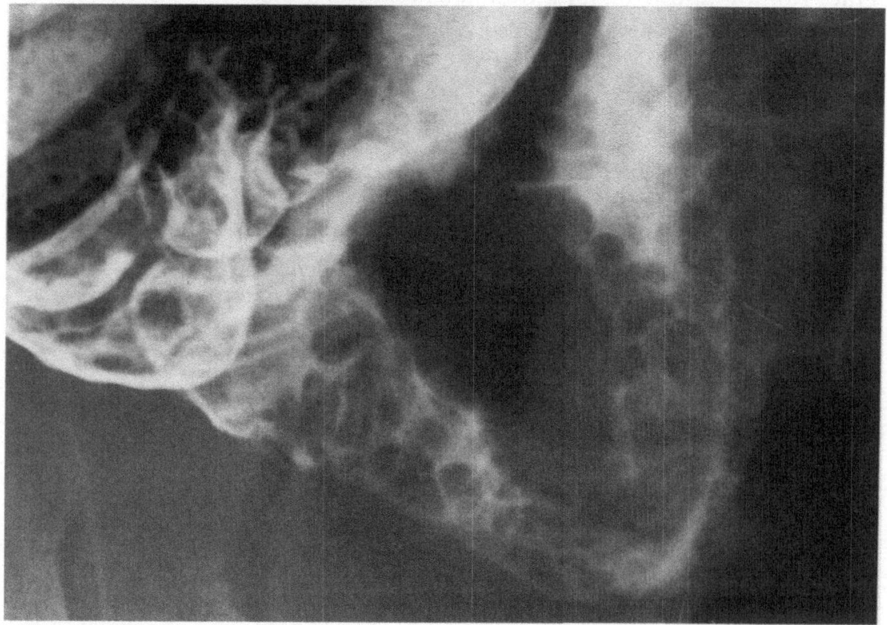

Abb. 14.26. „Pflastersteinrelief" als Ausdruck ulzeronodulärer Veränderungen

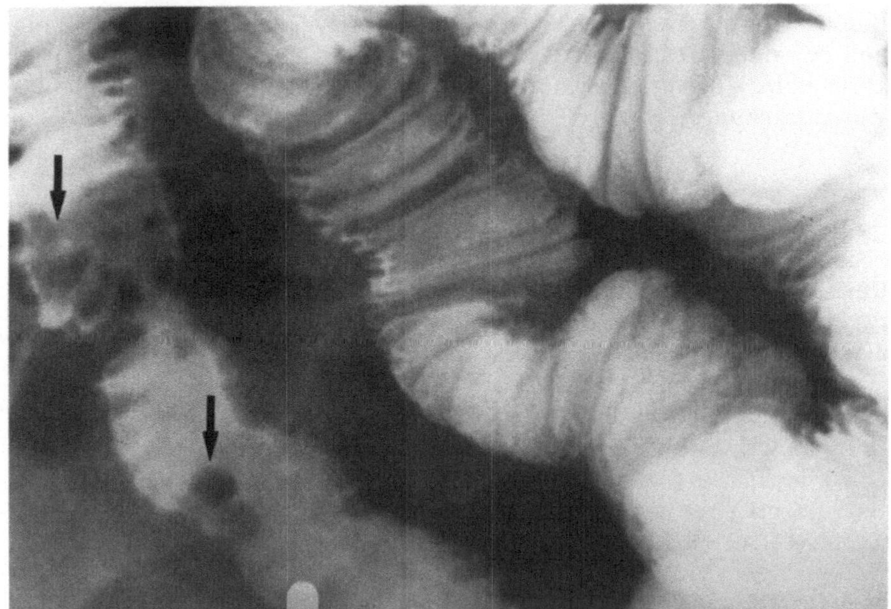

Abb. 14.27. Postentzündliche Pseudopolypen (*Pfeile*) bei rezivierendem Morbus Crohn

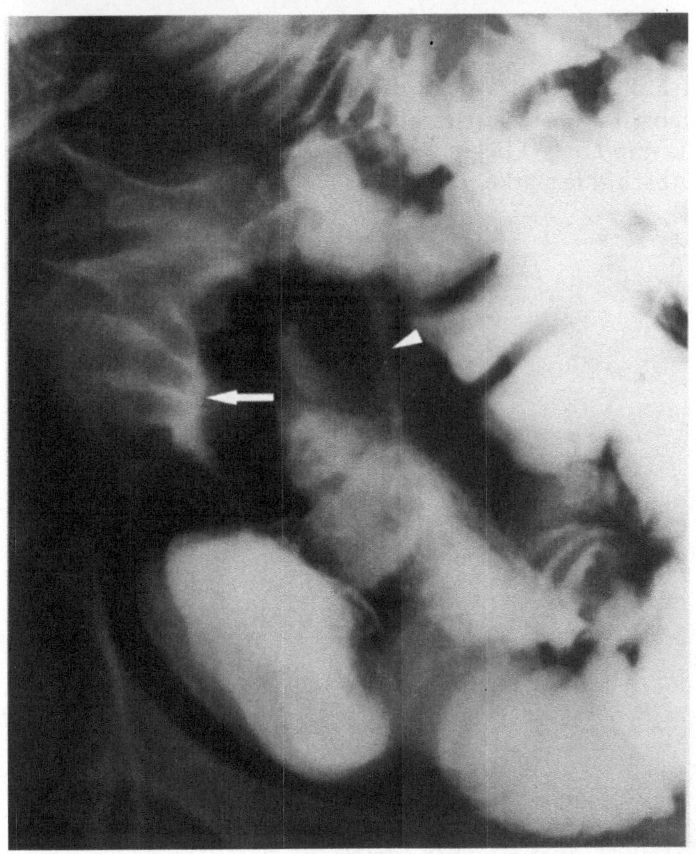

Abb. 14.28. Ileozökaler Morbus Crohn mit linearen mesenterialseitigen Ulzerationen (*Pfeil*), Schwellung der Falten und Verkürzung der mesenterialen Darmseite (Shell-Zeichen); „string-sign" (*Pfeilspitze*)

Innenseite gelegenen Ulzera verursachen eine Verdickung, Sklerosierung und Retraktion des angrenzenden Mesenteriums und führen zu einer Verkürzung bzw. Raffung der mesenterialseitigen Darmwand mit Ausbildung von Aussackungen.

Aussackungen

Über die oben beschriebenen Aussackungen kann sich zunächst noch die peristaltische Welle fortbewegen. Bei Fortschreiten der Fibrose werden diese Aussackungen zu Divertikeln fixiert (Abb. 14.29), die in der Literatur fälschlicherweise als „Pseudodivertikel" bezeichnet werden. Tatsächliche Pseudodivertikel („falsche Divertikel") sind selten. Sie entsprechen einer Herniation der Mukosa durch die hypertrophierte Wand (Abb. 14.30).

Symmetrische („aneurysmatische") Dilatationen beruhen dagegen auf einer Störung der neuromuskulären Funktion der erkrankten Darmwand (Sartoris et al. 1984) (Abb. 14.31; s. auch Abb. 14.21).

Segmentaler Befall

Typisch für den Morbus Crohn ist ein segmentaler Befall. Zwischen erkrankten Darmabschnitten („skip lesions") können normal erscheinende Darmabschnitte („skip areas") liegen (Abb. 14.32 und 14.33). In der Regel sind die distalen Abschnitte stärker erkrankt als die proximalen.

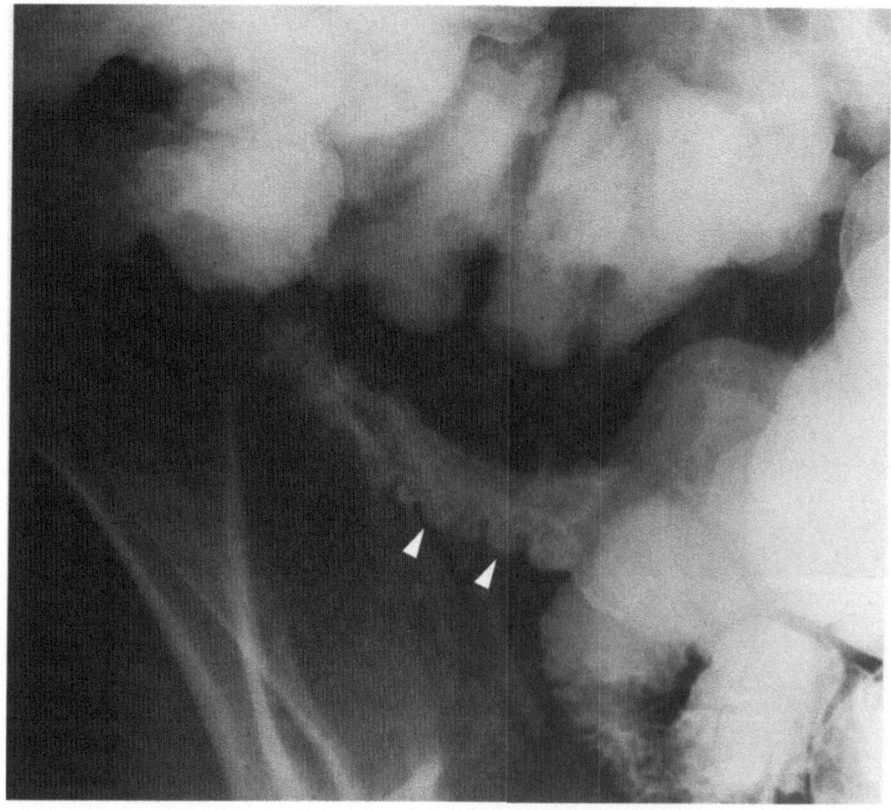

Abb. 14.29. „Pseudodivertikel". Die Aussackungen an der antimesenterialen Darmseite (*Pfeile*) entstehen bei entzündlich bedingter Schrumpfung an der mesenterialen Seite. Da die gesunde Darmwand in Falten fixiert ist, handelt es sich um „echte" Divertikel

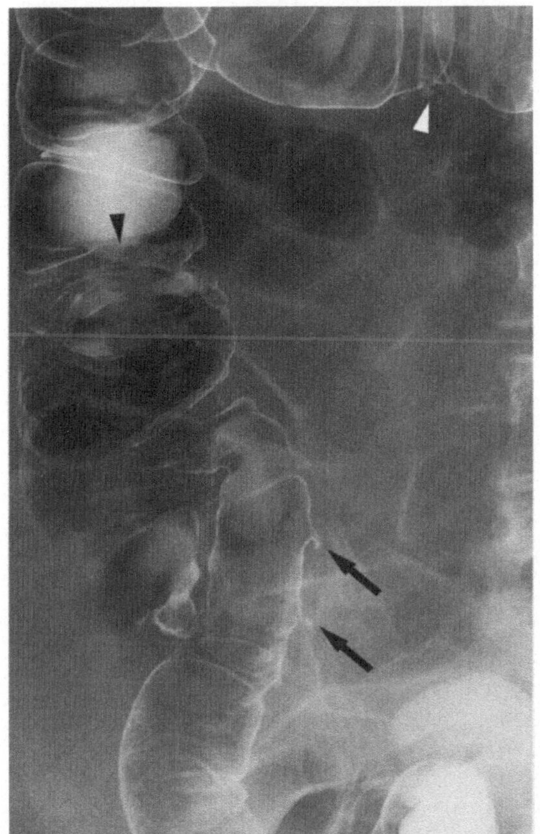

Abb. 14.30. „Falsche" Divertikel oder Pseudodivertikel sind selten und entstehen durch Herniation der Mukosa durch die entzündlich hypertrophierte Darmwand (*Pfeile*). Im Bild: „ausgebrannter" Morbus Crohn im terminalen Ileum und aktivere Segmente im Kolon (*Pfeilspitze*)

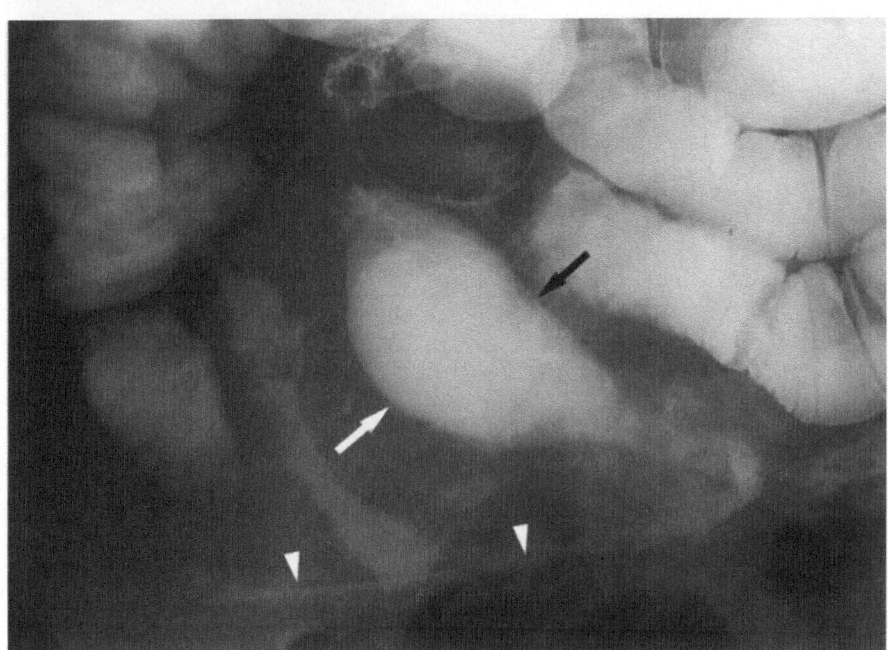

Abb. 14.31. Aneurysmatische Dilatation (*Pfeile*) bei neuromuskulärer Störung der Darmwandbewegung. Bei Kollabierbarkeit des Segments liegt keine fixierte distale Stenose vor. Zusätzlich enterokutane Fistel (*Pfeilspitzen*)

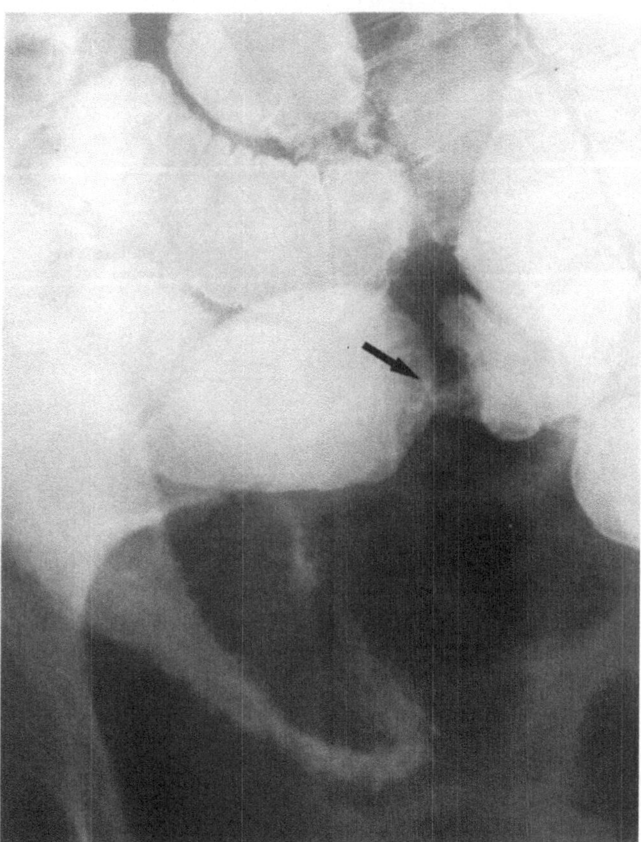

Abb. 14.32. Segmentaler Befall. Deutliche Erkrankung im terminalen Ileum mit Wandverdickung, Lumeneinengung und ulzeronodulärer Oberfläche. „Omegaartige" Fixation der Darmschlinge über die begleitende Sklerolipomatose des Mesenteriums. Kurzer segmentaler Befall von geringerer Ausprägung (*Pfeil*)

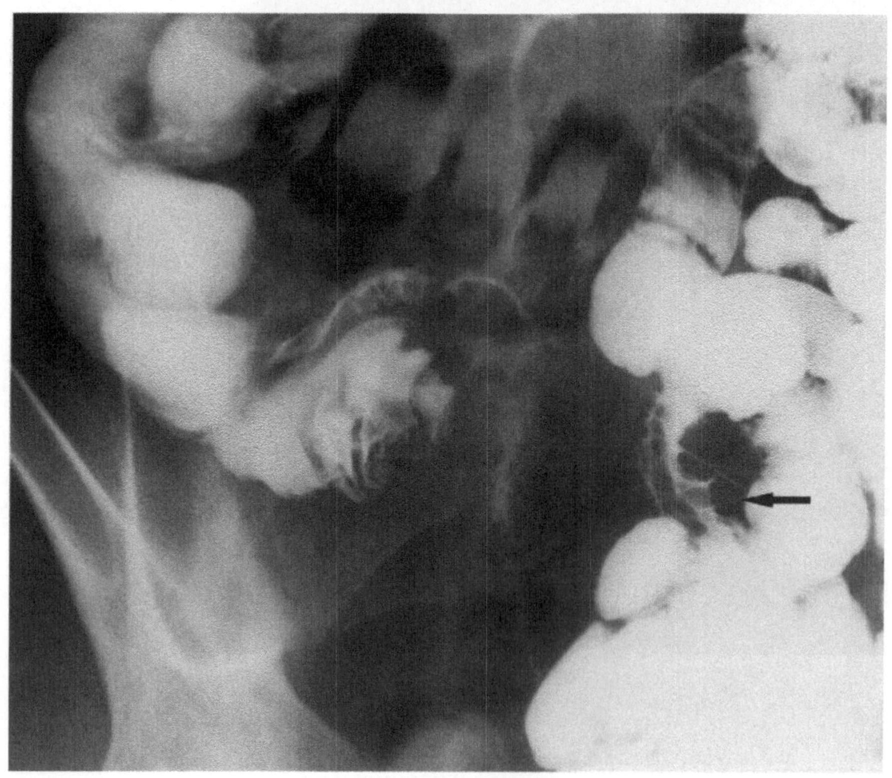

Abb. 14.33. Segmentaler Befall. Deutlicher Morbus Crohn im terminalen Ileum mit nichtstenosierender Lumeneinengung und Spastik, Wandverdickung. Proximal gelegenes Segment mit geringerer Krankheitsausprägung (*Pfeil*)

Funktionsstörungen

Unter „string sign" versteht man einen vorübergehenden, teilweise lang-anhaltenden Spasmus eines erkrankten Darmsegments. Im Verlauf der Krankheit entwickelt sich eine Hypertrophie der Muskulatur. Die Darm-wand bleibt dabei jedoch elastisch, so daß noch spastische Kontraktionen auftreten können. Eine prästenotische Dilatation wird deshalb bei dieser Funktionsstörung nicht beobachtet. In Abgrenzung von anderen Entzün-dungen ist dieses Phänomen typisch für einen Morbus Crohn und dient auch zur Differenzierung von einer fixierten Stenose, die eine mehr oder weniger ausgeprägte prästenotische Dilatation aufweist und sich nicht mehr öffnen kann (Abb. 14.34). Bei aktiv entzündlich-ulzerierenden Steno-sen findet sich ein gering erweitertes Darmlumen (Abb. 14.35). Dilatierte hypotone Darmabschnitte (aneurysmatische Dilatation) sind meist Ausdruck eines Rezidivs nach langjähriger Remission der Erkrankung (s. Abb. 14.21 und 14.31). Im Gegensatz zum „string sign" gilt das „bike-tire"-Phänomen[1] als Endzustand bei einem „ausgebrannten" Morbus Crohn. Es zeigt einen atonischen Darmabschnitt mit glatter atrophischer Oberfläche, der bei fehlender Füllung kollabiert und ein längs verlaufendes Oberflächenprofil aufweist (Abb 14.36) (Sellink et al. 1982). Man findet dieses Phänomen allerdings auch bei einer Atrophie nach Tuberkulose, Strahlenenteritis, chronischer Dilatation und im Normalfall.

---

[1] Vergleichbar mit einem parallel verlaufenden Fahrradreifenprofil.

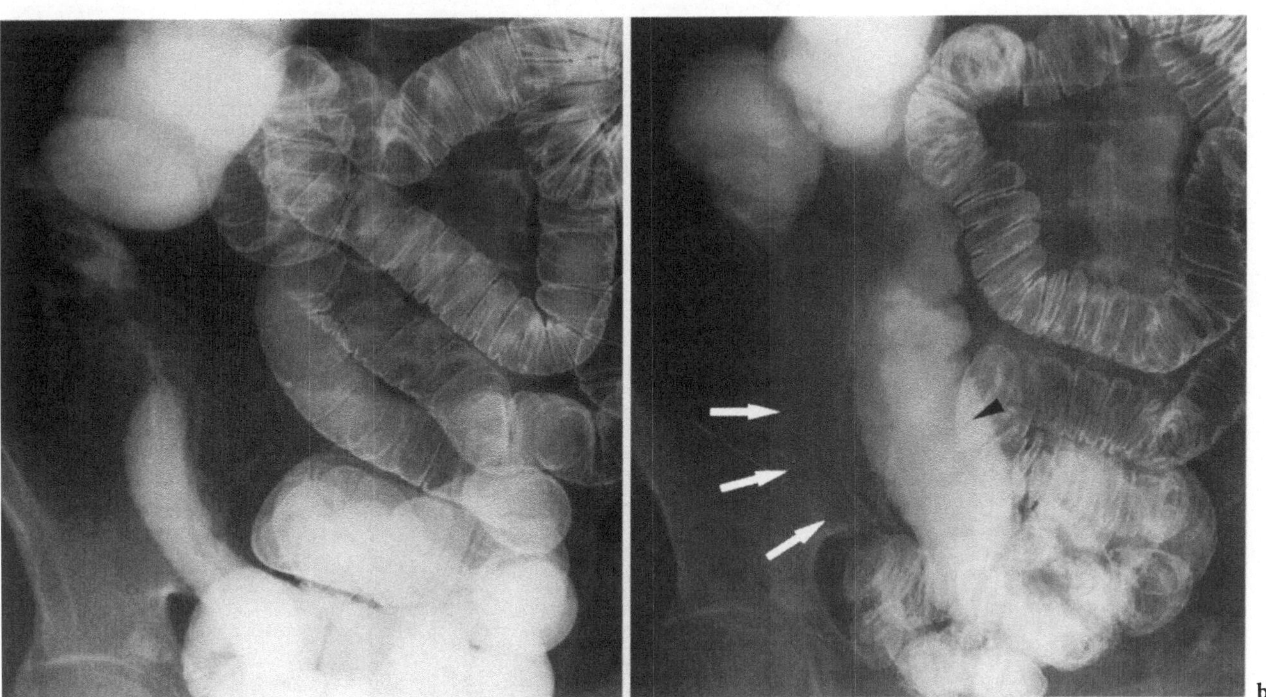

Abb. 14.34 a, b. „String sign". Morbus Crohn des terminalen Ileums mit geringer klini-scher und radiologischer Aktivität (glatte Oberfläche). **a** Entfaltbares Lumen. **b** Spastische Kontraktion bis auf „violinsaitenartige" Einengung (*Pfeile*). Keine prästenotische Dilata-tion, normale Passagezeit. Abgeflossenes Kontrastmittel im durchhängendem Colon transversum (*Pfeilspitze*)

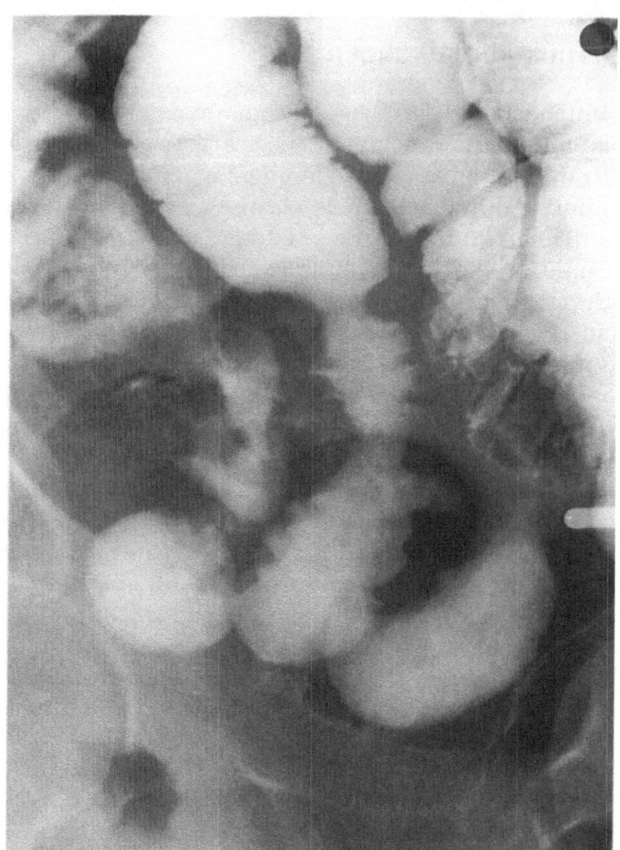

Abb. 14.35. Aktiv entzündlich-ulzerierende Stenosen. Segmentale Lumeneinengungen ohne nennenswerte prästenotische Dilatation oder Passagestörung

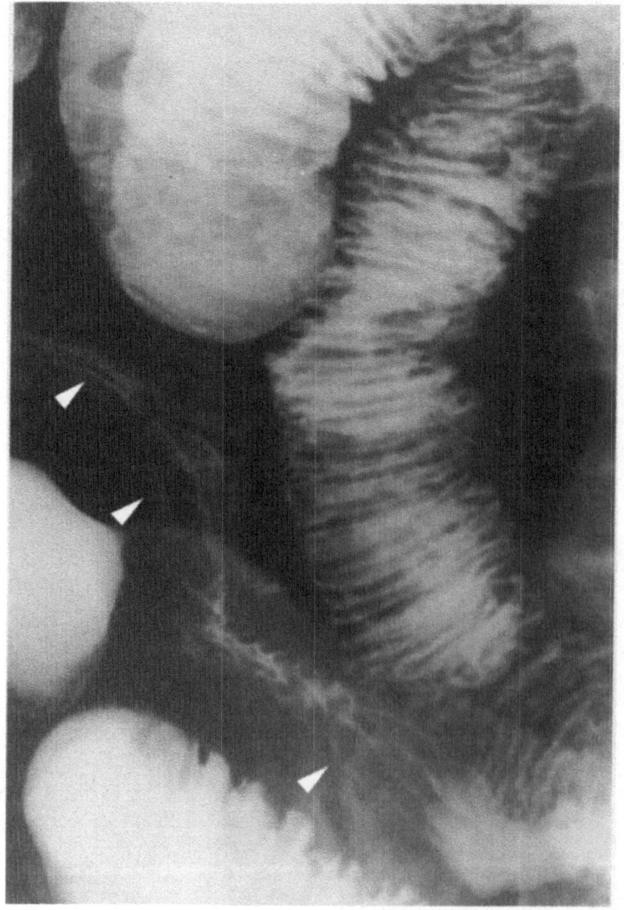

Abb. 14.36. „Bike-tire"-Phänomen. Vorübergehender Kollaps eines atonischen terminalen Ileums mit Ausbildung eines längsverlaufenden Oberflächenprofils (*Pfeile*)

Mesenterium

Das Mesenterium ist schon frühzeitig in den Entzündungsprozeß mitein-
bezogen. Im Enteroklysma ist dieVeränderung im Mesenterium erst im
fortgeschritteneren Stadium durch indirekte Zeichen auf dem Röntgenbild
erkennbar. Es zeigt sich eine Distanzierung der Darmschlingen mit einer
starren konkaven Innenkontur. Ulzerationen an dieser mesenterialen Seite
führen zu einer Retraktion und Verkürzung dieser Darmseite. Die antimesenteriale Seite wird dadurch relativ zu lang und es kommt zur Ausbildung
von sog. Pseudodivertikeln (s. Abb. 13.39 und 14.29). Die Sklerolipomatose
verursacht eine Impression am Zökum, die von Berridge als „medialer
Zökumdefekt" beschrieben wurde. Das „Omegazeichen" ist eine weitere
radiologische Manifestation des entzündlichen Konglomerattumors
(Abb. 14.37).

Die CT, aber auch die MRT können diese mesenterialen Veränderungen
direkt nachweisen. Daneben sind auch entzündliche Lymphknotenvergrößerungen erkennbar (Abb. 14.38 und 14.39). Die Sonographie ist hier
weniger aussagekräftig. Das entzündlich proliferierte und verdickte mesenteriale Fett- und Bindegewebe (Sklerofibrolipomatose,„creeping fat") bildet
zusammen mit den verbackenen Darmschlingen einen „Konglomerattumor", der als Resistenz getastet werden kann.

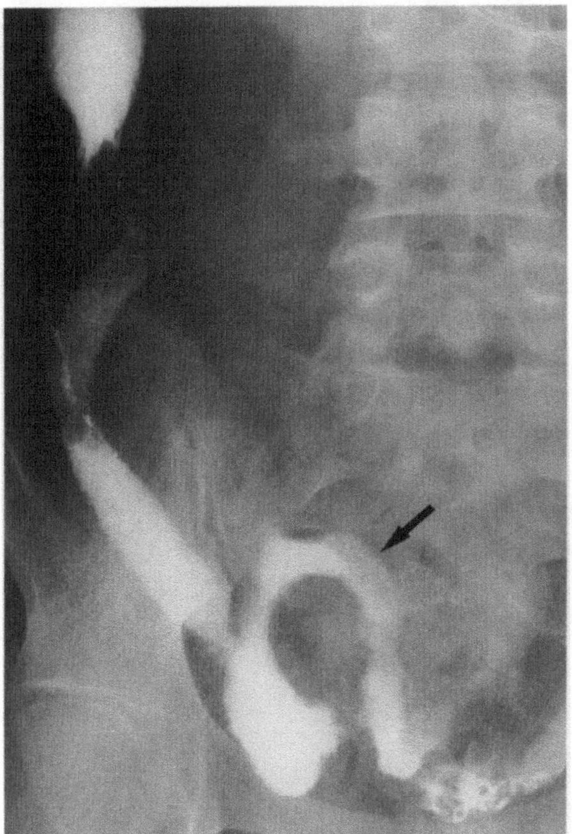

Abb. 14.37. „Omegazeichen" als
Ausdruck einer Sklerolipomatose
(*Pfeil*). Spätphase eines Entero-
klysmas

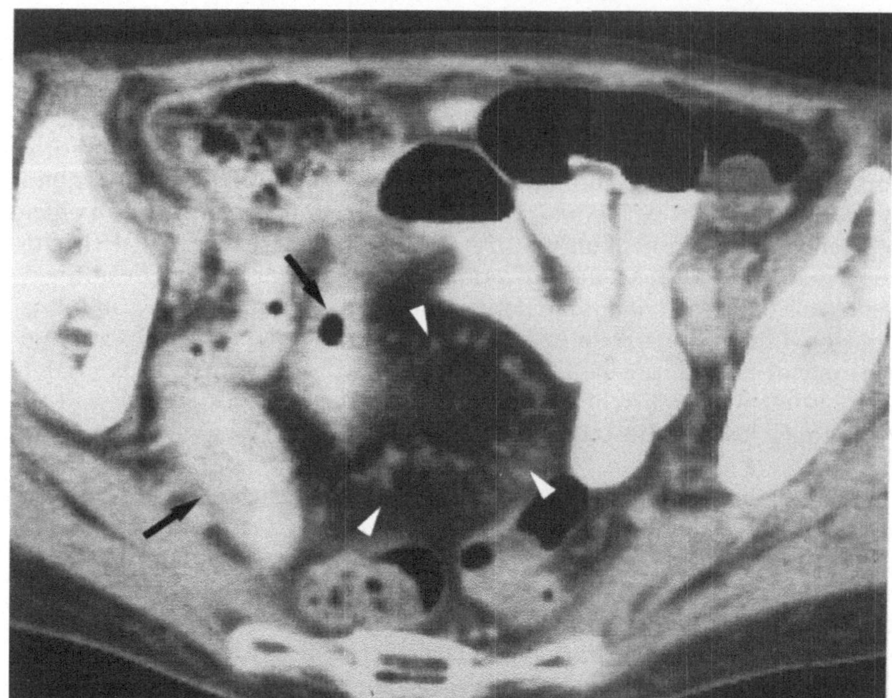

Abb. 14.38. Sklerolipomatose. Die CT zeigt proliferiertes mesenteriales Fett- und Bindegewebe („creeping fat") (*Pfeilspitze*) im Bereich eines Morbus Crohn mit Wandverdickung (*Pfeile*); s. auch Abb. 14.10

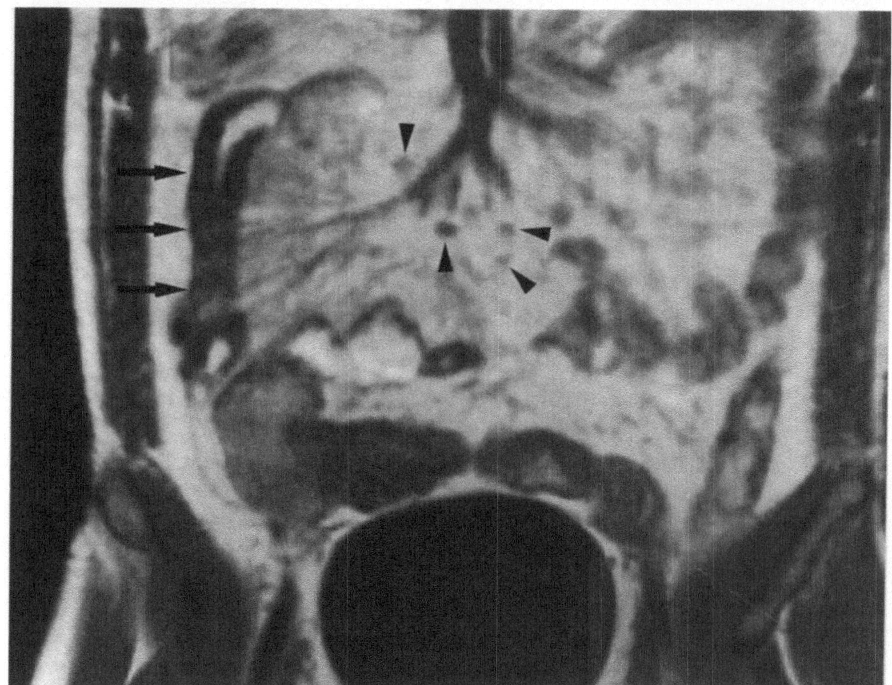

Abb. 14.39. Lymphknotenvergrößerungen. Die MRT (T1-Wichtung) zeigt multiple vergrößerte mesenteriale Lymphknoten (*Pfeilspitzen*) bei aktivem Morbus Crohn (*Pfeile*). Gd-DTPA im Darmlumen. (Mit freundlicher Genehmigung Prof. Claussen, Tübingen)

Komplikationen

Fisteln

Fisteln werden zu den Komplikationen des Morbus Crohn gezählt, die als Folge der transmuralen Entzündung entstehen. Sie entwickeln sich in etwa 5–30 % der Fälle (Rankin et al. 1979) und können zu benachbarten Darmschlingen, zur Harnblase, zur Vagina, ins Mesenterium oder zur Haut verlaufen (Abb. 14.40 und 14.41). Am häufigsten sind Fisteln zwischen dem terminalen Ileum und der Ileozökalregion. Die Gänge sind dann meist multipel und verzweigt („Fuchsbaufisteln") (Abb. 14.42).

Enterokutane Fisteln entstehen oft postoperativ. Die Fistelgänge sind manchmal so dünn, daß sie dem Nachweis entgehen können oder nur indirekt erkennbar sind. Diese indirekten Zeichen sind dann ein vorzeitiges Erscheinen von Kontrastmittel in Rektum oder anderen Kolonabschnitten oder auf der Haut, bevor der ileozökale Übergang erreicht ist (Abb. 14.43). Zu bemerken ist, daß wahrscheinlich nur antegrad gefüllte Fisteln, also solche, die vom Dünndarm in den Dickdarm zu füllen sind, funktionell wirksam sind. Fisteln, die sich retrograd beim Kolonkontrasteinlauf darstellen, sind meist unwirksam. Bei einer solchen retrograd dargestellten Fistel wird die anterograde Fülllung durch eine Art Ventilmechanismus verhindert (Abb. 14.44).

Der Nachweis von Luft in der Harnblase und das klinische Zeichen einer Pneumatourie zeigen ein Fistelgeschehen an. Die CT ist hier meist

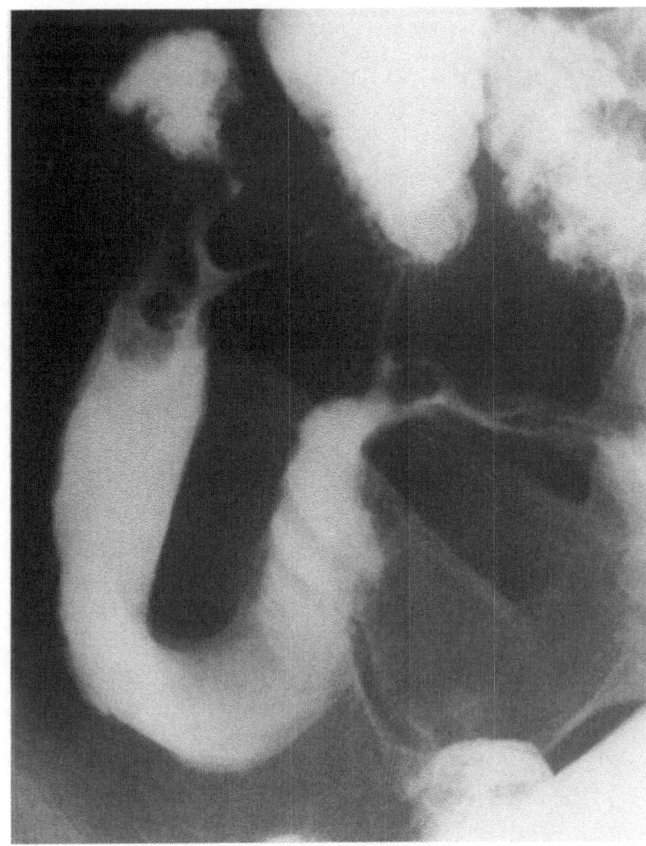

Abb. 14.40. Fisteln. Ileoileale und ileokolische Fistelgänge, meist besser erkennbar im Bariummonokontrast

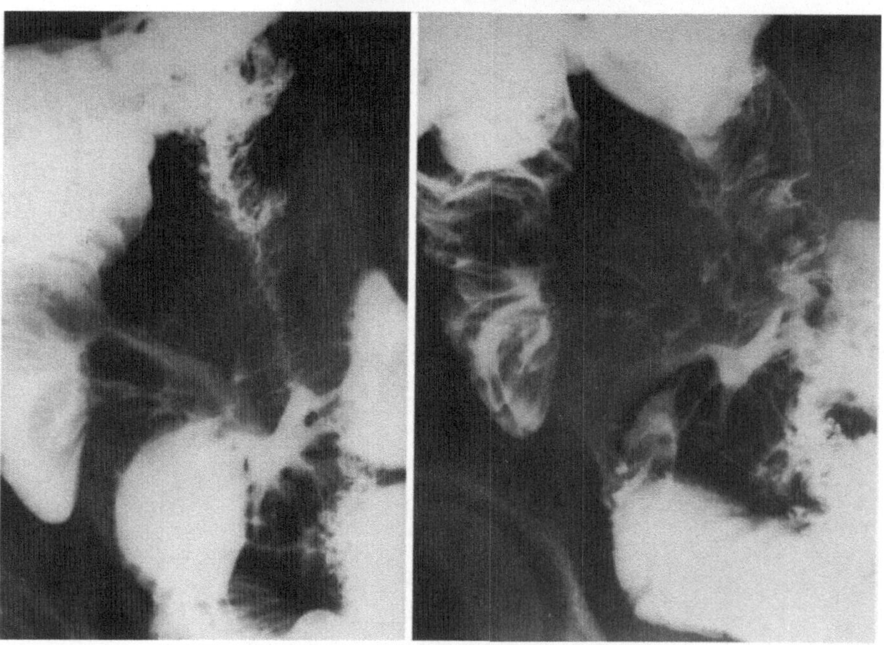

Abb. 14.41. Ileovaginale Fistel (*Pfeil*); Vagina (*Pfeilspitze*)

Abb. 14.42. „Fuchsbaufisteln". Fistelgänge im Mesenterium mit Anschluß zum Kolon

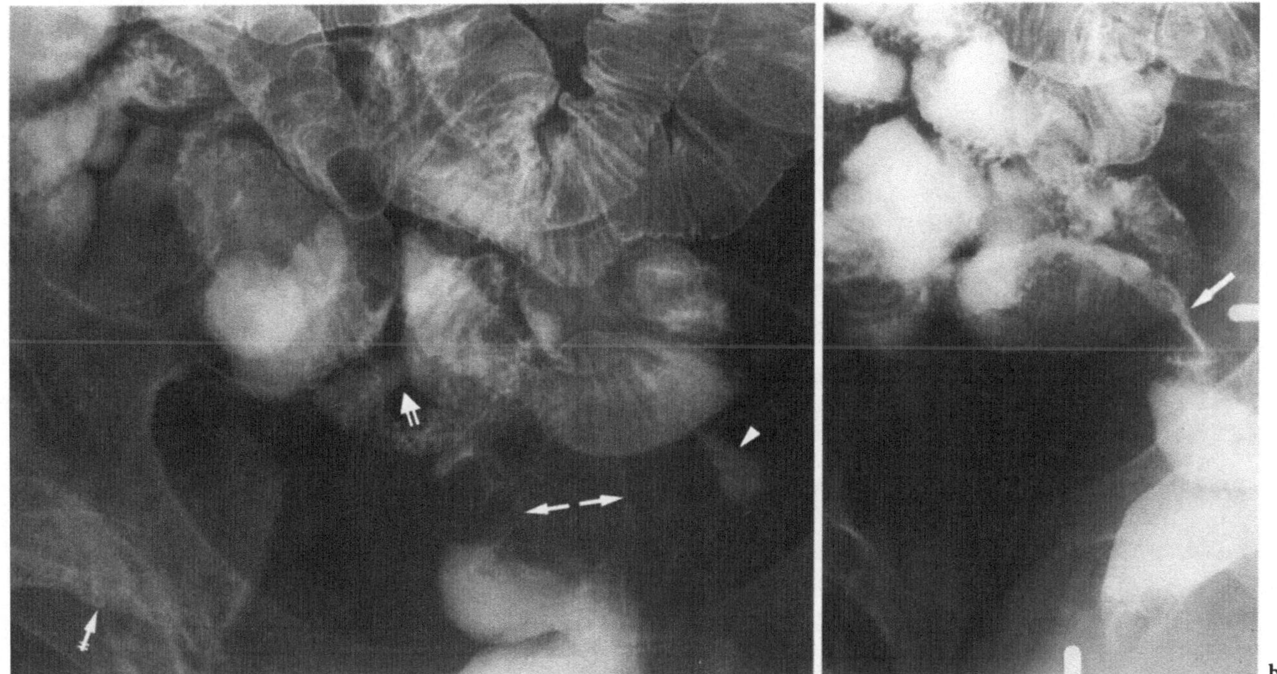

Abb. 14.43 a, b. Enterorektale und enterokutane Fisteln. Vorzeitiges Erscheinen des Kontrastmittels im Rektum (**a**) vor Darstellung des terminalen Ileums (*Pfeil*). **b** Deutliche Darstellung des Fistelgangs in der Seitansicht (**b**, *Pfeil*). Fistelgang zur Haut (*breiter Pfeil*) mit Übertritt in den Hautverband (*gestrichener Pfeil*) und blinde Fistel (*Pfeilspitze*)

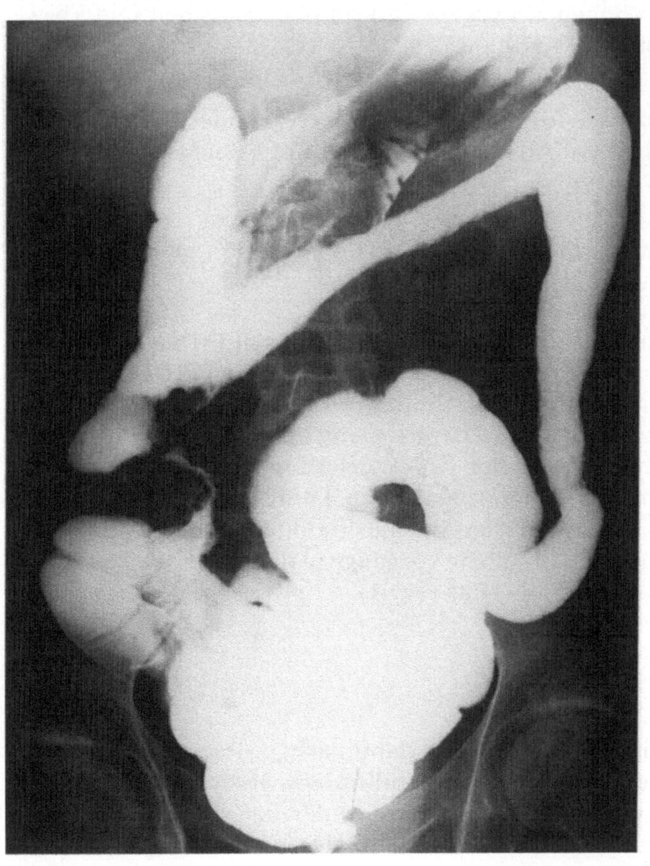

Abb. 14.44. Kolonkontrasteinlauf. Retrograde Auffüllung des Magens durch eine Fistel zwischen Kolon, Dünndarm und Magen. Die Fistel war nur retrograd im Kolonkontrasteinlauf darstellbar. Der Patient hatte keine Malabsorption oder Durchfälle

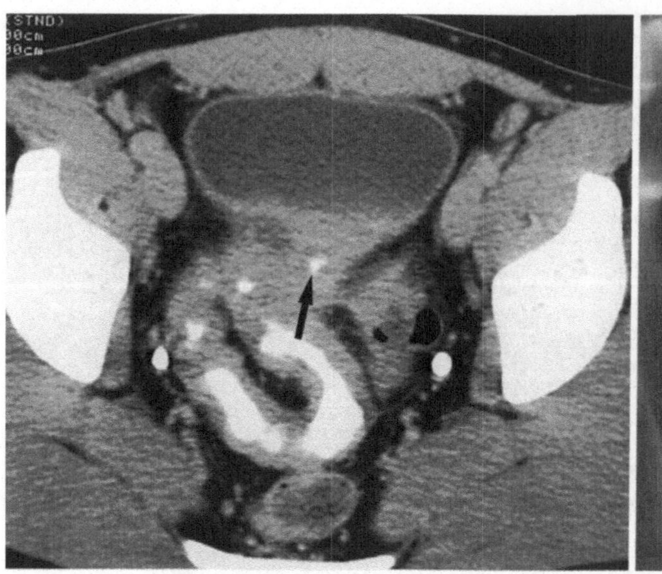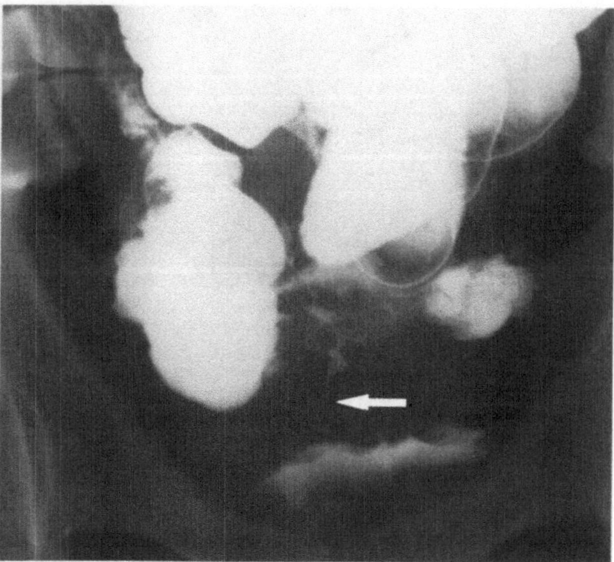

Abb. 14.45 a, b. Ileovesikale Fistel. Erstdiagnose in der CT (**a**). Morbus Crohn mit Blasen-infiltration und Fistelgang (*Pfeil*) sowie Luft in der Blase (nicht abgebildet). Das nach-folgende Enteroklysma (**b**) zeigt die Fistel (*Pfeil*) besser als die CT. Die Veränderungen des Morbus Crohn am Ileum sind in der CT jedoch eindrucksvoller sichtbar

sensitiver als das Enteroklysma und zeigt auch eindrucksvoller das volle Ausmaß der Fistelumgebung (Abb. 14.45).

Perianale Fisteln können am besten in der MRT dargestellt und klassifiziert werden (s. Abb. 14.11 und 14.12).

> **!** Die CT ist nicht spezifisch für einen Morbus Crohn. Andere Ursachen wie Divertikulitis, Strahlenenteritis, Perityphlitis und Neoplasmen müssen beachtet werden.

Strikturen

Strikturen entstehen durch Bindegewebseinlagerungen vorwiegend in der Submukosa und sind hauptsächlich verantwortlich für eine Dünndarm-obstruktion. Im fortgeschrittenen Stadium des Morbus Crohn werden sie in etwa 20 % der Fälle gefunden (Goldberg et al. 1979).

Mit dem Enteroklysma kann eine Differenzierung zwischen einer fixierten fibrotischen Striktur, einer spastischen Lumeneinengung („string sign"), einer aktiven ulzerostenosierenden Erkrankung und einer externen Lumeneinengung durch entzündliche Vorgänge in der Umgebung getroffen werden (Abb. 14.46; s. auch Abb. 14.32–14.35).

Abszesse

Im Enteroklysma können Abszesse nur dann nachgewiesen werden, wenn sich die Abszeßhöhle mit Kontrastmittel füllen läßt. Meist kann ein Abszeß lediglich aufgrund von unspezifischen Veränderungen in der Nähe des erkrankten Darmsegments vermutet werden (Herlinger et al. 1986).

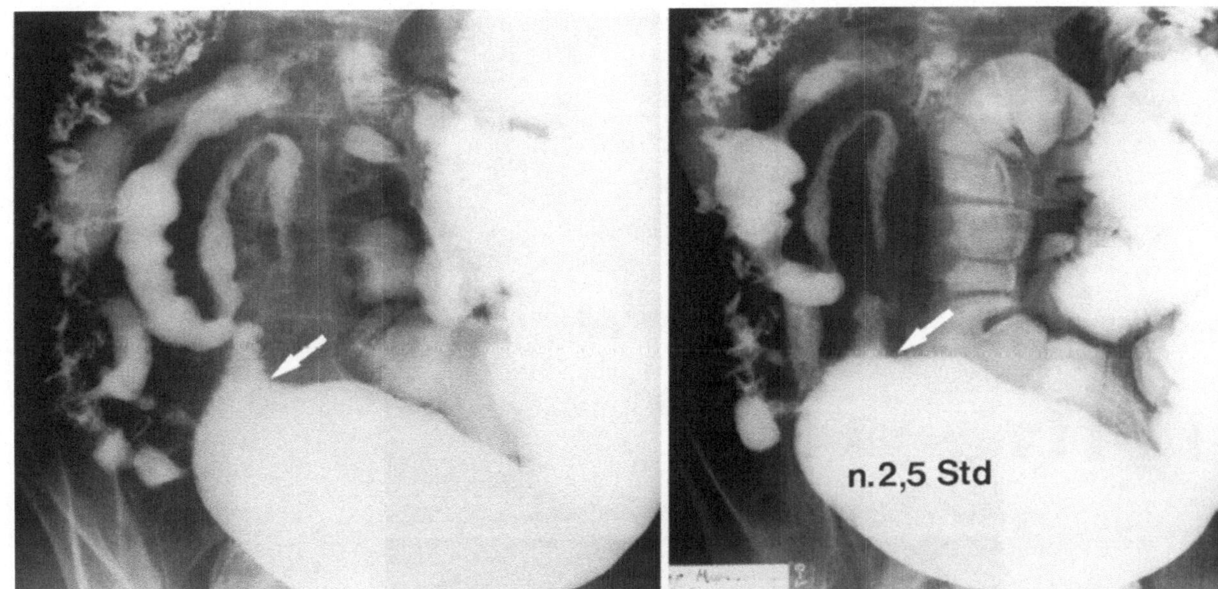

Abb. 14.46 a, b. Stenosen. Patientin mit Durchfall durch „Überlaufeffekt". Nach Überwindung einer fixierten Stenose (*Pfeil*) entleert sich der aufgestaute Darminhalt schwallartig über das distale Ileum, das bei aktiv ulzerostenosierender Erkrankung noch Wandbewegungen aufweist, erkennbar an der unterschiedlichen Lumenweite zwischen **a** und **b**. Zu beachten ist auch die Untersuchungstechnik (s. S. 29)

Vor allem die CT, aber auch die MRT und die Sonographie sind die Methoden der Wahl für die Abszeßdiagnostik (Fishman et al. 1987; Gore 1989). Wie bei der Diagnostik der Fisteln müssen andere Ursachen der Abszeßentstehung beachtet werden. Die perkutane Drainage der Abszesse bei Morbus Crohn ist mittlerweile die Methode der Wahl (Casola et al. 1987) (Abb. 14.47).

Perforation

Die freie Perforation ist selten, da sich die transmuralen Ulzera langsam ausbilden und durch eine entzündliche Umgebungsreaktion abgedeckt werden. Eine freie Perforation tritt am terminalen Ileum etwas häufiger auf als am Kolon (Greenstein et al. 1985) (Abb. 14.48).

Blutung

Akute Blutungen sind sehr selten.

Karzinom

Die Inzidenz von Karzinomen ist bei Morbus Crohn leicht erhöht und scheint mit der Dauer der Erkrankung zu korrelieren. Hauptsächlich sind jüngere Patienten betroffen (Durchschnittsalter 46 Jahre). Das terminale Ileum ist die häufigste Lokalisation der Tumorentstehung (Moesgaard et al. 1979) (Abb. 14.49).

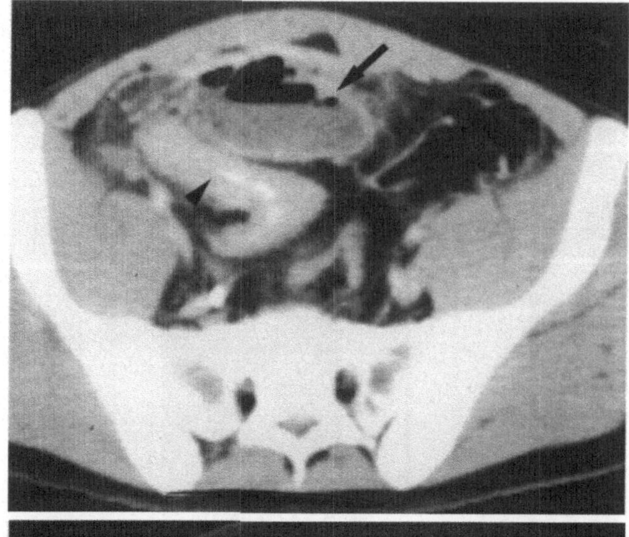

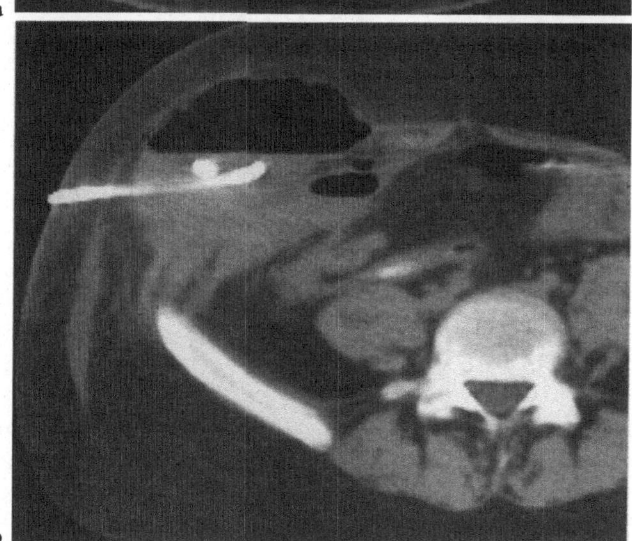

Abb. 14.47 a, b. Abszeß im Mesenterium (*Pfeil*), angrenzend an eine verdickte Ileumschlinge (*Pfeilspitze*). Erstdiagnose in der CT (**a**). Perkutane Abszeßdrainage bei einem anderen Patienten (**b**)

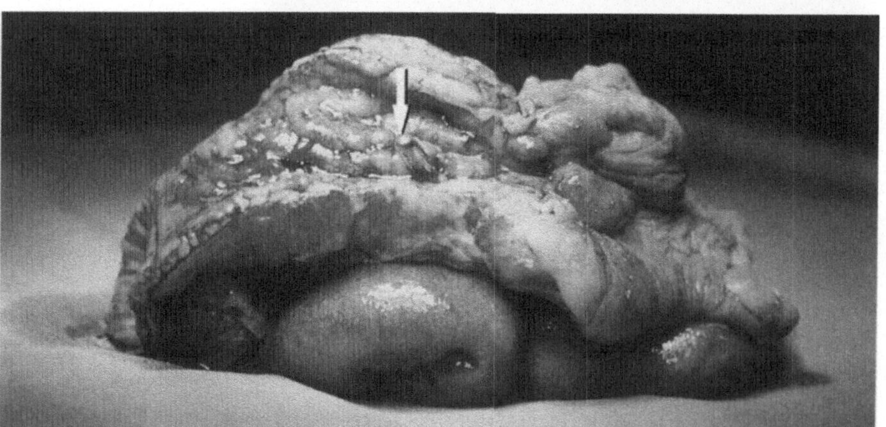

Abb. 14.48. Morbus Crohn mit freier Perforation (s. Sonde, *Pfeil*). Ulzeronoduläre Oberfläche, Wandverdickung und Sklerolipomatose)

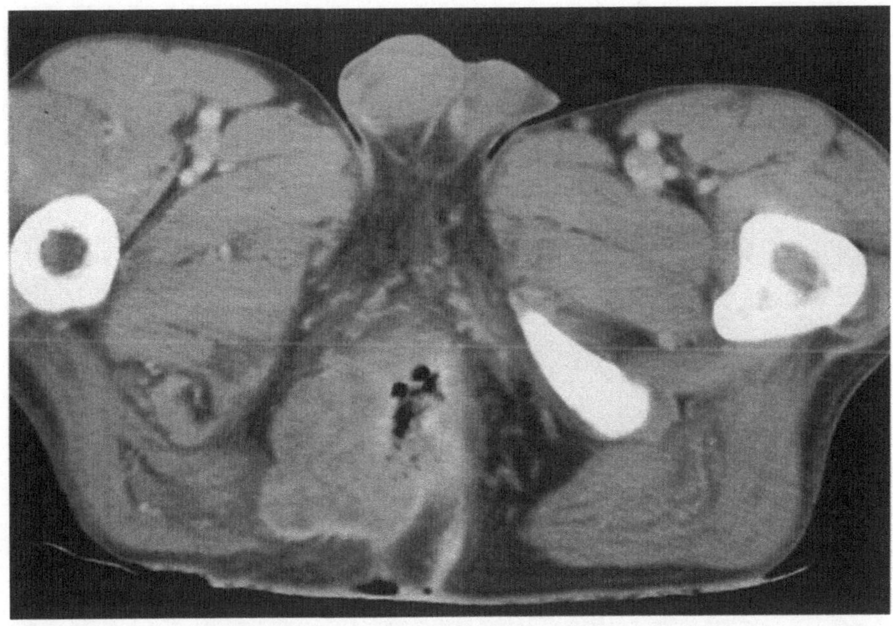

Extraintestinale Manifestationen

Diese Komplikationen können in 2 Gruppen eingeteilt werden:

- Die 1. Gruppe betrifft Patienten mit einer durch die Erkrankung des terminalen Ileums gestörten Resorption. Es kommt zu einer Malabsorption von Vitamin B_{12}, Fett und Gallensäuren. Dadurch entwickeln sich häufiger eine Cholezystolithiasis und eine Nephrolithiasis.
- Die 2. Gruppe scheint mehr mit der Aktivität der Erkrankung, insbesondere am Kolon, in Bezug zu stehen. Dies sind Veränderungen an den Gelenken, der Haut, den Augen, der Leber und den Gallengängen. Diese extraintestinalen Manifestationen haben wahrscheinlich immunologische Gründe. Zum Teil ist der Entstehungsmechanismus unbekannt. Eine extraintestinale Manifestation findet sich bei bis zu 24% der Patienten (Rankin et al. 1979). Am häufigsten treten Veränderungen an den Gelenken auf (Sakroileitis) (Abb. 14.50).

Differentialdiagnose

Im allgemeinen gibt es keine Schwierigkeiten bei der Diagnose eines Morbus Crohn. Allerdings verhält sich die Erkrankung manchmal wie ein Chamäleon und kann andere Krankheitsbilder imitieren oder umgekehrt.

Infektiöse Ileitis

Die infektiöse Ileitis kann radiologisch einem nichtstenosierenden Morbus Crohn sehr ähnlich sein. Man findet eine Faltenverdickung und spastische Kontraktionen, jedoch kein „string sign" (Abb. 14.51). Die Darmwand ist nicht nennenswert verdickt. Schleimhautulzerationen von unterschiedlicher Größe, aphthoid und größer, treten bevorzugt am terminalen Ileum

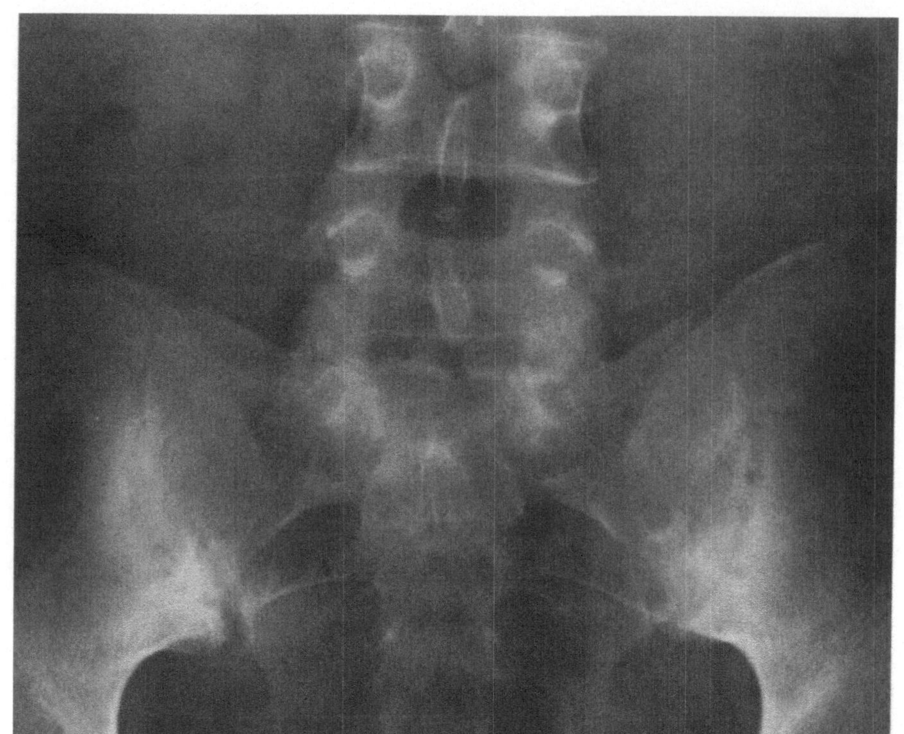

Abb. 14.50. Sakroileitis bei langjährigem Morbus Crohn (Patient s. Abb. 14.10)

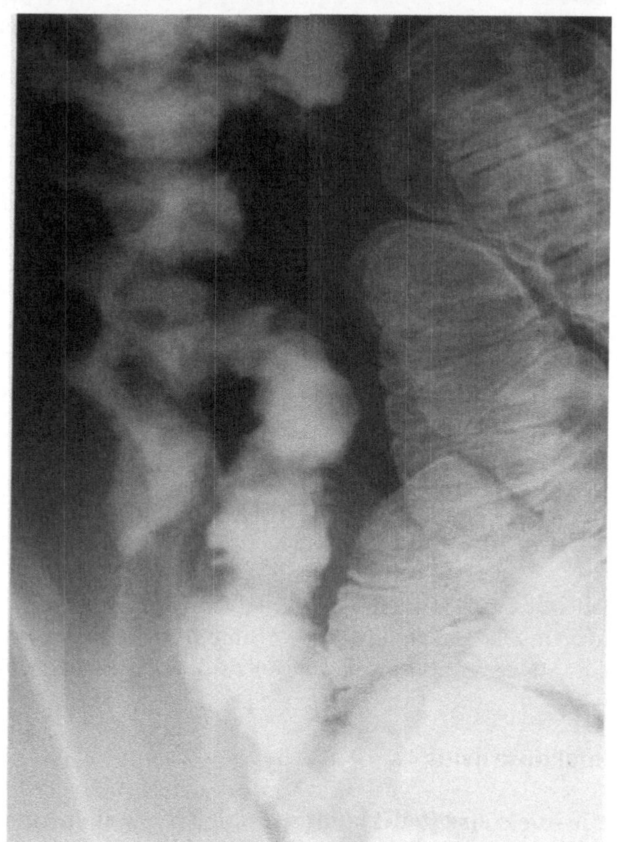

Abb. 14.51. Infektiöse Ileitis terminalis. Unspezifische Faltenverdickung. Abheilung nach antibiotischer Behandlung. Ein Morbus Crohn im aktiven Frühstadium kann radiologisch ähnlich aussehen

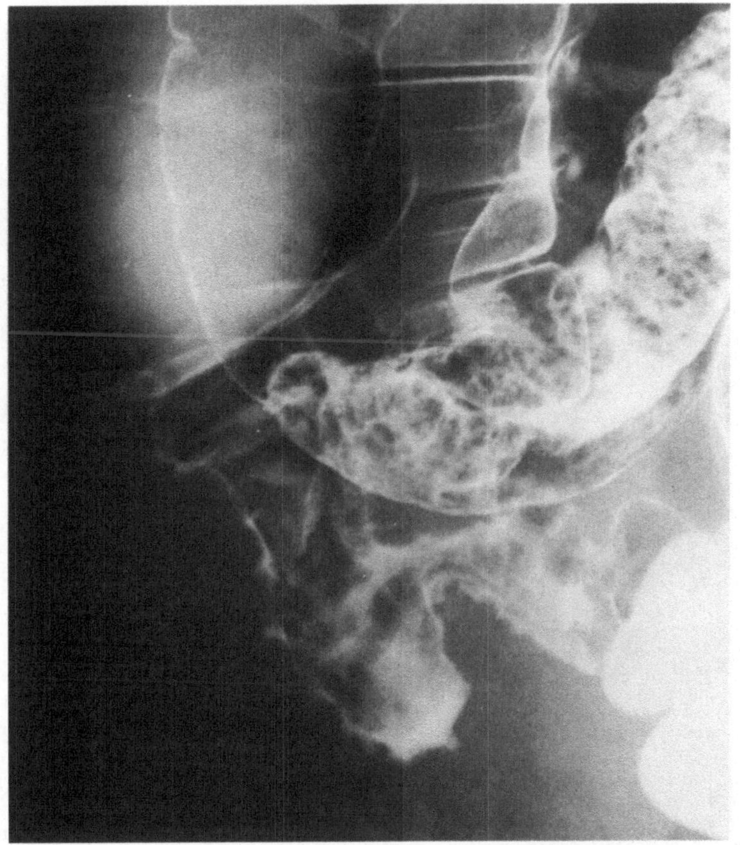

auf. Obwohl das radiologische Bild unspezifisch ist, ist es dennoch charakteristisch und uniform und kann so von einem Morbus Crohn differenziert werden. Als Erreger kommen in Betracht: Yersiniaarten, Salmonellen und andere darmpathogene Keime, Morbus Behçet und opportunistische Erreger bei AIDS z. B. Zytomegalievirus.

Tuberkulose

Die Tuberkulose kann alle Kennzeichen des Morbus Crohn aufweisen (Abb. 14.52). Sie bevorzugt die Kolonseite der ileozökalen Region. Deshalb hielt man vor der Beschreibung des Morbus Crohn viele Morbus-Crohn-Fälle für eine Tuberkulose. In den Industriestaaten ist sie inzwischen seltener geworden.

Lymphom

Radiologisch kann ein Lymphom einem Morbus Crohn ähnlich sein. In der CT ist die Wandverdickung meist ausgeprägter. Spastische Kontraktionen („string sign") treten nicht auf (Abb. 14.53).

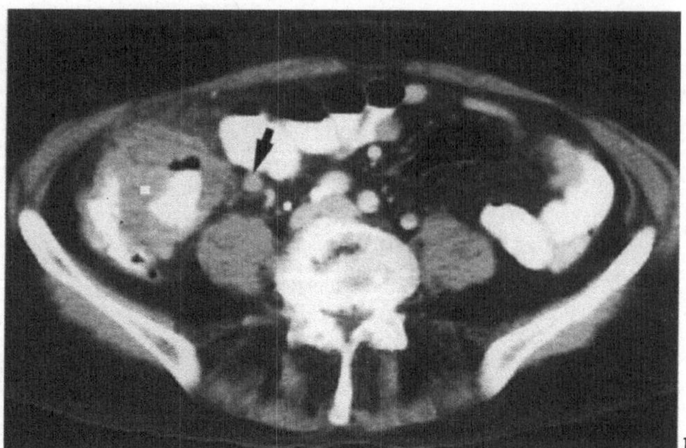

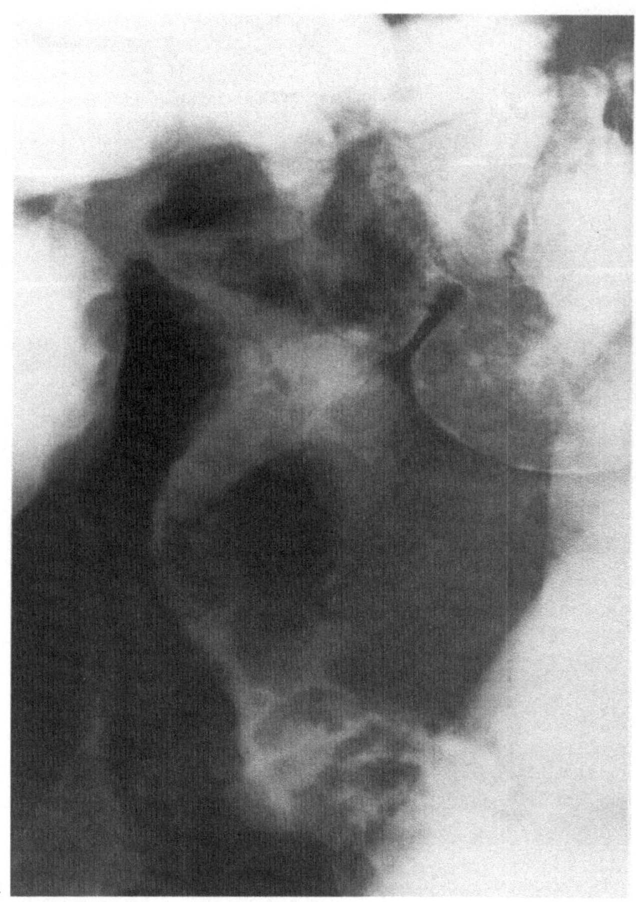

Abb. 14.53 a, b. Primär gastrointestinales Lymphom. 65jährige Patientin mit Obstruktionsbeschwerden. Das Enteroklysma (**a**) zeigt ulzeronoduläre Veränderungen mit Wandverdickung, nicht differenzierbar von einem Morbus Crohn. **b** In der CT ist eine erhebliche Wandverdickung des terminalen Ileums ohne Lumeneinengung und zusätzlich regionale Lymphknotenvergrößerungen (*Pfeil*) erkennbar; keine Sklerolipomatose. Klinisches Bild und CT-Veränderungen sprechen eher für einen Tumor

Ischämie

Bei alten Menschen kann die Unterscheidung zwischen einem Morbus Crohn und einer Ischämie schwierig sein, wenn das terminale Ileum mitbetroffen ist. Hilfreich bei der Diagnose sind die Farbdopplersonographie und die CT sowie die Beobachtung des Krankheitsverlaufs: Bei einer Ischämie kommt es schnell zu einer Normalisierung oder zum Untergang des Darmsegments.

Andere Erkrankungen

Die *Strahlenenteritis* ist meist aufgrund der Anamnese von einem Morbus Crohn zu differenzieren. Die untypische Lokalisation eines *Adenokarzinoms* kann diagnostische Schwierigkeiten bereiten. Das Bild eines Morbus Crohn kann bisweilen durch eine sekundäre Beteiligung des distalen Ileums bei einer *Peritonealkarzinose*, einer *Endometriose*, einer *Adnexitis* oder einer abszedierenden *Appendizitis* imitiert werden (Abb. 14.54). Weitere seltene Differentialdiagnosen sind der *Morbus Behçet* (Vlymen u. Moskowitz 1981), die *eosinophile Enteritis* (s. Abb. 15.38), die *sekundäre Amyloidose* (Abb. 14.55), die *Back-wash-Ileitis* (s. Abb. 15.36) und das Karzinom.

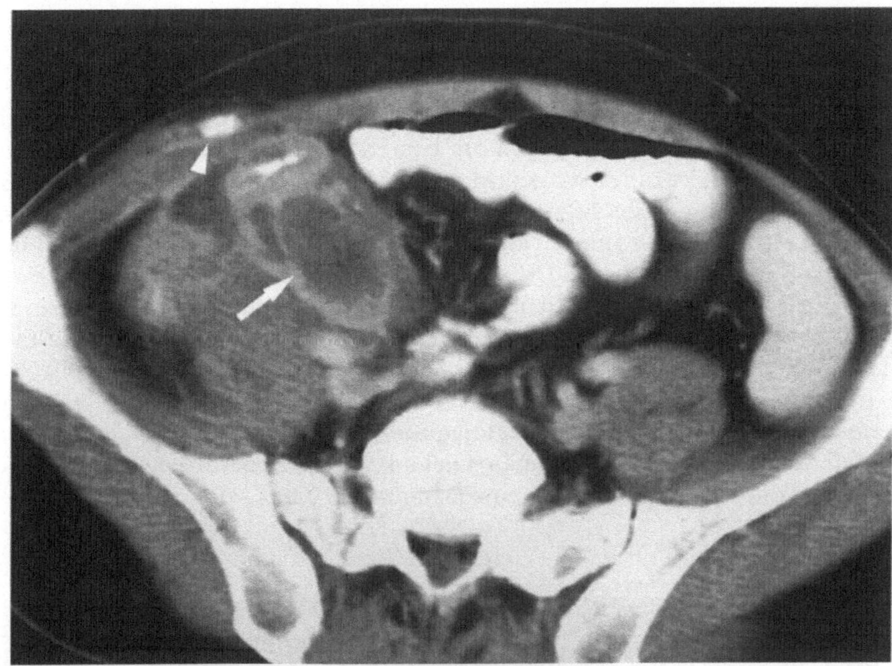

Abb. 14.54. Abszedierende Appendizitis, bildmäßig nicht unterscheidbar von einem Morbus Crohn. Reaktive Wandverdickung in der Ileozökalregion, Abszeß (*Pfeil*) und enterokutane Fistel (*Pfeilspitze*)

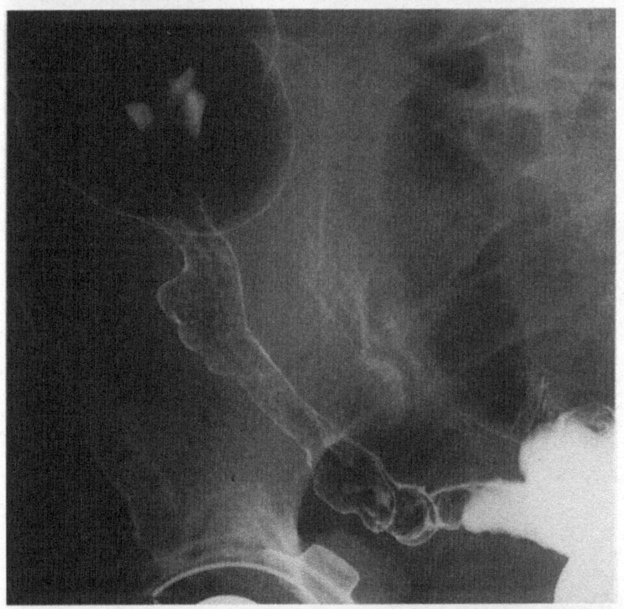

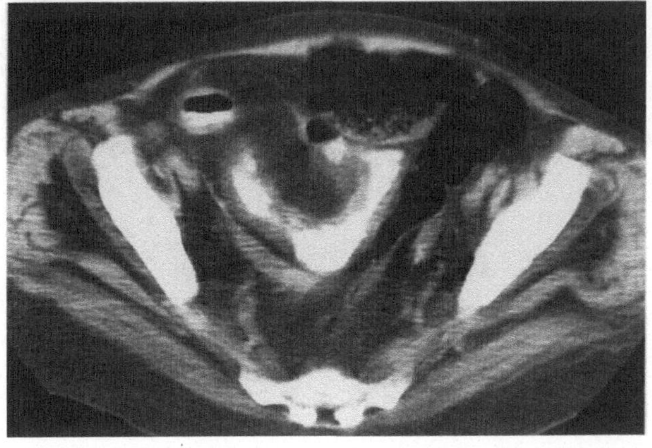

Abb. 14.55 a, b. Sekundäre Amyloidose bei familiärem Mittelmeerfieber. Kolonkontrasteinlauf (**a**) und CT (**b**) imitieren einen Morbus Crohn. (Mit freundlicher Genehmigung C. I. Bartram, London)

Wertigkeit der bildgebenden Verfahren

In der Primärdiagnostik des Morbus Crohn rücken zunehmend die Schnittbildverfahren, insbesondere die *CT* und die *MRT*, in den Vordergrund
(Wills et al. 1997). Beide zeigen am besten die Wandveränderungen, die
mesenterialen Veränderungen mit Lymphknoten und das Ausmaß von
Fisteln und Abszessen. Das *Enteroklysma* hingegen zeigt besser die Länge
und Lage der erkrankten Darmabschnitte, Frühveränderungen, die
Schleimhautoberfläche und Ulzera, die Motilität und die Form sowie das
Ausmaß von Stenosen und Strikturen, „skip lesions", dünne Fistelgänge und
die Funktion der Fisteln (Abb. 14.56). Die Domäne der *MRT* ist die Erfassung von perianalen Fisteln. Die Sonographie ist bei Verlaufsbeobach-
tungen unter Therapie, insbesondere in der Pädiatrie, hilfreich; sie wird
aber zunehmend auch in der Erstdiagnose eingesetzt.

In Zukunft werden die primäre Diagnostik, die Bestimmung der Aktivität und die Verlaufskontrollen eine *Domäne der MRT* sein.

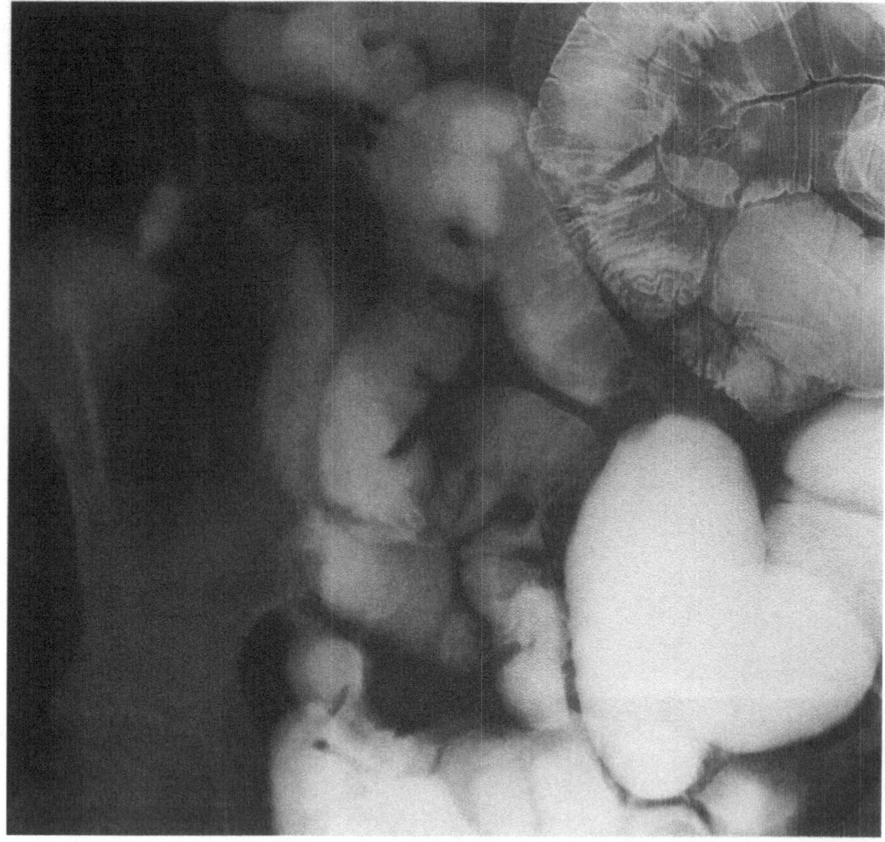

Abb. 14.56. Dieses „Suchbild"
eines Morbus Crohn zeigt:
atrophisches terminales Ileum,
narbige Striktur mit prästenotischer Dilatation, entzündlich-
aktive Stenose, „skip lesion",
„bike-tire"-Phänomen, ileokolische und ileokutane Fisteln,
Befall des Sigmas

ZUR SCHNELLEN INFORMATION

Die akuten Darminfektionen sind keine Indikation für ein Enteroklysma. Bei chronischen Beschwerden besteht ein höherer Stellenwert. Meist ist eine spezifische Diagnose nicht möglich. Eine weiterführende Diagnostik kann jedoch eingeleitet werden.

- *Relativ häufig*: lymphfollikuläre Hyperplasie und unspezifische Ileitis terminalis durch chronische Infektionen darmpathogener Keime
- *Häufig*: extrinsische Entzündungen
- *Selten*:
  - Virusinfektionen, Parasiten und Würmer sowie
  - AIDS, GVHD, eosinophile Enteritis, Ulkus

Während der Morbus Crohn die wichtigste chronische Darmentzündung in den westlichen Ländern der Welt ist, spielen infektiöse, meist parasitäre Darmerkrankungen in vielen Teilen der Welt die Hauptrolle. Mit zunehmendem Welttourismus werden diese Erkrankungen auch in Europa beobachtet. Allerdings widmen auch Radiologen diesen Dünndarmentzündungen oder entzündungsähnlichen Erkrankungen wenig Aufmerksamkeit.

Sowohl bei diesen Krankheitsbildern als auch bei den infektiösen Enteritiden spielen sich die pathologischen Veränderungen vorwiegend in der Schleimhaut oder in den oberflächlichen Wandschichten ab. Das radiologische Korrelat dafür sind Falten- und Oberflächenveränderungen, ein schlechter Wandbeschlag und regionale Motilitätsstörungen. Das *Enteroklysma* ist deshalb die diagnostische Methode der Wahl. Das Röntgenbild ähnelt bisweilen dem bei Malabsorptionssyndromen oder bei allgemeinen Motilitätsstörungen. Deshalb werden einige der Krankheitsbilder in den Kapiteln 17 oder 20 besprochen.

Klinik. Als *klinische Symptome* der Infektionen und Darmentzündungen treten besonders uncharakteristische lokale oder diffuse Bauchschmerzen sowie Durchfall auf.

15.1 Lymphfollikuläre Hyperplasie und unspezifische Ileitis terminalis

Vergrößerte Lymphfollikel in der Mukosa treten als multiple, 1–2 mm große, gleichmäßig verteilte Erhabenheiten besonders im terminalen

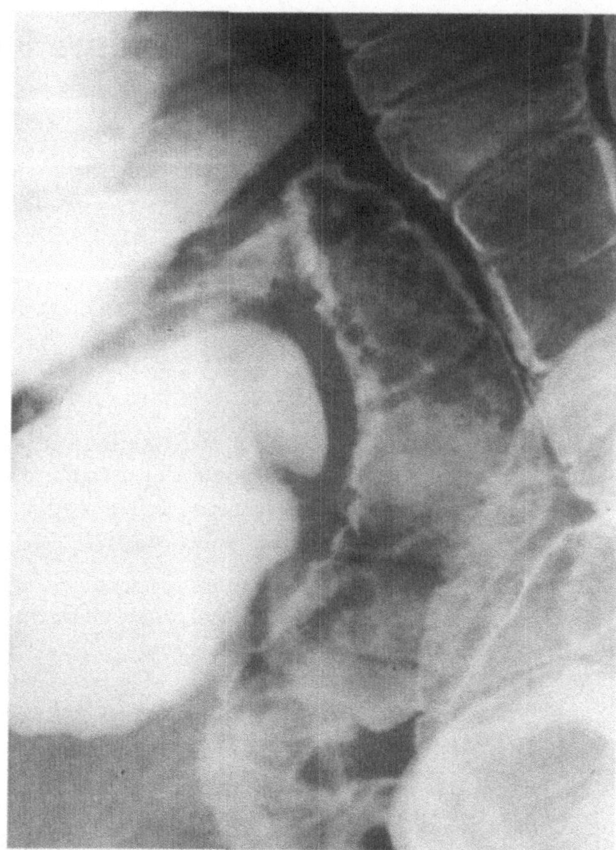

Abb. 15.1. Lymphfolliculäre Hyperplasie im terminalen Ileum als Zufallsbefund bei einer 23jährigen Frau

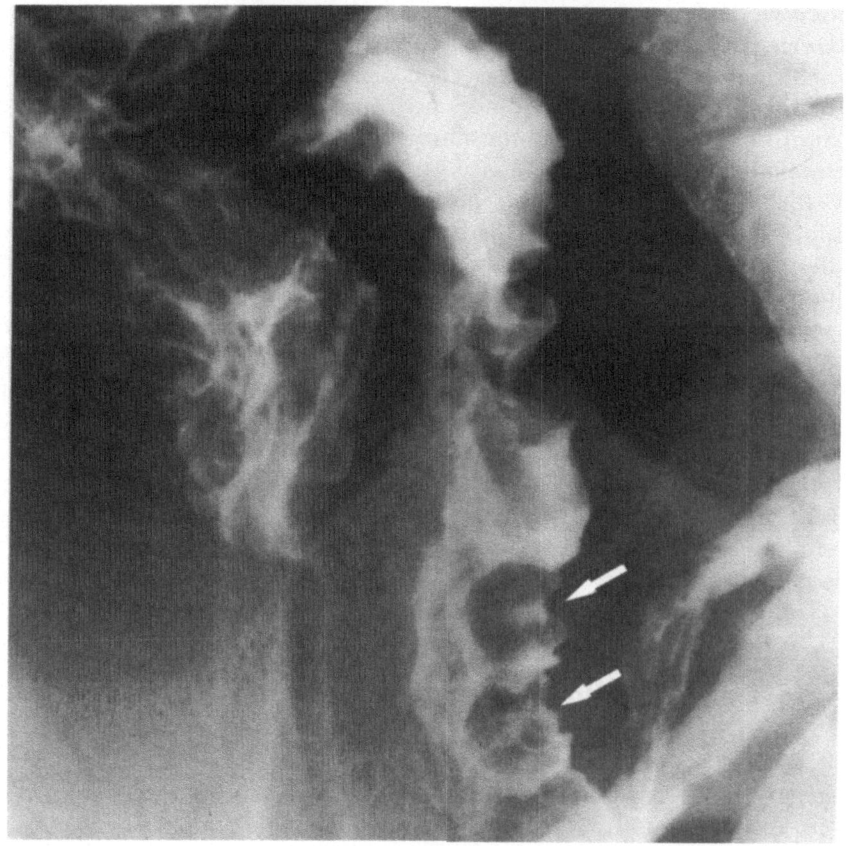

Abb. 15.2. Unspezifische Ileitis terminalis mit Spontanheilung. Große aphthoide Ulzerationen durch aufgebrochene hyperplastische Lymphaggregate (*Pfeile*). Das Bild kann von einem Morbus Crohn im Frühstadium nicht unterschieden werden

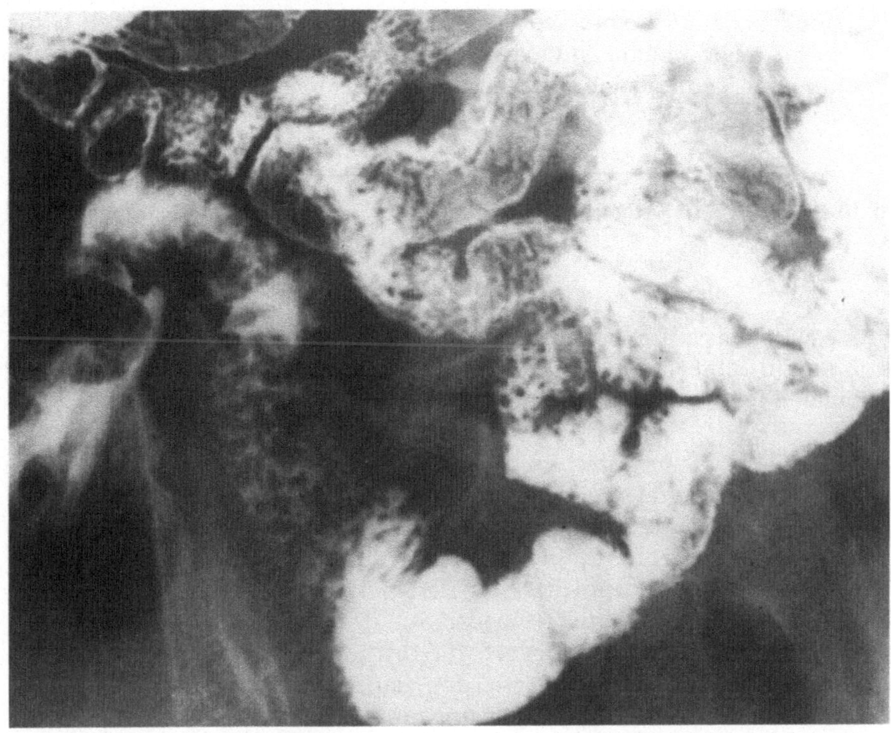

Abb. 15.3. Deutliche lymphfollikuläre Hyperplasie des Ileums bei einem asymptomatischen 32jährigen Mann. Ein Immundefekt sollte ausgeschlossen werden (s. auch Abb. 17.22). (Mit freundlicher Genehmigung Dr. Eggemann, München)

Ileum auf. Bei asymptomatischen jungen Erwachsenen und Kindern – als Zufallsbefund entdeckt – haben sie keine pathologische Bedeutung (Wells 1948; Lasserich 1953). Bei Doppelkontrastuntersuchungen werden diese hyperplastischen Lymphaggregate auch bei älteren Menschen gefunden (Abb. 15.1). Krankheitswert besteht nur, wenn gleichzeitig Symptome wie Durchfall, Schmerzen, Fieber oder Allgemeinbeschwerden vorliegen; man spricht dann von einer unspezifischen Ileitis terminalis (Brombart 1980; Ekberg et al. 1994a). In diesen Fällen lassen sich auch Zeichen eines unspezifischen Reiz- oder Entzündungszustands feststellen. Die auffallend vergrößerten Lymphfollikel und Peyer-Plaques können aufbrechen und aphthoide Ulzera bilden (Abb. 15.2). Die regionalen Lymphknoten sind etwas vergrößert (Sonographiebefund). Es ist unklar, ob diese unspezifische Ileitis terminalis Ausdruck einer Stimulation des Immunsystems im Rahmen einer Infektion ist oder ein Frühstadium bzw. eine Abortivform eines Morbus Crohn (Ekberg et al. 1984). Die Veränderungen können sich spontan zurückbilden; ein manifester Morbus Crohn entwickelt sich daraus selten. Nur in wenigen Fällen sind größere Lymphfollikel Ausdruck einer Hypogammaglobulinämie (Abb. 15.3), speziell eines IgA-Mangels (s. Abb. 17.22) (Hermans et al. 1966; Marshak et al. 1974) oder eines Lymphoms (s. Abb. 13.24). Lymphfollikel können auch durch eine orthograde Ansicht kontrahierter Kerckring-Falten vorgetäuscht werden (s. Abb. 13.27).

15.2 Infektionen durch darmpathogene Erreger

Es gibt eine Vielzahl von Erregern, Bakterien, Viren, Protozoen, Pilzen und Parasiten, die eine Infektion verursachen können, so daß man global von darmpathogenen Keimen sprechen kann. Das radiologische Bild ist oft unspezifisch; deshalb kann lediglich die unterschiedliche Lokalisation im Ileum oder Jejunum eine Hilfe bei der Typisierung der Erreger sein.

Bakterielle Infektionen

Yersiniose

Erreger ist das gramnegative Stäbchen Yersinia enterocolitica. Diese Infektion ist in Mittel- und Nordeuropa weit verbreitet. Sie befällt vorwiegend jüngere Menschen und heilt meist spontan aus.

Klinik. Akute Schmerzen im rechten Unterbauch führen manchmal zu einer Appendektomie, bei der das terminale Ileum gerötet und geschwollen erscheint, während die Appendix unauffällig ist. Die regionalen Lymphknoten sind vergrößert. Eine Unterscheidung zwischen einer Yersiniose und einer akuten Appendizitis ist in den meisten Fällen durch eine präoperative Sonographie möglich (Puyleart 1986). Das Enteroklysma wird nicht selten postoperativ angefordert, da intraoperativ ein früher Morbus Crohn nicht ausgeschlossen werden kann. Die Yersiniose kann auch subakut bis chronisch verlaufen und präsentiert sich dann mit Bauchschmerzen, Durchfall, Fieber und arthritischen Beschwerden (Tripoli et al. 1990). Wegen des unklaren klinischen Bildes ist dann ein Enteroklysma indiziert.

Radiologie. Im terminalen Ileum sind die Schleimhautfalten verdickt, teilweise nodulär mit herabgesetztem Wandbeschlag und lokaler Spastik. Das Lumen ist nicht eingeengt und die Darmwand nur geringfügig verdickt. Die selten auftretenden Ulzerationen sind oberflächlich im Gegensatz zu den fissuralen Ulzera mit „Pflastersteinrelief" bei Morbus Crohn (Ekberg et al. 1977). Obwohl sich das radiologische Bild bei Yersiniose und

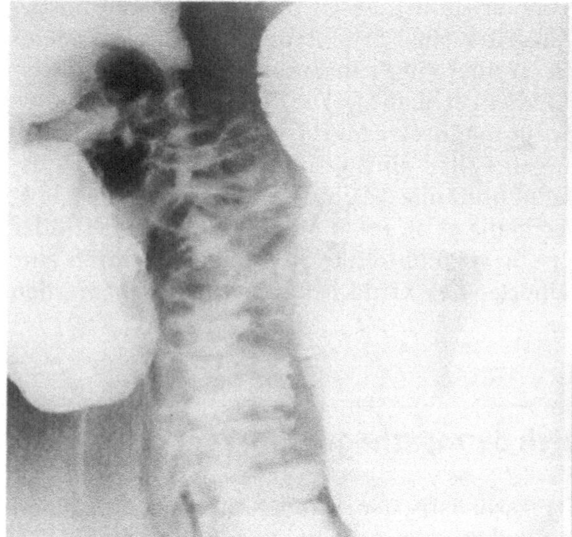
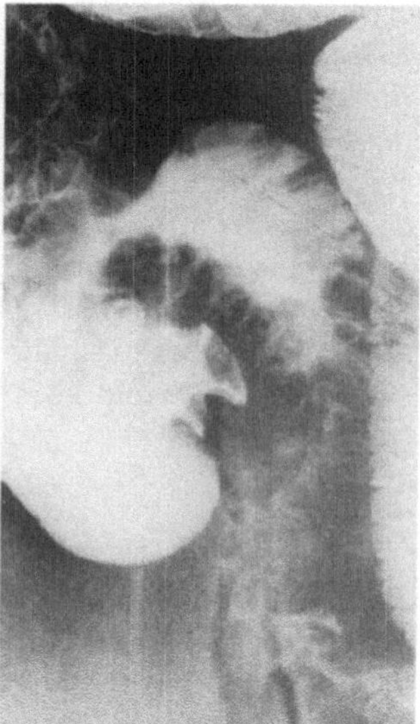

Abb. 15.4 a, b. Yersiniose. Verdickte Schleimhautfalten mit herabgesetztem Wandbeschlag im teminalen Ileum. Die Darmwand ist nicht nennenswert verdickt (**a**). Lokale Spastik, jedoch kein „string sign" (**b**). (Mit freundlicher Genehmigung Dr. Eggemann, München)

a

b

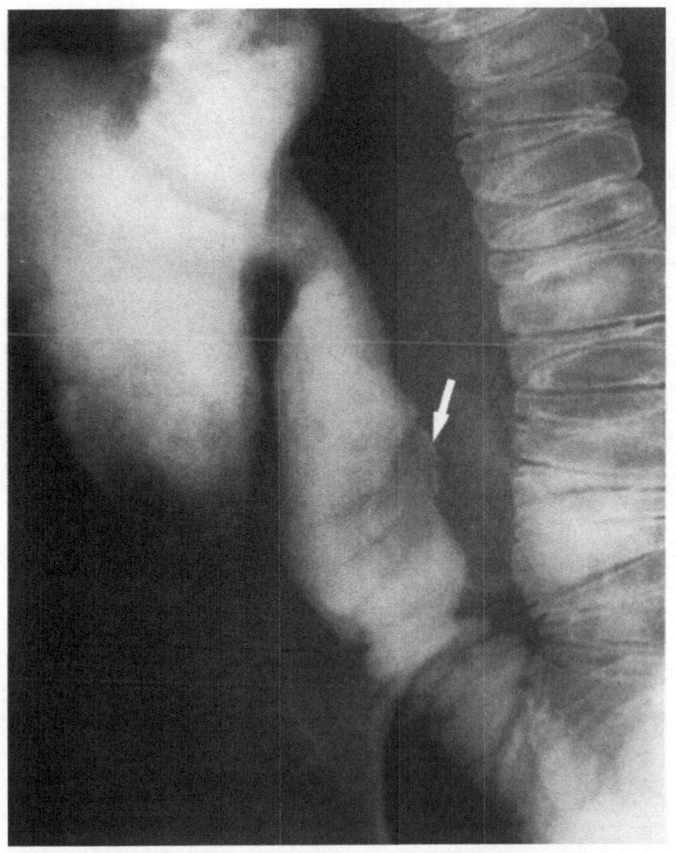

Abb. 15.5. Campylobakterinfektion. Faltenverlust im terminalen Ileum bei chronischer Infektion und Ausbildung eines großen Ulkus (*Pfeil*). Reaktive Wandverdickung. Patientin mit rezidivierenden Unterbauchkrämpfen seit 3 Jahren; zuletzt blutige Durchfälle. (Mit freundlicher Genehmigung Dr. Eggemann, München)

anderen darmpathogenen Keimen unspezifisch darstellt, ist es dennoch relativ charakteristisch und kann von einem Morbus Crohn unterschieden werden (Abb. 15.4). Der Radiologe sollte dann serologische Tests für darmpathogene Keime anregen.

Campylobacterinfektion

Klinik. Erreger ist das gramnegative Stäbchen Campylobacter fetus jejuni, ein Keim, der häufig bei akutem, teils blutigem Durchfall im Stuhl nachgewiesen werden kann. Die Infektion heilt meist spontan aus. Es gibt jedoch auch chronische Verläufe, insbesondere bei abwehrgeschwächten Personen.

Radiologie. Die röntgenologischen Veränderungen sind ähnlich wie bei der Yersiniose unspezifisch. Das Kolon ist häufig mitbefallen (Brodey et al. 1982). In schweren Fällen treten Ulzera auf (Abb. 15.5).

Salmonellose und Shigellose

Die *nichttyphoidale Salmonellose* ist eine häufige Art der Lebensmittelvergiftung mit enteropathogenen Keimen von E. coli. Die Diagnose dieser vorwiegenden Dünndarminfektion mit Selbstheilungstendenz erfolgt in der Regel über eine positive Stuhlkultur.

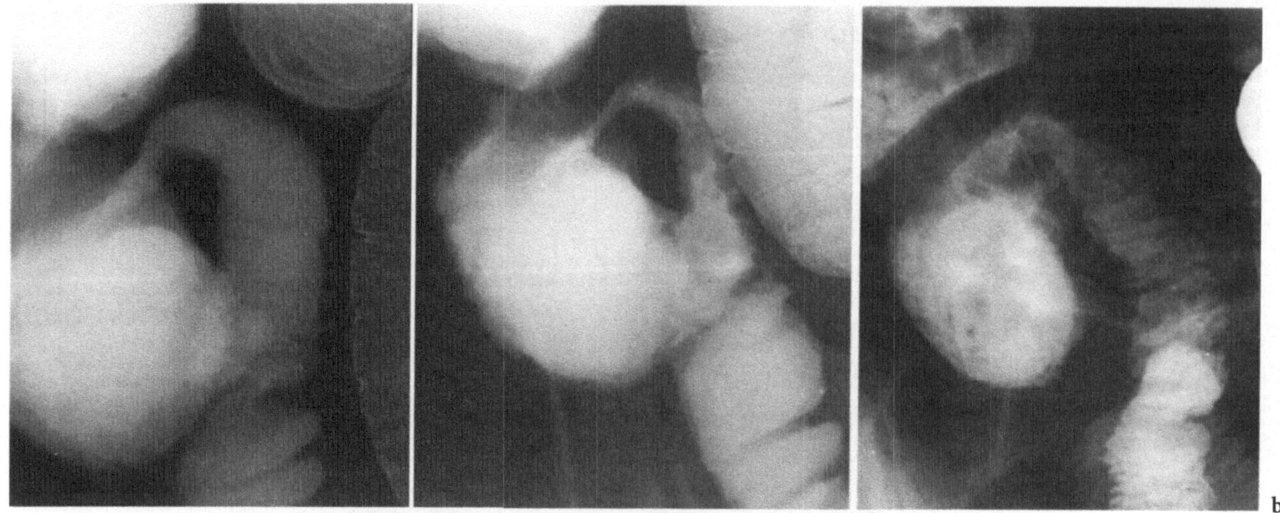

Abb. 15.6 a, b. Salmonellose mit Erkrankung des terminalen Ileums. Verstrichene Falten durch Ödem und Schwellung der Ileozökalklappe (a). Normalisierung nach Behandlung (b)

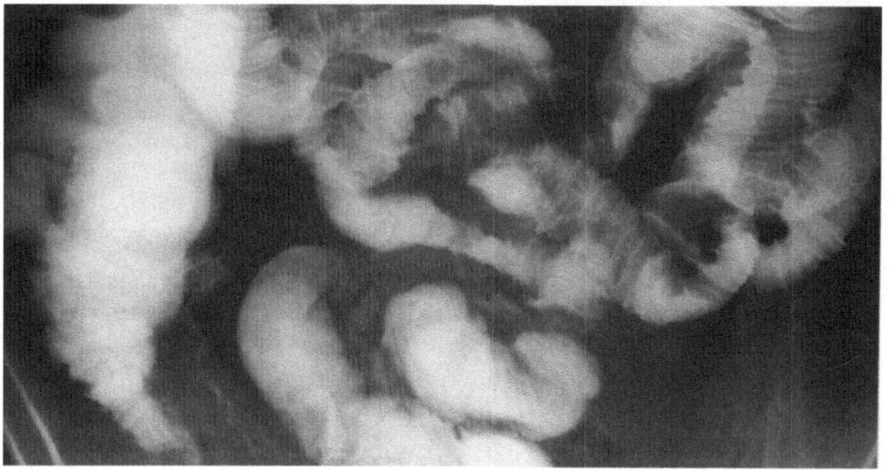

Abb. 15.7. Shigellose. Seltener Fall einer akuten Erkrankung mit Wand- und Faltenödem großer Dünndarmabschnitte einschließlich des terminalen Ileums

Radiologie. Röntgenologisch findet man eine unspezifische Enteritis und Ileitis, hervorgerufen durch Enterotoxine (Abb. 15.6). Das Zielorgan der Shigellose ist das Kolon. Als deszendierende Infektion verursacht sie manchmal Veränderungen am Dünndarm (Abb. 15.7). Es gibt eine Vielfalt anderer Bakterien, die darmpathogen wirken können, aber alle ähnliche röntgenologische Veränderungen aufweisen (Abb. 15.8 und 15.9). Die radiologischen Zeichen bei einem bakteriellen Überwuchs des Dünndarms werden in Kap. 17 besprochen.

Bei akuten Durchfallerkrankungen und in der Pädiatrie wird häufig der Ultraschall eingesetzt. Die ödematösen, entzündlichen Falten sowie die Darmdilatation mit Funktionsstörung lassen sich sonographisch gut darstellen (Abb. 15.10).

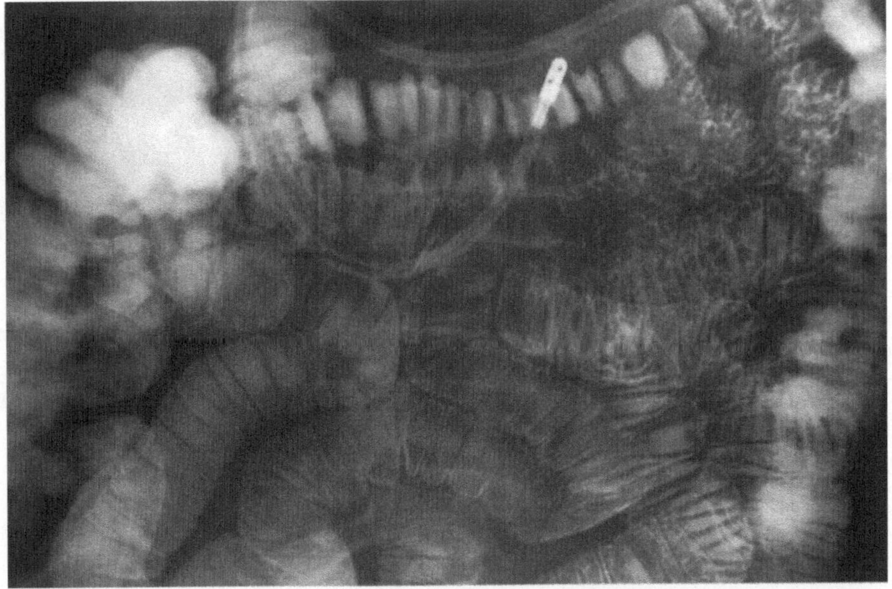

Abb. 15.8. Enteritis. Regionale Hyperperistaltik und schlechter Wandbeschlag im Jejunum (kein Auswascheffekt). Patientin mit unklaren Oberbauchbeschwerden. Die Dünndarmbiopsie zeigte erosive Mukosadefekte und chronische Entzündung. Nachweis von Klebsiella pneumoniae in der Kultur

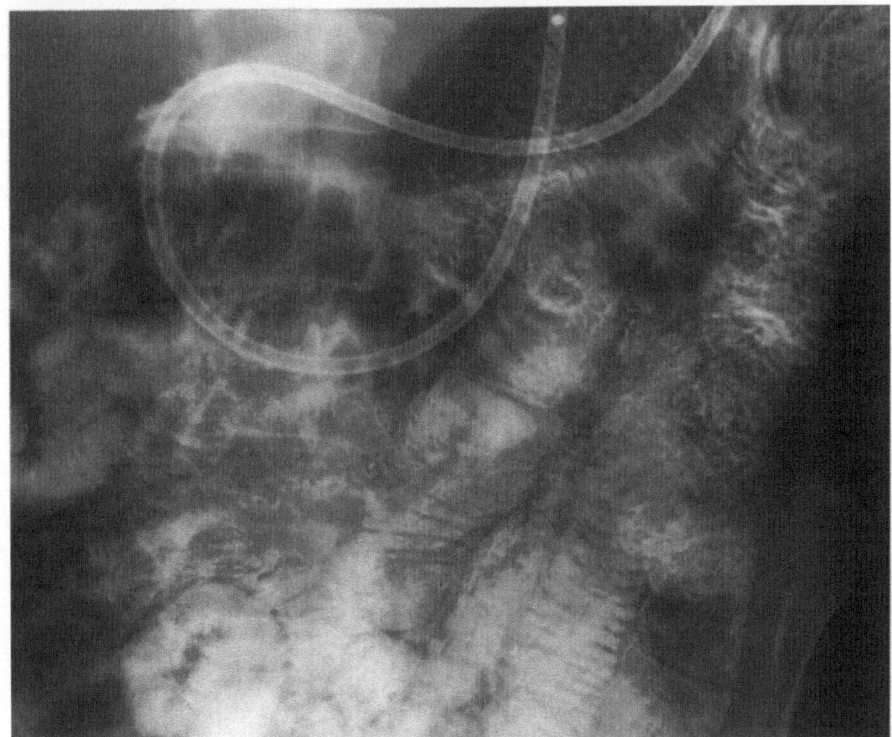

Abb. 15.9. Enteritis. Unspezifischer Reiz- und Entzündungszustand mit Hyperperistaltik und reduziertem Wandbeschlag. Patient mit chronischem Durchfall nach Asienreise. Besserung nach symptomatischer Behandlung. Merke: Nach Aufenthalt in tropischen Ländern sollte auch nach der dort häufigen Strongyloidiasis gesucht werden (s. Abb. 15.20)

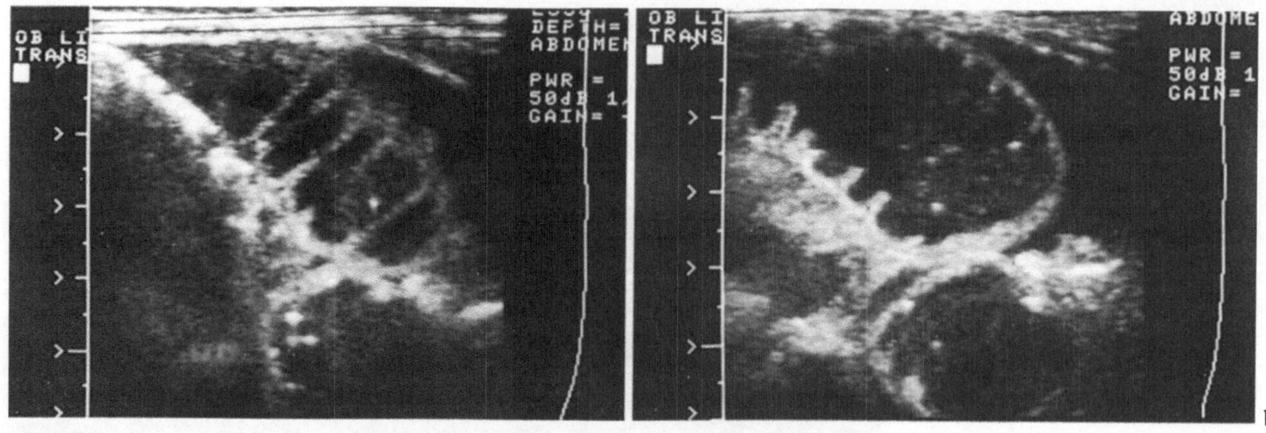

Abb. 15.10 a, b. EHEC-Infektion (*EHEC:* enterohämorrhagische Escherichia-coli-Bakterien). Sonographie bei einem 3jährigen Mädchen zeigt Faltenverdickung, erkennbar am „Leiterphänomen" (a) und am „Klaviertastenphänomen" (b), sowie vermehrte intestinale Flüssigkeit. Im Gegensatz zu den Wandeinblutungen bei der Purpura Schönlein-Henoch ist die Darmwand nicht verdickt (s. Abb. 16.18). (Mit freundlicher Genehmigung Dr. Müller, Kempten)

Tuberkulose

Die Tuberkulose nimmt unter den bakteriellen Infektionen eine Sonderstellung ein, da sie zu chronischen Krankheitsverläufen führen kann. Ein Zusammenhang zwischen einer Lungentuberkulose und einer Darmtuberkulose existiert kaum noch, so daß die Erkrankung in den industrialisierten Ländern selten war. Gründe für eine erneute Zunahme der Erkrankung sind Einwanderer aus Endemieländern (Schofield 1985) sowie das Auftreten von Abwehrschwäche, insbesondere bei Patienten mit AIDS (s. Kap. 15.3).

Klinik. Die Patienten leiden unter Bauchschmerzen, Gewichtsverlust und Fieber. Durchfall ist selten.

Radiologie. Die Ileozökalregion ist die bevorzugte Lokalisation für diese Erkrankung. Im Anfangsstadium findet sich aufgrund der infizierten und vergrößerten Peyer-Plaques und Lymphfollikel ein ähnliches Bild wie bei einer unspezifischen Ileitis terminalis (Abb. 15.11 und 15.12). Die tuberkulösen Schleimhautinfiltrationen können ulzerieren, so daß die Unterscheidung von einem Morbus Crohn unmöglich werden kann (Abb. 15.13). Bei der Tuberkulose ist das Zökum meist stärker befallen als das terminale Ileum. Wandverdickung und das „Pflastersteinrelief" mit longitudinalen Ulzerationen, bevorzugt im terminalen Ileum, sprechen für einen Morbus Crohn. Kurze sanduhrförmige Stenosen in einem normalen Darmabschnitt weisen auf eine chronische Tuberkulose hin (Abb. 15.14). Vor einer spezifischen Therapie ist eine histologische Sicherung erforderlich. Im Gegensatz zu einem Morbus Crohn können sich die Veränderungen dann zurückbilden (s. Abb. 15.13).

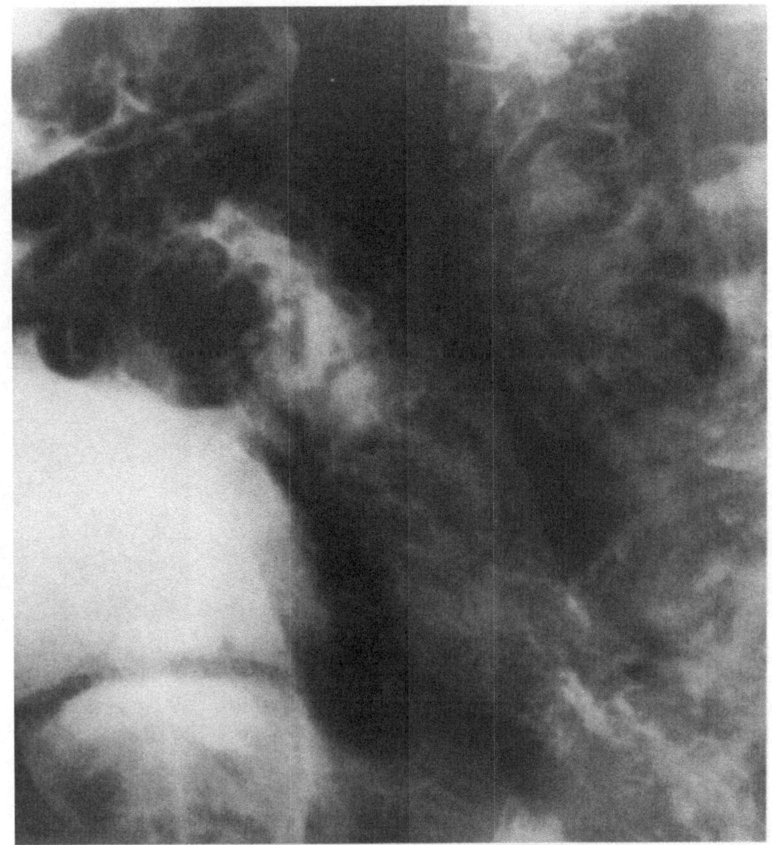

Abb. 15.11. Tuberkulose im Frühstadium. Unspezifische Ileitis terminalis mit vergrößerten Peyer-Plaques, unregelmäßigem Faltenrelief und verdickter Ileozökalklappe; reduzierter Wandbeschlag

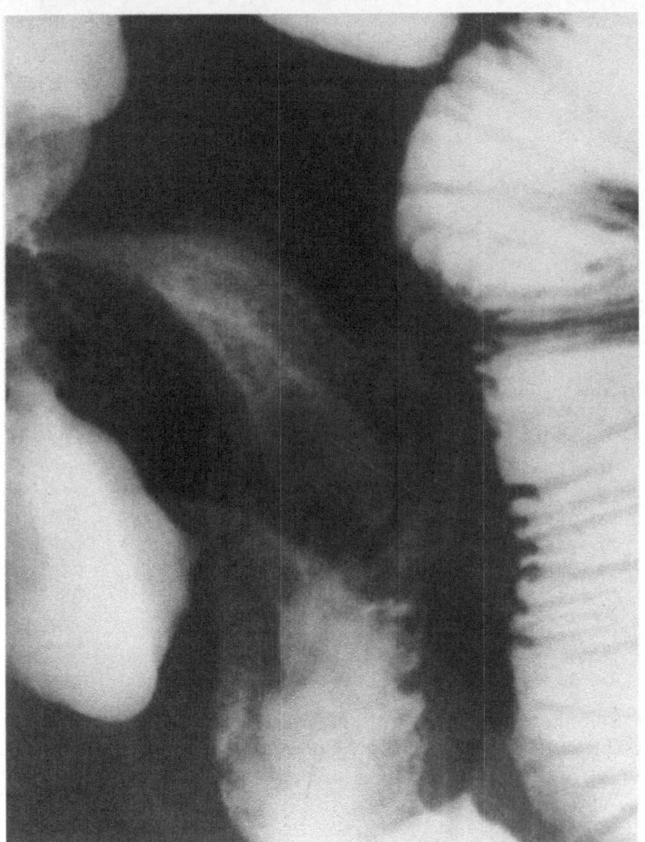

Abb. 15.12. Tuberkulose im Frühstadium. Kleinknotige Oberfläche, Destruktion des Faltenreliefs und verformte Ileozökalklappe. Das Bild ist von einem Morbus Crohn im frühen Stadium nicht zu unterscheiden

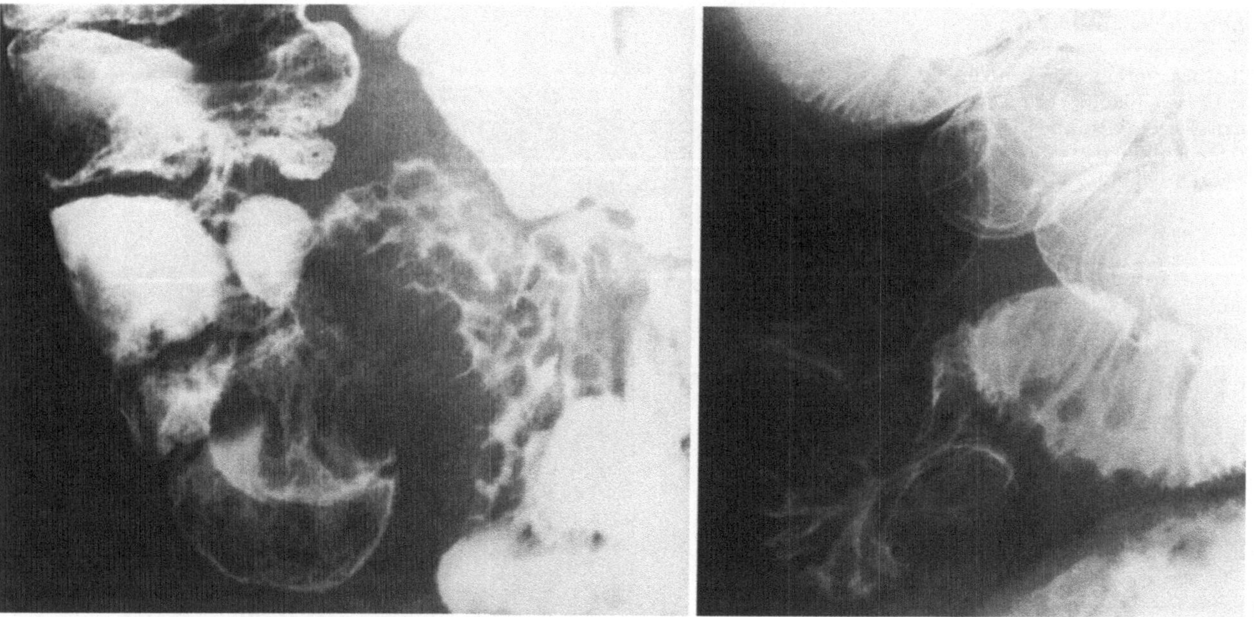

a
b

Abb. 15.13 a, b. Tuberkulose. Ulzeronoduläre Oberfläche und verdickte Ileozökalregion (**a**). Weitgehend unauffälliger Befund am terminalen Ileum nach tuberkulostatischer Behandlung. Das Zökum ist narbig geschrumpft (**b**). (Mit freundlicher Genehmigung Dr. Eggemann, München)

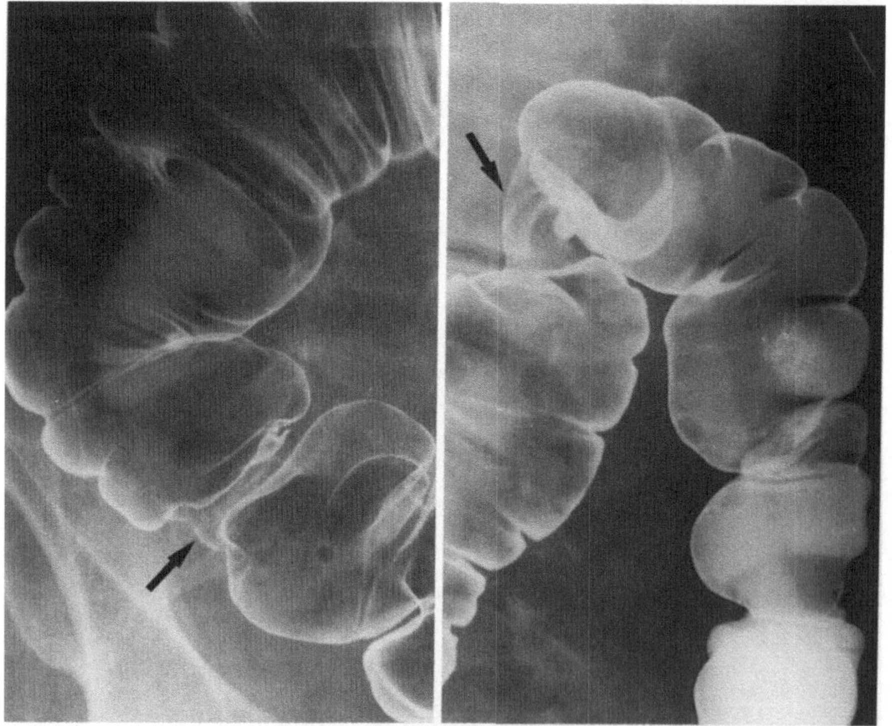

Abb. 15.14. Tuberkulose. Kolonkontrasteinlauf mit kurzen, sanduhrförmigen Stenosen ileozökal und an der linken Flexur (*Pfeile*). Eine sichere Differenzierung von einem Tumor oder Metastasen ist nicht möglich

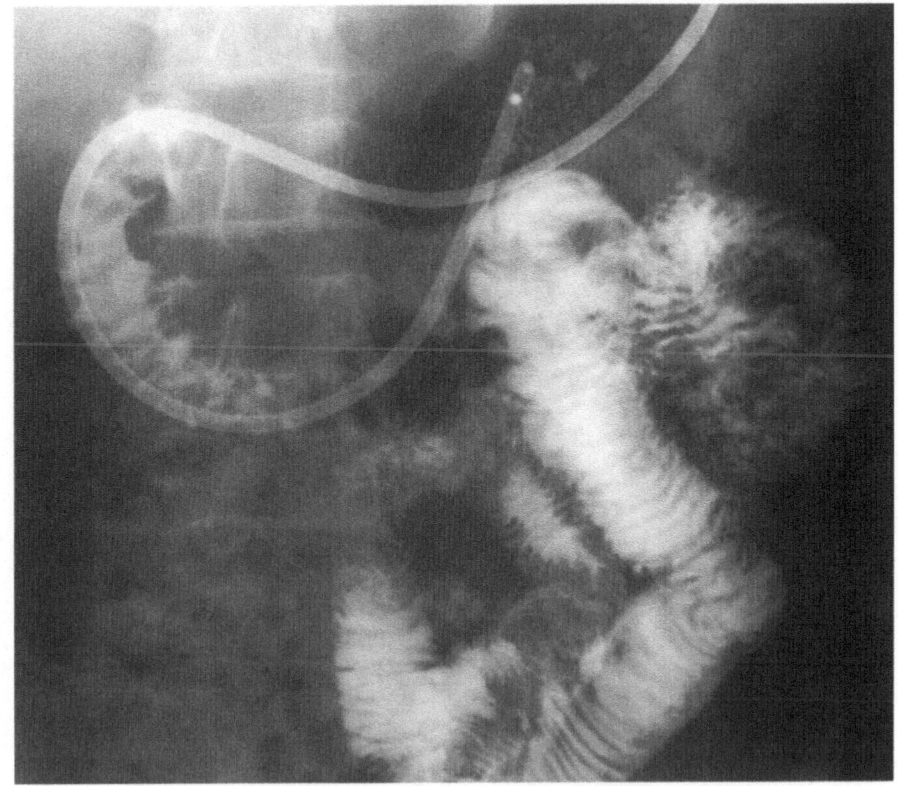

Abb. 15.15. Virusinfektion. Unspezifischer Reiz- und Entzündungszustand am proximalen Dünndarm mit Faltenödem im Duodenum und regionaler Hyperperistaltik

Virusinfektionen

Das Rotavirus ist häufig Ursache einer Gastroenteritis, insbesondere bei Kindern (Ruppin 1980). Die meisten Erreger besitzen eine enterotoxische Wirkung und verursachen keine morphologisch nachweisbare Schleimhautschädigung.

Radiologie. Röntgenologisch findet sich nur ein unspezifischer Reiz- und Entzündungszustand mit mehr oder weniger ausgeprägter Motilitätsstörung, vor allem im proximalen Dünndarm (Abb. 15.15).

Pilzinfektionen

Obwohl Pilzinfektionen in letzter Zeit von manchen Ärzten gerne als Ursache für gastrointestinale Beschwerden angesehen werden (Herfarth u. Layer 1995), treten sie fast ausschließlich bei Patienten mit AIDS auf (s. Kap. 15.3). Bei sonst gesunden Menschen sind Pilzinfektionen sehr selten zu beobachten (Abb. 15.16).

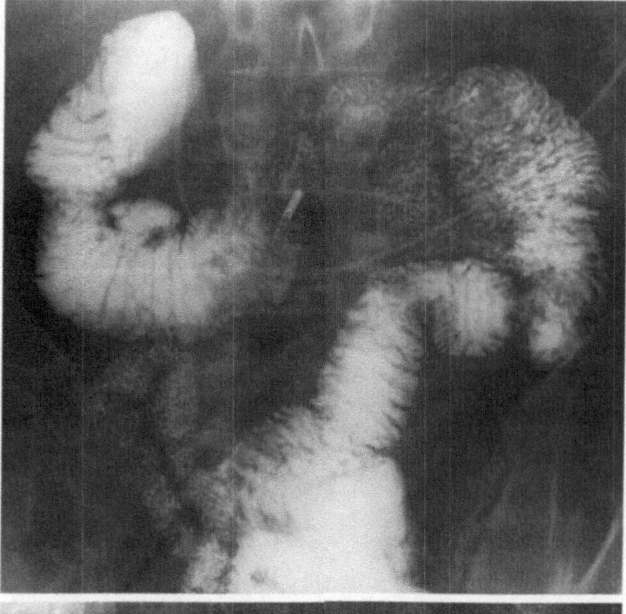
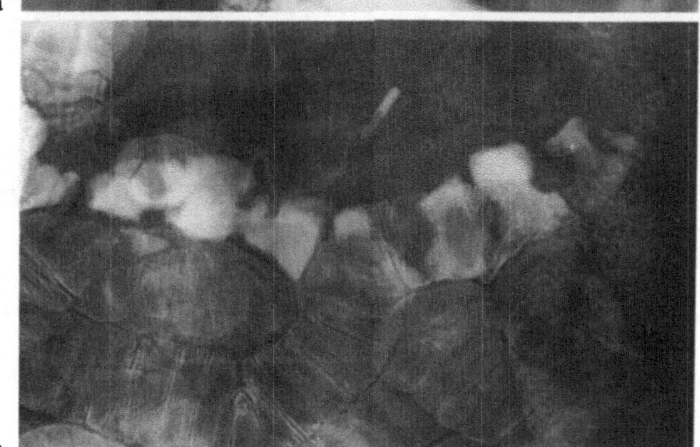

Abb. 15.16 a, b. Systemische Candidiasis. Seltener Fall bei einem Patienten mit unklarem Gewichtsverlust. Unspezifisches Bild mit Hyperperistaltik und schlechtem Wandbeschlag im proximalen Dünndarm. **a** Bariumphase, **b** Methylzellulosephase

Parasiten und Würmer

Lambliasis

Erreger ist der begeißelte Einzeller Giardia lamblia, der sich vorwiegend im Duodenum und Jejunum ansiedelt und zu endemischen oder epidemischen Durchfallerkrankungen in klimatisch gemäßigten Ländern führen kann. Es gibt aber auch asymptomatische Träger. Über eine erhöhte Infektanfälligkeit wird bei Hypo- oder Dysgammaglobulinämie berichtet (Ament u. Rubin 1972). Deshalb kann nicht sicher entschieden werden, ob die bei der Lambliasis im Jejunum beobachtete lymphatische Hyperplasie Folge der Infektion oder Ausdruck einer Immunglobulinerkrankung ist.

Andere Parasiten und Würmer spielen in tropischen und subtropischen Ländern eine große Rolle.

Radiologie. Man findet die Zeichen eines unspezifischen Reiz- oder Entzündungszustandes im oberen Dünndarm mit Hyperperistaltik, mit oder ohne erkennbare lymphfollikuläre Hyperplasie (Abb. 15.17 und 15.18).

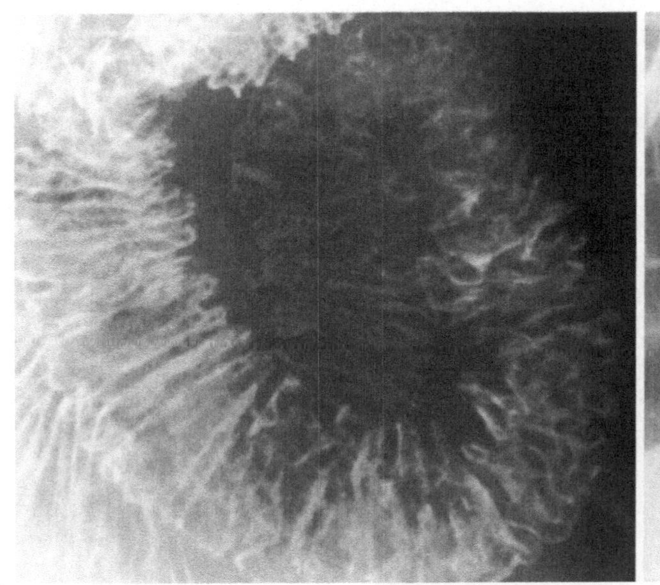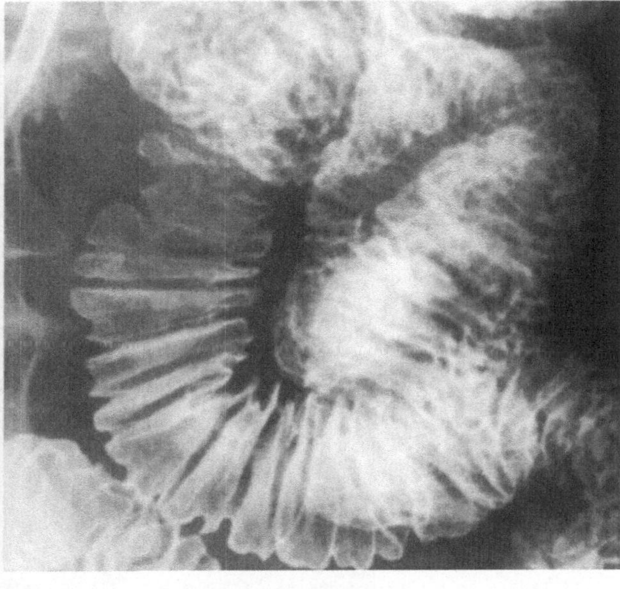

a

b

Abb. 15.17 a, b. Lambliasis. Unspezifischer Reiz- und Entzündungszustand mit verdickten Falten und lymphfollikulärer Hyperplasie (kaum erkennbar). Patientin mit Abdominalschmerzen vor Behandlung (**a**). Nach Behandlung weitgehende Normalisierung; Falten noch etwas verdickt, Wandbeschlag normal (**b**)

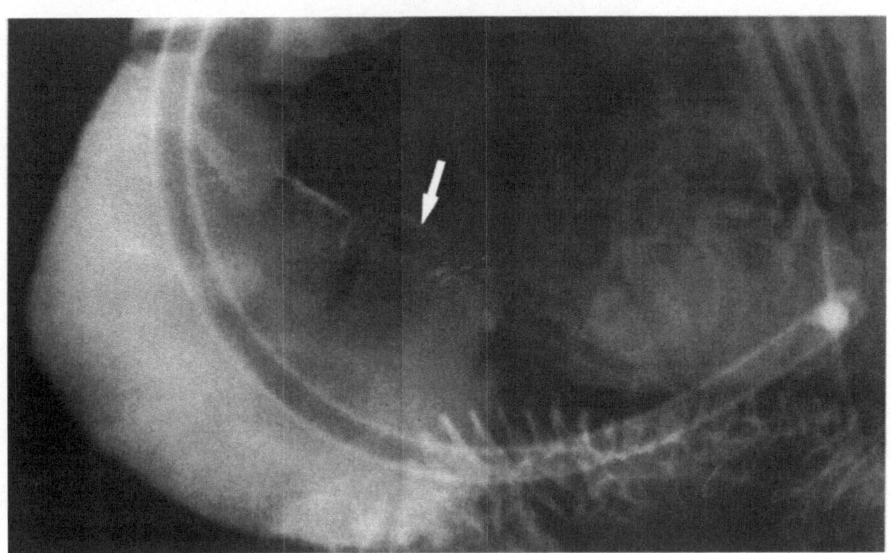

Abb. 15.18. Lambliasis. Lymphfollikuläre Hyperplasie im Duodenum (*Pfeile*). Patientin mit bekannter Hypogammaglobulinämie und Malabsorption

Askaridiasis

Ascaris lumbricoides ist der größte Nematode (Rundwurm) und ist in Ländern mit schlechten hygienischen Vorrichtungen weit verbreitet.

Radiologie. Die Würmer können auf Abdomenübersichtsaufnahmen erkannt werden, insbesondere wenn sie zu einer Obstruktion vor der Ileozökalklappe führen. Die lebenden Würmer, die bis zu 35 cm lang werden, können Barium aufnehmen und dann an der Kontrastierung des Intestinaltrakts erkannt werden. Ein besserer und direkter Nachweis gelingt mit einem Enteroklysma (Abb. 15.19).

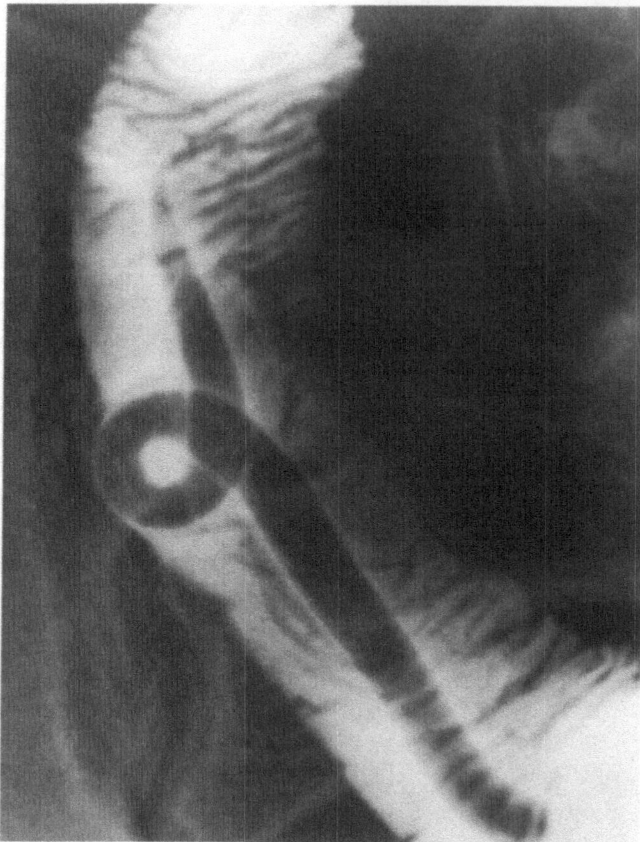

Abb. 15.19. Askaridiasis. Lebender Ascaris lumbricoides im terminalen Ileum einer türkischen Patientin

Strongyloidiasis

Strongyloides stercoralis ist in tropischen Ländern weit verbreitet und kann lange Zeit asymptomatisch sein. Die Infektion verläuft über eine Penetration der Larven durch die Haut.

Klinik. Symptomatische Patienten leiden unter Bauchschmerzen, die durch Fett und Alkohol verstärkt werden können, Durchfall, Gewichtsverlust und allergischen Symptomen.

Radiologie. Röntgenologisch findet man einen unspezifischen Reiz- oder Entzündungszustand mit Hypermotilität im proximalen Dünndarm und lymphfollikulärer Hyperplasie (Abb. 15.20). Im chronischen Stadium kann sich ein starres röhrenartiges Bild zeigen (Dallemand et al. 1983).

Weitere Wurminfektionen

Folgende Wurminfektionen zeigen ebenfalls unspezifische Veränderungen:

- Ankylostomiasis im proximalen Dünndarm;
- Anisakiasis durch den Heringwurm nach Genuß von rohem Fisch mit vorwiegendem Befall des Ileum und Kolon;
- Bandwurminfektionen mit Nachweis des Wurms.

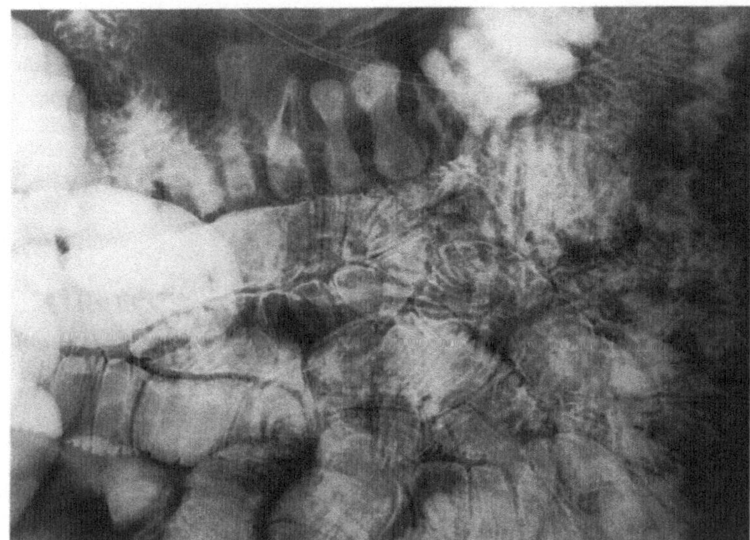
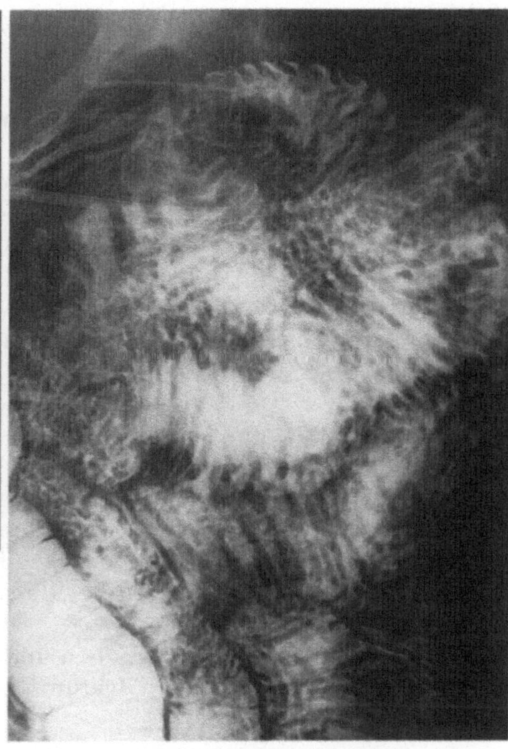

Abb. 15.20 a, b. Strongyloidiasis. Unspezifischer Reiz- und Entzündungszustand mit fraglich kleinknotiger Oberfläche. Hyperperistaltik im Jejunum, **a** Bariumphase, **b** Methylzellulosephase. Patientin hatte seit 2 Jahren intermittierende Bauchkrämpfe nach Genuß gewisser Speisen. Klinisch Verdacht auf Adhäsionen nach Appendektomie. Nach dieser Untersuchung wurde eine Suche nach darmpathogenen Keimen angeregt, die überaschenderweise eine Strongyloidiase erbrachte. Die erneute Anamnese ergab einen längeren Aufenthalt in Venezuela, einem Endemiegebiet

15.3 Gastrointestinale Manifestationen bei AIDS

Beim „aquired immune deficiency syndrom" (AIDS) ist ein Befall des Gastrointestinaltrakts häufig. Einen Überblick gibt die Arbeit von Pantongrag-Brown et al. (1995). Die Destruktion von CD-4-Zellen ist der zentrale Defekt in der Immunabwehr bei AIDS-Patienten. Personen mit einer Zellzahl unter 200/µl (normal: 800–1200 Zellen/µl) werden als AIDS-Patienten eingestuft, unabhängig davon, ob eine AIDS-assoziierte Erkrankung offensichtlich ist. Das lymphatische Gewebe in der Mukosa ist das Organ der Immunabwehr im Gastrointestinaltrakt. Mit Fortschreiten einer HIV-(„human immunodeficiency virus"-)Erkrankung wird dieses Gewebe geschwächt und inkompetent, so daß der Magen-Darm-Trakt am häufigsten Sitz von opportunistischen Infektionen und AIDS-assoziierten Tumoren wird.

Infektionen mit Zytomegalievirus und anderen Viren

Das Zytomegalievirus (CMV) ist ein Herpesvirus mit weiter Verbreitung in der Bevölkerung. Es ist das Virus, das die häufigsten lebensbedrohenden opportunistischen Virusinfektionen bei AIDS-Patienten verursacht. CMV bewirkt eine Vaskulitis, die zu fokaler Ischämie mit Ulzerationen und Perforationen führen kann (Teixidor et al. 1987). Obwohl jeder Teil des Gastrointestinaltrakts befallen werden kann, besteht eine Bevorzugung von Ösophagus, Magen und Kolon. Die CMV- oder Kryptosporidioseinfektion im oberen Gastrointestinaltrakt führen zu großflächigen Ulzerationen, die häufig nicht von einem Tumor abzugrenzen sind (Abb. 15.21 und 15.22). Die CMV-Kolitis kann sich bisweilen in das terminale Ileum erstrecken und eine unspezifische Ileitis terminalis mit relativer Wandverdickung, submuköser Infiltration und Ulzerationen verursachen (Abb. 15.23 und 15.24). Bei entzündlichen Veränderungen im Duodenum mit begleitender Cholangitis ist an eine Kryptosporidiose oder eine CMV-Infektion zu denken (Abb. 15.25).

Herpes-simplex-Virusinfektionen und HIV-Infektionen befallen vorwiegend Ösophagus, Anus und Rektum.

Kryptosporidiosis und andere Protozoen

Eine häufige Ursache für eine Enteritis bei Patienten mit AIDS ist eine Infektion mit Cryptosporidium parvum, einem intrazellulären Protozoon. Im Magen-Darm-Trakt ist das Jejunum am häufigsten befallen. Zusätzlich kann aber auch eine Cholangitis auftreten (s. Abb. 15.25).

Radiologie. Kontrastmitteluntersuchungen zeigen ebenfalls einen unspezifischen Reiz- oder Entzündungszustand im proximalen Dünndarm (Berk

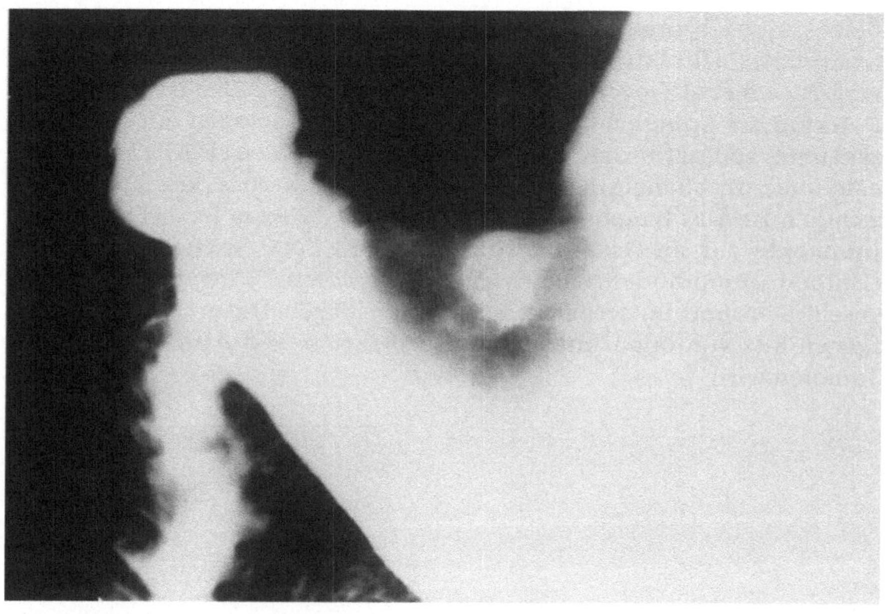

Abb. 15.21. CMV-Infektion. Die Magenbreipassage bei einem AIDS-Patienten zeigt ein großes Ulkus, das nicht sicher von einem Tumor abzugrenzen ist. (Mit freundlicher Genehmigung PD Dr. V. Jacobi, Frankfurt)

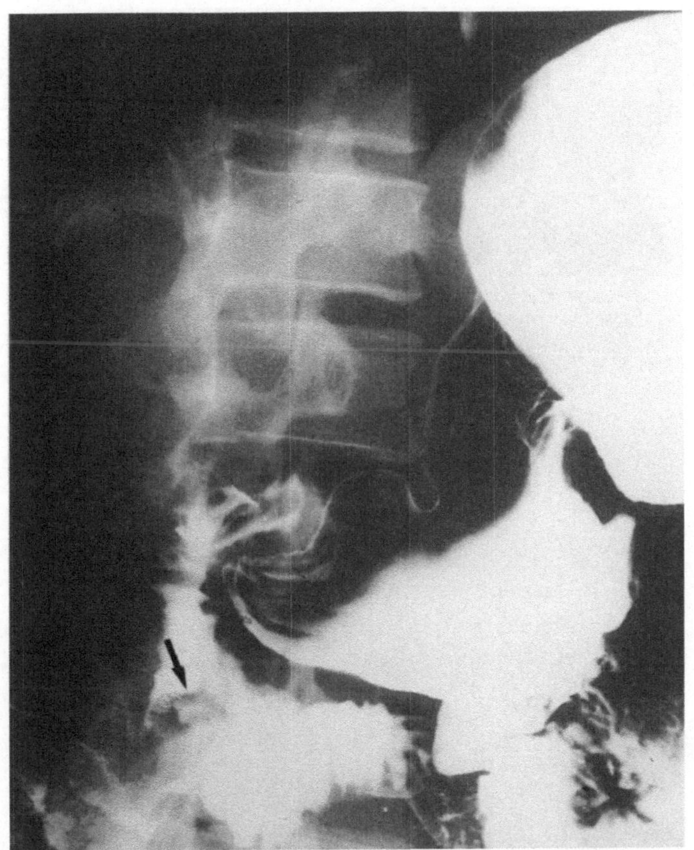

Abb. 15.22. Kryptosporidiose. Atypisches Ulkus im Duodenum (*Pfeil*), ähnlich einem ulzerierenden Kaposisarkom

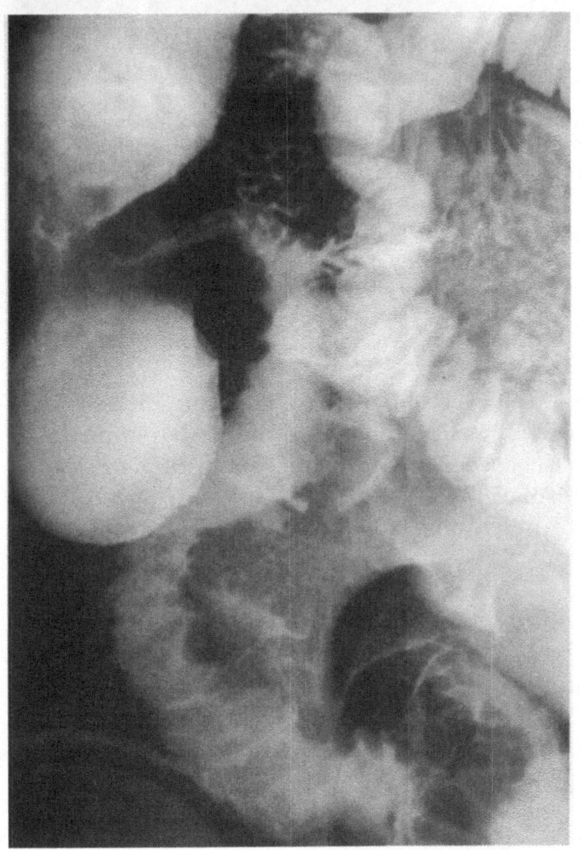

Abb. 15.23. CMV-Infektion. Unspezifische Ileitis terminalis bei einem AIDS-Patienten. Faltenverdickung und reduzierter Wandbeschlag. Begleitende erosive Veränderungen sind im Gegensatz zur CMV-Kolitis selten erkennbar

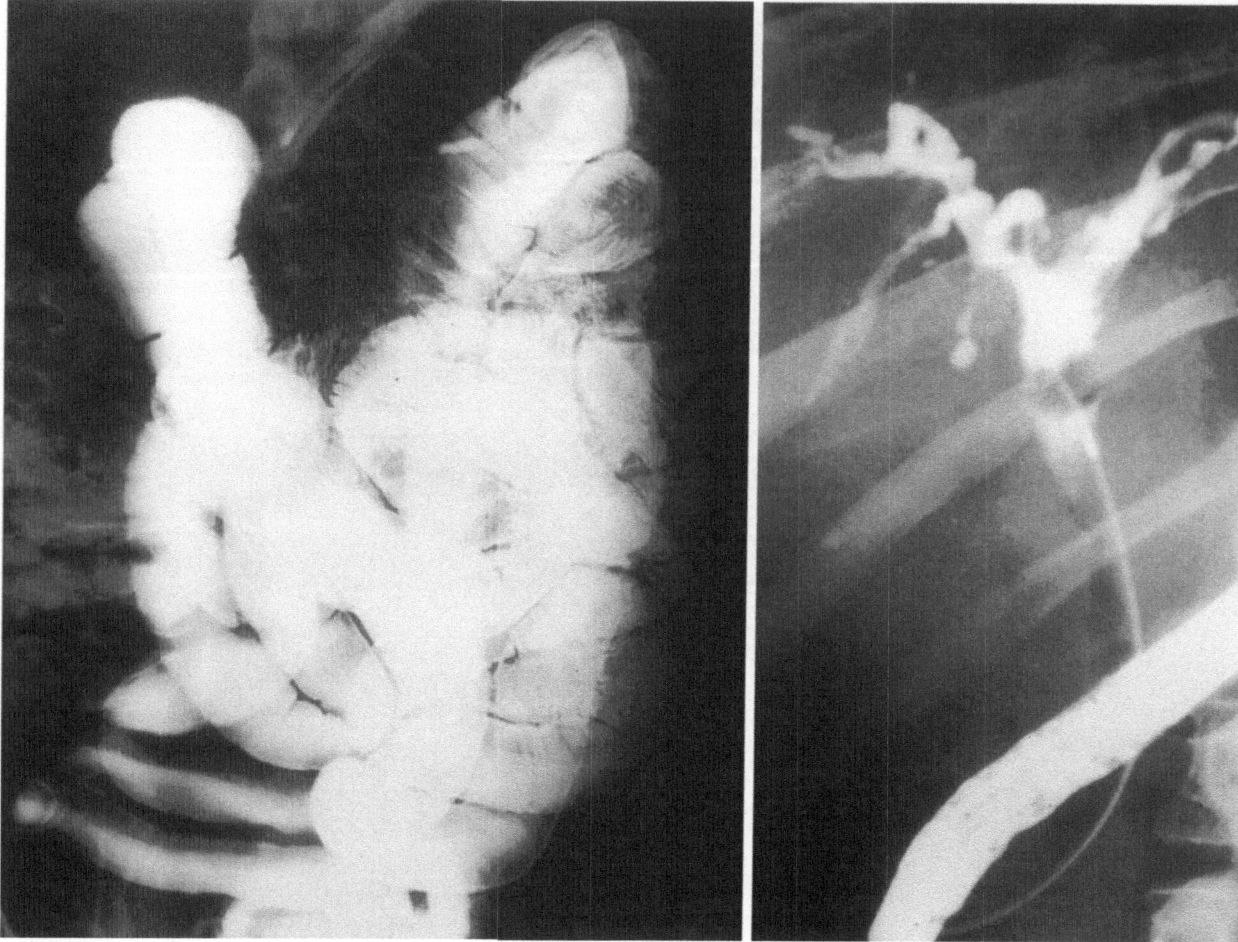

Abb. 15.24. CMV-Infektion bei AIDS-Patient. Langstreckige Erkrankung des distalen Ileums mit Faltenverlust und erheblicher Wandverdickung. Das Bild wird auch bei einer akuten Graft-versus-host-Reaktion gefunden. (Mit freundlicher Genehmigung PD Dr. V. Jacobi, Fankfurt)

Abb. 15.25. Cholangitis bei einem AIDS-Patienten. CMV und Kryptosporidiose befallen häufig auch das Gallengangssystem. (Mit freundlicher Genehmigung PD Dr. V. Jacobi, Frankfurt)

et al. 1984). Ein ähnliches Bild findet man bei einer Infektion mit Isospora belli (Shein u. Gelb 1984). Die CT kann eine entzündliche, hyperämische Wandverdickung zeigen. Im Gegensatz zur MAI-Infektion (Abb. 15.27) sind die Lymphknoten kaum vergrößert (Abb. 15.26).

Eine Pneumocystis-carinii-Infektion des Magen-Darm-Trakts ist selten.

Tuberkulose

Speziell in Entwicklungsländern tritt bei HIV-Erkrankten häufig eine Infektion mit Mycobacterium tuberculosis auf. Eine extrapulmonale Manifestation wird zwischen 40 und 80 % bei AIDS-Patienten mit Tuberkulose gefunden (Buckner et al. 1991).

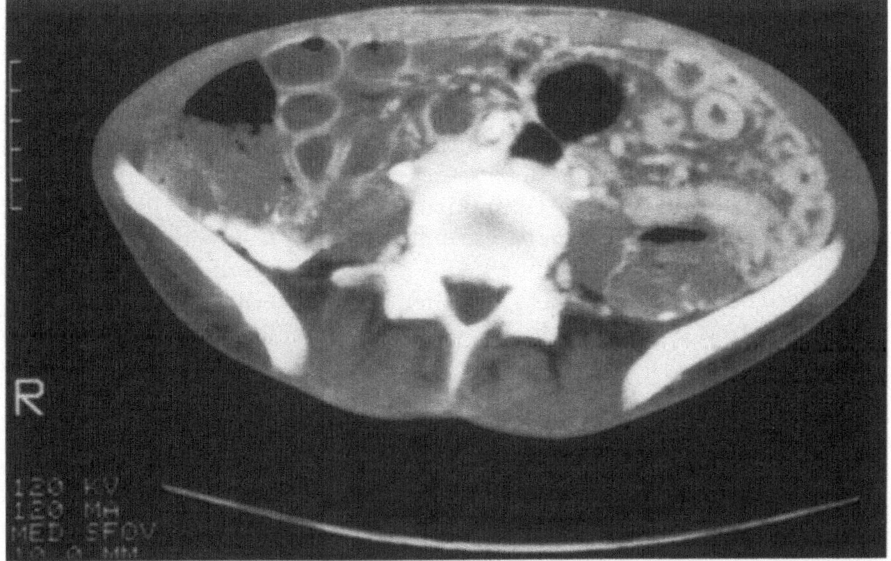

Abb. 15.26. Kryptosporidiose. Die CT zeigt eine Wandverdickung des Jejunums mit entzündlicher Hyperämie. (Mit freundlicher Genehmigung Prof. J. Reeders, Amsterdam)

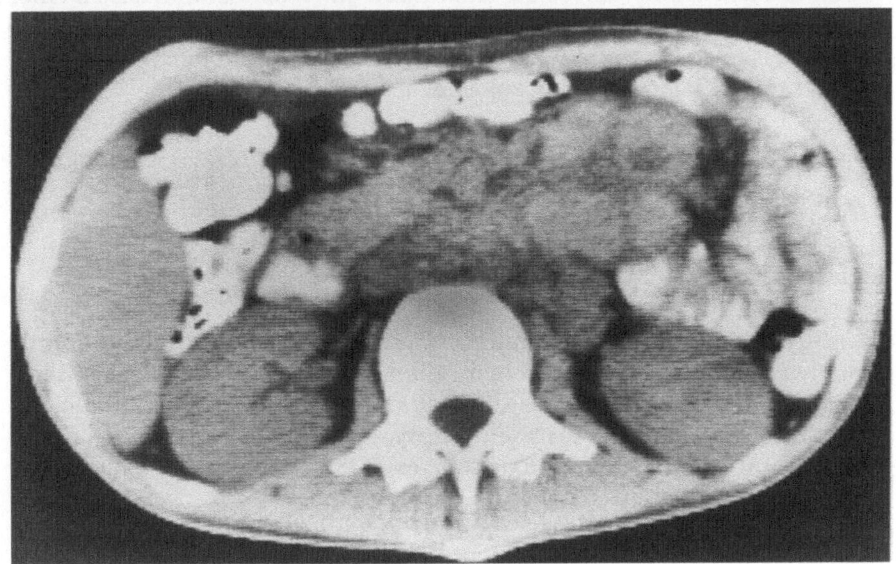

Abb. 15.27. Atypische Mykobakteriuminfektion (MAI). Die CT zeigt deutlich vergrößerte mesenteriale Lymphknoten. (Mit freundlicher Genehmigung Prof. J. Reeders, Amsterdam)

Radiologie. Die Ileozökalregion ist am häufigsten befallen. Die bildgebenden Verfahren zeigen in dieser Region eine Wandverdickung, die im CT und bei Bariumuntersuchungen bei AIDS-Patienten ausgeprägter ist als bei Nicht-AIDS-Patienten mit Tuberkulose (Balthazar et al. 1990). Tuberkulöse Peritonitis und Mesenteritis mit Aszites, retroperitoneale und mesenteriale Lymphknotenvergrößerungen werden am besten in der CT dargestellt (Abb. 15.27). Die Lymphknoten zeigen oft erniedrigte Dichtewerte (Hulnick et al. 1985; Bargallo et al. 1992).

Atypische Mykobakteriuminfektionen

Die häufigste nichttuberkulöse mykobakterielle Infektion wird durch Mycobacterium avium verursacht. Wegen der Schwierigkeit, Mycobacterium avium vom Mycobacterium intracellulare zu differenzieren,

spricht man vom *Mycobacterium-avium-intracellulare-(MAI-)Komplex.*
Im Gegensatz zu Mycobacterium tuberculosis befällt MAI bevorzugt das
Jejunum.

Radiologie. Im Enteroklysma können eine kleinknotige Mukosa und
Zeichen des unspezifischen Reiz- oder Entzündungszustandes mit Hyperperistaltik im proximalen Dünndarm gefunden werden (Ekberg et al.
1994b). Die CT zeigt typischerweise eine ausgeprägte mesenteriale Lymphadenopathie und Hepatosplenomegalie mit fokalen Herden (Radin 1991).

Eine sichere Unterscheidung zwischen Mycobacterium tuberculosis und
MAI-Infektion ist nur durch eine Gewebekultur über eine Nadelbiopsie
möglich.

Candidiasis und andere Pilze

Ein Befall mit Candida albicans tritt bei Patienten mit fortgeschrittener
HIV-Infektion häufig auf. Typisch ist die Candidaösophagitis (früher
Moniliasis). Selten kommt es bei einer disseminierten Candidiasis zu einer
Beteiligung des Ileums (Radin et al. 1983).

Histoplasma capsulatum bevorzugt einen Befall des Kolons, gelegentlich
auch des terminalen Ileums (Cappell et al. 1988).

AIDS-assoziierte Neoplasmen

Kaposi-Sarkom

Das Kaposi-Sarkom ist der häufigste Tumor bei HIV-erkrankten homo-
sexuellen Männern sowie bei weiten Teilen der Bevölkerung Afrikas (Beral
et al. 1990). Der Gastrointestinaltrakt ist, nach Haut und Lymphknoten, die
dritthäufigste Lokalisation für ein Kaposi-Sarkom. Der gastrointestinale
Tumor kann zwar in jedem Teil des Magen-Darm-Trakts gefunden werden,
tritt jedoch klinisch meist nicht in Erscheinung.

Röntgenologisch zeigen sich multiple submuköse Tumoren, die zentral
ulzerieren können (Abb. 15.28 und 15.29).

Non-Hodgkin-Lymphom (NHL)

Das NHL ist bei AIDS-Patienten der zweithäufigste Tumor und tritt häufiger auf als bei der übrigen Bevölkerung. Diese Neoplasmen stammen nicht
von HIV-infizierten CD-4-Zellen ab, sondern sind meist B-Zell-Lymphome.
Die häufigsten extranodalen Lokalisationen sind das zentrale Nervensystem, der Gastrointestinaltrakt und das Knochenmark. Im Magen-Darm-
Trakt werden vorwiegend der Magen und der Dünndarm befallen.

Radiologie. Die radiologischen Manifestationen eines NHL des Dünndarms sind diffuse oder fokale Wandverdickungen oder ein endoexoenterischer Tumor mit Kavitationen (Abb. 15.30). Selten kommt es zu Invaginationen (Cohnen et al. 1996).

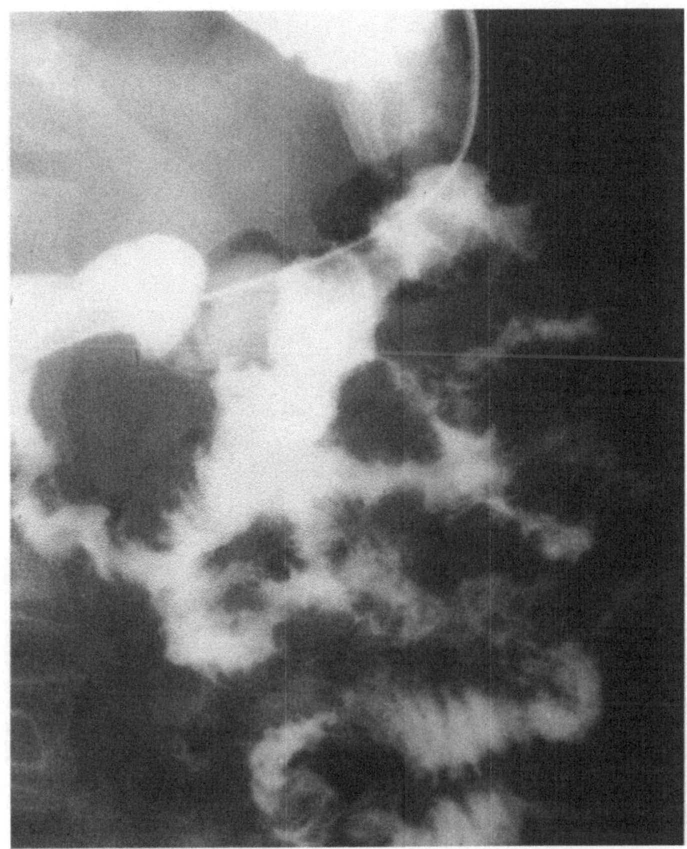

Abb. 15.28. Kaposi-Sarkom. AIDS-Patient mit multiplen submukösen Tumorinfiltraten im Dünndarm. (Mit freundlicher Genehmigung PD Dr. V. Jacobi, Frankfurt)

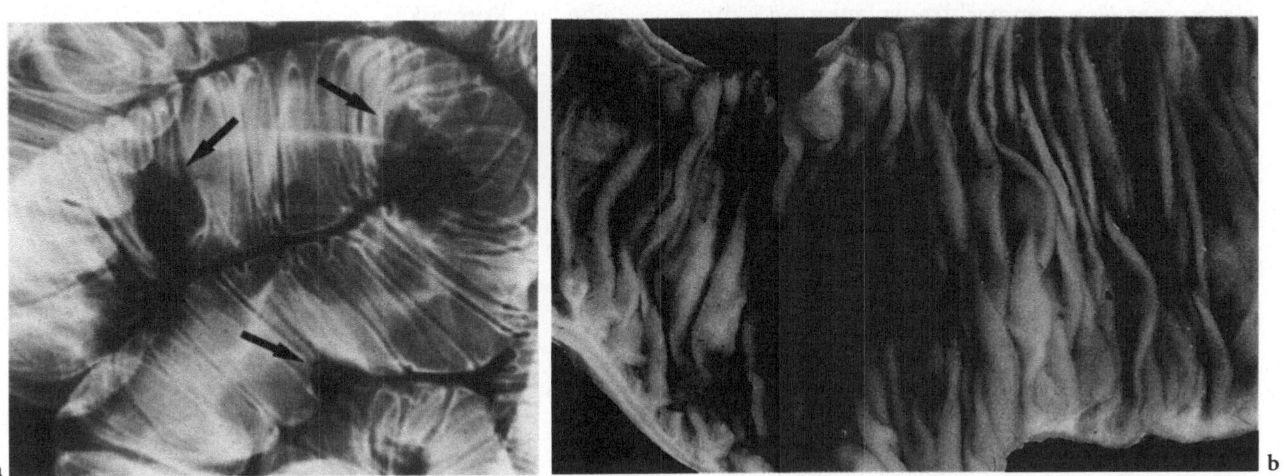

Abb. 15.29 a, b. Kaposi-Sarkom. **a** Mehrere submuköse Tumoren im Enterklysma (*Pfeile*). **b** Autoptisches Präparat zeigt einen hämorrhagischen Kapositumor. (Mit freundlicher Genehmigung Prof. J. Reeders, Amsterdam)

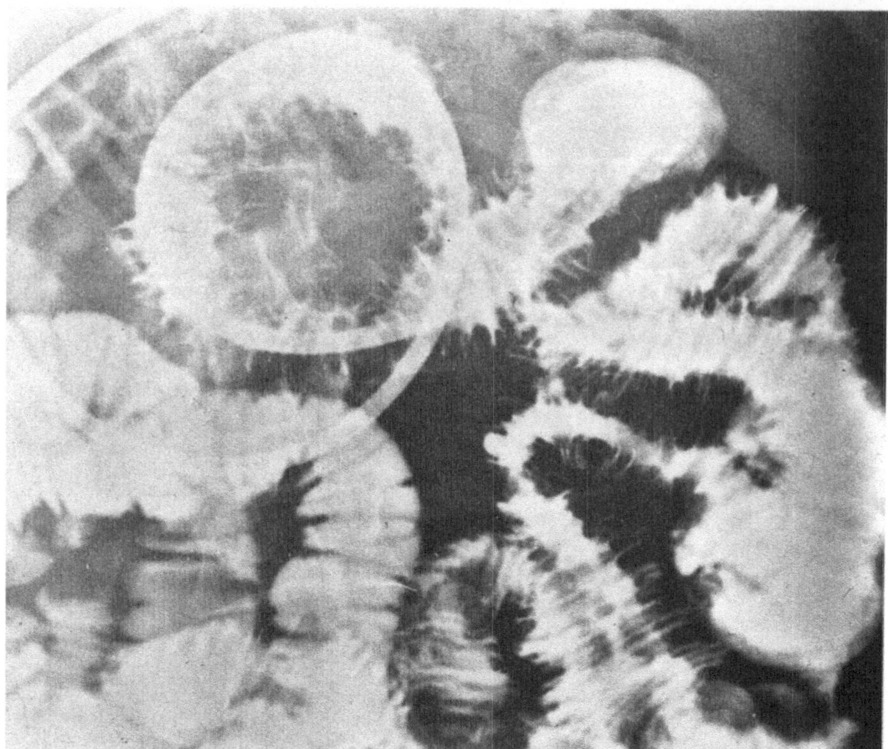

Abb. 15.30. Non-Hodgkin-Lymphom bei einem AIDS-Patienten. Diffuser Befall des proximalen Dünndarms. (Mit freundlicher Genehmigung Prof. J. Reeders, Amsterdam)

15.4 Gastrointestinale Entzündungen nach Knochenmarktransplantationen

Nach einer Knochenmarktransplantation kann eine Reihe von Komplikationen im Gastrointestinaltrakt auftreten (Jones u. Wall 1992). Die Hauptursachen sind:

- Induktionsbehandlung,
- akute und chronische Graft-versus-host-Disease (GVHD),
- Superinfektion mit opportunistischen Erregern,
- Typhlitis.

Induktionsbehandlung, akute und chronische Graft-versus-host-Disease

Die Induktionsbehandlung mit hochdosierter Radiotherapie und/oder Chemotherapie verursacht eine *Mukositis* mit abdominellen Schmerzen, Erbrechen und Durchfall bis zu 3 Wochen Dauer.

Akute oder chronische *GVH-Reaktionen* sind die häufigsten Komplikationen nach einer Transplantation. Dabei kommt es zu einer immunologischen Reaktion der transplantierten Lymphozyten gegen den Empfänger. Der Gastrointestinaltrakt ist ein häufiges Zielorgan der akuten GVH-Reaktion, deren Hauptsymptom wäßriger Durchfall ist.

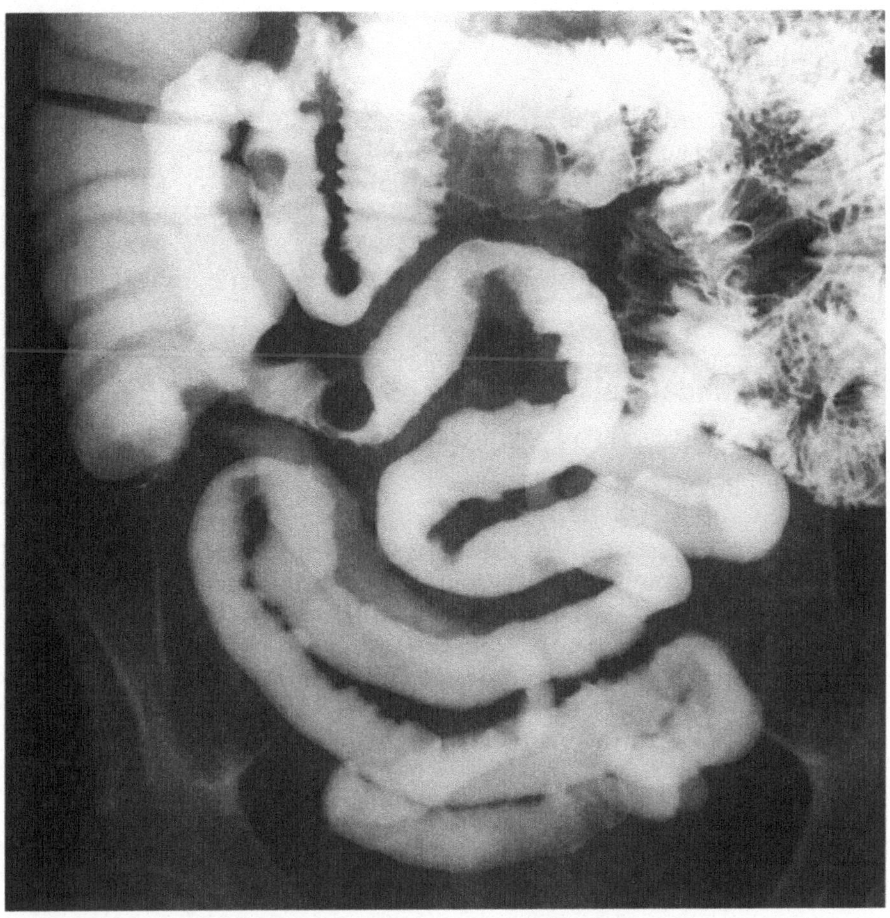

Abb. 15.31. Graft-versus-host-Reaktion. Faltenverlust und verdickte Darmwände der gesteiften Ileumschlingen. 19jähriger Patient mit profusem Durchfall nach allogener Knochenmarktransplantation. (Mit freundlicher Genehmigung Dr. M.P. Chandie-Shaw, Leiden, Niederlande)

Radiologie. Im Enteroklysma findet man nach distal fortschreitend ödematös verdickte Falten bis zum Faltenverlust im Ileum, so daß ein tubuläres Bild entstehen kann (Abb. 15.31). Früher wurde dies als charakteristisch angesehen (Schimmelpenninck u. Zwaan 1982); es ist jedoch lediglich der Ausdruck einer schweren Schädigung der Mukosa (Schuttevaer et al. 1986). Das gleiche Bild kann bei einer Virusinfektion (s. Abb. 15.24), Ischämie, Amyloidose und Strahlenenteritis sowie einer Vielzahl anderer Schädigungen gefunden werden (Jones et al. 1988; Gramm et al. 1990). In der CT sind die Wandverdickung und eine mesenteriale Reaktion zu erkennen, und an der Darmoberfläche wird eine verlängerte zirkuläre Retention von Kontrastmittel beobachtet (Jones et al. 1986). Die chronische GVH-Reaktion entwickelt sich meist erst 100 Tage oder später nach Transplantation. Fibrosen in der Submukosa führen zu einer Pseudoobstruktion mit bakteriellem Überwuchs. Selten entwickeln sich narbige Strikturen.

Superinfektion mit opportunistischen Erregern

Ein großes Problem bei knochenmarktransplantierten Patienten, die unter einer immunsuppressiven Therapie stehen, ist die Superinfektion mit opportunistischen Erregern. Die häufigsten Organismen sind Candida, Enteroviren, Protozoen und Bakterien.

Typhlitis

Als Typhlitis wird eine Entzündung des Zökums bezeichnet, die als Komplikation bei Leukämie, Lymphom, aplastischer Anämie und immunsuppresiver Therapie nach Transplantationen und bei AIDS auftritt (Jones u. Wall 1992). Eine frühe Diagnose ist wichtig, da eine Perforation mit einer hohen Mortalität verbunden ist.

Die CT ist die diagnostische Methode der Wahl (Merine et al. 1987).

15.5 Dünndarmulkus

Isolierte Dünndarmulzera sind selten. Als bevorzugte Stellen gelten das obere Jejunum und das distale Ileum.

Ursachen. Als Ursachen für solche unspezifischen Geschwüre, die meist solitär, aber auch multipel auftreten können, werden lokale Ischämie bei Atherosklerose oder nach Embolie, Vaskulitis unterschiedlicher Genese, bakterielle Läsionen, Fremdkörper, Zöliakie, ektope Magenschleimhaut und das Zollinger-Ellison-Syndrom genannt (Bayless 1989). Ulzera durch KCl-Tabletten sind nur noch anekdotisch. Die chronische Einnahme von nichtsteroidalen Antirheumatika kann zu Ulzera und Membranstenosen führen (Bjarnason et al. 1993). Noch seltener sind unspezifische oder idiopathische Ulzera

Klinik. Klinisch finden sich oft nur uncharakteristische Bauchschmerzen und Stenosebeschwerden. Als Komplikation treten Blutungen, Penetration und Perforation auf. Histologisch entspricht das Ulkus einem Magen- und Duodenalulkus. Entzündung und reaktive Fibrose können zu Stenosen führen.

Radiologie. Das Röntgenbild zeigt eine oder mehrere kurzstreckige Stenosen. Nicht immer muß das Ulkus nachweisbar sein, da es oft schon stenosierend vernarbt ist (Abb. 15.32) (s. auch Abb. 17.26).

15.6 Extrinsische Entzündungen

Ursachen. Wegen des engen Kontakts mit anderen Bauchorganen können sich entzündliche Prozesse, die von diesen Organen ausgehen, auf den Dünndarm auswirken. Besonders bei Entzündungen im kleinen Becken ist es möglich, daß sie auf den Dünndarm übergreifen. Zu nennen sind hauptsächlich eine abszedierende Appendizitis, Tuboovarialabszesse und manchmal eine Peridivertikulitis des Kolons oder eine Endometriose.

Radiologie. Das radiologische Bild kann vielfältig sein und einen Morbus Crohn, Tumoren, Metastasen und Verwachsungen imitieren. Wichtige Zusatzinformationen können mit dem CT und Ultraschall gewonnen werden. Obwohl das Bild meist unspezifisch ist, kann oft durch den Vergleich der verschiedenen bildgebenden Verfahren eine Diagnose erstellt werden (Abb. 15.33 – 15.35).

Abb. 15.32. Dünndarmulkus.
Zirkuläre, kurzstreckige Stenose
im Ileum mit ulzerierter
Schleimhaut. 69jähriger Patient
mit Durchfall und uncharakteri-
stischen Bauchbeschwerden.
(Mit freundlicher Genehmigung
Dr. Eggemann, München)

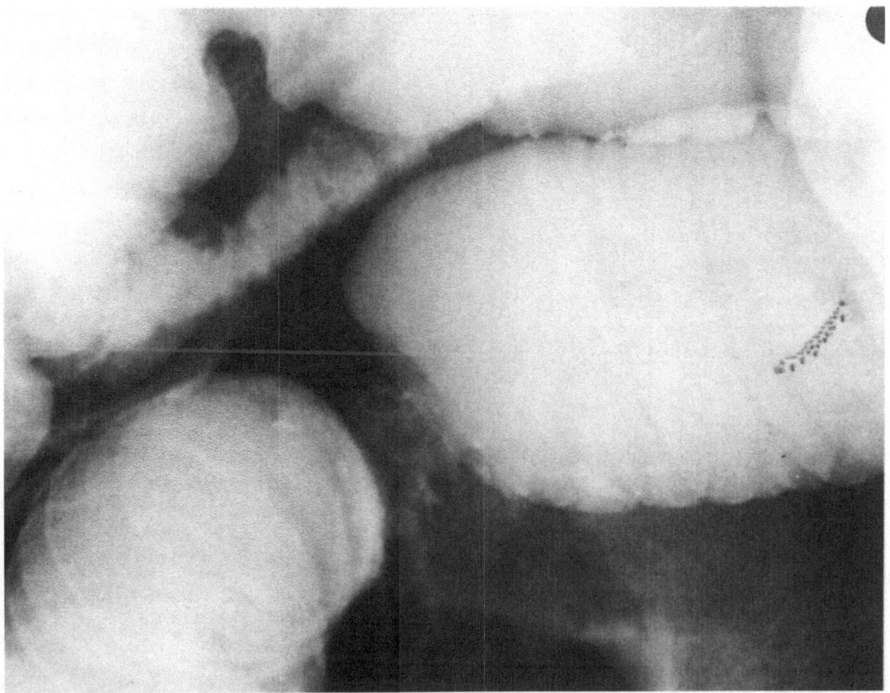

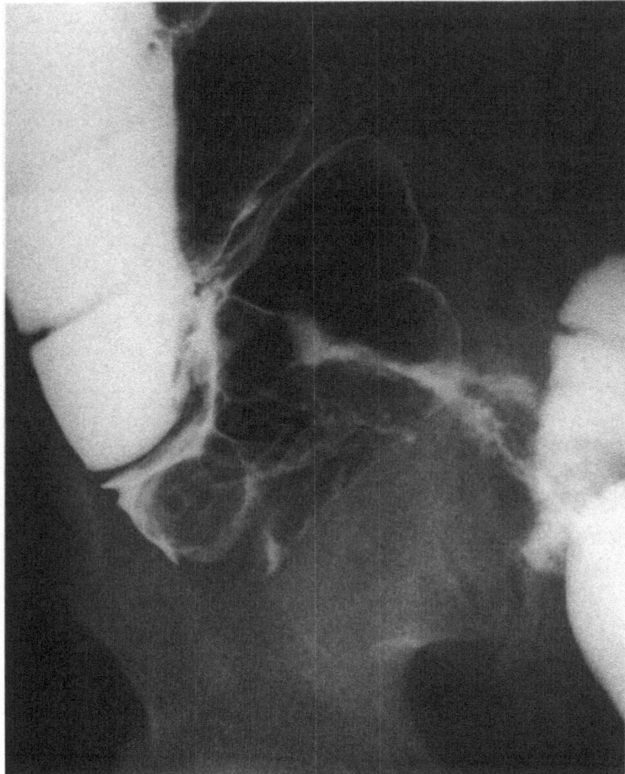

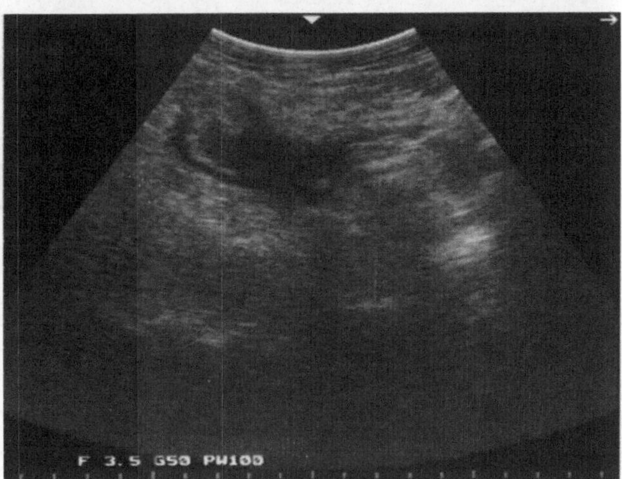

Abb. 15.33 a, b. Abszedierende Appendizitis. Der Kolon-
kontrasteinlauf zeigt eine externe Raumforderung am
Zökumpol mit Übergriff auf das terminale Ileum (a). Die
Sonographie zeigt eine deutlich entzündlich verdickte
Appendix mit liquider Einschmelzung (b)

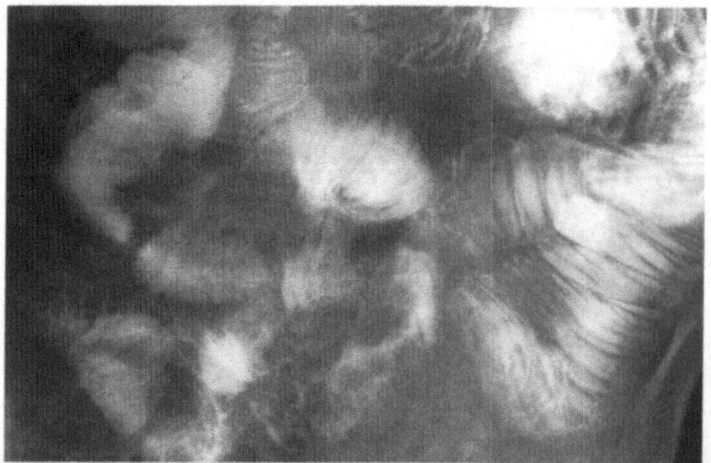

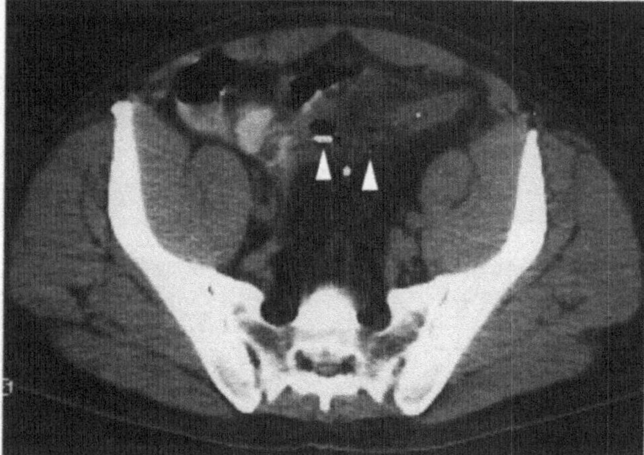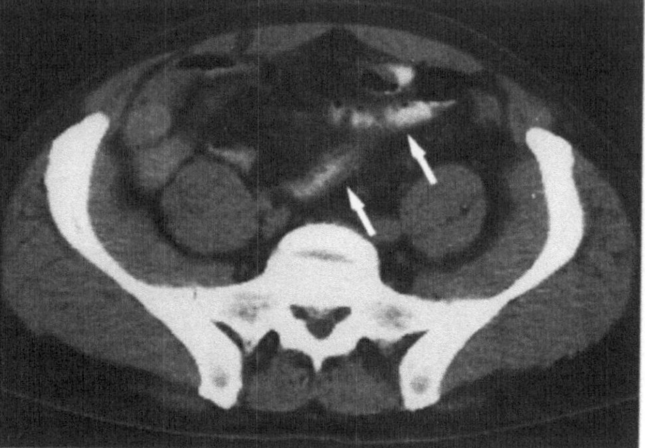

Abb. 15.34a, b. Begleitentzündung. Patient mit Obstruktionsbeschwerden. Das initiale Enteroklysma zeigt knotige Wandinfiltrationen im Ileum, Wandstarre und beginnende prästenotische Dilatation (**a**). Die CT-Untersuchung wegen V. a. Lymphom zeigt deutlich verdickte Dünndarmschlingen (*Pfeil*), die mit einer Sigmadivertikulitis (*Pfeilspitze*) verbacken sind (**b**)

Backwash-Ileitis

Bei einer Pancolitis ulcerosa kann es zu einer entzündlichen Mitbeteiligung des terminalen Ileums kommen, die beschreibend als Backwash-Ileitis bezeichnet wird.

Radiologie. Die röntgenologischen Merkmale sind eine weite Ileozökalklappe, Verlust der Falten oder verstrichene Falten im terminalen Ileum durch ein Ödem. In seltenen Fällen können eine Colitis ulcerosa und ein Morbus Crohn gleichzeitig auftreten bzw. histologisch nicht unterscheidbar sein (Abb. 15.36).

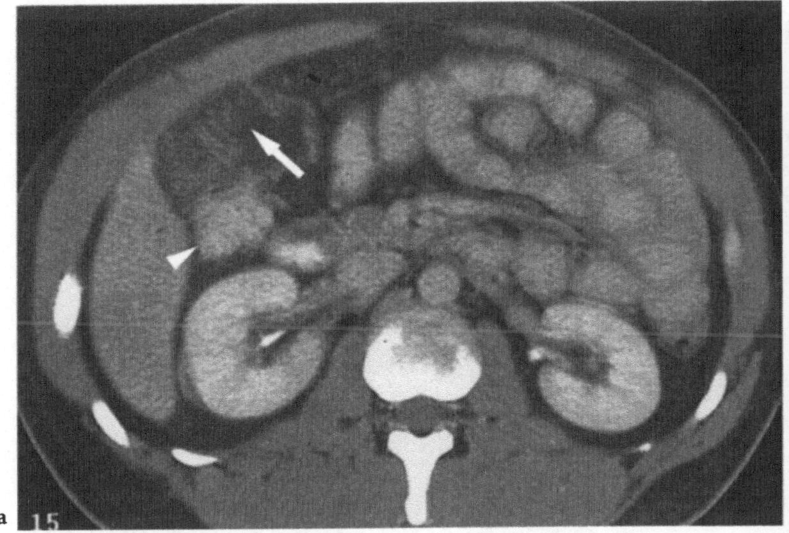

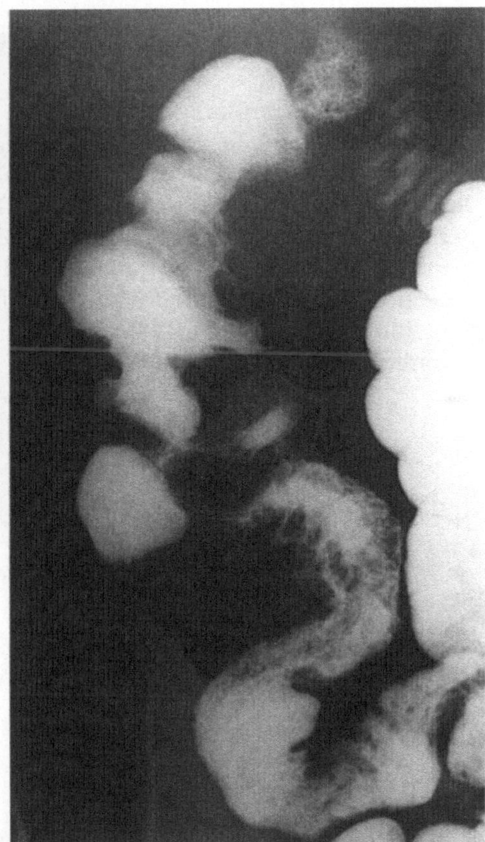

Abb. 15.35 a, b. Appendicitis epiploica. 22jähriger Patient mit Schmerzen im rechten Mittelbauch. Die CT (**a**) zeigt eine entzündliche Infiltration des perikolischen Fettgewebes (*Pfeil*). Die Kolonwand ist verdickt (*Pfeilspitze*). Das Enteroklysma (Spätphase) zeigt eine entzündlich reaktive lymphfollikuläre Hyperplasie im terminalen Ileum und eine eingeschränkte Entfaltbarkeit des Colon ascendens (**b**). Die spontane Abheilung unterstützt die Diagnose einer Appendicitis epiploica (Ghahremani et al. 1992; Hollweger et al. 1996)

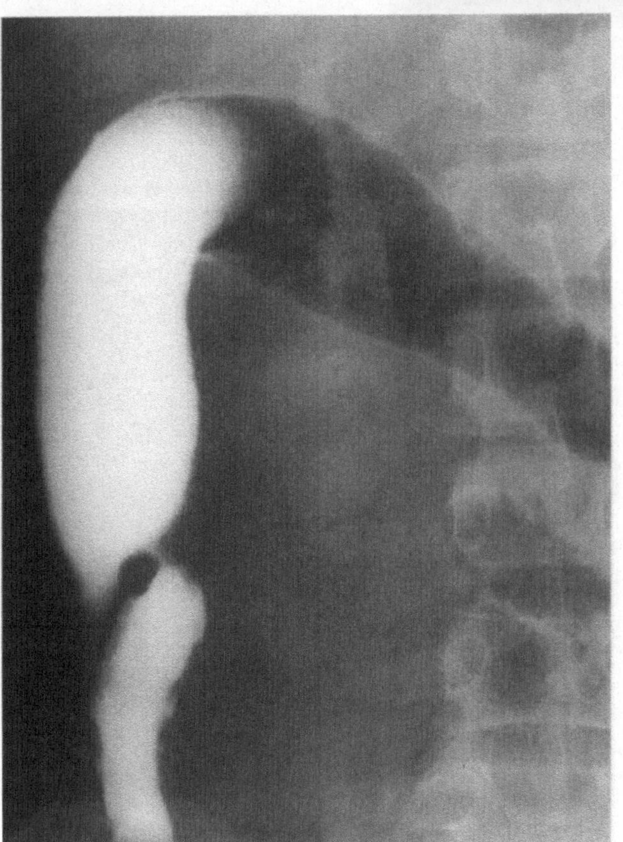

Abb. 15.36. Backwash-Ileitis. Patientin mit einer Pancolitis ulcerosa. Das Enteroklysma zeigt eine entzündliche Darmerkrankung des terminalen Ileums, die histologisch nicht von einem Morbus Crohn unterscheidbar war

15.7 Eosinophile Gastroenteritis

Klinik. Diese Erkrankung ist selten. Ihre Ursache ist unbekannt; diskutiert wird vor allem eine Lebensmittelallergie.

Die klinischen Beschwerden sind Übelkeit, Abdominalschmerzen und Durchfall, selten auch Malabsorption. Die Symptome sind abhängig von den drei unterschiedlichen pathologischen Erscheinungsbildern dieser Erkrankung, die häufig in Schüben verläuft. Histologisch besteht eine ausgeprägte eosinophile Zellinfiltration in allen Wandschichten und eine deutliche Bluteosinophilie. Das Magenantrum ist meist stärker befallen als der Dünndarm.

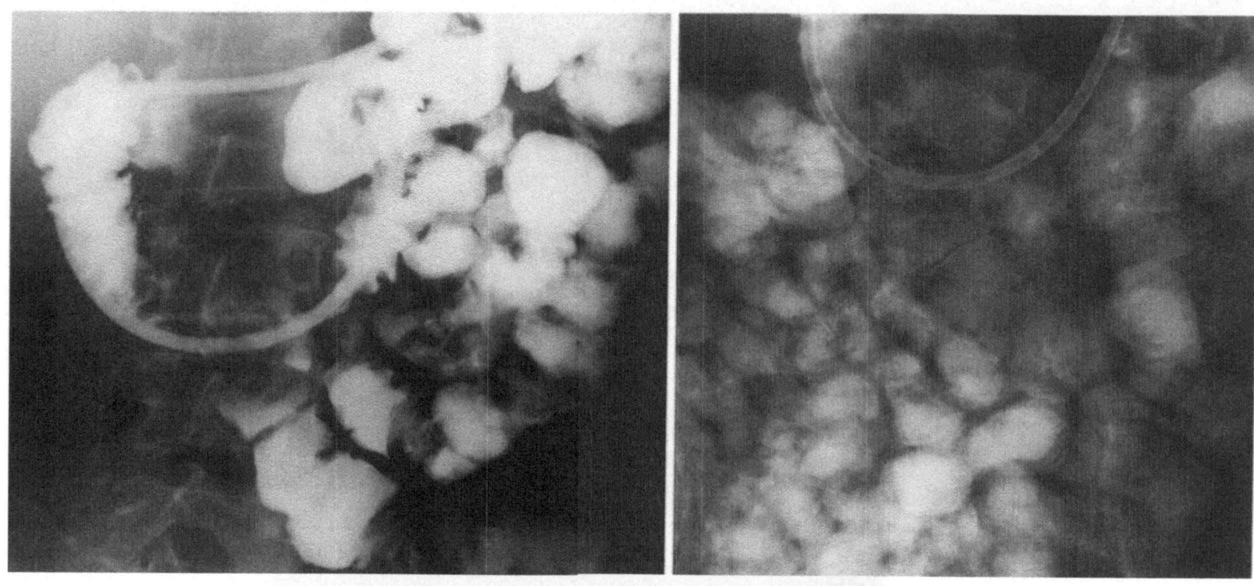

a

b

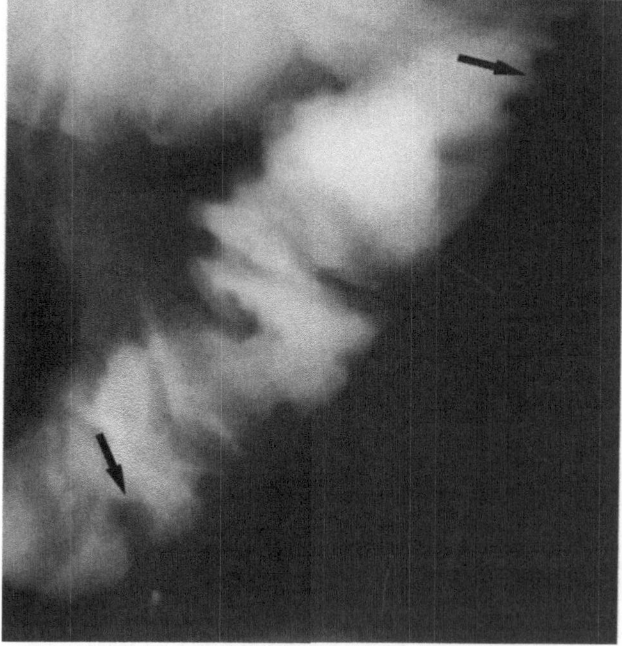

c

Abb. 15.37 a – c. Eosinophile Enteritis. **a** Bariumphase, **b, c** Methylzellulosephase. Verdickte und verformte Falten (*Pfeile*) (**c**) und Wandverdickung. Reduzierter Wandbeschlag und Pendelperistaltik als Ausdruck einer vorwiegenden Mukosabeteiligung. 45jähriger Patient mit chronischem Durchfall und Malabsorption. Besserung nach Kortikoidtherapie

Abb. 15.38. Eosinophile Enterits. Lumeneinengung unterschiedlicher Ausprägung, verformte und verdickte Falten im Ileum als Ausdruck einer vorwiegenden Infiltration der Muscularis propria. 30jährige Patientin mit rezidivierenden Obstruktionsbeschwerden. Zustand nach 2maliger Dünndarmsegmentresektion wegen Stenosen mit eosinophilen Infiltraten, Bluteosinophilie. Besserung nach Kortikoidtherapie

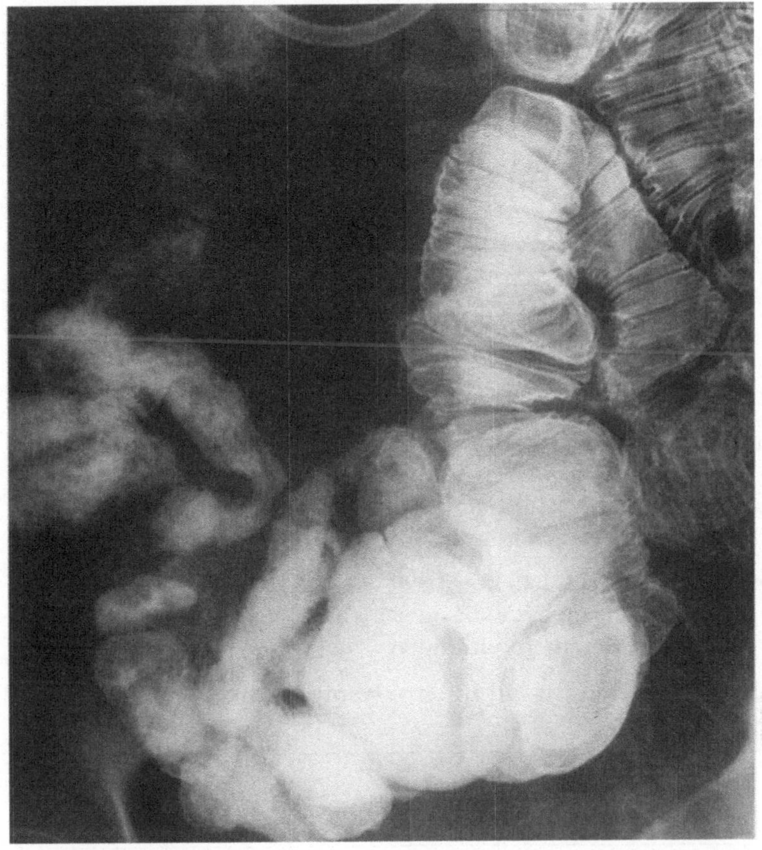

Radiologie. Bei vorwiegender Mukosabeteiligung (häufigste Form) findet man verdickte Falten im gesamten Dünndarm oder in längeren Abschnitten mit Bevorzugung des Ileums (Abb. 15.37). Bei vorwiegender Infiltration der Muscularis propria ist eine fokale Wandverdickungen mit Lumeneinengung und verzogenen Falten zu beobachten (Abb. 15.38). Ist vorwiegend die Serosa beteiligt (wenig häufigste Form), so führt dies zu Aszitesbildung, Verdickung der äußeren Wandschichten und zu Lymphknotenvergrößerungen. Diese Veränderungen können besser mit der CT erkannt werden (Mac Carty u. Talley 1990). Mastozytose, Morbus Whipple und Zollinger-Ellison-Syndrom werden aufgrund ihrer klinischen Erscheinungsbilder in den entsprechenden Kapiteln besprochen.

15.8 Retraktile Mesenteritis (Lipodystrophie)

Dieses sehr seltene Krankheitsbild ist charakterisiert durch eine Fettgewebsdegeneration des Mesenteriums mit konsekutiver Schrumpfung, Durchblutungsstörung und Obstruktion des Darms.

CT und Enteroklysma sind synergetisch bei der Diagnosestellung (Trautwein et al. 1990).

16 Vaskuläre Erkrankungen

Eine Reihe von Erkrankungen führt zu Veränderungen an den Darmgefäßen, so daß die radiologischen Befunde unterschiedlichen Kapiteln zugeordnet werden können. Die Reaktion des Darms ist abhängig vom Ausmaß der ischämischen Schädigung. Anlässe für ein Enteroklysma sind:

- *Häufig*: chronische Strahlenenteritis
- *Selten*: Ischämie (chronisch, akut oder nichtokklusiv, Vaskulitis)
- *Selten*: Blutungen, Gefäßfehlbildungen

Eine häufige Indikation für ein Enteroklysma ist die unklare gastrointestinale Blutung.

16.1 Strahlenenteritis

Da der Dünndarm relativ strahlensensibel ist, ist die chronische Strahlenenteritis eine nicht seltene Komplikation nach abdomineller Radiotherapie. Eine Dosis von 45 Gy und mehr führt zu einer chronischen Strahlenenteritis. Die Häufigkeit eines Strahlenschadens beträgt zwischen 8 und 12 % (Bruneton et al. 1982). Vorausgegangene Operationen, Entzündungen im Becken, Atherosklerose, Hypertonus, Diabetes und eine hohe Fraktionierung erhöhen das Risiko einer verstärkten Strahlenreaktion (Neumeister u. Pfeiffer 1966; Mason et al. 1970). Durch Adhäsionen ist die Verschieblichkeit der Darmschlingen im kleinen Becken behindert. Das Ileum ist auch deshalb stärker befallen, weil Bestrahlungen im Becken bei gynäkologischen Tumoren häufiger stattfinden als Bestrahlungen im Oberbauch. Der Darm reagiert auf die Bestrahlung zunächst mit Hyperämie, Ödem und Entzündung der Mukosa und Submukosa. Die Mukosaschädigung kann sich zurückbilden, während der Strahleneffekt in der Darmwand fortschreitet und eine obliterative Endarteritis und Fibrose verursacht (Mason et al. 1970). Folglich verliert der Darm seine Transportfähigkeit, was zu einer funktionellen Obstruktion (Pseudoobstruktion) führt (Wittich et al. 1984). Makroskopisch finden sich dichte peritoneale Adhäsionen, ein verdicktes und geschrumpftes Mesenterium mit gerafften und verkürzten Darmschlingen; die Darmwand ist verdickt und geschwollen. Das Lumen kann bis zu einer hochgradigen Stenose eingeengt sein. Die Mukosa ist ödematös oder glatt und atrophisch. Ulzera können auftreten. Welche dieser Veränderungen im Vordergrund steht, hängt vom Stadium der Entzündungsaktivität ab, also davon, ob es sich um eine chronisch-aktive Strahlenenteritis oder um eine Fibrose handelt.

! Die akute Strahlenreaktion ist *kein* Anlaß für eine Kontrastmitteluntersuchung.

Klinik. Meist treten die Beschwerden 1–2 Jahre nach Bestrahlung in Erscheinung (de Cosse et al. 1969). Gelegentlich können die Symptome erst nach 10–25 Jahren auftreten. Selten kommt es nach einer Dosis von 25 Gy zu einer Strahlenreaktion. Hier könnte eine sog. Strahlenintoxikation auf dem Boden einer Ataxia teleangiectatica vorliegen (Weijers et al. 1990; s. Abb. 16.3 und S. 199). Die *chronische* Strahlenenteritis ist gekennzeichnet durch krampfartige Bauchschmerzen, Durchfall und Gewichtsverlust; bisweilen auch durch akute Obstruktionssymptome, aber nur selten durch ein aktues Abdomen mit Peritonitis. Im *akuten* Obstruktionsstadium ist wegen der hohen Morbidität und Mortalität eine konservative Behandlung einer chirurgischen Intervention dringend vorzuziehen (Farthmann et al. 1994). Ein konservatives Vorgehen ist in den meisten Fällen erfolgreich.

Radiologie. Die akute Strahlenenteritis gegen Ende einer Bestrahlungsbehandlung ist selten eine Indikation für eine Kontrastmitteluntersuchung, die meistens wegen anderer Fragestellungen durchgeführt wird (Abb. 16.1). Bei *geringerer Ausprägung* der chronischen Strahlenenteritis findet man spastische Kontraktionen und eine eingeschränkte Entfaltbarkeit des Darms, die manchmal mit einer lokalen Hyperperistaltik sowie verdickten Falten und Wandödem verbunden ist (Abb. 16.2). In *weiter fortgeschrittenen Stadien* sind die Kerckring-Falten verdickt, aber nicht verzogen (Abb. 16.3). *Später* werden die Räume zwischen den Falten verschmälert und ausgezogen; dadurch erscheinen sie wie tiefe Spicae (Abb. 16.4). Bedingt durch die verdickte Darmwand ist der Abstand zwischen benachbarten Schlingen ist vergrößert. Das geschrumpfte und

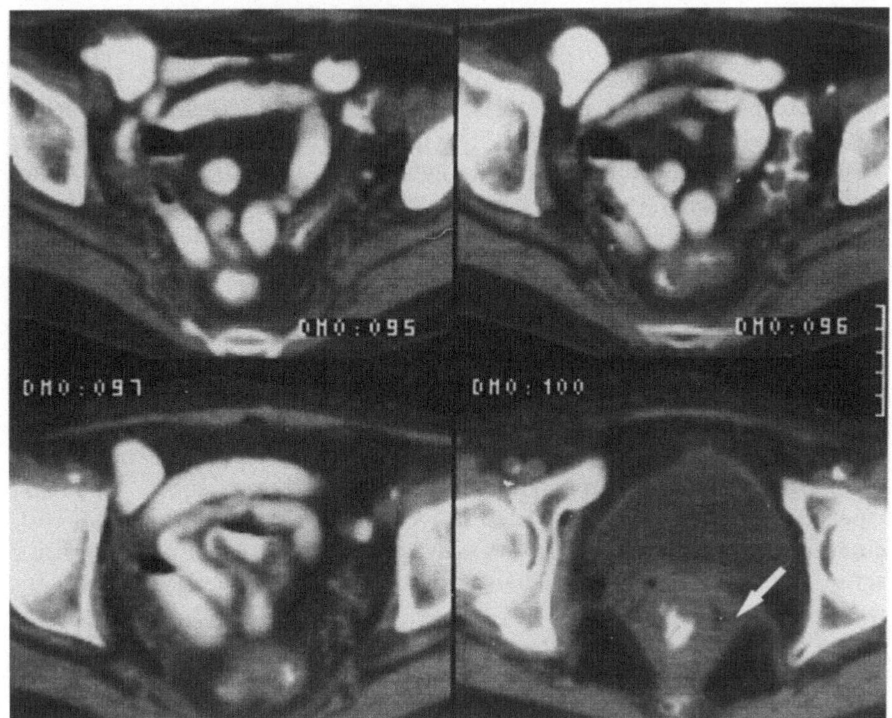

Abb. 16.1. Akute Strahlenenteritis. Unter Bestrahlung wegen eines Rektumkarzinoms (*Pfeil*) finden sich leicht verschwollene Darmschlingen mit Faltenglättung und Zeichnungsvermehrung im Mesenterium

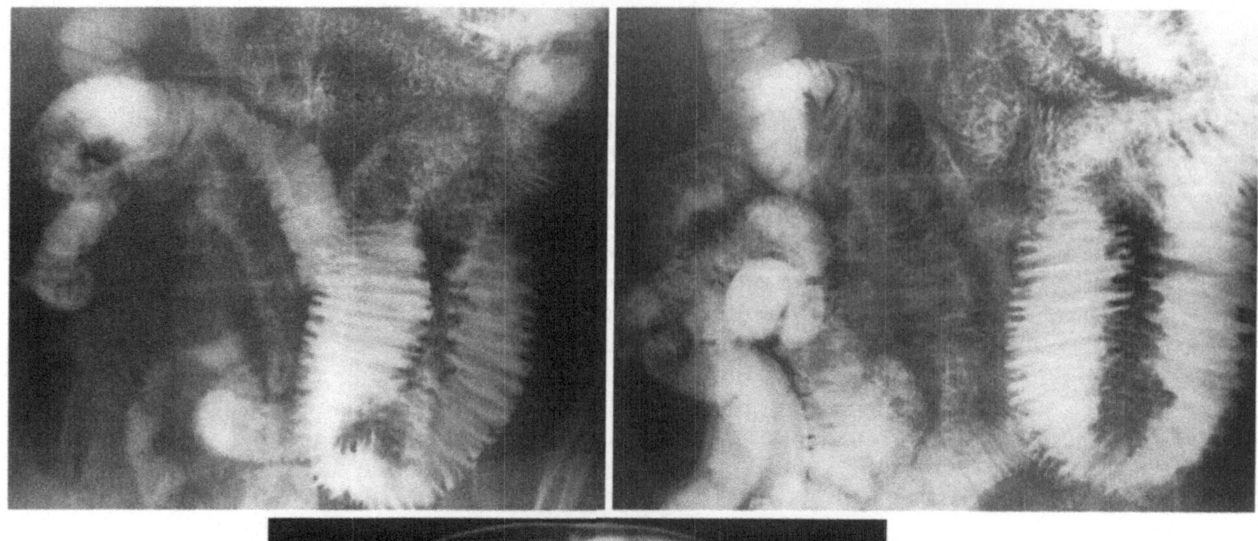

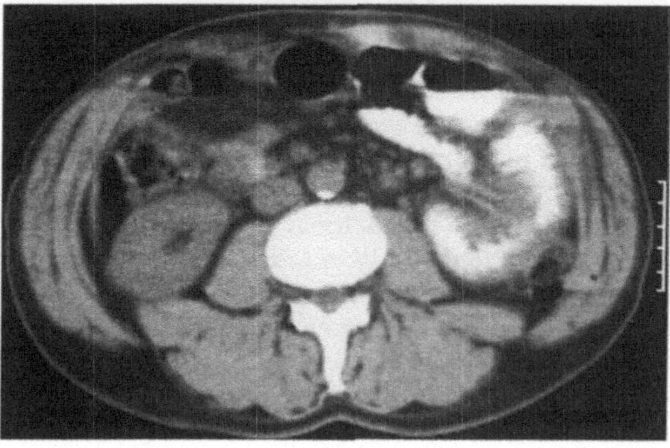

Abb. 16.2 a – c. Subakute Strahlenenteritis. Ödematös verdickte Falten, herabgesetzter Wandbeschlag, spastische Engstellung prävertebral und Zeichen der Obstruktionsperistaltik im proximalen Dünndarm. **a** Bariumphase, **b** Methylzellulosephase, **c** CT

verdickte Mesenterium und die Serosaadhäsionen fixieren die Darmschlingen girlandenförmig (Abb. 16.5). Dadurch können die Falten und Schlingen antimesenterialseitig verzogen sein (sog. „tacking down"); die Verschieblichkeit ist somit eingeschränkt oder aufgehoben. Die Kontrastmittelpassage kann durch diese verbackenen, starren Schlingen erheblich verzögert sein, so daß das Bild einer sekundären Pseudoobstruktion entsteht (Abb. 16.6). Ebenso können sich Stenosen unterschiedlicher Ausprägung und Länge entwickeln. Der proximale Dünndarm ist dann dilatiert, und es zeigt sich in der Bariumphase eine Obstruktionsperistaltik. Das klinische Bild einer Obstruktion wird jedoch häufiger durch die Wandstarre mit Lumenreduzierung und die Hypomotilität verursacht als durch Stenosen.

Das *Enteroklysma* mit Barium und Methylzellulose sollte vor einer Operation durchgeführt werden und ist nur in dem seltenen Fall einer freien Dünndarmperforation kontraindiziert. Diese kann durch klinische Untersuchung, Abdomenaufnahmen und ggf. CT ausgeschlossen werden.

Ein Ödem in der Mukosa und Submukosa kann ein „pflastersteinähnliches" Bild zeigen. Anamnese und der Bezug zum Bestrahlungsfeld schließen einen Morbus Crohn aus. Bei Atrophie der Mukosa fehlen die

Abb. 16.3. „Strahlenintoxikation". Überschießende Strahlenreaktion nach 30 Gy. Deutliche
Wandverdickung, Glättung
der Falten und stenosierende
Lumeneinengung

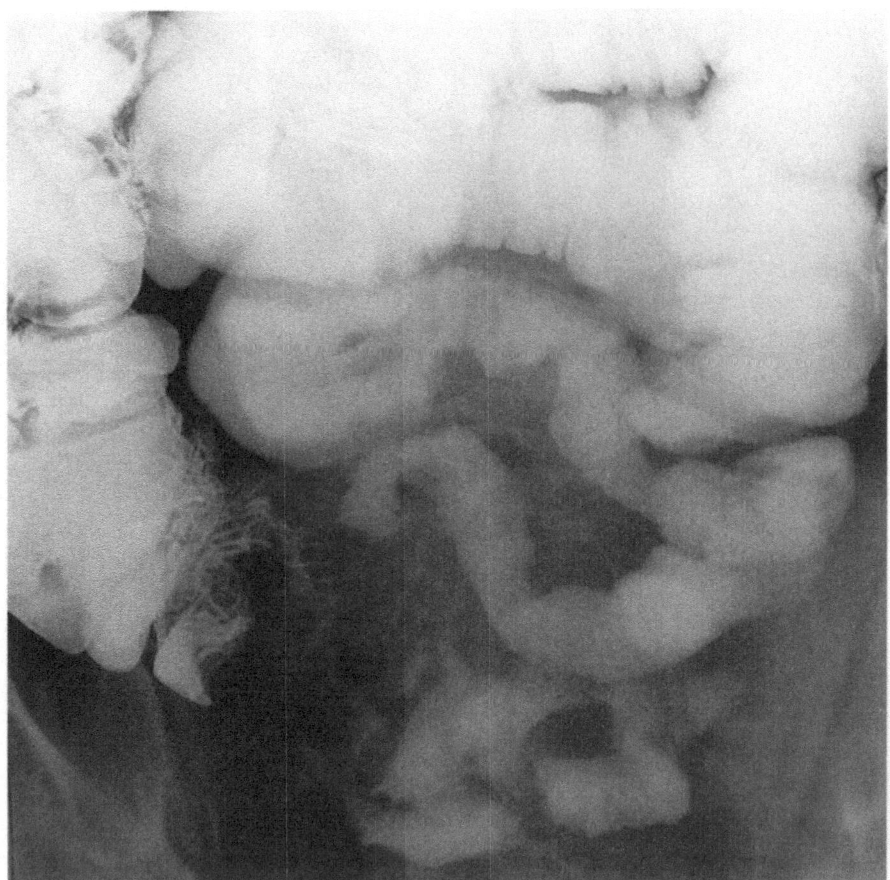

Abb. 16.4. Chronische Strahlenenteritis. Im Bestrahlungsfeld
segmentale Lumeneinengung
mit verdickten Falten, so daß
die Faltenzwischenräume „spica-
ähnlich" ausgezogen sind.
Zu beachten sind die normalen
Falten in der benachbarten
Schlinge

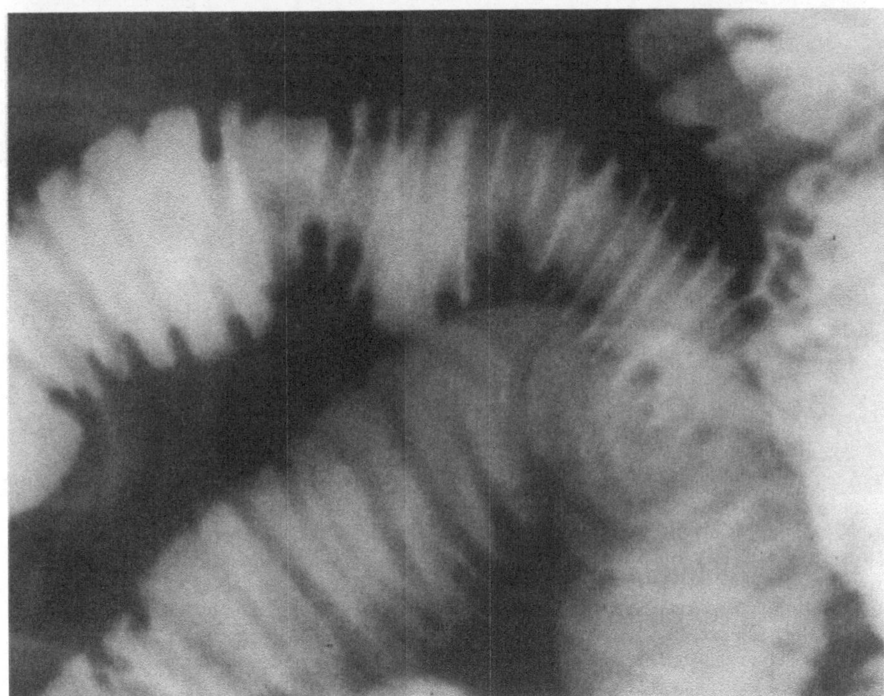

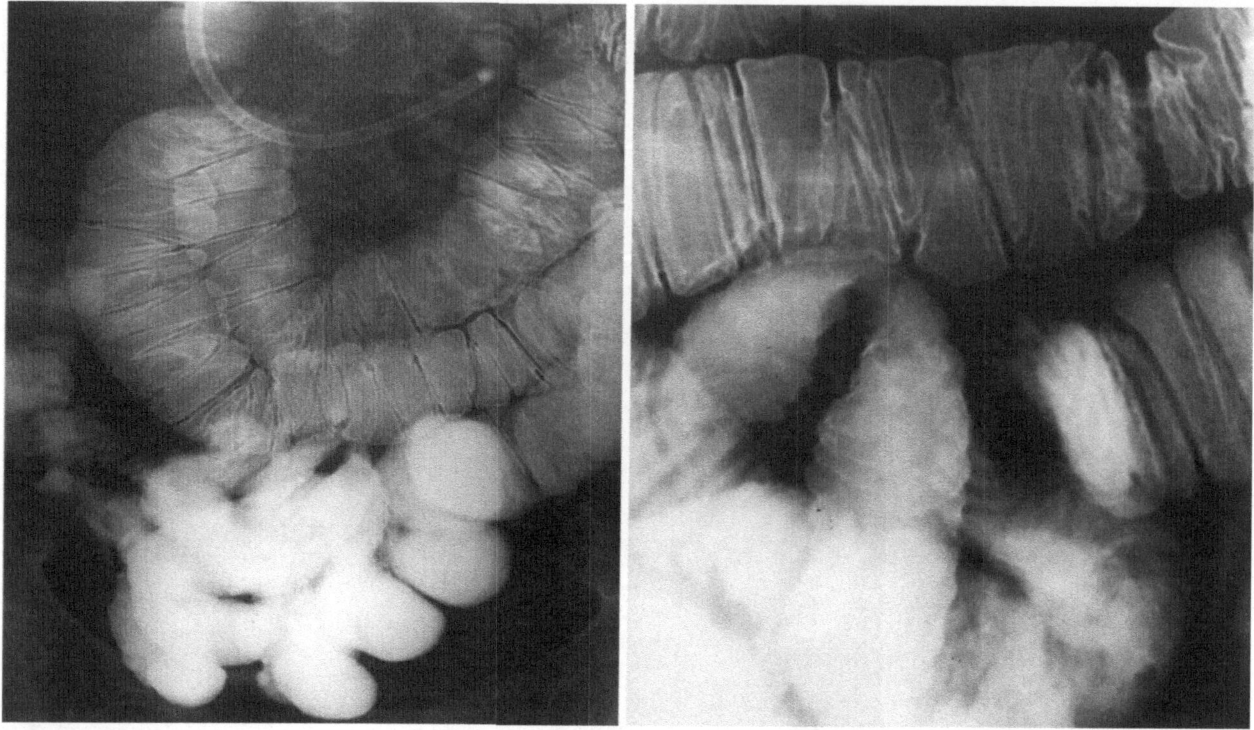

Abb. 16.5 a, b. Chronische Strahlenenteritis. Umschriebene Stenose mit beginnender prästenotischer Dilatation. Girlandenförmig fixierte Ileumschlingen (**a**). Im Stenosebereich sind die Falten verdickt und abgeflacht mit herabgesetztem Wandbeschlag (**b**). Patientin mit Obstruktionsbeschwerden 12 Jahre nach gynäkologischer Bestrahlung

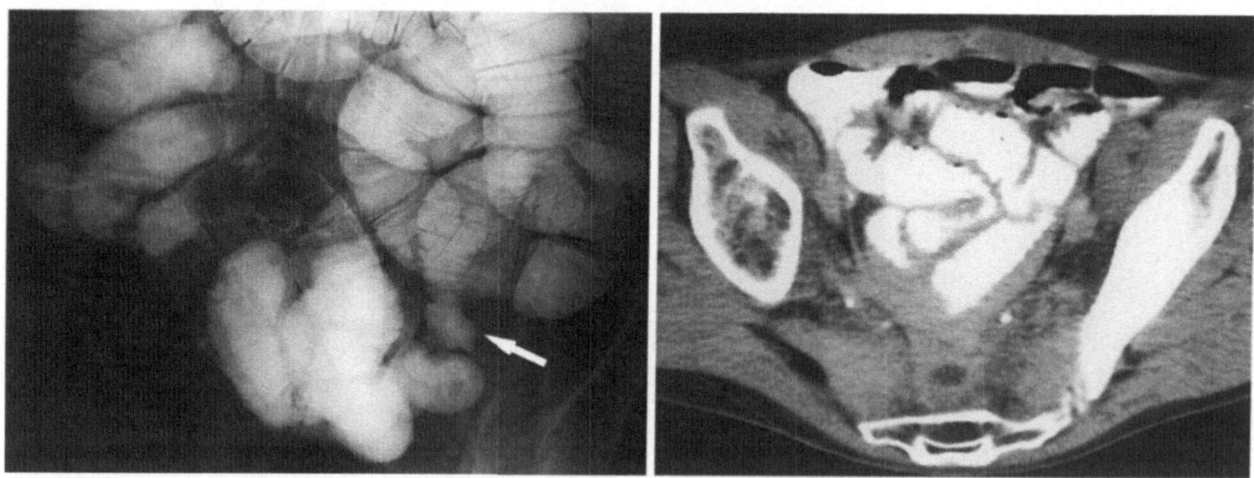

Abb. 16.6 a, b. Chronische Strahlenenteritis mit sekundärer intestinaler Pseudoobstruktion. Im Enteroklysma findet sich eine deutlich verzögerte Passage durch immobile Ileumschlingen mit geringer lokaler Einengung (*Pfeil*). Der Dünndarm erscheint morphologisch weitgehend unauffällig (**a**). Die CT zeigt verbackene Darmschlingen im bestrahlten kleinen Becken mit Wandverdickung und fibrosiertem Mesenterium (**b**). Histologisch ergab sich eine erhebliche chronische Strahlenreaktion im Mesenterium und den tieferen Wandschichten bei normaler Schleimhaut

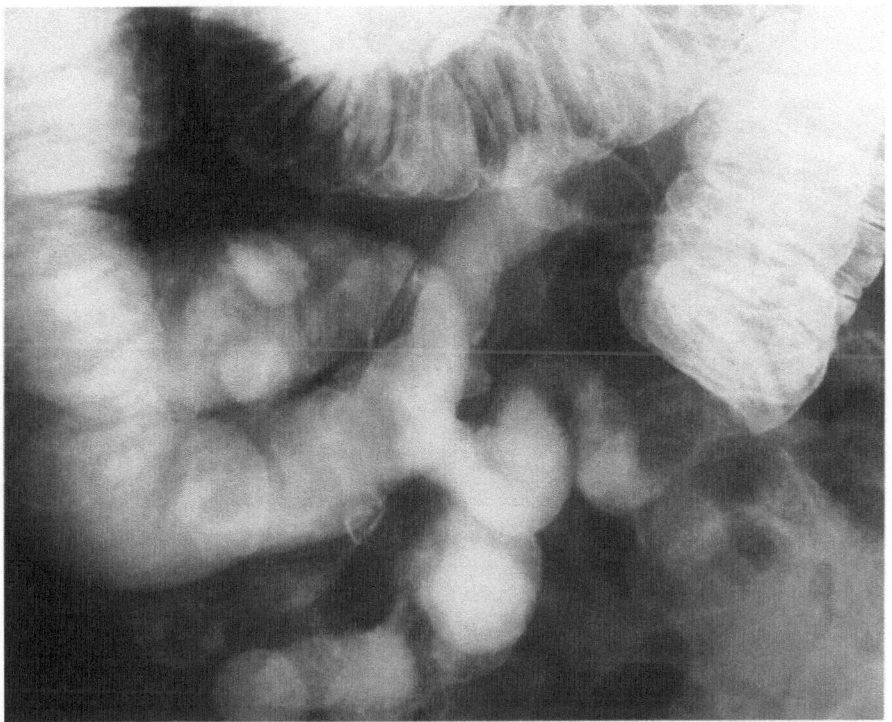

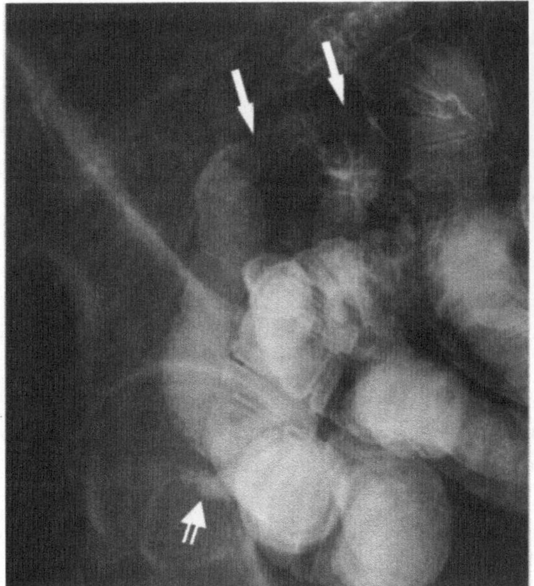

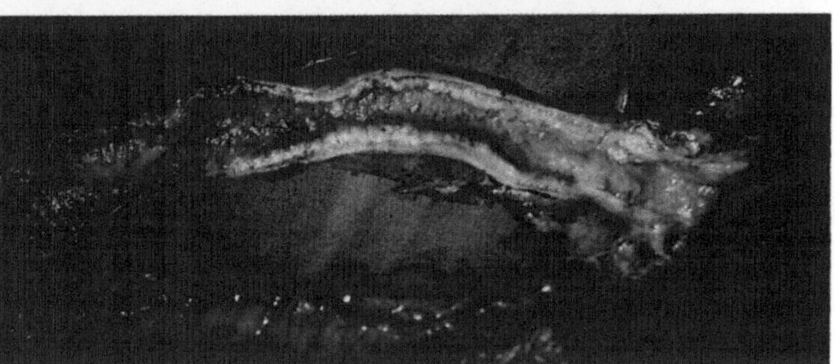

Abb. 16.8 a, b. Chronische Strahlenenteritis mit Stenose (*Pfeile*) und Fistelbildung (*breiter Pfeil*) (a). Das Operationspräparat (b) zeigt die deutlich verdickte Darmwand und den Faltenverlust

Falten mehr oder weniger, und die Oberfläche ist glatt (Abb. 16.7; s. auch Abb. 13.18). Der Schleimhautbeschlag kann durch Retention von Darmflüssigkeit, Ödem und Entzündung vermindert sein. Ulzera sind häufig; sie sind in den meisten Fällen flach und deshalb selten zu erkennen. Dagegen sind tiefe Ulzera im Enteroklysma erkennbar. Sie führen zu Blutung, Perforation und Fistelbildung zu benachbarten Organen oder zu hochgradigen Stenosen (Abb. 16.8; s. auch Abb. 13.34).

Die radiologischen Veränderungen bei der Strahlenenteritis lassen meist eine spezifische Diagnose zu (Antes u. Lissner 1983). Schwierigkeiten er-

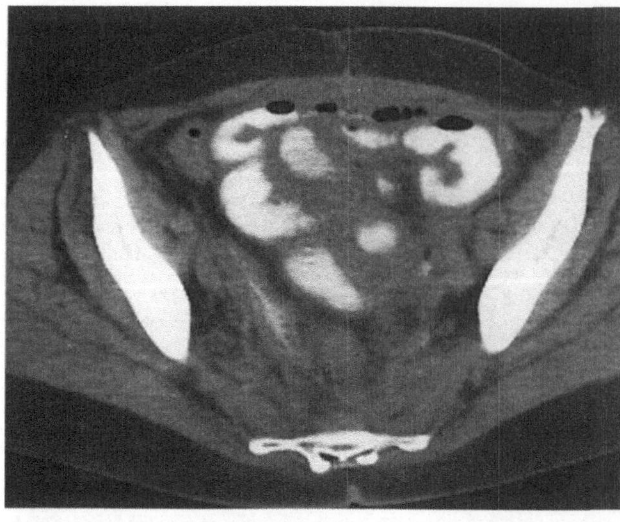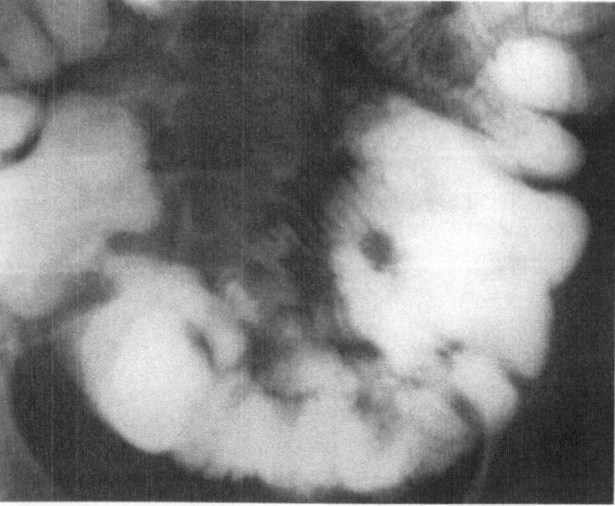

a

b

Abb. 16.9 a, b. Chronische Strahlenreaktion im kleinen Becken. Die CT zeigt eine deutliche Verdickung und Fibrosierung des Mesenteriums mit Fixierung der Darmschlingen (**a**). Im Enteroklysma erkennt man nur geringe Faltenverziehungen und immobile Schlingen im kleinen Becken (**b**)

geben sich bei der Differentialdiagnose zur Peritonealkarzinose, wenn eine Bestrahlung vorausgegangen ist, da beide Entitäten Faltenveränderungen, Stenosen und Fixierungen von Darmschlingen verursachen können.

Die *CT* kann wichtige Informationen bei der Suche nach einer Strahlenfolge geben (Rishman et al. 1984). Vor allem zeigt die CT die Veränderungen im Mesenterium und die Darmwandverdickungen im Bestrahlungsfeld besser als das Enteroklysma (Abb. 16.9). Stenosen, Längenausdehnung, Mukosaveränderungen und Funktion können wiederum besser mit dem *Enteroklysma* diagnostiziert werden (s. Abb. 13.34 und 13.44).

16.2 Vaskuläre Erkrankungen

Eine Ischämie unterschiedlicher Ausprägung ist die Ursache vieler Dünndarmerkrankungen, d.h. eine Reihe von Dünndarmerkrankungen weisen Gefäßveränderungen auf. Dadurch kann es zu einer Minderdurchblutung des Dünndarms kommen, wobei die intramuralen Ganglien besonders sensibel auf einen Sauerstoffmangel reagieren. Dies führt auch zu Veränderungen der Dünndarmmotilität. Krankheitsbilder, bei denen eine Motilitätsstörung im Vordergrund steht, werden ebenfalls in Kap. 20 erwähnt (z. B. Sklerodermie, Diabetes, Amyloidose). Das komplexe Bild der radiogenen Vaskulitis (Strahlenenteritis) oder der Morbus Behçet können auch dem Kap. 15 (Entzündungen) zugeordnet werden.

Die vaskulären Veränderungen der mesenterialen Gefäße lassen sich nach Marston (1982) wie folgt einteilen:

- akute intestinale Ischämie
  - mit arteriellem Verschluß,
  - nichtokklusiv;
- fokale Ischämie;
- venöse Thrombose;
- chronische intestinale Ischämie.

Darmischämie mit arteriellem Verschluß

Die akute intestinale Ischämie ist eine schwierige Diagnose, die oft verzögert gestellt wird. Das akute Stadium ist keine Indikation für ein Enteroklysma oder eine andere Kontrastmitteluntersuchung, wie z. B. einen „Gastrografinschluck". Als Erstuntersuchungen werden Abdomenaufnahmen in Rücken- und Linksseitenlage sowie eine abdominelle Sonographie durchgeführt. Bei 60 % der Patienten kann eine klinische Verdachtsdiagnose durch diese Untersuchungen unterstützt werden. Man findet ein „luftleeres" Abdomen, einen allgemeinen oder segmentalen Dünndarmmeteorismus mit Verdickung der Darmwand und der Falten („thumb prints"). Intramurale Luft ist ein sehr spätes Zeichen einer Darmgangrän (Abb. 16.10).

Radiologie. Eine Angiographie sollte möglichst rasch durchgeführt werden, auch wenn sie einmal „umsonst" sein sollte. In Einzelfällen kann eine intravaskuläre Intervention erfolgreich sein (Abb. 16.11). Die Spiral-CT mit intravenösem Kontrastmittel kann einen Verschluß der Mesenterialarterien oder Venen nachweisen. Sie sollte allerdings eher zum Ausschluß eines größeren Gefäßverschlusses zur Anwendung kommen.

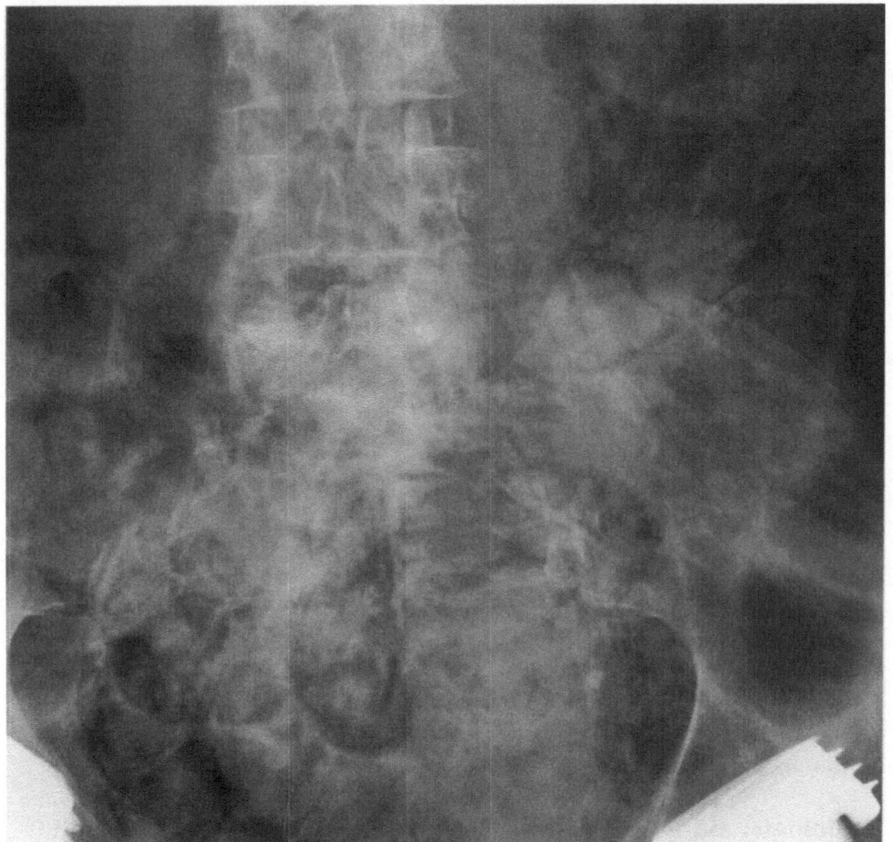

Abb. 16.10. Akuter Mesenterialarterienverschluß. Bei verzögerter Diagnostik nach 12 Stunden findet sich intramurale Luft als spätes Zeichen einer Darmgangrän

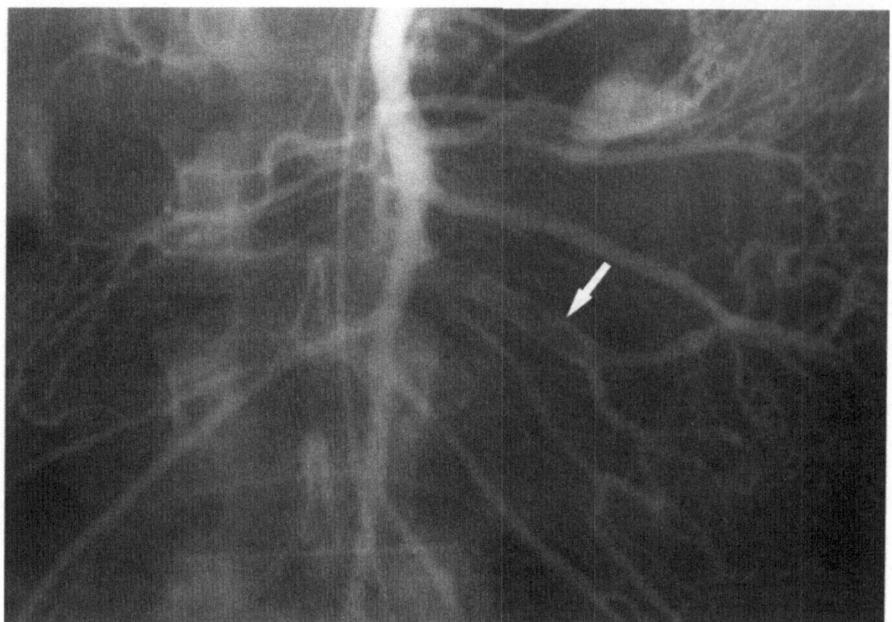

Abb. 16.11. Partielle Embolie (*Pfeil*) in der A. mesenterica superior. Patient mit absoluter Arrhythmie und akuten Bauchbeschwerden. Die sofortige Mesenterikographie zeigt eine Embolie in einem Jejunalast. Erfolgreiche selektive Lysebehandlung

Nichtokklusive Darmischämie (NOD)

Zu einer NOD kommt es in 10–20 % der Fälle einer akuten intestinalen Ischämie. Als Ursachen für die NOD kommen dekompensierte Herzinsuffizienz, Arrhythmie, orale Kontrazeptiva, Digitalisintoxikation und Schock unterschiedlicher Ursache in Betracht.

Radiologie. Übersichtsaufnahmen, Sonographie und CT sind in den meisten Fällen nicht hilfreich, zumal eine Unterscheidung vom Gefäßverschluß ohne Angiographie nicht möglich ist. Die selektive Mesenterikographie zeigt typische arterielle und venöse Gefäßspasmen, die eine Einteilung in 4 Schweregrade erlaubt (Schindler u. Bruch 1991). Im Stadium I und II der NOD kann eine intraarterielle Behandlung mit Prostaglandinderivaten erfolgreich sein. Die NOD ist nicht selten fokal (s. unten) und führt später bei nichttransmuralem Darminfarkt zu Stenosen und Veränderungen, die einem Morbus Crohn ähnlich sind (Feurle u. Haag 1991).

Fokale Ischämie, Vaskulitis

Weniger dramatisch als ein zentraler arterieller Gefäßverschluß sind partielle Durchblutungsstörungen. Die klinische Diagnostik ist deshalb erschwert und verzögert. Enteroklysma und CT sind dann aussagekräftiger als die Angiographie.

In den meisten Fällen geht einer akuten fokalen Ischämie eine Embolie voraus; selten ist als Ursache eine Thrombose, ein Strangulationsileus bei Briden bzw. Hernien oder eine Traumafolge verantwortlich.

Radiologie. Auf Röntgenübersichtsaufnahmen kann bisweilen ein luftgefülltes Darmsegment mit Wand- und Faltenverdickung gesehen werden, das sich auf Kontrollaufnahmen zurückbildet (Abb. 16.12). Bei einer trans-

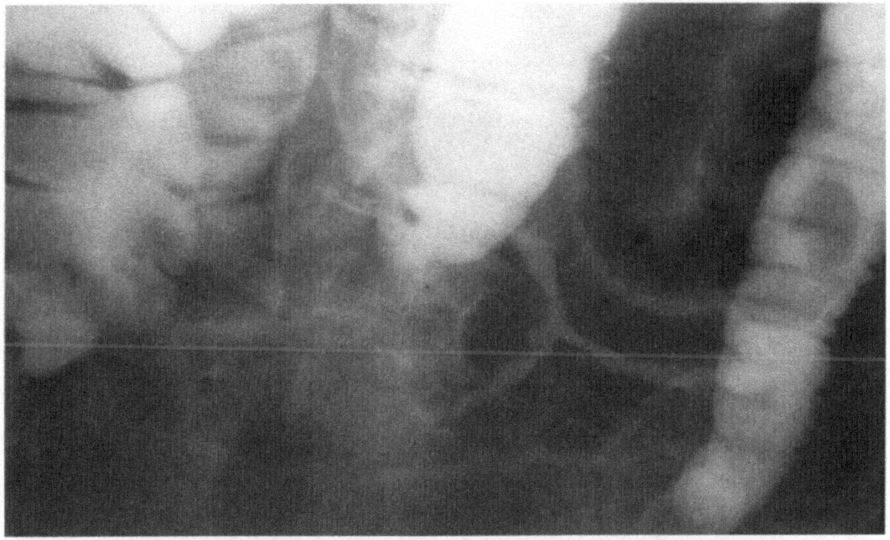

Abb. 16.12. Nichtokklusive Darmischämie (NOD). Abdomenübersicht nach rektaler Gabe eines wasserlöslichen Kontrastmittels. Luftgefülltes Darmsegment mit Wandverdickung; rasche Rückbildung auf Kontrolluntersuchung

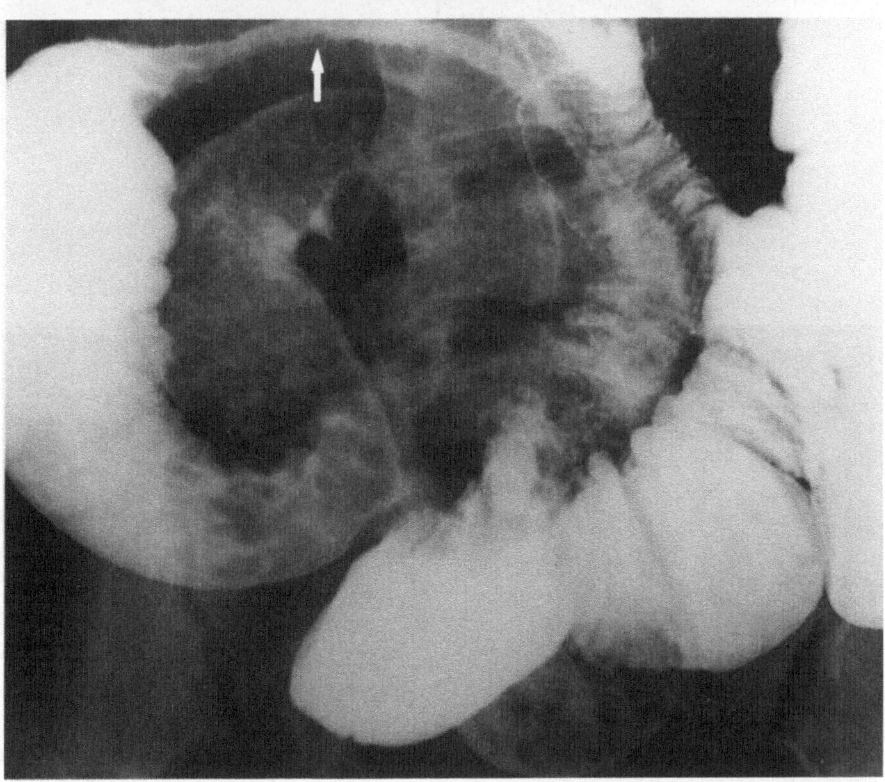

Abb. 16.13. Darmischämie. Strangulationsileus wegen Briden. Segmentale Darmwandverdickung (*Pfeil*) mit Zerstörung des Faltenreliefs durch intramurale Einblutung bei transmuraler Ischämie (s. auch Abb. 16.24). Der proximale Darmabschnitt erscheint weniger geschädigt und aufweitbar

muralen Ischämie kommt es zu einer erheblichen Wandverdickung, zur Zerstörung des Faltenreliefs und zu intramuralen Einblutungen (Abb. 16.13 und 16.14). Die CT ist einem Enteroklysma vorzuziehen, wenn eine Darmwandschädigung vermutet wird (Abb. 16.15). Die Spätfolgen einer fokalen Ischämie sind ähnlich wie nach einer NOD. Das Ausmaß der postischämischen Stenose ist am besten mit dem Enteroklysma zu erfassen (Abb. 16.16; s. auch Abb. 1.1, 3.2 und 9.5). Bisweilen ist die Abgrenzung zu einem Morbus Crohn schwierig (Abb. 16.17; s. auch Abb. 14.17).

! Bei unklaren Darmbeschwerden sollte die CT *vor* einem Enteroklysma erfolgen.

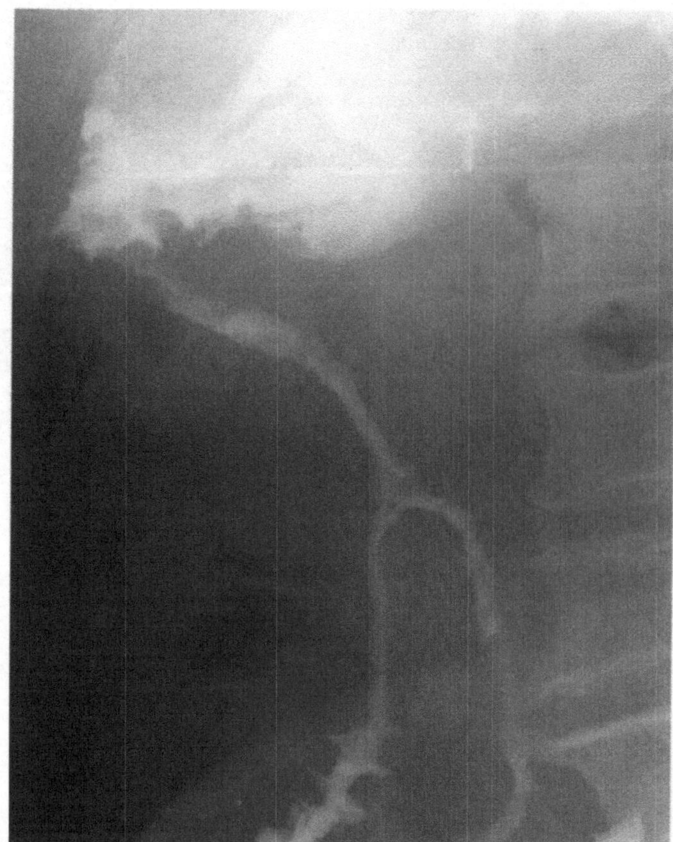

Abb. 16.14. Komplette Darmischämie einer Roux-Y-Schlinge
nach Magenresektion wegen
eines Karzinoms. Untersuchung
mit jodhaltigem Kontrastmittel

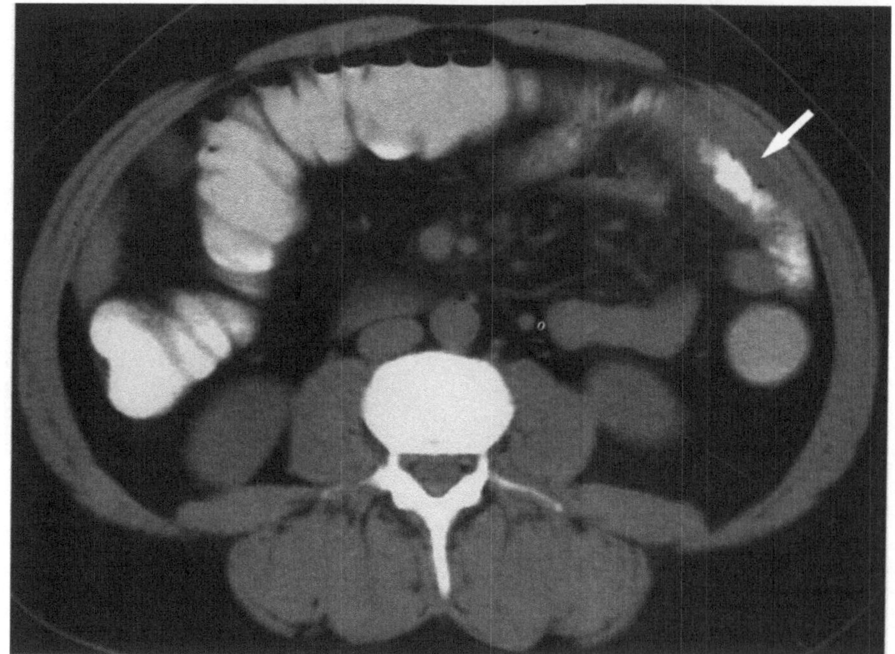

Abb. 16.15. Fokale chronische
Darmischämie mit Wand- und
Faltenverdickung (*Pfeil*). Patient
mit krampfartigen Schmerzen
im linken Mittelbauch. *Merke*:
Bei unklaren Darmbeschwerden
sollte die CT *vor* einem Enteroklysma erfolgen!

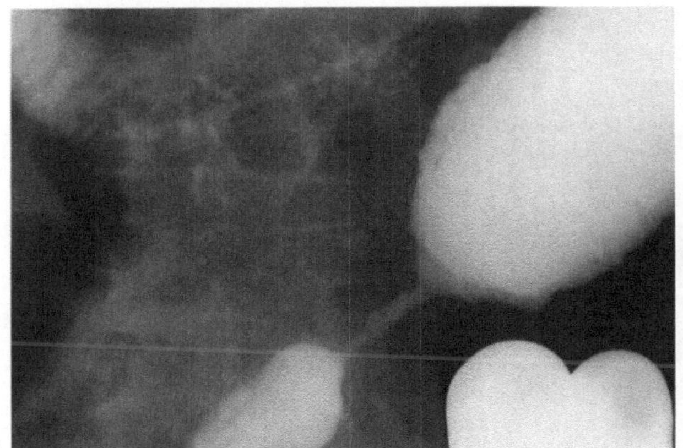
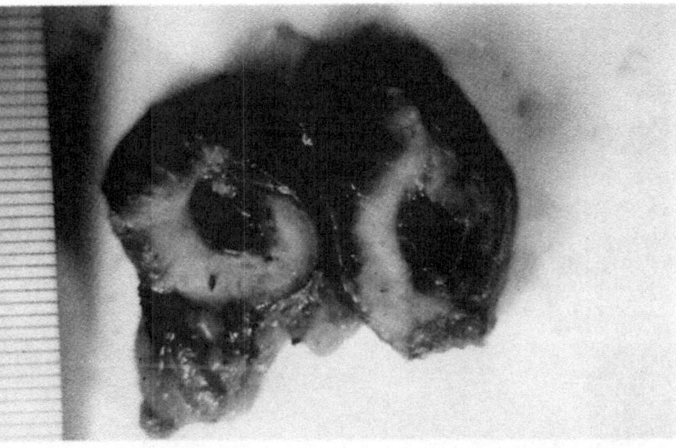

a

b

Abb. 16.16 a, b. Postischämische Stenose. Sanduhrförmige Stenose durch fokale fibrosierte Wandverdickung (**a**). Patientin mit bekannter Vaskulitis, die Obstruktionsbeschwerden entwickelte (Detailaufnahme der Abb. 1.1). Das pathologische Präparat zeigt die erhebliche Wandverdickung, die makroskopisch nicht von einem Morbus Crohn unterscheidbar war (**b**)

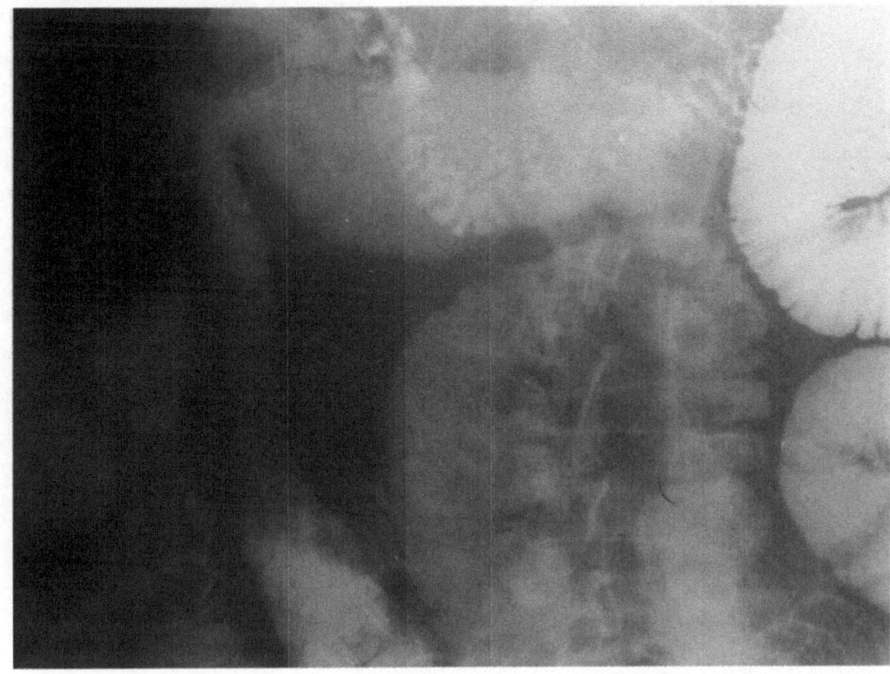

Abb. 16.17. Fokale Ischämie im distalen Ileum, die einen Morbus Crohn imitiert. Längerstreckige Lumeneinengung mit „pflastersteinartiger" Oberfläche und reduziertem Wandbeschlag wegen Schleimhautschädigung und Wandödem. Subakutes Ereignis. *Beachte*: Die Abklärung hätte besser mit der CT erfolgen sollen!

Vaskulitiden sind eine seltene Ursache für eine fokale Ischämie. Meist ist der gesamte Darm in unterschiedlicher Ausprägung befallen. Beispiele sind die Periarteriitis nodosa, der systemische Lupus erythematodes, die rheumatoide Arthritis, Kollagenosen und die Purpura Schönlein-Henoch bei Jugendlichen. Dabei kommt es zu Einblutungen in die Mukosa und Submukosa, die zu Obstruktionen und Dünndarminvaginationen führen können (Abb. 16.18; s. auch Abb. 9.5).

Der *Morbus Behçet* ist eine multisystemische Vaskulitis mit mukokutanen Veränderungen einschließlich gastrointestinalem Befall in 10 – 15 % der Fälle. Die Veränderungen am Dünndarm entsprechen denen einer

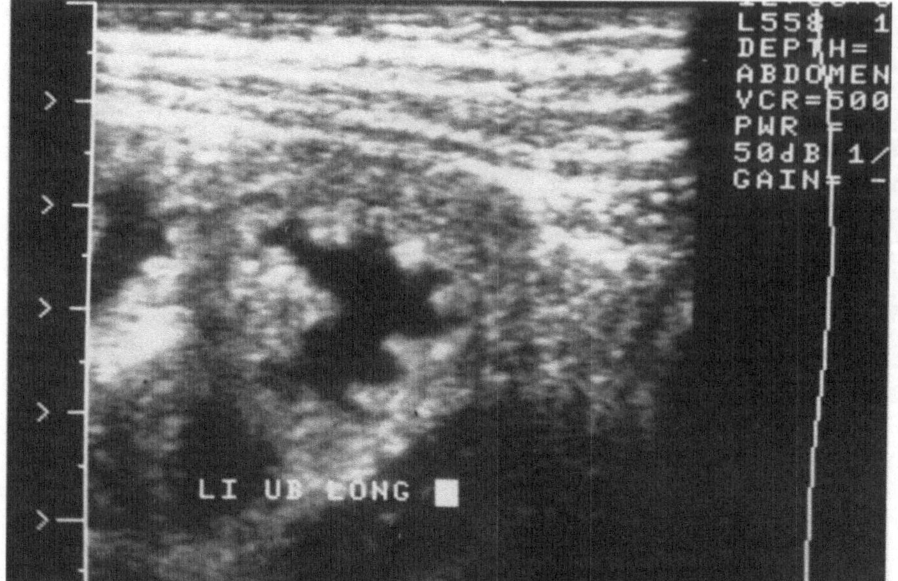

Abb. 16.18. Purpura Schönlein-Henoch. Der sonographische Querschnitt zeigt eine deutliche fokale Wand- und Faltenverdickung durch Einblutung in die Mukosa und Submukosa, die zu einer Darmobstruktion führten. Vermehrte Flüssigkeit im Darmlumen

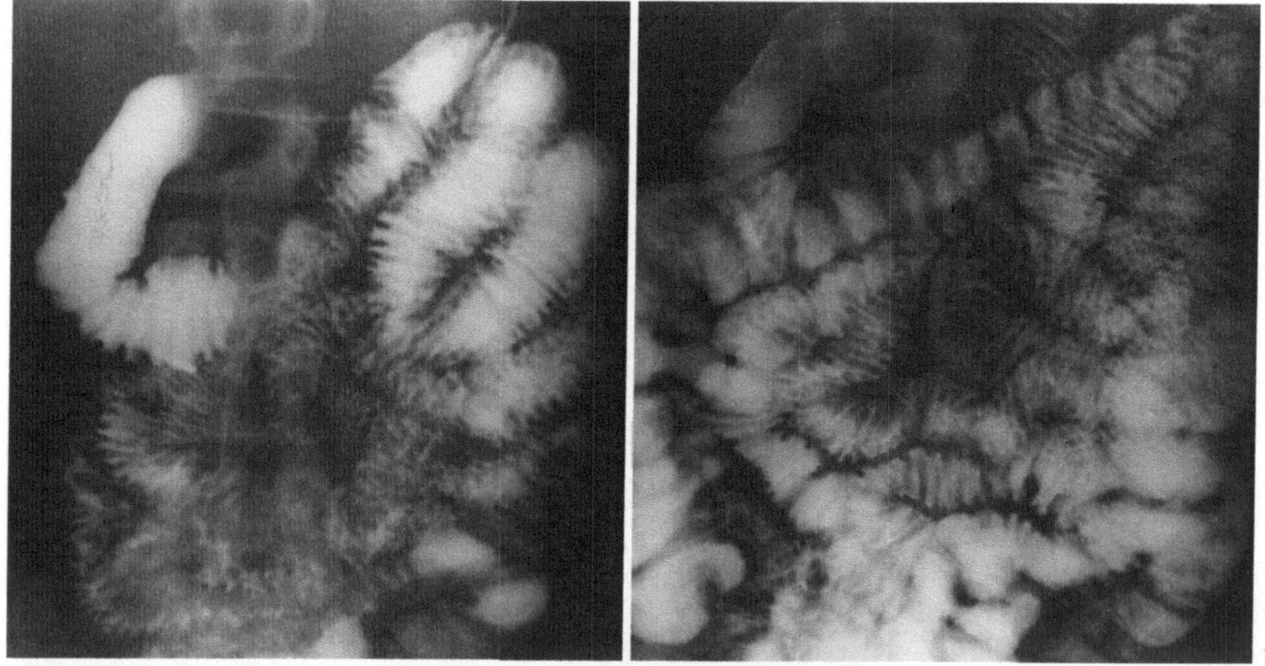

Abb. 16.19 a, b. Morbus Behçet. Seltener Fall einer Dünndarmbeteiligung bei dieser multisystemischen Vaskulitis. Die Patientin hatte auch entsprechende mukokutane Veränderungen mit orogenitalen Aphten. Das Enteroklysma in der Bariumphase (a) zeigt eine regionale Hyperperistaltik im Ileum. In der Methylzellulosephase (b) ist eine Faltenverdickung einschließlich des terminalen Ileums erkennbar. *Beachte*: Die scheinbare Faltenverdickung im Jejunum in b ist artifiziell bei nachlassender Darmdistension nach Abschluß der Untersuchung!

Abb. 16.20. Primäre Amyloidose. Starres distales Ileum mit verdickter Wand, Faltenverlust und Ulzerationen durch perivaskuläre und interstitielle Amyloidablagerungen (s. auch Abb. 14.55). (Mit freundlicher Genehmigung Dr. Eggemann, München)

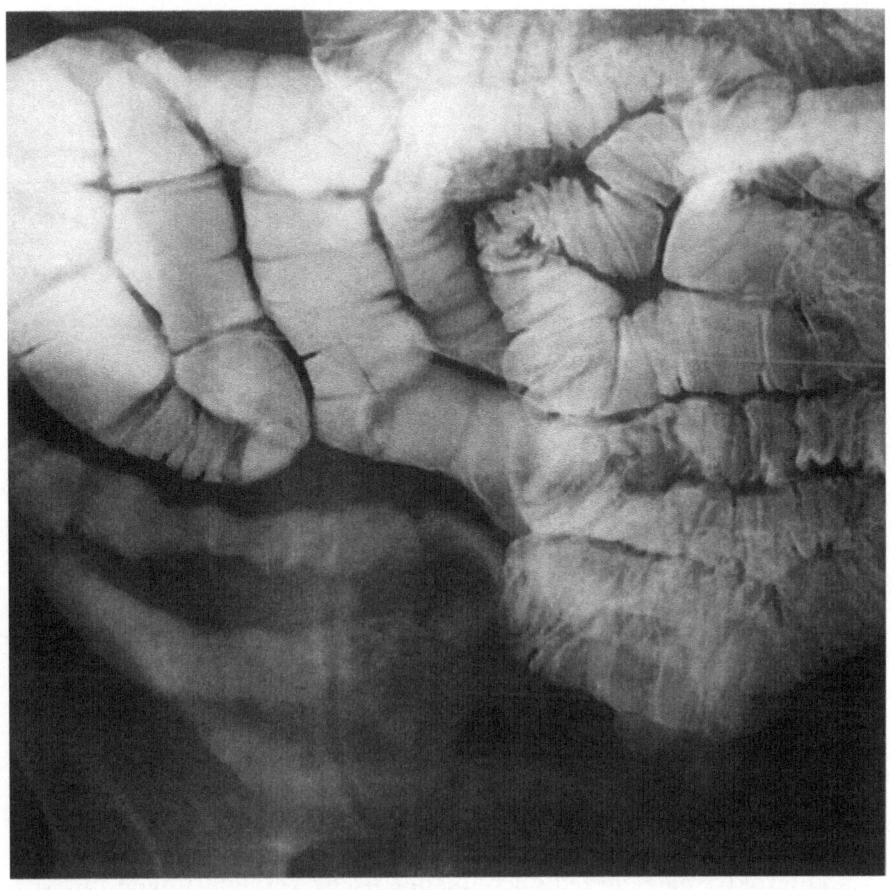

unspezifischen Ileitis, die manchmal einem Morbus Crohn ähnlich sein können (Abb. 16.19).

Bei der *primären* und *sekundären* (reaktiven) *Amyloidose* kommt es zu Amyloidablagerungen in der Gefäßwand, im Gewebe und in den Organen. Am Darm entwickeln sich Wandverdickungen, die teilweise segmental und teilweise diffus sind. Man findet Veränderungen, die einem Morbus Crohn ähneln (Abb. 16.20; s. Abb. 14.54). Die *vaskulären Ablagerungen* führen zu Schleimhautschädigungen mit chronischem gastrointestinalem Blutverlust. Die Wandinfiltrationen und die Vaskulitis verursachen Motilitätsstörungen (s. Abb. 20.18).

Venöse Thrombosen

Mesenterialvenenthrombose

Bei 5 – 15 % der Patienten mit einer intestinalen Ischämie wird eine Thrombose der V. mesenterica superior gefunden (Grendell u. Ockner 1982). Auslösende Ursache ist meist eine Hyperkoagulopathie unterschiedlicher Genese. Häufig kann jedoch der auslösende Faktor nicht gefunden werden.

Der Beginn der Symptome ist, im Vergleich zur arteriellen Ischämie, protrahierter, jedoch ähnlich mit krampfartigen Bauchbeschwerden, Durchfall und Erbrechen.

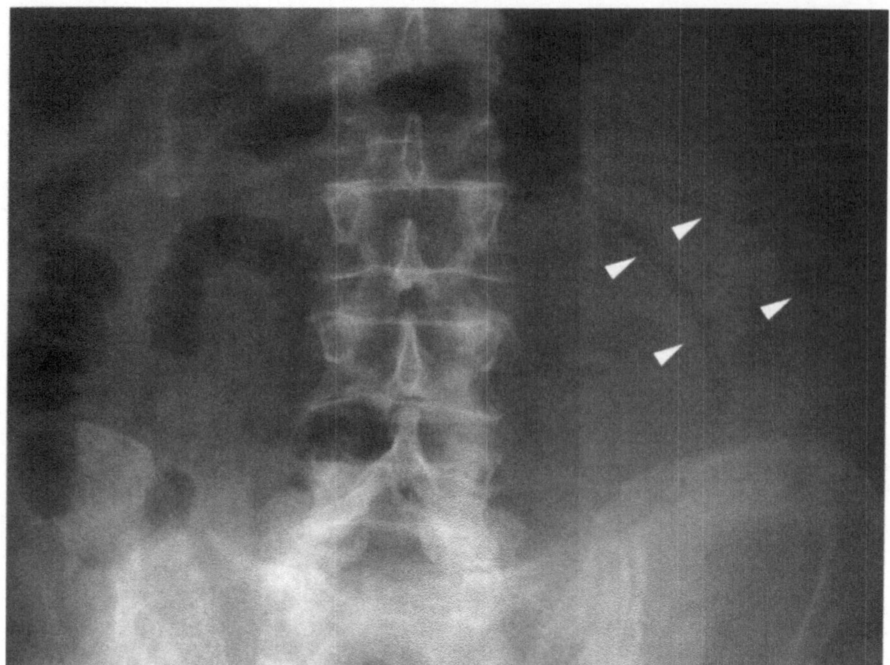

Radiologie. Die Abdomenübersichtsaufnahmen zeigen ein unspezifisches Darmgasmuster, bisweilen mit Darmwandverdickung und „thumb prints" (Abb. 16.21). Diagnostische Methode der Wahl ist die Spiral-CT, die die Thrombose und ihre Ausdehnung am besten nachweisen kann (Abb. 16.22). Das Enteroklysma zeigt lediglich unspezifische Veränderungen mit Verdickung der Darmwand und der Falten sowie Störung der Darmmotilität und einen unspezifischer Reiz- oder Entzündungszustand.

Chronische intestinale Ischämie

Die Diagnose einer chronischen intenstinalen Ischämie ist oft spekulativ. Selbst bei Verschluß von zwei der drei intestinalen Hauptarterien können keine Symptome bestehen. Die Patienten klagen über krampfartige, postprandiale Bauchschmerzen („Angina intestinalis"), so daß sie Angst vor einer Nahrungsaufnahme haben. Sie verlieren an Gewicht und leiden unter Durchfall.

Radiologie. In der CT kann man eine erhebliche Verkalkung der Abdominalgefäße erkennen. Das Enteroklysma ist normal. Die Duplexsonographie kann die klinische Diagnose unterstützen (Socinski et al. 1984).

Das A.-mesenterica-superior-Syndrom kann eine chronische intestinale Ischämie verursachen. Die Entität ist selten und umstritten (Jamieson 1986). Die Kombination von biplaner Angiographie und Bariumuntersuchung kann die Diagnose erhärten (Abb. 16.23).

Intramurale Blutung

Intramurale Einblutungen treten relativ oft auf. Häufigste Ursache sind Spontanblutungen bei Patienten unter Antikoagulanzientherapie; sie wer-

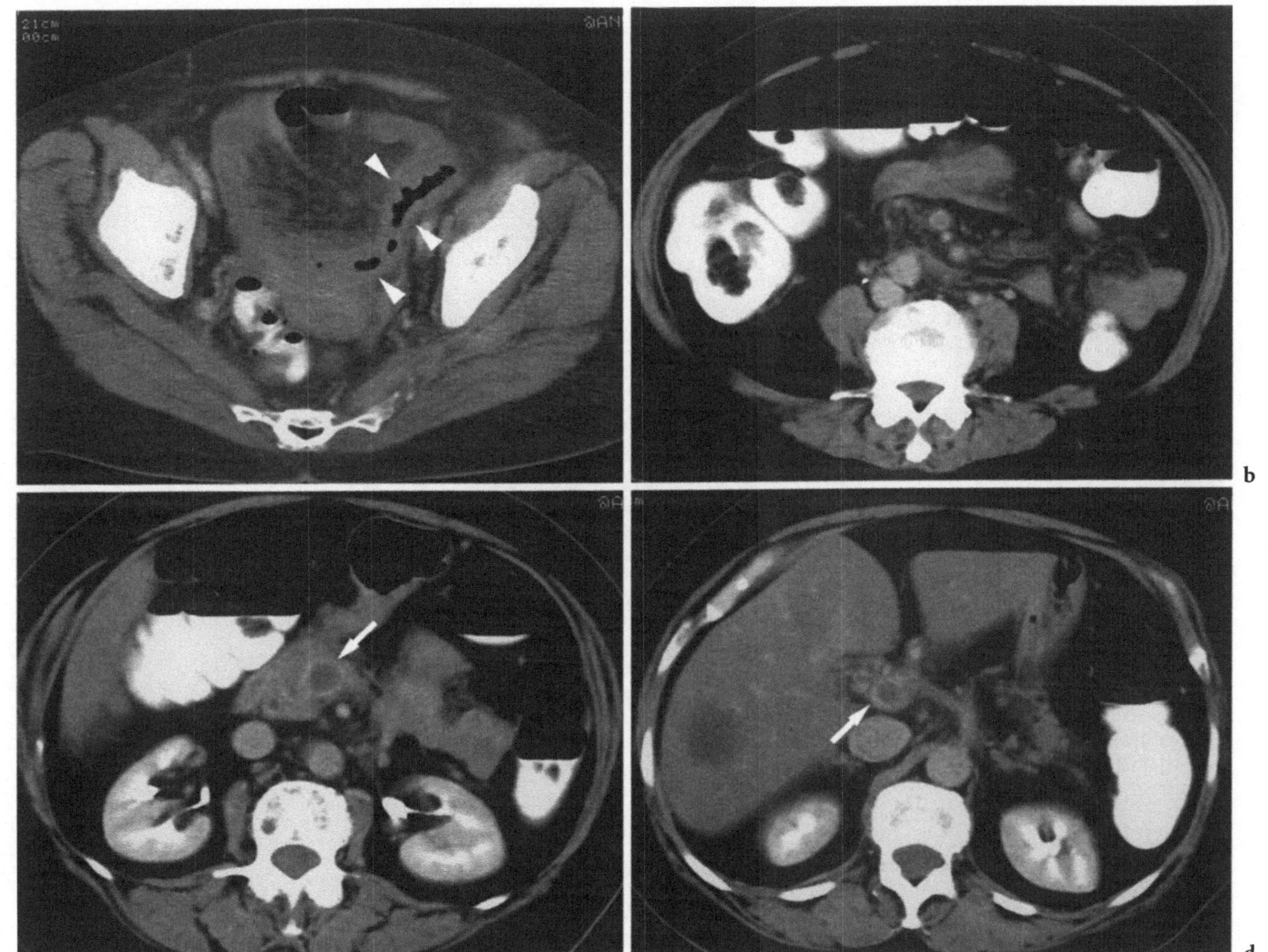

Abb. 16.22 a – d. Mesenterialvenenthrombose. Protrahiertes Krankheitsbild mit Unterbauchschmerzen. CT-Untersuchung erfolgte wegen Verdacht auf Divertikulitis. Im Spiral-CT mit i. v.-Kontrastmittelgabe findet sich im linken Unterbauch eine verdickte Dünndarmschlinge (*Pfeilspitze*) (**a**). Die Bildsequenz nach kranial zeigt eine Thrombose der V. mesenterica superior (*Pfeil*) bis in die Pfortader (**b – d**)

den aber auch verursacht durch Thrombozytopenie oder Erkrankungen, die mit einer Blutgerinnungsstörung oder einer erhöhten Gefäßpermeabilität einhergehen. Ein stumpfes Bauchtrauma oder eine Aortenprothesenoperation kann ebenfalls zu einem Duodenalhämatom führen (Abb. 16.24).

Die Patienten klagen über Bauchkrämpfe, bieten das Bild eines akuten Abdomens und weisen Obstruktionssymptome auf.

Radiologie. Die beteiligten Darmschlingen sind hypoperistaltisch oder spastisch enggestellt. Die Wand und die Falten sind verdickt, so daß das Bild des „Palisadenzauns" („picket fence", „stack of coins") ensteht (Abb. 16.25). Bei stärkeren Faltenverdickungen ist das Bild des „thumb printing" oder das einer fokalen submukösen Raumforderung bei einer lokalisierten Einblutung zu erkennen (Abb. 16.26). Die CT-Veränderungen sind oft spezifisch; mit der CT können nicht nur die segmentalen Darmwandverdickungen, sondern auch andere Stellen einer Einblutung, wie z. B. ein Psoashämatom erkannt werden.

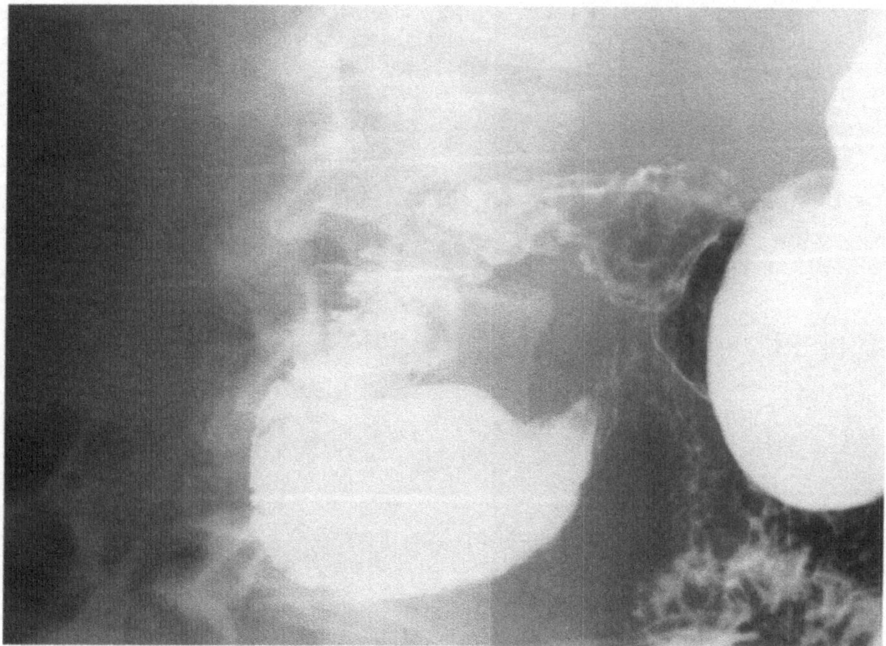

Abb. 16.23. A.-mesenterica-superior-Syndrom. Junge Patientin mit postprandialen Schmerzen und Gewichtsverlust. Magenbreipassage zeigt eine Einengung des Duodenums durch die „Zwinge" der A. mesenterica superior. Die Sonde anläßlich eines Enteroklysmas konnte nicht über diese Enge nach distal gebracht werden. Angiographie bestätigt die Kompression des Duodenums

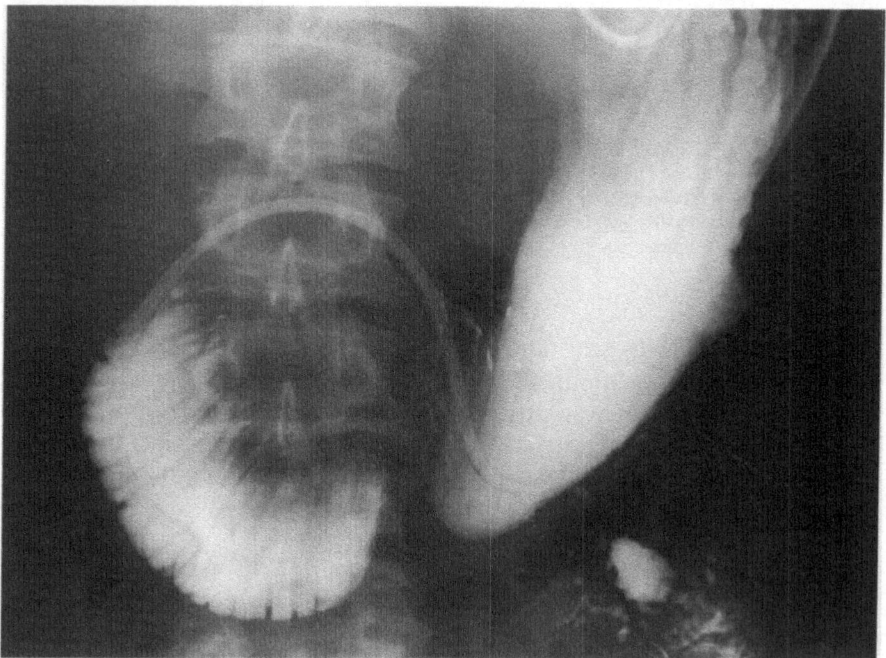

Abb. 16.24. Duodenalhämatom. Patient nach Sturz von 3 m Höhe mit Schädel-Hirn-Trauma entwickelt Erbrechen neben der Magensonde (NGS). Die NGS läßt sich nicht nach distal bringen. Deutliche Kompression des Lumens durch ein duodenales Hämatom bei Dezelerationstrauma. Konservative Behandlung

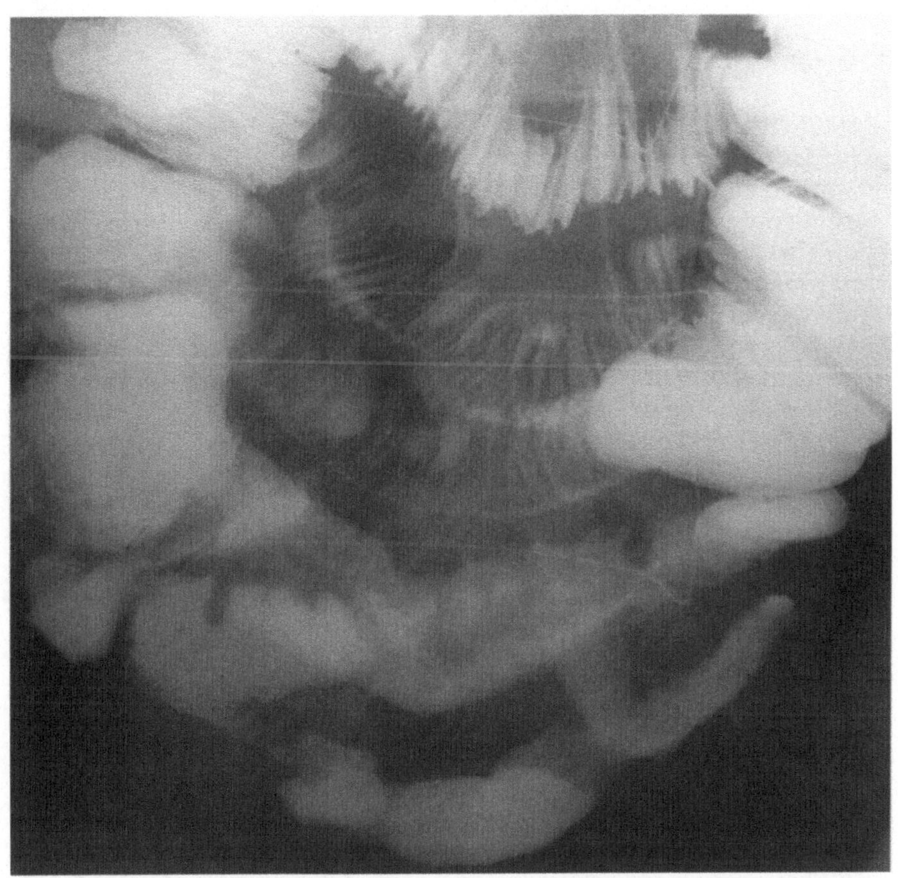

Abb. 16.25. Darmischämie nach Messerstichverletzung der A. mesenterica superior. Versteifte Darmschlingen mit Faltenödem („Palisadenzaunphänomen"; „thumb prints")

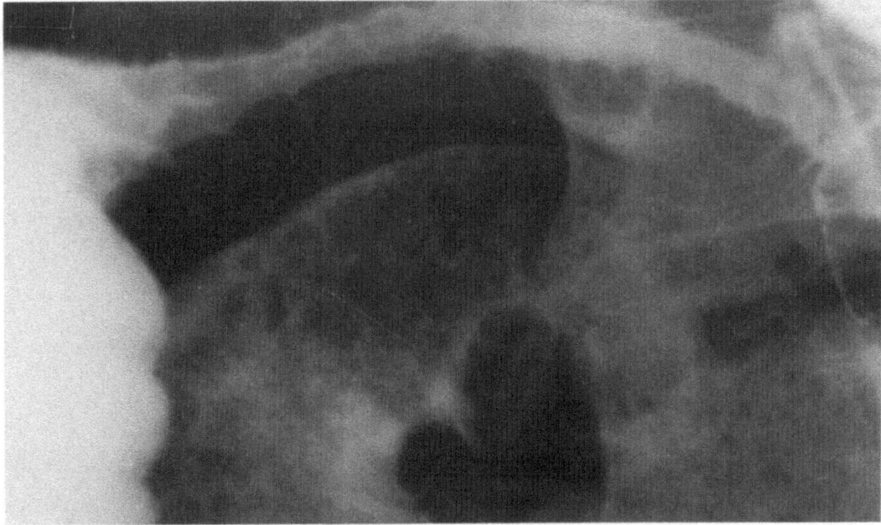

Abb. 16.26. Darmischämie. Transmurale Ischämie mit „thumb printing" durch intramurale Einblutung, s. Abb. 16.13

Gefäßfehlbildungen

Gefäßfehlbildungen können angeboren oder erworben sein und in verschiedene Typen eingeteilt werden (Moore et al. 1976). Der *Typ I* entspricht erworbenen Angiodysplasien, die bei älteren Personen im rechten Kolon gefunden werden. *Typ-II*-Läsionen sind arteriovenöse Malformationen, die wahrscheinlich angeboren sind und bei jüngeren Menschen im Magen und proximalen Dünndarm in Erscheinung treten. *Typ-III*-Läsionen sind familiäre autosomal dominant vererbte Gefäßfehlbildungen, wie z. B. die Teleangiectasia Osler-Weber-Rendu. Diese petechialen Gefäßektasien können allenfalls durch eine superselektive Vergrößerungsangiographie entdeckt werden. Die arteriovenösen Malformationen sind nicht selten die Ursache einer okkulten gastrointestinalen Blutung (Abb. 16.27).

Radiologie. Das diagnostische Vorgehen ist problematisch. Vor invasiven Maßnahmen wie Enteroskopie oder Angiographie sollte ein Enteroyklysma durchgeführt werden (Antes et al. 1996). In Einzelfällen kann eine Gefäßfehlbildung, die meist im Jejunum liegt, bei einem Enteroklysma gefunden werden (Abb. 16.28).

Varizen

Mesenteriale Varizen können sich bei portaler Hypertension entwickeln und im Dünndarm auftreten und bluten.

Sie können bei einem Enteroklysma entdeckt werden (Agarwal u. Scholz 1981). Selten finden sich solitäre Varizenknoten (Abb. 16.29) ohne portale Hypertension (Sandstede et al. 1997).

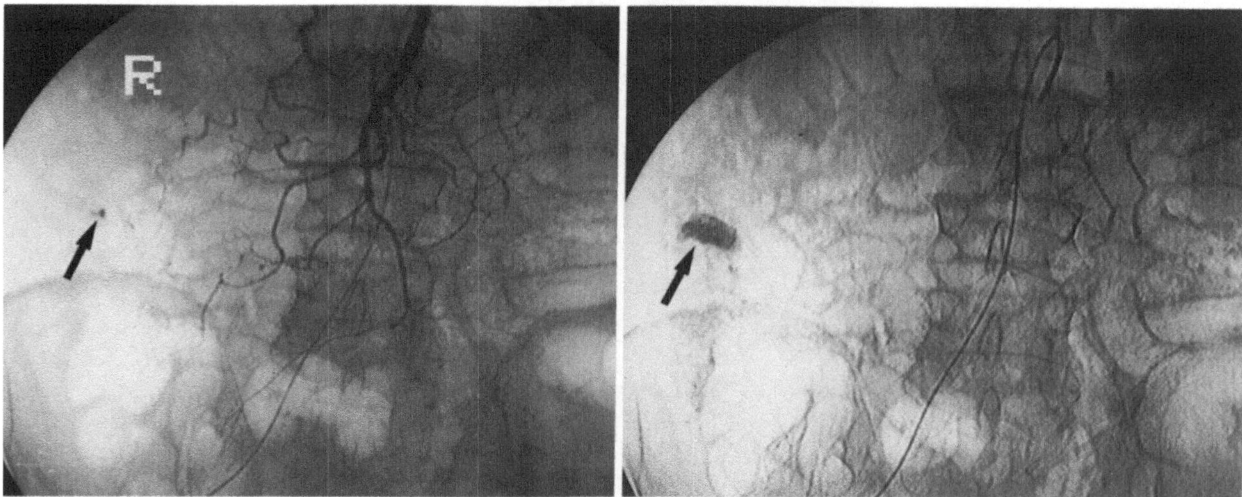

Abb. 16.27 a, b. Blutende arteriovenöse Malformation. Die Angiographie zeigt in der früharteriellen Phase (**a**) ein kleines Kontrastmittelextravasat im Bereich der A. ileocolica (*Pfeil*), das sich in der Spätphase deutlich verstärkt (**b**). Patient mit unklarer Gastrointestinalblutung

Abb. 16.28. Angiodysplasie. Multiple kleine polypoide Läsionen entsprechend Angiomen. Patient mit chronischer Blutung. (Mit freundlicher Genehmigung Dr. Eggemann, München)

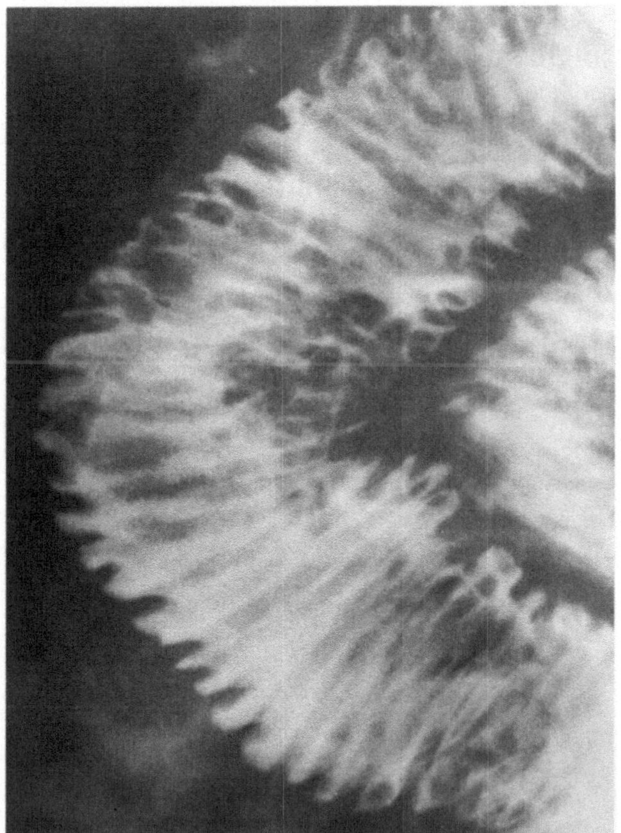

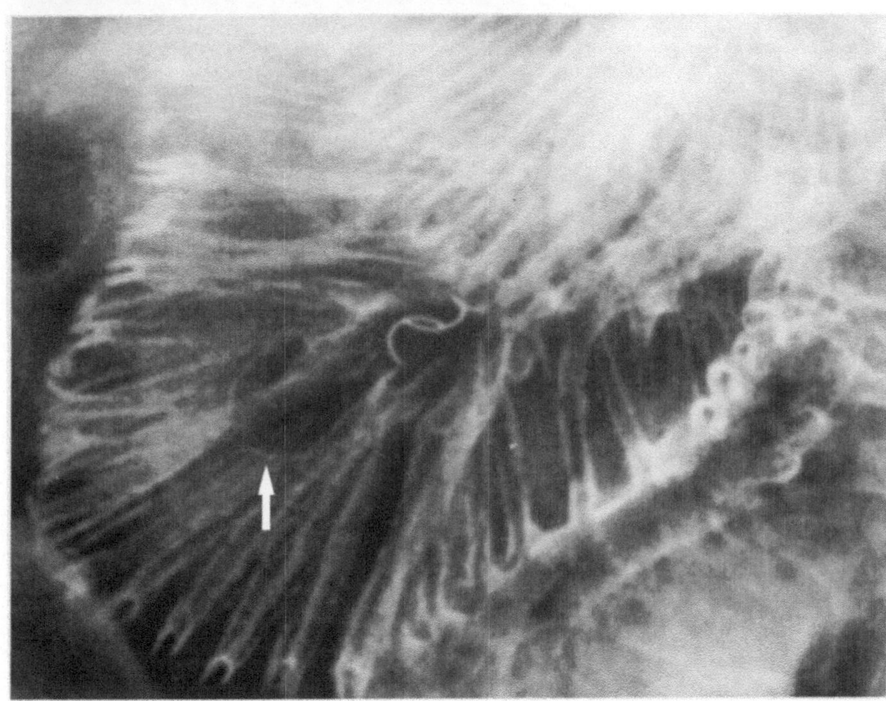

Abb. 16.29. Solitärer Varixknoten. Zustand nach akuter Gastrointestinalblutung und Embolisation. 1 cm großer Knoten (*Pfeil*) im proximalen Jejunum im Bereich der Embolisationsspiralen. (Mit freundlicher Genehmigung Dr. Sandstede, Würzburg)

16.3 Gastrointestinale Blutung

Die Suche nach einer Ursache für eine okkulte gastrointestinale Blutung bleibt weiterhin eine diagnostische Herausforderung. Das Enteroklysma kann bei der Abklärung einer Blutungsursache einen wichtigen Beitrag leisten (s. z.B. Abb. 19.8, 19.28, 19.35) (Antes et al. 1996; Moch et al. 1994).

17 Malabsorption

ZUR SCHNELLEN INFORMATION

Die Diagnose einer Malabsorption ist eine klinische Aufgabe und nicht eine radiologische. Dennoch ist die Dünndarmradiologie ein wichtiger Bestandteil bei der Abklärung der Ursachen einer Malabsorption.

- *Relativ häufig*: Sprue – meist typische Veränderungen mit „Kolonisierung" des Jejunums und „Jejunisierung" des Ileums
- *Selten*: Bakterielle Überbesiedelung, Morbus Whipple, intestinale Lymphangiektasie und andere Erkrankungen

Die Malabsorption ist eine Störung der Resorption digestiver Nahrungsendprodukte aufgrund von pathologischen Vorgängen des Membrantransportvorgangs ohne Vorliegen von morphologischen Veränderungen (primäre Malabsorption) oder durch eine Verminderung des Resorptionsepithels bei Vorliegen von morphologischen Veränderungen oder einer Abflußbehinderung (sekundäre Malabsorption). Unter *Maldigestion* versteht man eine Störung der Pankreasenzyme, der Gallensäurenkonzentration oder der Mukosaenzyme des Magen-Darm-Trakts. Malabsorption und Maldigestion werden unter dem Oberbegriff *Malassimilation* zusammengefaßt. Die strenge Trennung dieser Begriffe wird nicht mehr vorgenommen.

Klinik. Die klinischen Leitsymptome der Malabsorption sind chronische Durchfälle und Gewichtsverlust. Die Stühle sind voluminös (Stuhlgewicht über 200 g/Tag), flüssig, nicht blutig oder schmerzhaft und ohne begleitendes Fieber.

Laboruntersuchungen. Der wichtigste klinische Globaltest zur Erfassung einer Malabsorption ist die Stuhlfettbestimmung bei Steatorrhö (Steatokrittest). Funktionsteste für den oberen Dünndarm sind der D-Xylosetest und der Laktulosetoleranztest. Mit dem Schilling-Test (Vitamin-B_{12}-Resorption) wird die Funktionsfähigkeit des unteren Dünndarms untersucht. Bei Verdacht auf eine bakterielle Überwucherung wird der Glukose-H_2-Atemtest eingesetzt.

Mit der pH-Bestimmung im Stuhl können Kohlenhydratresorptionsstörungen (Übersäuerung) erkannt werden. Eine Fehlfunktion des Pankreas läßt sich mit der Bestimmung der Elastase im Stuhl und dem Pankreozymin-Sekretin-Test erfassen. Zunehmende Bedeutung erlangt die Bestimmung der serologischen Antikörperdiagnostik bei der Zöliakie/Sprue (Arranz u. Ferguson 1993).

Entscheidende Bedeutung bei der Diagnose einer Malabsorption hat die Dünndarmbiopsie, die bei einem diffusen Befall endoskopisch aus dem

Duodenum (z. B. bei Sprue, Morbus Whipple) oder bei diskontinuierlichem
Befall bzw. bei Beteiligung der unteren Dünndarmabschnitte mittels einer
Saugbiopsie (z. B. bei intestinaler Lymphangiektasie) erfolgen kann.
Die pathologische Interpretation ist jedoch schwierig und manchmal
unspezifisch, so daß ein Normalbefund eine Erkrankung nicht ausschließt
(van den Bosch et al. 1996).

Bildgebende Diagnostik

Die Diagnose einer Malabsorption ist eine klinische Aufgabe und keine
radiologische. Die Dünndarmradiologie ist allerdings ein wichtiger
Bestandteil bei der Abklärung der *Ursachen* einer Malabsorption. Begriffe
wie Kontrastmittelausflockung, Syndrom der „geschichteten Teller" oder
„Moulage-Phänomen" wurden früher als Malabsorptionsmuster bezeichnet und stammen aus der Zeit der Dünndarmdiagnostik mit fraktionierter
Passage. Diese Zeichen sind unspezifisch und waren meist durch Artefakte
bedingt; sie sollten deshalb nicht mehr verwendet werden. Dennoch wird
beim Enteroklysma, auch bei optimaler Technik, bisweilen ein reduzierter
Wandbeschlag bei morphologischen Veränderungen am Dünndarm beobachtet. Dieses unspezifische Zeichen kann dann als begleitender enteritischer Zustand der Mukosa gewertet werden (Abb. 17.1, s. auch mehrere Bei-

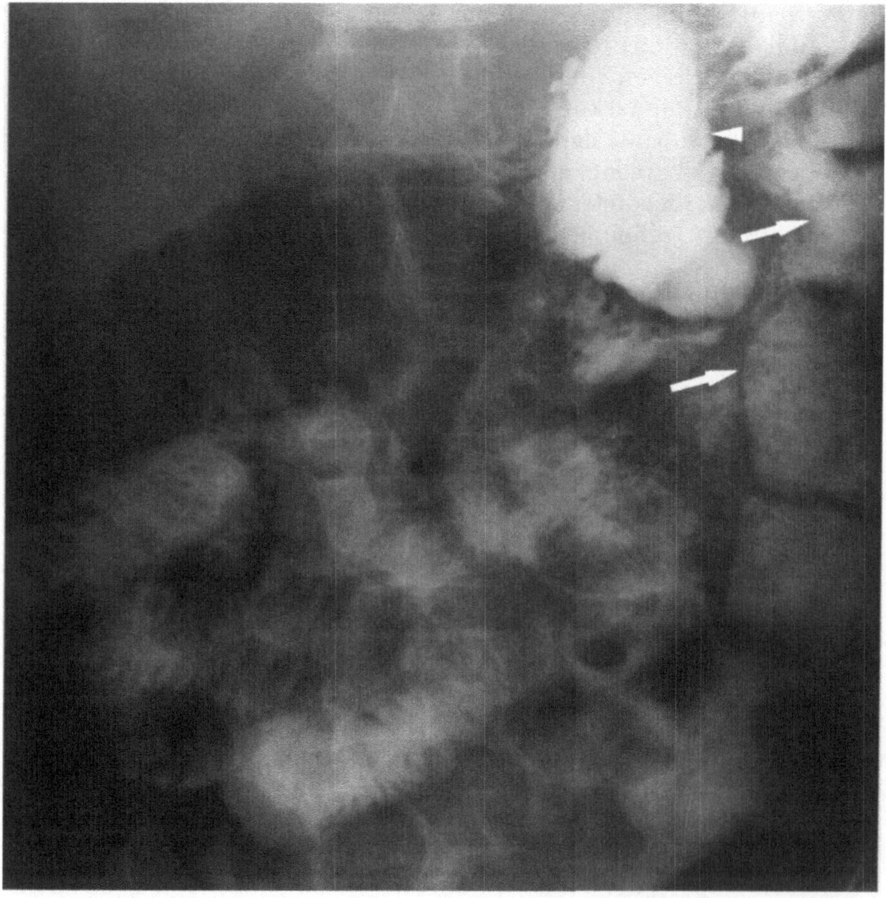

Abb. 17.1. Malabsorption.
Unspezifischer Reiz- und Entzün-
dungszustand mit schlechtem
Wandbeschlag, auch am Beginn
der Untersuchung. Faltenödem
und nichtpropulsive Peristaltik.
Patient mit Malabsorption und
Durchfällen bei chronischer
Pankreatitis und jejunokolischer
Fistel (beachte das vorzeitige
Erscheinen des Kontrastmittels
im linken Kolon) (*Pfeile*) vor
Erreichen des terminalen Ileums.
B-II-Magen (*Pfeilspitze*)

spiele in diesem Buch, wie Enteritiden bei Infektionen). Vor einer Über-
interpretation sollte man sich allerdings hüten. Die Diagnose einer Malabsorption kann aufgrund dieses Phänomens nicht gestellt werden. Bei der
Malabsorption können zusätzlich generalisierte oder regionale Motilitätsstörungen auftreten. Diese Krankheitsbilder, bei denen die Motilitätsstörungen im Vordergrund stehen und weniger die Malabsorption, werden
in Kap. 20 besprochen.

Wertigkeit der bildgebenden Verfahren

Das *Enteroklysma* ist die anerkannt beste Kontrastmitteluntersuchung des
Dünndarms bei Malabsorption (Caspary 1995). Die *CT* kann manchmal bei
der Aufdeckung der Ursachen für eine Malabsorption hilfreich sein. Sie
zeigt in Ergänzung zu den Mukosaveränderungen, die beim Enteroklysma
erkennbar sind, Veränderungen der Darmwand, des Mesenteriums und
Retroperitoneums sowie Lymphadenopathie und Veränderungen an Leber
und Milz (Herlinger u. Maglinte 1989). Mit der CT können sogar eine „Kolonisierung" und „Jejunisierung" erkannt werden (s. Abb. 17.8).

17.1 Sprue (Zöliakie)

Das Krankheitsbild der Sprue (Zöliakie bei Manifestation im Kindesalter)
wurde erstmals von Samuel Gee 1888 beschrieben und steht bei der
Abklärung einer Malabsorption an oberster Stelle. Ursache der Erkrankung
ist eine Überempfindlichkeit gegenüber dem Weizenkleberprotein Gluten.

Klinik. Das Krankenheitsbild ist nicht einheitlich und hat viele Facetten
(Caspary 1993). Einige Patienten mit histologischen Veränderungen im
Sinne einer Sprue sprechen nicht auf eine Diät an (Mike et al. 1990; van den
Bosch et al. 1996). Die Zöliakie, die Sprueerkrankung im Kindesalter, manifestiert sich oft erst im späten Erwachsenenalter und wird deshalb häufig
verkannt. Häufiger als Gewichtsverlust, Durchfall und Malabsorption sind
isolierte Symptome ohne intestinale Manifestation wie Eisenmangelanämie, Osteomalazie, Untergewicht und psychische Veränderungen.

Es gibt auch eine *latente Sprue*. Dabei handelt es sich um Patienten, die
„normal" essen, eine offenbar normale Dünndarmmukosa besitzen, aber
im Laufe ihres Lebens eine Sprue hatten oder eine entwickeln (Marsh 1992).
Deshalb führen Pädiater bei Patienten mit Zöliakie nach einer längeren,
strikten glutenfreien Diät und Symptomfreiheit eine Glutenexposition
durch. Bei wenigen Patienten stellen sich dann keine Symptome oder
Mukosaveränderungen ein. Aus diesen Erkenntnissen ergeben sich für die
radiologische Diagnostik wichtige Schlußfolgerungen (Mike et al. 1990;
Caspary 1993; van den Bosch et al. 1996).

!
- Eine normale Dünndarmbiopsie schließt eine Sprue nicht aus.
- Bei Patienten unter einer glutenfreien Diät scheint das Enteroklysma
  aussagekräftiger zu sein als eine Biopsie.

Radiologie. Bei Patienten mit Malabsorption muß die Untersuchungstech-
nik des Enteroklysmas etwas modifiziert werden, denn aufgrund des
Schleimhautödems und der vermehrten intestinalen Flüssigkeit kann der
Schleimhautbeschlag reduziert sein (unspezifischer Reiz- oder Entzün-

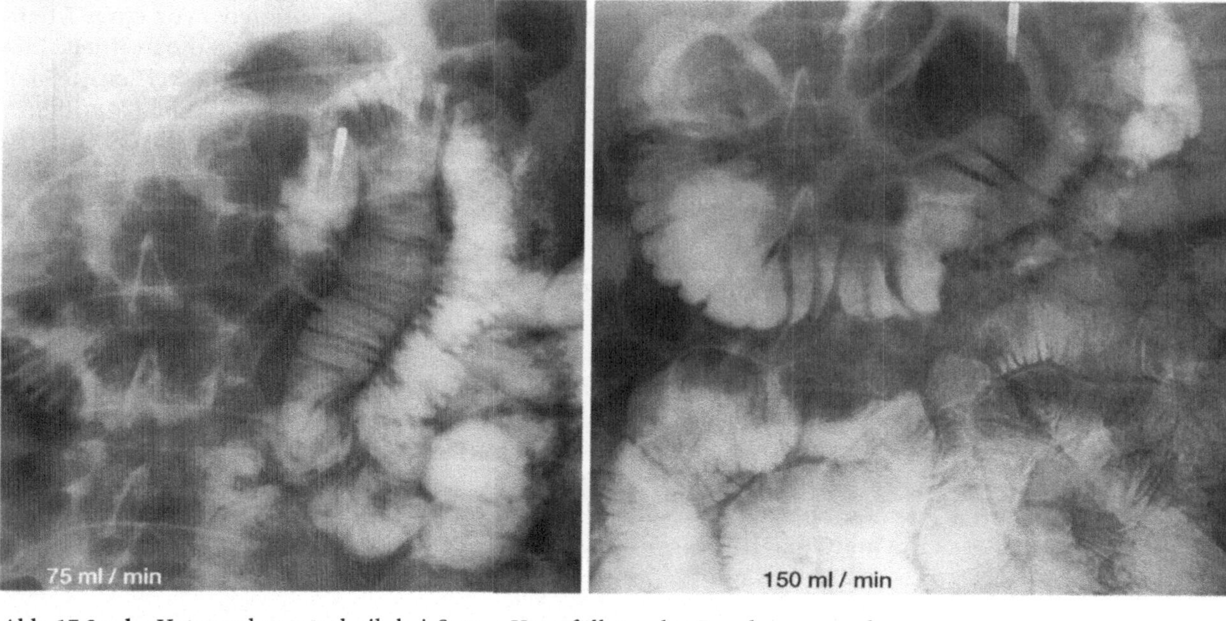

Abb. 17.2 a, b. Untersuchungstechnik bei Sprue. Unterfüllung des Duodenums und schlechter Schleimhautbeschlag wegen enteritischer Flüssigkeitsvermehrung und Mukosaveränderungen in der Bariumphase bei einer Flußrate von 75 ml/min (**a**). Durch zusätzliche, intermittierende Bariumgabe und Erhöhung der Flußrate in der Methylzellulosephase (**b**) lassen sich der Faltenverlust im proximalen Dünndarm und die Faltenvermehrung im Ileum darstellen. Patient mit schweren Durchfällen und Malabsorption

dungszustand). Um einen besseren Wandbeschlag zu erreichen, wird mit mehr Barium gearbeitet. Dies trifft besonders bei Verdacht auf Sprue zu, da bei diesen Patienten der proximale Dünndarm dilatiert und flüssigkeitsgefüllt sein kann. Um die Faltenreduzierung herauszuarbeiten, muß bei ungenügender Darmfüllung und Verdünnung des Bariumkontrastmittels die Einlaufgeschwindigkeit am Ende der Bariumphase erhöht und ggf. nur mit Barium weiteruntersucht werden (Abb. 17.2).

In den meisten Fällen zeigt die Sprue ein typisches Erscheinungsbild, das die pathologisch-makroskopischen Veränderungen abbildet. Sie werden verursacht durch die Schädigung der Mukosa und später der tieferen Wandschichten durch den Einfluß des Glutens auf den proximalen Dünndarm. Ein gesunder Dünndarm hat im Jejunum einen dichteren Faltenbesatz als im Ileum (Abb. 17.3). Hauptmerkmale der Sprue sind ein *Faltenverlust im Duodenum* und eine *Faltenvermehrung im Ileum*. Gleichzeitig ist das Darmlumen im Jejunum mehr oder weniger dilatiert, und es finden sich nur wenige Kontraktionen. Damit verbunden ist eine regionale Hypoperistaltik. Durch den Faltenverlust, die Darmdilatation und die regionale Hypoperistaltik entsteht ein kolonähnliches Bild. Man nennt diesen Vorgang auch „*Kolonisierung*" des Jejunums. Im Ileum kommt es zu einer Faltenvermehrung mit einer regionalen Hyperperistaltik. Das Ileum nimmt folglich die Form eines Jejunums an. Dieses Phänomen wird auch als „*Jejunisierung*" des Ileums bezeichnet (Abb. 17.4 und 17.5). Man kann diesen Vorgang als Kompensation für den Oberflächenverlust im proximalen Dünndarm ansehen (Müller 1976; Bova et al. 1985).

Fünf oder mehr Falten pro 2,5 cm sind im Jejunum normal und machen die Diagnose einer Sprue unwahrscheinlich. Bei 76 % der Patienten mit Sprue findet man bei guter Darmdilatation im Jejunum drei oder weniger

Abb. 17.3. Normaler Dünndarm. Die Abb. zeigt – im Gegensatz zu einer Sprue – einen dichten Faltenbesatz im Jejunum und weniger Falten im Ileum

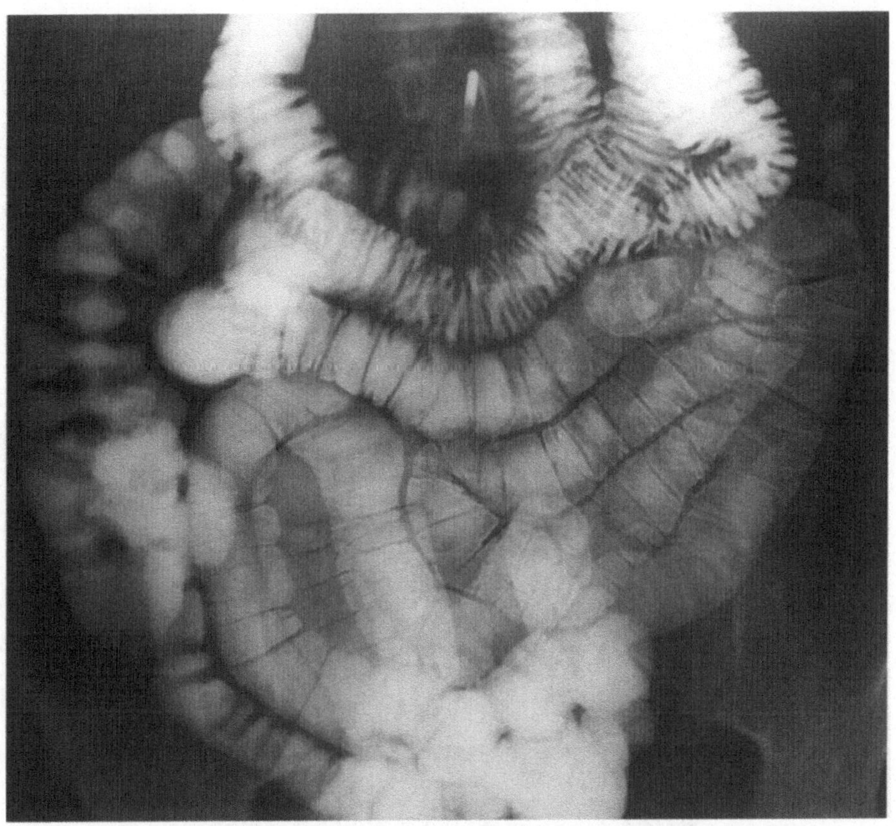

Falten pro 2,5 cm (Abb. 17.6). Im Zwischenbereich besteht eine Grauzone (Herlinger u. Maglinte 1986). In allen Fällen sollte eine Korrelation mit der Histologie erfolgen.

! Eine normale Histologie bei eindeutigen radiologischen Veränderungen muß angezweifelt werden (van den Bosch et al. 1996).

Ein weiteres Zeichen ist das Mosaikmuster der Schleimhaut, das meist im fortgeschrittenen Stadium der Sprue beobachtet wird (Abb. 17.7). Dieses Schleimhautmuster kann bei der endoskopischen Lupenvergrößerung häufiger gesehen werden und ist der Ausdruck einer Zottenatrophie und Vertiefung der Schleimhautkrypten. Die „Kolonisierung" des Jejunums und die „Jejunisierung" des Ileums können auch im CT erkannt werden (Abb. 17.8).

Kontrolluntersuchungen. Es gibt 2 Gründe für Kontrolluntersuchungen bei Spruepatienten (Abb. 17.9):

- Das Enteroklysma scheint zuverlässiger zu sein als die Biopsie, um das Ansprechen einer glutenfreien Diät herauszufinden. Bei Patienten, die ansprechen, kommt es im Verlauf der Diät zu einer Normalisierung der Falten im Jejunum. Bei fehlendem Ansprechen bleiben die Falten im Jejunum reduziert, und die Falten im Ileum werden zahlreicher (Mike et al. 1990; van den Bosch et al. 1996); (s. Abb. 17.4).
- Das erhöhte Auftreten von malignen Tumoren, insbesondere von Lymphomen (s. Abb. 17.10 und 17.11).

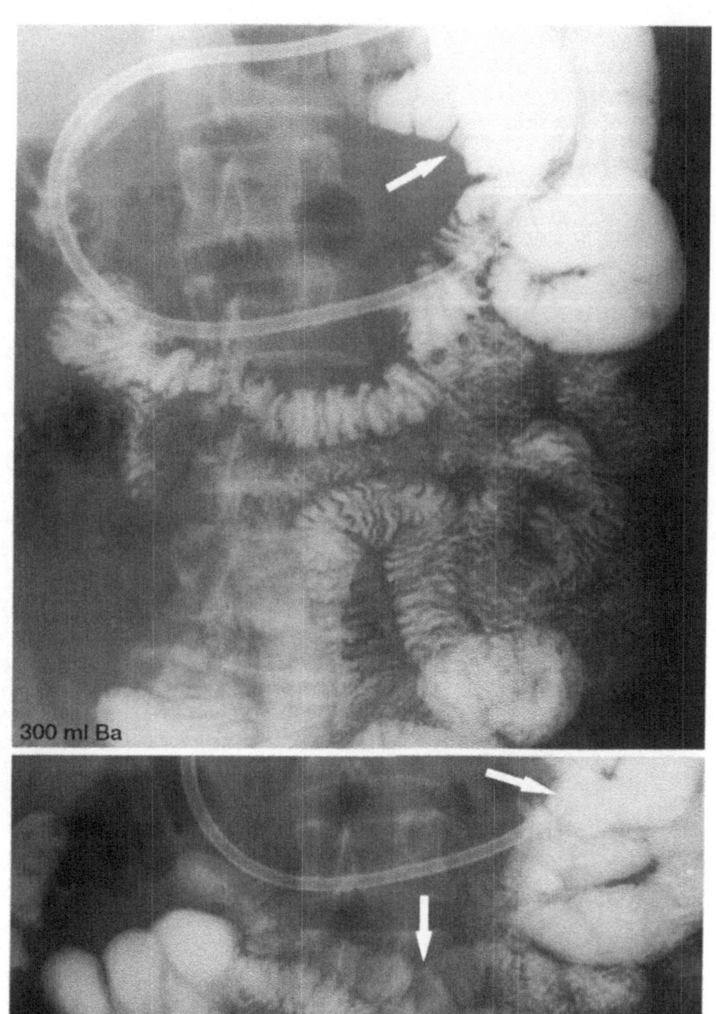

Abb. 17.4 a, b. Sprue. Die Bariumphase (**a**) zeigt leicht erweiterte proximale Jejunum-schlingen mit Faltenverlust und Kontrastmittelstase als Zeichen einer regionalen Hypo-peristaltik („Kolonisierung", *Pfeil*). Ungenügende Füllung des Duodenums bei 75 ml/min. Verstärkte Peristaltik im Ileum. Die Methylzellulosephase (**b**) zeigt die Faltenreduzierung im Jejunum (*Pfeil*) und die Faltenvermehrung (*Pfeilspitze*) im Ileum („Jejunisierung"). Normaler Schleimhautbeschlag. 37jährige asymptomatische Patientin mit bekannter Glutenenteropathie in klinischer Remission unter Diät. Kontrolluntersuchung zum Tumor-ausschluß

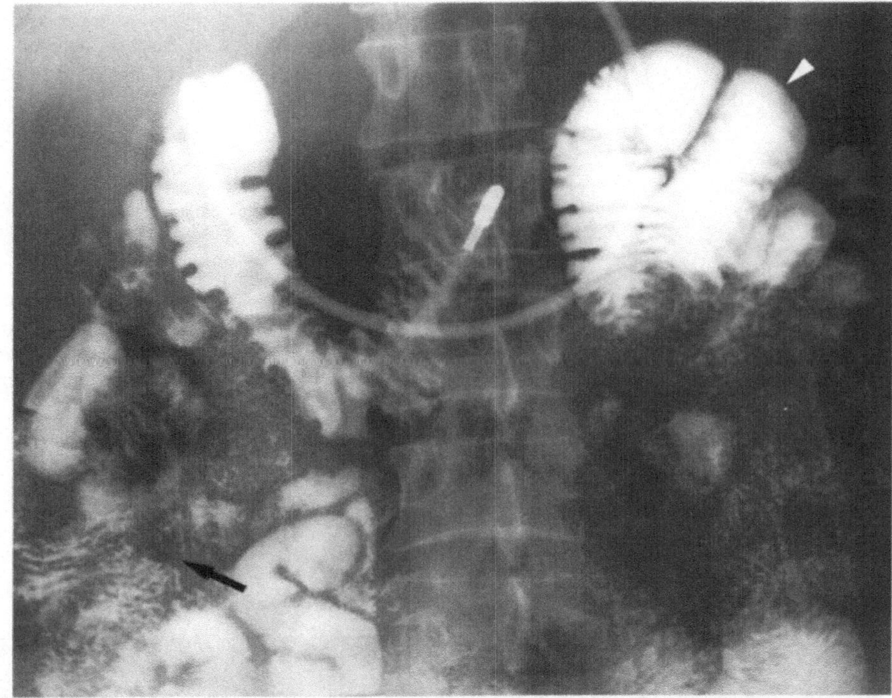

Abb. 17.5. Sprue. Beginnende „Kolonisierung" im Duodenum und proximalen Jejunum (*Pfeilspitze*). „Jejunisierung" des Ileum mit Hyperperistaltik (*Pfeil*). 40jährige Patientin mit chronischem Durchfall, Meteorismus, Anorexie, Gewichtsverlust und Leistungsabfall. Biopsie: subtotale Zottenatrophie und deutliche chronische Entzündung. Besserung unter glutenfreier Diät

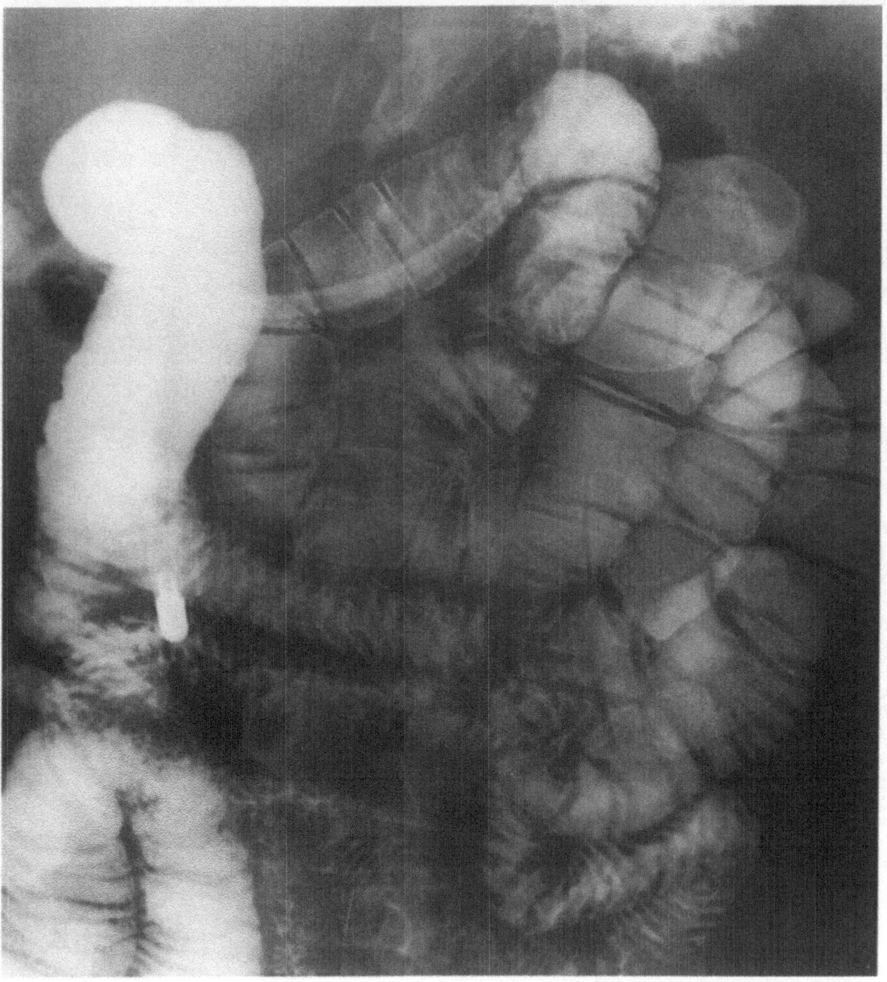

Abb. 17.6. Sprue. Typisches Verteilungsmuster der Falten und Peristaltik. Deutliche Faltenrarefizierung im Jejunum

a

b

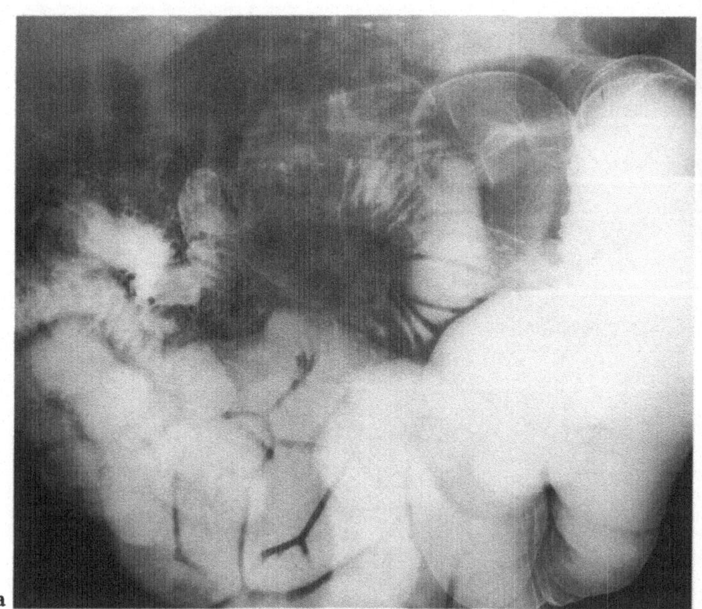

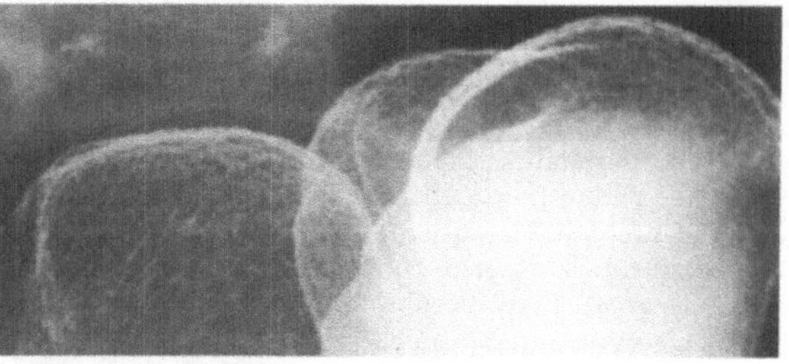

Abb. 17.7 a, b. Spruesyndrom mit ausgeprägter Darmdilatation im Jejunum und Passageverzögerung (**a**). Mosaikmuster der Schleimhaut als Ausdruck einer kompletten Zottenatrophie und Vertiefung der Krypten (**b**)

a

b

c

d

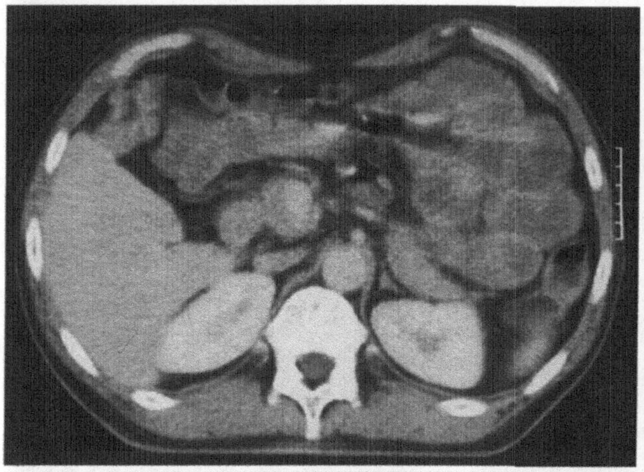

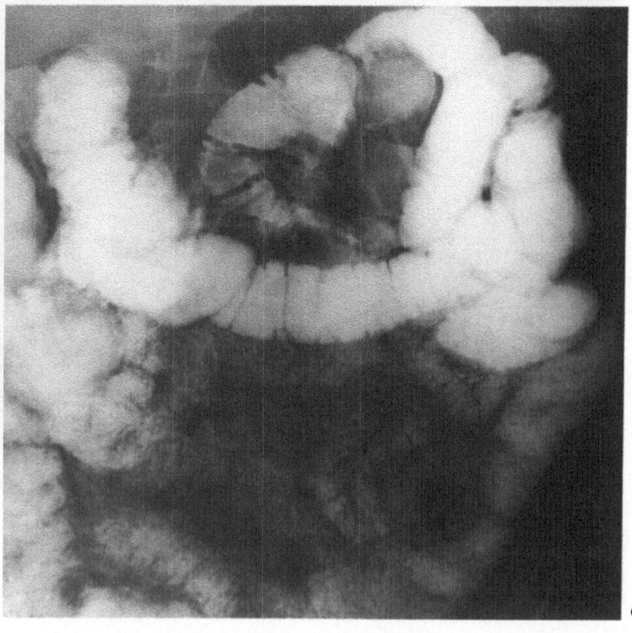

Abb. 17.8 a – d

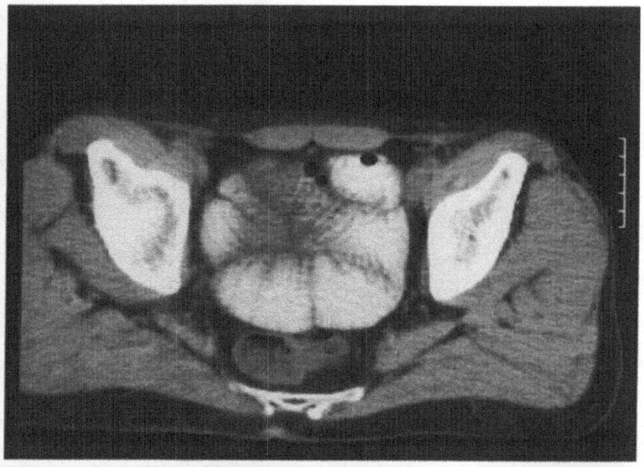

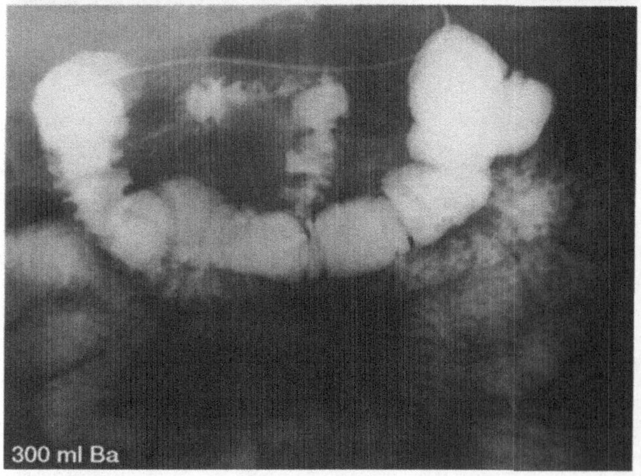

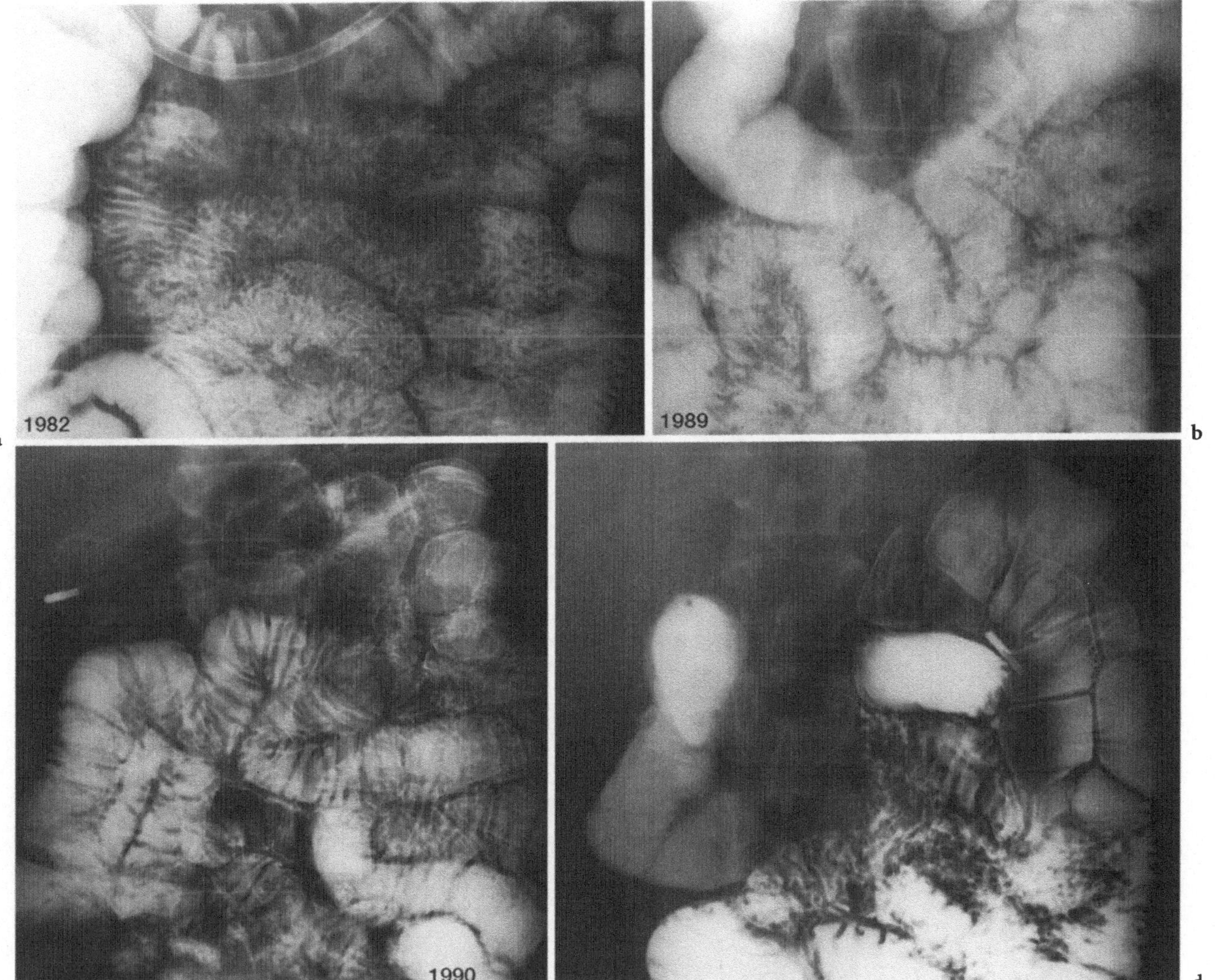

Abb. 17.9 a – d. Sprue, Verlauf. **a** Erstuntersuchung wegen Eisenmangelanämie und Ausschluß eines Morbus Crohn. Die am oberen Bildrand erkennbare Faltenrarefizierung im Duodenum und die Faltenvermehrung des Ileums sind vereinbar mit einer Sprue. Die Histologie war nicht konklusiv. Keine Diätbehandlung. **b** 7 Jahre später deutliches Fortschreiten der Erkrankung. **c** Ein zwischenzeitlich auswärts erfolgtes Enteroklysma ist technisch unzureichend und wurde als „normal" bezeichnet. **d** Weitere Progression wegen unzuverlässiger Einhaltung der Diät

Abb. 17.8 a – d. CT bei Sprue. 52jähriger Patient mit Durchfall und Gewichtsverlust, initiale Gastroskopie unauffällig. Die CT-Untersuchung erfolgte zum Ausschluß eines Pankreastumors. Das orale Kontrastmittel ist durch die vermehrte Flüssigkeit im Jejunum verdünnt, die Schlingen sind dilatiert, die Falten entsprechend einer „Kolonisierung" reduziert (**a**). Die Ileumschlingen im kleinen Becken zeigen vermehrte Falten entsprechend einer „Jejunisierung" (**b**). Das Enteroklysma erfolgte zur Bestätigung der CT-Diagnose und zeigt die typischen Veränderungen bei Sprue. **c** Bariumphase, **d** Methylzellulosephase. Später erfolgte die histologische Bestätigung. Erfolgreiche Diätbehandlung

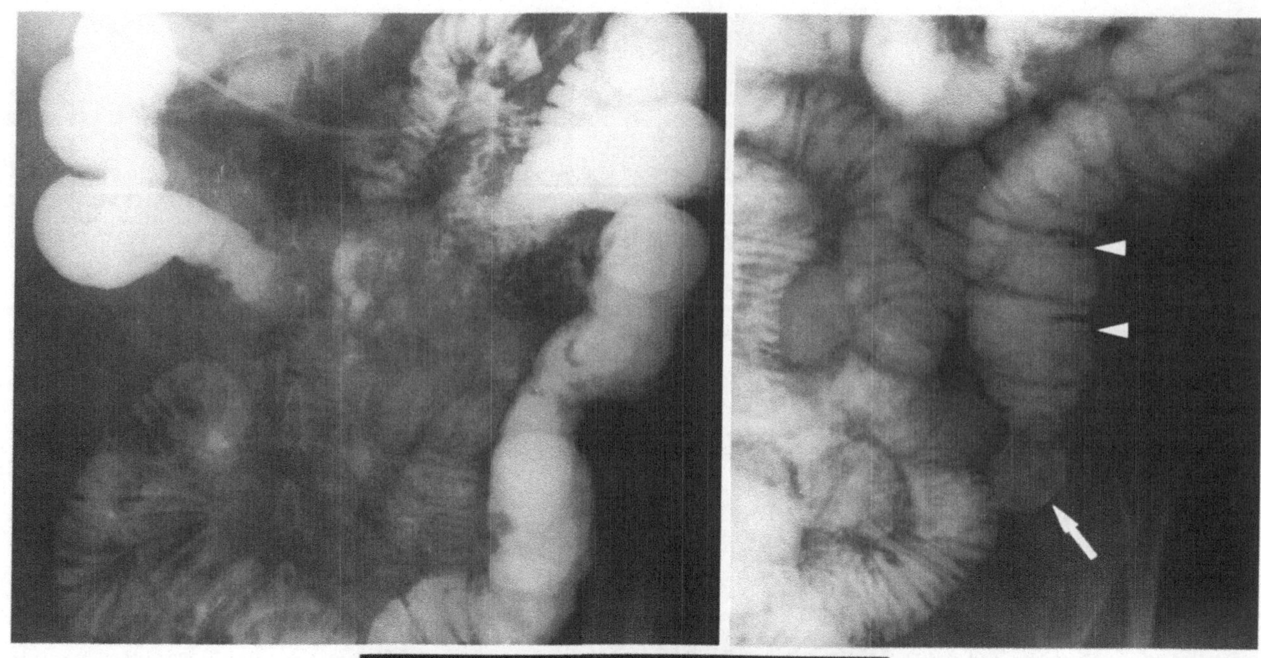

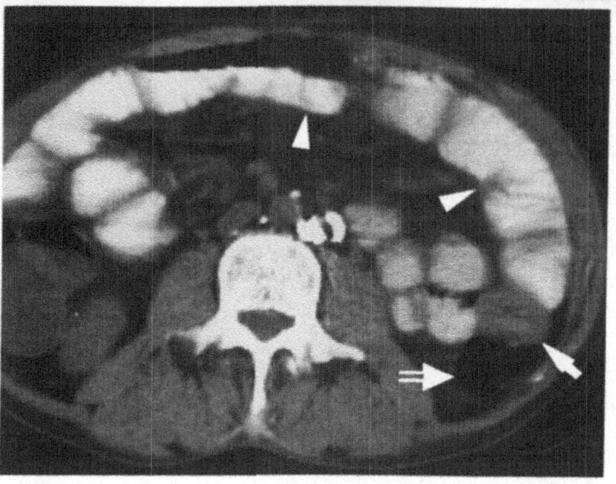

Abb. 17.10 a – c. Enteropathieassoziiertes T-Zell-Lymphom (EATCL) im Jejunum. 53jähriger Patient mit bekannter Sprue (**a**). Eine Kontrolluntersuchung (**b**) nach 3 Jahren ergibt einen Tumor (*Pfeil*). Enteroklysma (**a, b**) und CT (**c**) zeigen die „Kolonisierung" des Jejunums (*Pfeilspitzen*), Tumor (*Pfeil*). Luftgefülltes Colon descendens (*breiter Pfeil*)

Bedeutung des Enteroklysmas bei Spruesyndrom. Bei Patienten mit untypischen Zeichen einer Sprue kann das Enteroklysma die Diagnose bestätigen oder ausschließen, da das histologische Ergebnis manchmal unspezifisch ist und eine Unterscheidung von Virusenteritis, bakterieller Überbesiedelung, Lambliasis und Lymphom nicht gemacht werden kann (Rubesin et al. 1992).

Komplikationen. Maligne Tumoren treten gehäuft bei einer länger andauernden Sprue und bei Nichteinhaltung einer Diät auf. Am häufigsten entwickelt sich ein Non-Hodgkin-Lymphom vom T-Zelltyp (Abb. 17.10). Adenokarzinome des Jejunums treten ebenfalls gehäuft auf (Abb. 17.11), ebenso ist eine vermehrte Inzidenz von Karzinomen des Ösophagus, Pharynx, Duodenums und anderer Organe festzustellen. Eine seltene Komplikation ist die ulzerierende Jejunoileitis (Abb. 17.12 und 17.13) mit

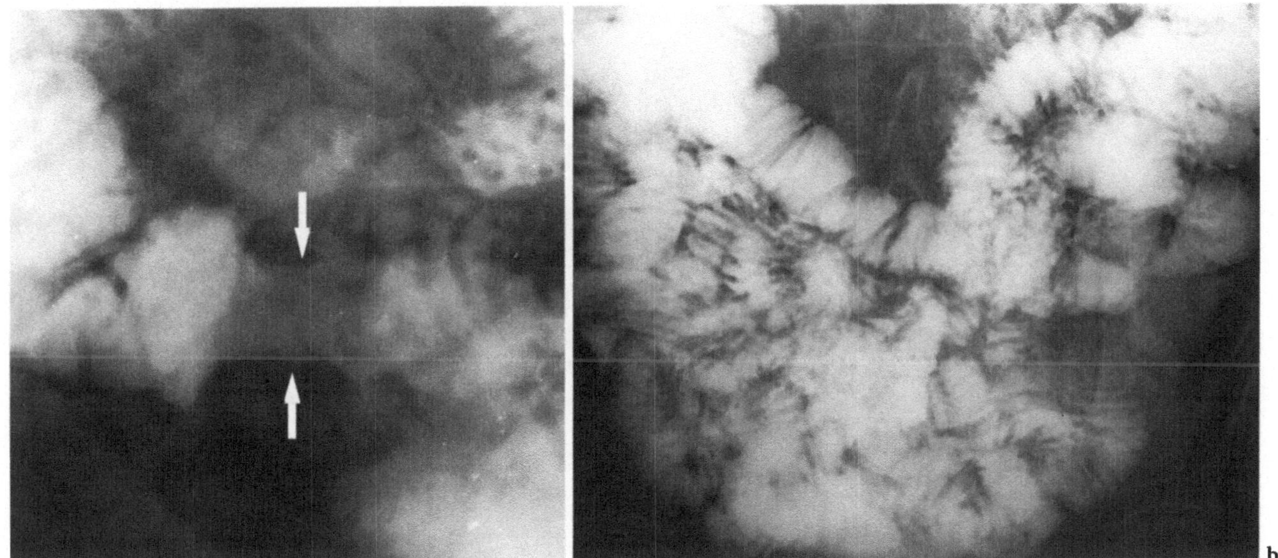

Abb. 17.11 a, b. 63jähriger Patient mit metastasiertem Adenokarzinom (**a**, *Pfeile*) auf dem Boden einer Sprue. Der Tumor ist auf dem Übersichtsbild (**b**) nicht erkennbar

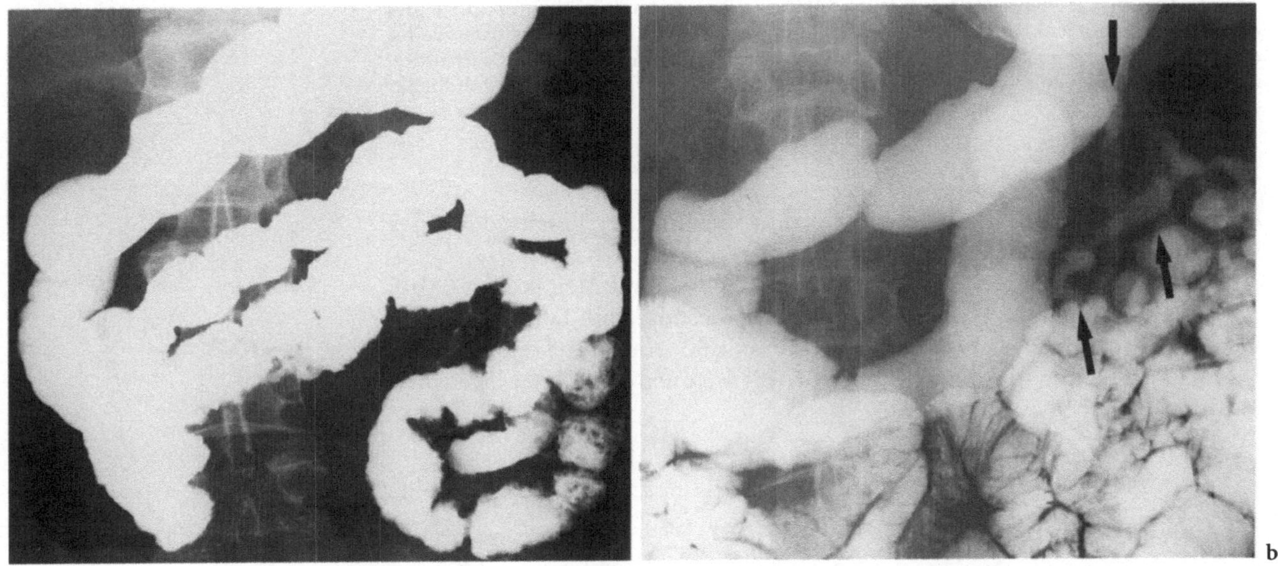

Abb. 17.12 a, b. Ulzerierende Jejunitis. Patient mit bekannter Sprue unter Diät, der Bauchschmerzen und Durchfall entwickelte. **a** Die fraktionierte Passage zeigt erweiterte Jejunumschlingen mit Faltenverlust, segmentalen Einengungen und Konturunregelmäßigkeiten durch ulzerierende Stenosen. **b** 3 Monate später hat sich eine langstreckige Darmstenose mit prästenotischer Dilatation entwickelt (*Pfeile*). Im weiteren Verlauf kein Nachweis eines Lymphoms. *Beachte*: Faltenverlust im Duodenum. (Mit freundlicher Genehmigung Dr. C. I. Bartram, London)

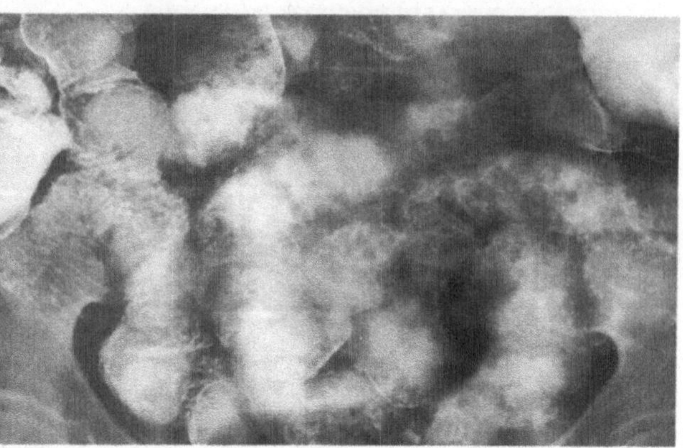

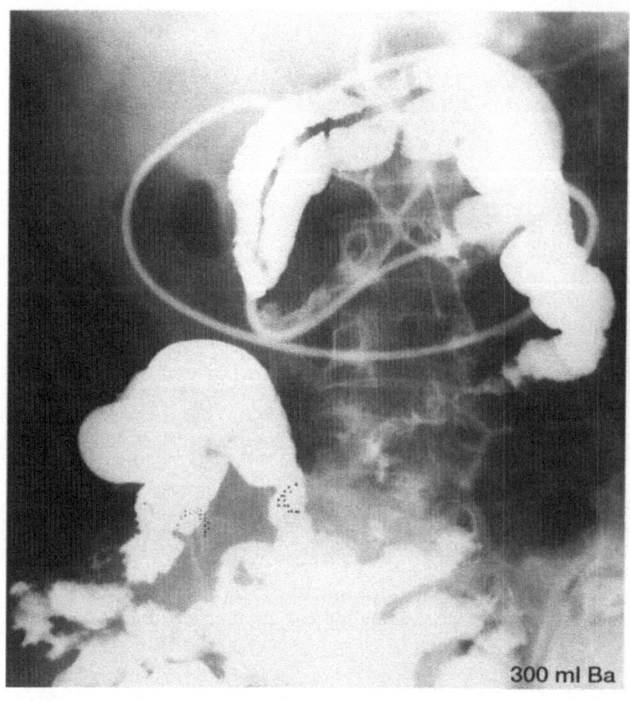

Abb. 17.13 a, b. Ulzerierende Jejunoileitis. 54jährige Patientin mit bekannter Sprue und erneuten Durchfällen. „Kolonisierung" des Jejunums und segmentale Stenosen weiter distal in der Bariumphase (**a**). Im Doppelkontrast finden sich im Ileum eine Destruktion der Falten und pseudopolypöse Schleimhautreste oder Regenerate (**b**). (Mit freundlicher Genehmigung Dr. Eggemann, München)

einer oder mehreren Stenosen aufgrund unspezifischer Ulzera oder eines begleitenden Lymphoms (Rubesin et al. 1989).

Seltene begleitende Veränderungen bei Sprue sind Megakolon (Abb. 17.14), IgA-Mangel, Hyposplenismus sowie mesenteriale Lymphknotenvergrößerungen (s. Abb. 18.29), die manchmal einschmelzen können. Dabei kann ein malignes Lymphom vorliegen (Jones et al. 1984; Friedman u. Chiu 1986).

17.2 Sprueähnliche Krankheitsbilder

Dermatitis herpetiformis

Diese dermatologische Erkrankung mit papulovesikulären Effloreszenzen hat häufig sprueähnliche Mukosaveränderungen, die eine Malabsorption verursachen (Brow et al. 1971).

Radiologie. Sprue und Dermatitis herpetiformis zeigen im Enteroklysma die gleichen Veränderungen.

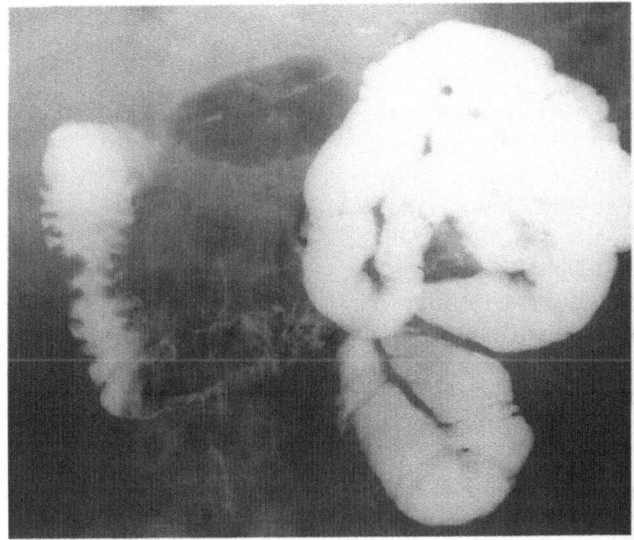
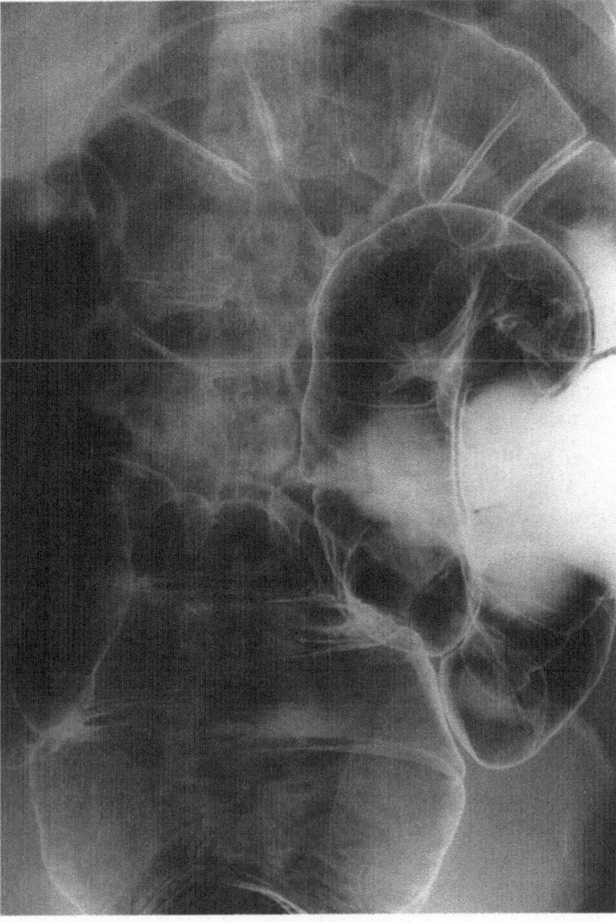

Abb. 17.14 a, b. Megakolon bei Sprue. Patient mit schwerem Malabsorptionsyndrom. Bariumphase des Enteroklysmas zeigt die typischen Veränderungen bei Sprue (**a**). Megakolon im Kolonkontrasteinlauf (**b**). Die Ursache dieser begleitenden Veränderung ist unbekannt. Wir haben bisher 2 Fälle beobachtet

17.3 Therapierefraktäre Sprue und Kollagensprue

In seltenen Fällen können Patienten mit einer gesicherten glutensensitiven Sprue im Laufe ihrer Erkrankung gegen die Diät refraktär werden oder primär auf den Glutenentzug nicht ansprechen. Es ist unsicher, ob die Kollagensprue, gekennzeichnet durch fehlende Ansprechbarkeit auf glutenfreie Nahrung sowie durch eine flache Dünndarmschleimhaut mit subepithelialer Kollageneinlagerung, als Komplikation der glutensensitiven Sprue aufgefaßt werden kann.

17.4 Tropische Sprue

Eine Schleimhautschädigung durch Bakterien kann zu einer tropischen Sprue führen. Im Gegensatz zur glutensensitiven Sprue ist der gesamte Dünndarm erkrankt. Die tropische Sprue spricht sehr gut auf Breitbandantibiotika und Folsäureersatz an.

17.5 Bakterielle Überbesiedelung

Ein normaler Dünndarm enthält bis zu 10^4 Organismen/ml im Jejunum und mehr im distalen Ileum. Die Abwehrmechanismen sind Magensäure, Peristaltik, zelluläre und immunologische Abwehr in der Schleimhaut. Jede Fehlfunktion dieser Abwehrmechanismen führt zu einer bakteriellen Überbesiedelung, vor allem von anaeroben Bakterien aus dem Kolon. Die Bakterien bewirken eine vorzeitige Dekonjugation und Dehydroxylierung der Gallensäuren. Die entstandenen dekonjugierten und sekundären Gallensäuren wirken toxisch auf das Darmepithel und verursachen Durchfälle. Durch das Fehlen der konjugierten Gallensäuren kommt es zu einer Malabsorption von Fett (Steatorrhö) und fettlöslichen Vitaminen. Die bakterielle Überwucherung führt auch zu einer vorzeitigen Fermentation von Kohlenhydraten.

Eine bakterielle Überbesiedelung des Dünndarms kommt bei anatomischen Veränderungen wie Divertikeln, Fisteln, Strikturen, postoperativen Veränderungen, Abwehrschwäche und auch bei Motilitätsstörungen (diabetische Neuropathie, Sklerodermie) vor.

Radiologie. Hauptaufgabe der Radiologie ist die Erfassung der anatomischen Veränderungen. Die wohl häufigste Ursache für den bakteriellen Überwuchs dürfte eine *Divertikulose des Jejunums* sein. Es handelt sich dabei um erworbene Divertikel, die mesenterialseitig gelegen sind. Meist sind die Divertikel asymptomatisch. Als Ursache für einen bakteriellen Überwuchs mit Malabsorption sind sie anzusehen, wenn zusätzlich Zeichen eines unspezifischen enteritischen Reiz- oder Entzündungszustands und eine Motilitätsstörung mit Pseudoobstruktion vorliegen (Abb. 17.15). *Operativ gesetzte Blindsäcke und Bypässe* können ebenfalls Quellen für einen bakteriellen Überwuchs sein (Abb. 17.16). Andere Ursachen einer Motilitätsstörung mit Pseudoobstruktion, wie sie in Kap. 20 besprochen werden, führen selten zu einer bakteriellen Überbesiedelung.

17.6 Kurzdarmsyndrom

Unter dem Kurzdarmsyndrom versteht man die metabolischen und nutritiven Konsequenzen einer ausgedehnten Darmresektion. Ohne schwere Folgen können aus dem mittleren Dünndarm maximal etwa 50 % der Länge entfernt werden. Ein intaktes Duodenum mit mindestens 50 cm Jejunum und erhaltenem Kolon sind unabdingbar für ein Überleben ohne parenterale Ernährung. Bei Resektion des Kolons müssen etwa 150 cm des Dünndarms erhalten bleiben. Bei ausgedehnten Resektionen tritt eine globale Malabsorption mit Durchfällen auf (Abb. 17.17).

Radiologie. Bariumuntersuchungen können die Länge des Restdarms sowie ischämische oder narbige Stenosen feststellen (Abb. 17.18).

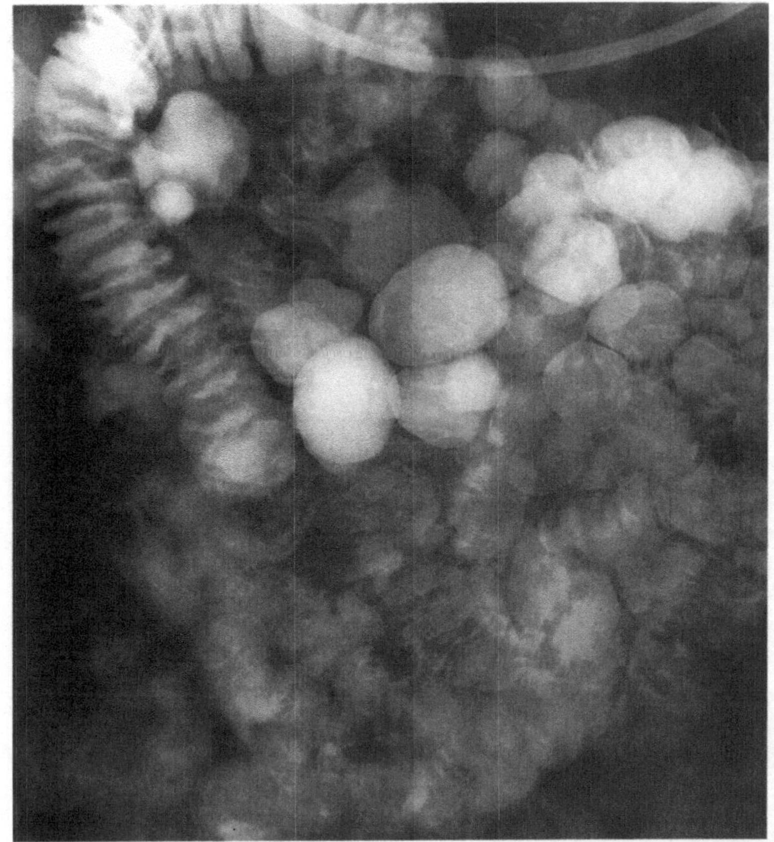

Abb. 17.15. Bakterielle Überbesiedelung bei ausgeprägter
Dünndarmdivertikulose. Verdickte Falten und herabgesetzter
Wandbeschlag als Zeichen einer
unspezifischen Enteritis. Nichtpropulsive Pendelperistaltik mit
segmentalen Kontraktionen
(sekundäre intestinale Pseudoobstruktion)

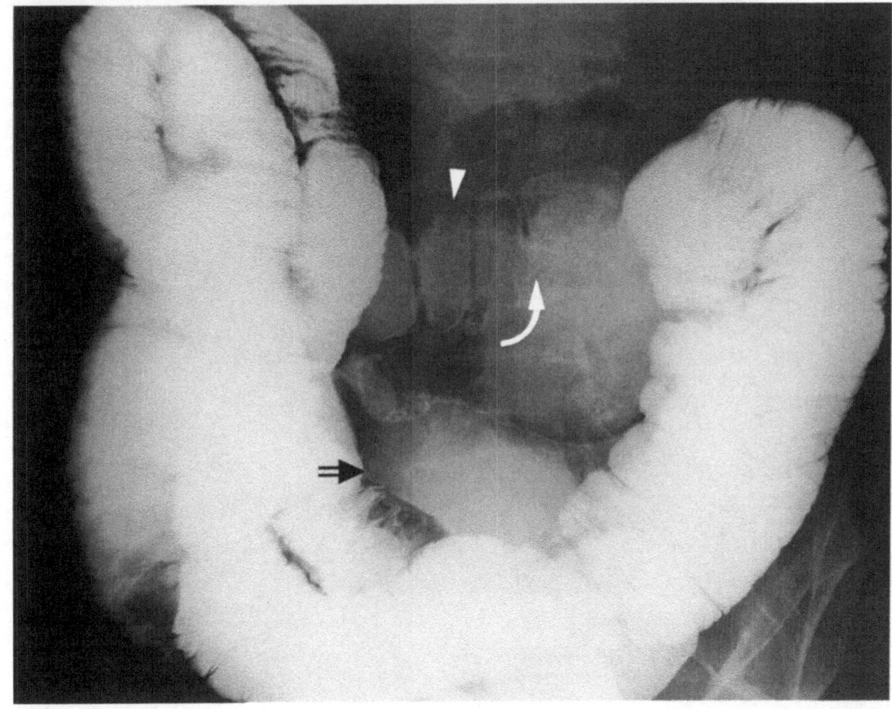

Abb. 17.16. Bakterielle Überbesiedelung nach ileokolischer
Seit-zu-Seit-Anastomose (*ge-
bogener Pfeil*) zum Colon transversum mit großem Blindsack
des verbliebenen rechten Kolons
(*Pfeilspitze*) und Blindsack am
Ileum (*breiter Pfeil*). Das Enteroklysma zeigt dilatierte, flüssigkeitsgefüllte Dünndarmschlingen ohne Kontraktionen als
Zeichen einer sekundären
intestinalen Pseudoobstruktion
(s. Kap. 20.3)

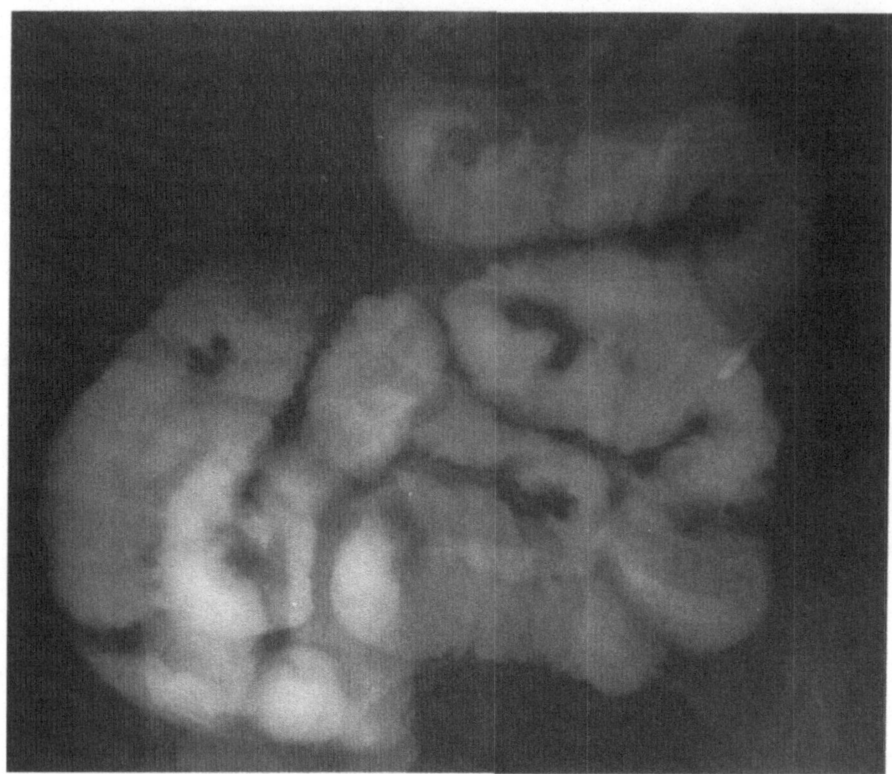

Abb. 17.17. Kurzdarmsyndrom. Patientin mit Malabsorption. Darmresektion wegen krankhafter Adipositas. Trotz eines relativ lang verbliebenen Restdarms finden sich Zeichen des Eiweißmangels mit verdickten Falten und Darmwandödem

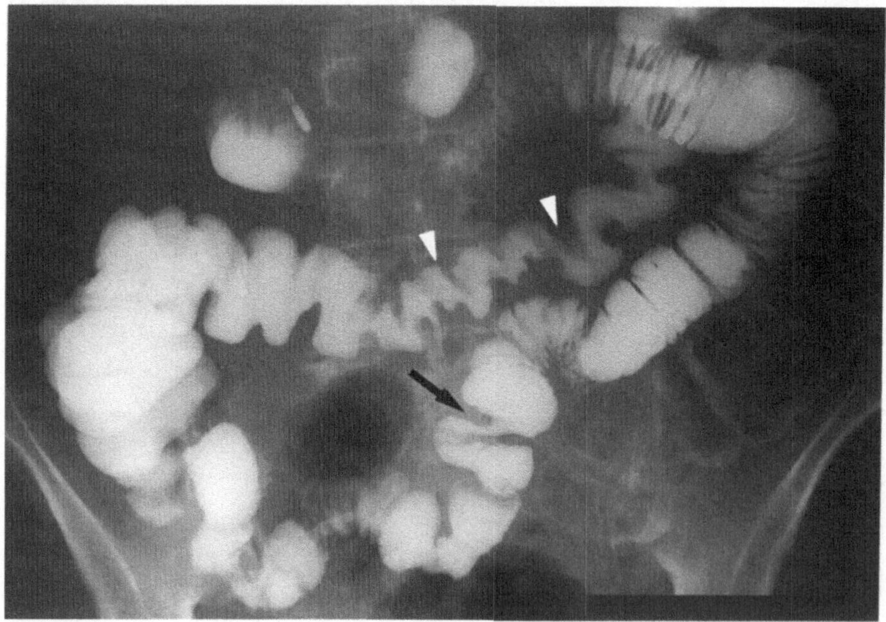

Abb. 17.18. Kurzdarm. Patientin nach Darmteilresektion wegen akuter Mesenterial-arterienembolie. Verblieben sind das proximaleJejunum und das terminale Ileum sowie das Kolon. Postischämische, narbige Stenosen am distalen Dünndarm (*Pfeil*) und am Colon transversum (*Pfeilspitzen*)

17.7 Morbus Whipple

Der Morbus Whipple ist sehr selten und wird differentialdiagnostisch zu oft genannt. Die auch unter dem Synonym „intestinale Lipodystrophie" bekannte Erkrankung betrifft hauptsächlich Männer im mittleren Lebensalter. Viele Organe können befallen sein.

Ursache der Erkrankung ist eine Infektion durch den sog. Whipple-Bazillus.

Klinik. Die klinischen Symptome sind unspezifisch. Im Vordergrund stehen oft initiale Gelenkschmerzen; weitere Symptome sind Fieber, uncharakteristische Bauchschmerzen, Gewichtsabnahme, Hautpigmentation und Lymphknotenschwellungen. Relativ charakteristisch sind neurologische Erscheinungen. Chronischer Durchfall mit Steatorrhö und Malabsorption stellen meist Spätsymptome dar. Sie führen dann zu einer Abklärung des Dünndarms durch Biopsie, vorzugsweise aus dem Jejunum. Die Präparate zeigen verplumpte Zotten und in der verbreiterten Lamina propria Gruppen von schaumigen Makrophagen mit PAS-positivem Material, den sog. Lipogranulomen. Elektronenmikroskopisch lassen sich die Bakterien nachweisen. Eine antibiotische Langzeitbehandlung führt meist zur Remission.

Radiologie. Mit dem *Enteroklysma* können morphologische und funktionelle Veränderungen festgestellt werden (Antes u. Kruis 1982). Die entzündlichen Schleimhaut- und Wandinfiltrationen führen zu flachen Knötchen, verdickten Falten und knotigen Wandinfiltrationen. Im floriden Krankheitsstadium finden sich zusätzlich noch Zeichen des unspezifischen Reiz- oder Entzündungszustands mit Hyperperistaltik (Abb. 17.19; s. auch Abb. 13.8, 13.25 und 13.46). Vergrößerte mesenteriale Lymphknoten können den Darm verlagern oder komprimieren. Die manchmal ausgeprägte Lymphadenopathie kann am besten mit der *CT* erkannt werden. Die Lymphknoten zeigen teilweise fettähnliche Dichtewerte.

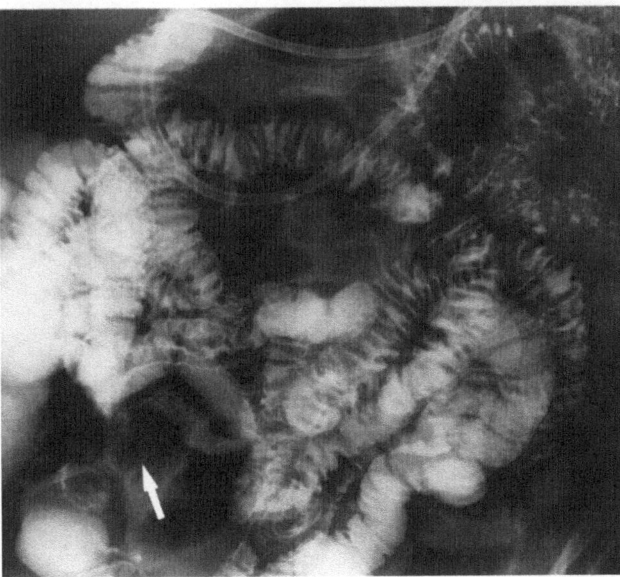

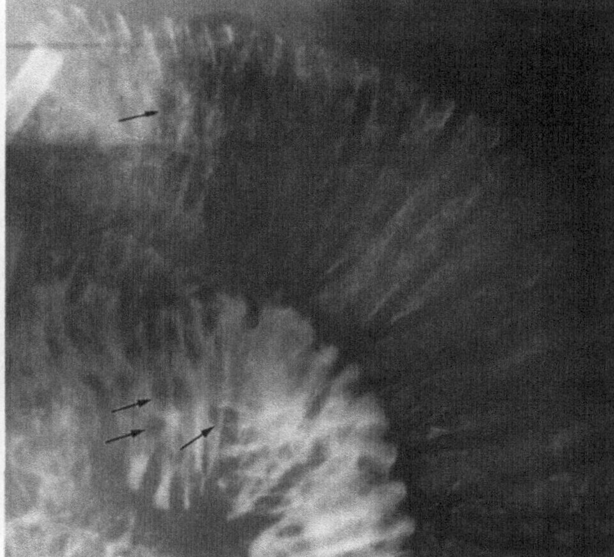

17.19 a

17.19 b

Legende s. S. 198

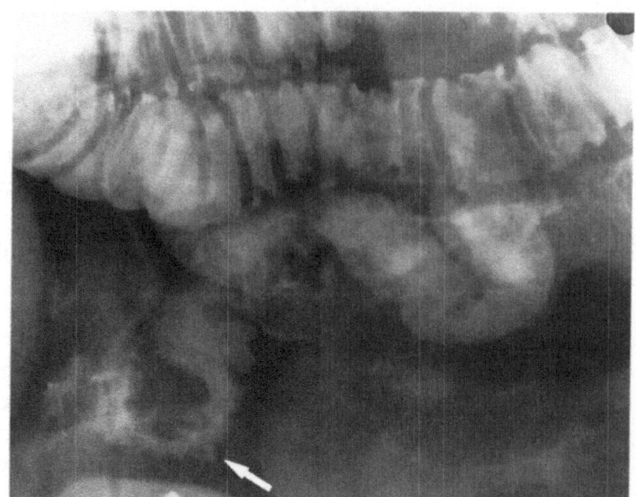

c

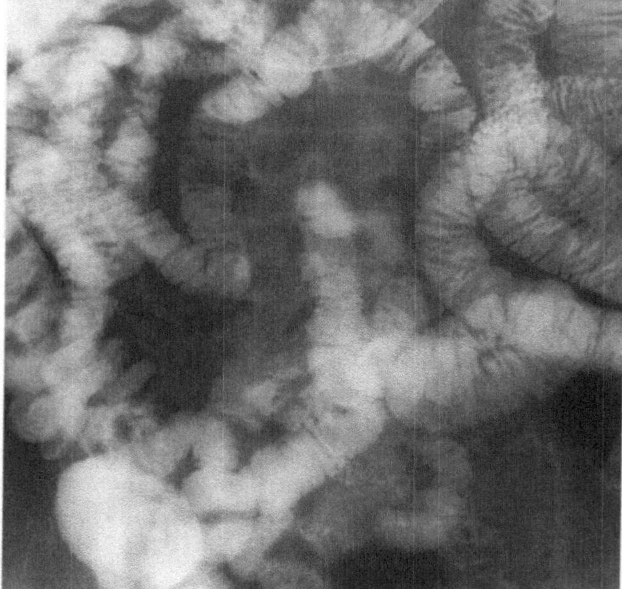

d

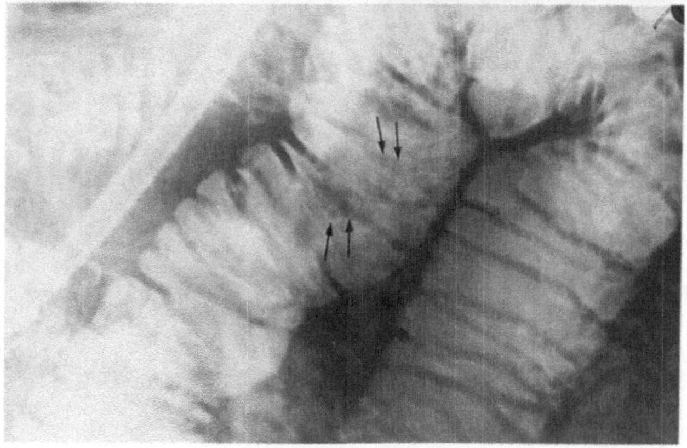

e

Abb. 17.19 a–e. Morbus Whipple. 60jähriger Patient mit Gelenkbeschwerden und Malabsorption. Vor Behandlung finden sich in der Methylzellulosephase (**a–c**) ein enteritischer Reiz- und Entzündungszustand, Faltenverdickung und knotige Infiltrate in der Mukosa und Submukosa (*dünne Pfeile* in b) sowie eine Verdrängung und Einengung des terminalen Ileums durch mesenteriale Lymphknotenvergrößerungen (*Pfeil*); s. auch Abb. 13.8 und 13.46. Nach antibiotischer Behandlung und in Remission (**d, e**) kommt es zu einer Normalisierung des Wandbeschlags, der Faltenkonfiguration und der Lage des terminalen Ileums (**d**). Nur noch geringe Restinfiltrate in der Mukosa (*dünne Pfeile*). Auch die ursprüngliche Motilitätsstörung hat sich zurückgebildet

Differentialdiagnosen sind die Lymphangiektasie, eine MAI-Komplex-Infektion bei AIDS und andere seltene Erkrankungen mit kleinnodulären Veränderungen.

17.8 Intestinale Lymphangiektasie und intestinales Eiweißverlustsyndrom

Bei dieser Erkrankung gibt es eine primäre und eine sekundäre Form. Die *primäre Lymphangiektasie* ist Teil einer kongenitalen Malformation der Lymphgefäße mit Manifestation zwischen Geburt und frühem Erwachsenenalter. Die *sekundäre Lymphangiektasie* wird verursacht durch eine Blockade des Lymphabflusses in das Mesenterium oder Retroperitoneum, z.B. bei ausgedehnter abdomineller oder retroperitonealer Karzinomatose oder Lymphom, retroperitonealer Fibrose, Tuberkulose, metastasierendem Karzinoid, dekompensierter Herzinsuffizienz.

Klinik. Das intestinale Eiweißverlustsyndrom verursacht eine Hypoalbuminämie, Ödeme, Infekte, Steatorrhö und Malabsorption.

Radiologie. Die Kerckring-Falten, vor allem im Jejunum, sind verdickt und nodulär. Der Schleimhautbeschlag ist herabgesetzt, und der Darm ist hypermotil, teilweise nichtpropulsiv (Abb. 17.20; s. auch Abb. 20.9). Mit der CT können Lymphome, Tumoren und Entzündungen, die eine sekundäre Lymphangiektasie verursachen, sowie Darmwandverdickungen festgestellt werden.

17.9 Immundefekte

Erkrankungen, bei denen das Immunsystem des Darms beteiligt ist, können in primäre und sekundäre Immundefekte eingeteilt werden. Allen gemeinsam ist eine erhöhte Anfälligkeit für opportunistische Infektionen und Lymphome. Die *primären Defekte* betreffen hauptsächlich die Antikörperproduktion oder die zellvermittelte Immunabwehr. Besonders zu erwähnen sind die Hypogammaglobulinämie (Abb. 17.21; s. auch Abb. 15.18) und der IgA-Mangel (Abb. 17.22; s. auch Abb. 15.3), aber auch die Ataxia teleangiectatica, bei der aufgrund eines IgE- und IgA-Mangels eine erhöhte Strahlensensibilität besteht, die zu einer Strahlenintoxikation führen kann (s. Abb. 16.3) (weiterführende Literatur bei Harrison 1987). Die *sekundären Erkrankungen* sind häufiger und beziehen sich auf die Unterdrückung der Immunabwehr durch extrinsische Faktoren wie z.B. immunsupprimierende Medikamente im Rahmen einer Tumorbehandlung oder Organtransplantation oder AIDS.

17.10 Abetalipoproteinämie

Patienten mit dieser sehr seltenen autosomal rezessiven Erkrankung haben bereits seit früher Kindheit eine Steatorrhö und chronische Malabsorption von fettlöslichen Vitaminen, speziell des Vitamins E.

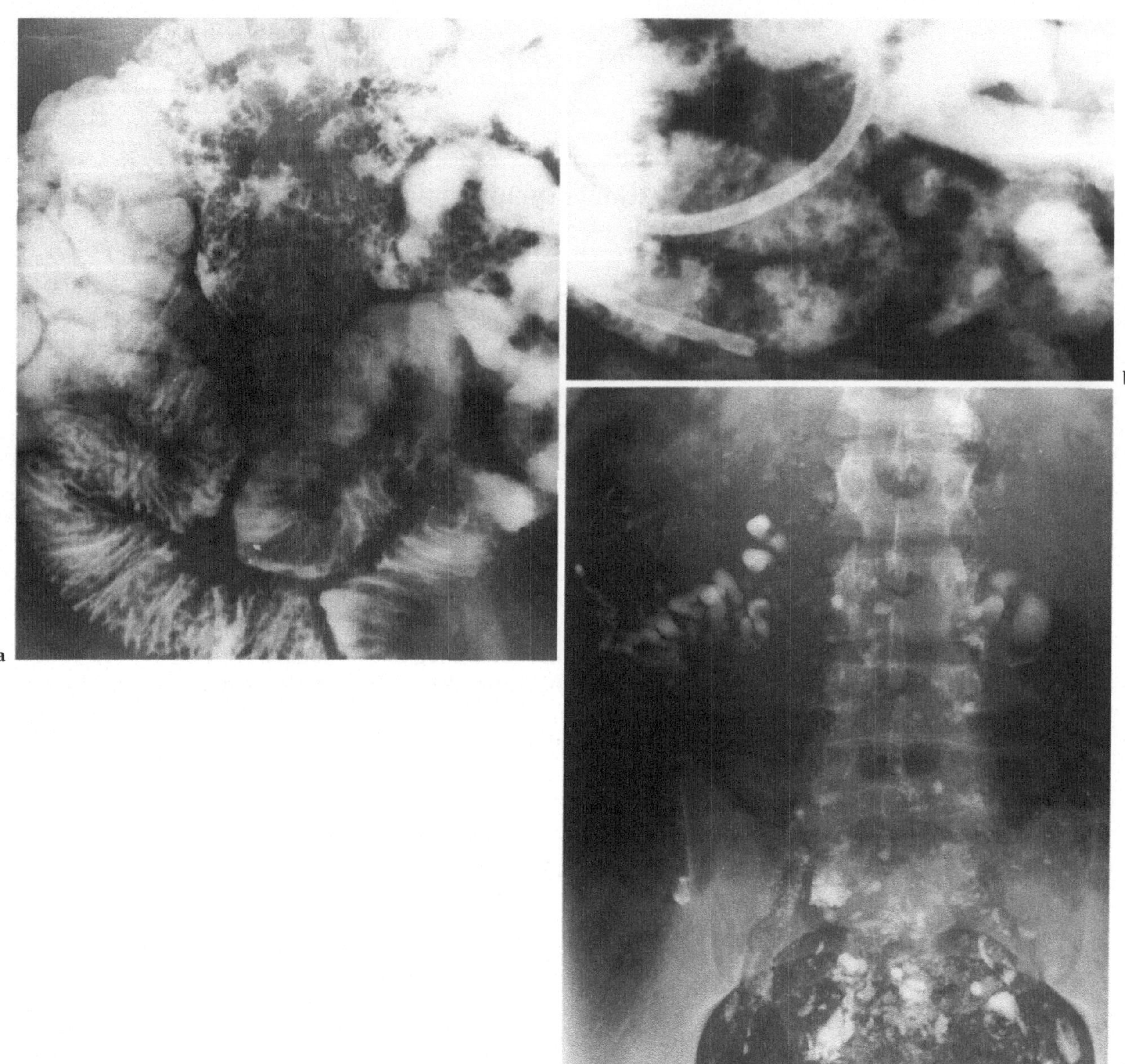

Abb. 17.20a – c. Angeborene intestinale Lymphangiektasie. 26jährige Patientin mit intestinalem Eiweißverlustsyndrom. Das Enteroklysma zeigt vor allem im Jejunum noduläre Veränderungen und Faltenverdickung durch dilatierte Lymphgefäße in der Submukosa und Lamina propria (**a, b**). Die Lymphographie zeigt korrespondierend dazu den Rückstau des Kontrastmittels in die stark erweiterten Lymphgefäße des Darms aufgrund des mangelnden Abflusses durch die hypoplastischen viszeralen und retroperitonealen Lymphbahnen (**c**). (Mit freundlicher Genehmigung Prof. W. Rödl, Weiden)

Abb. 17.21. Hypogammaglobulinämie bei 20jährigem Patienten
mit rezidivierenden Infekten und
Malabsorption. Sprueähnliches
Bild in der Bariumphase. Die
Ursache der Malabsorption bei
diesem Krankheitsbild ist unklar

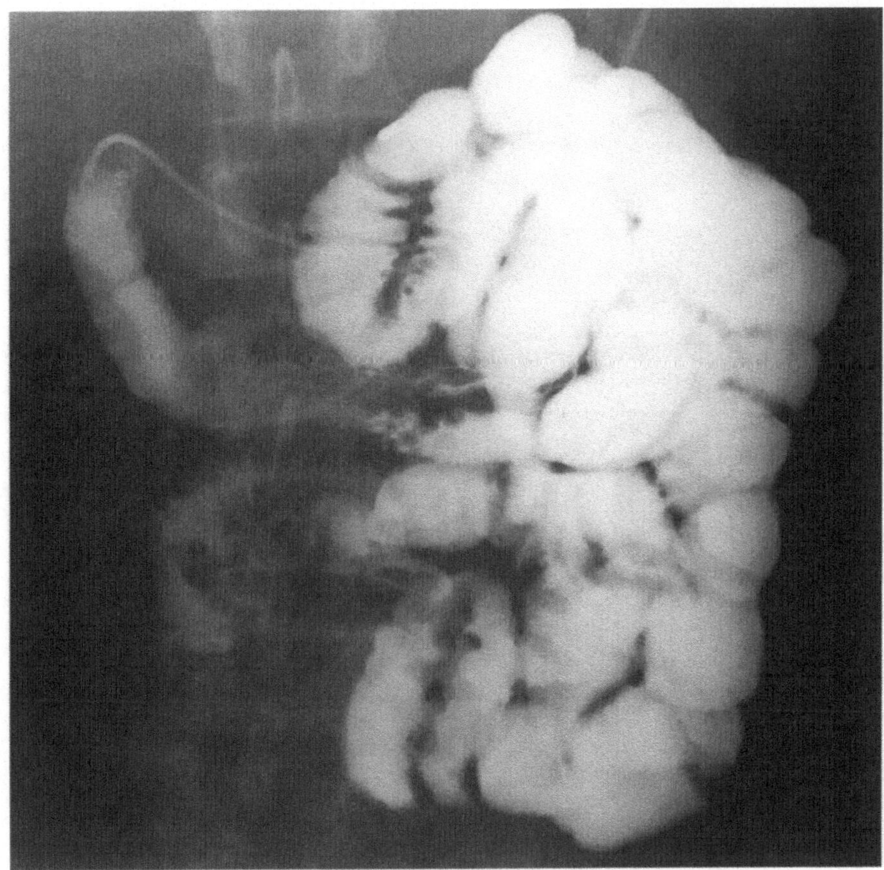

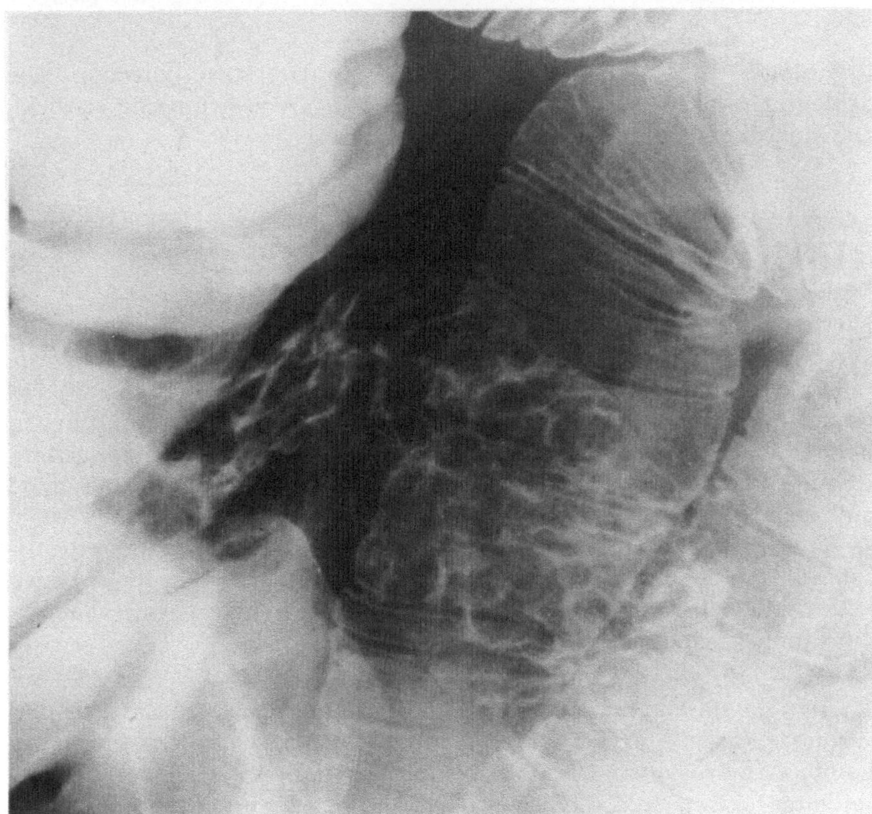

Abb. 17.22. IgA-Mangel. Deutlich
vergrößerte Lymphfollikel im terminalen Ileum (s. auch Abb. 15.3).
(Mit freundlicher Genehmigung
Dr. Eggemann, München)

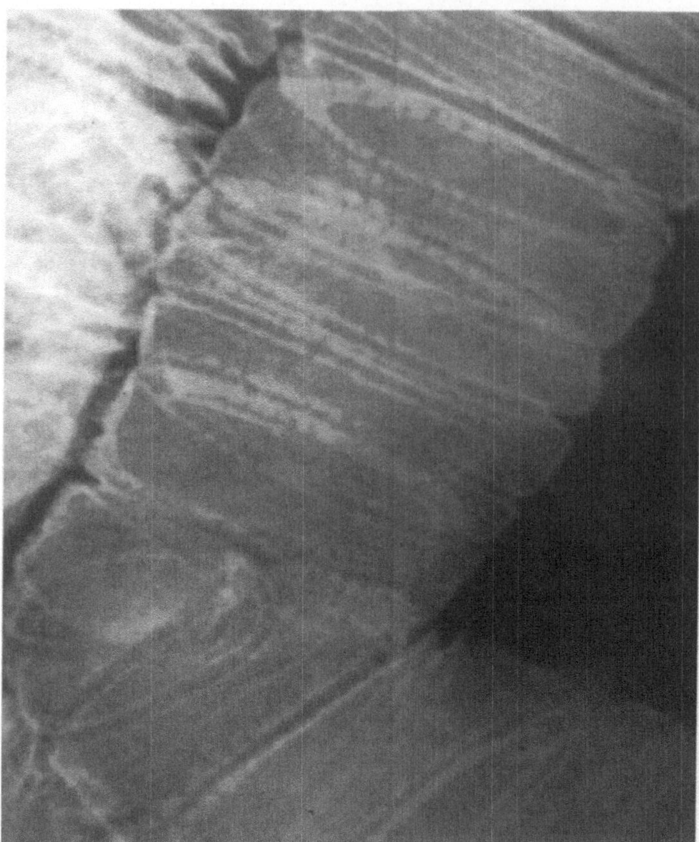

Radiologie. Die Radiologie kann wenig zur Diagnose beitragen. Die Schleimhautfalten im proximalen Duodenum sind gleichmäßig verdickt. Die Mukosa zeigt eine granuläre Oberfläche (Abb. 17.23).

17.11 Zollinger-Ellison-Syndrom (ZES)

Hierbei handelt es sich um gastrinproduzierende Tumoren (Gastrinome). Die Merkmale des ZES sind eine Überproduktion von Magensäure sowie multiple Magen- und Darmulzera. Die Gastrinome liegen meist in Pankreas oder Duodenum. Mehr als 50 % der Tumoren sind maligne und haben bei der Diagnosestellung bereits metastasiert (Abb. 17.24). Sie können im Rahmen des multiplen endokrinen Neoplasie-(MEN-)Syndroms Typ 1 auftreten.

Häufigstes klinisches Syndrom sind multiple therapierefraktäre peptische Ulzera, die bevorzugt im Duodenum, aber auch weiter distal liegen können. Wäßrige Durchfälle, die zur Malabsorption führen, sind ebenfalls ein häufiges Symptom.

Radiologie. Im Magen findet man eine ausgeprägte erosive Gastritis und verdickte Rugae (Abb. 17.25), im Duodenum ödematös verdickte Falten mit kompletten Erosionen. Die Veränderungen können sich in das proximale Jejunum fortsetzen und dort unspezifische Ulzera und Stenosen verur-

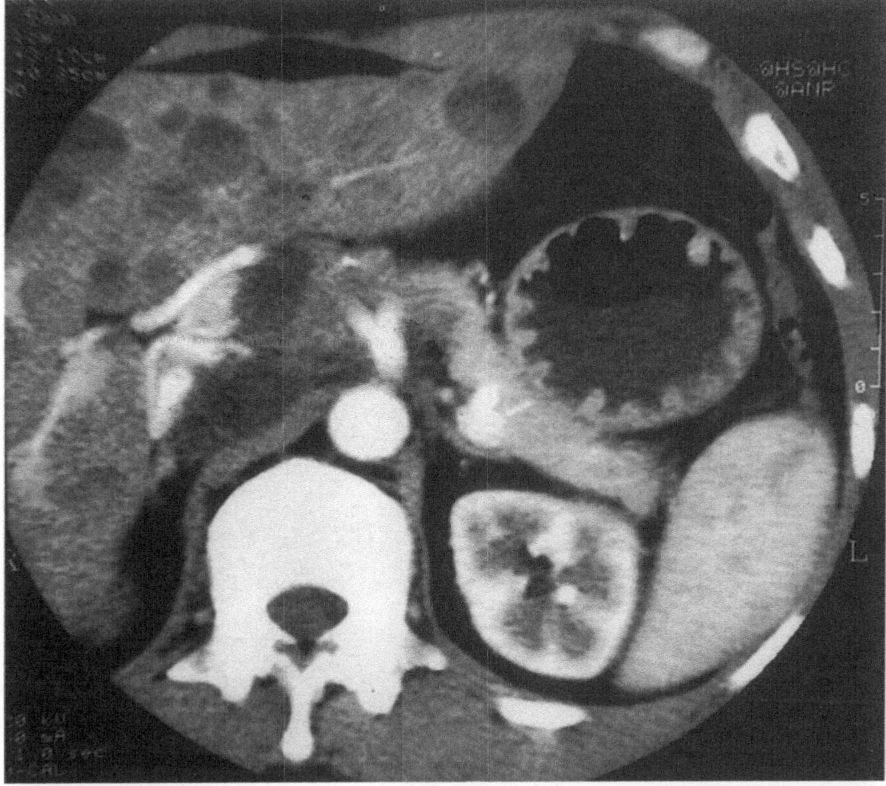

Abb. 17.24. Zollinger-Ellison-Syndrom bei metastasiertem Gastrinom. Multiple hypodense Lebermetastasen und Tumorgewebe zwischen Gallengang, Duodenum und Tr. coeliacus, verdickte Magenfalten. Endoskopisch multiple Ulzera bis in das proximale Jejunum

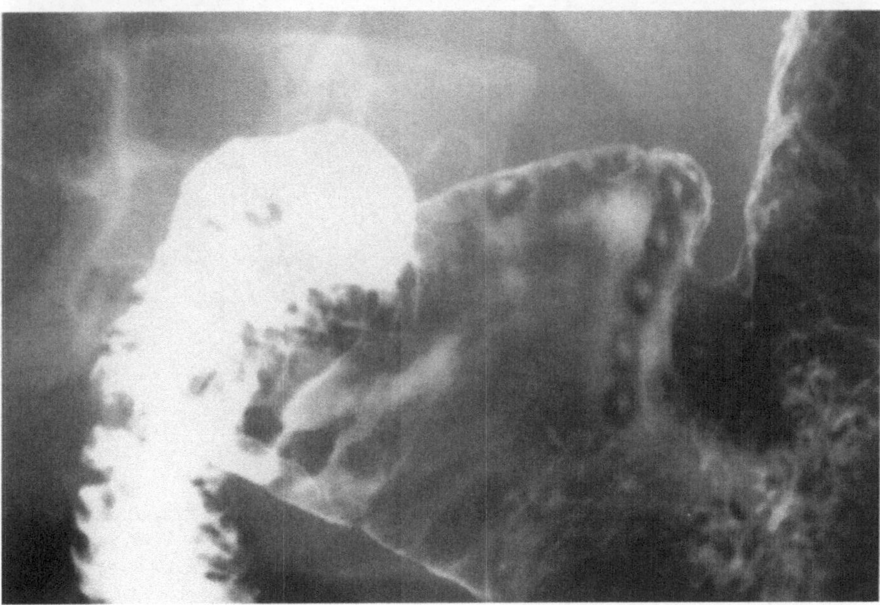

Abb. 17.25. Zollinger-Ellison-Syndrom mit ausgeprägter erosiver Gastritis

sachen (Abb. 17.26). Neben Spiral-CT und MRT werden Angiographie oder endoskopischer Ultraschall zur Suche eines Gastrinoms eingesetzt. Zunehmende Bedeutung gewinnt die Somatostatinrezeptor-Szintigraphie mit [111]Indiumoctreotid (Abb. 17.27).

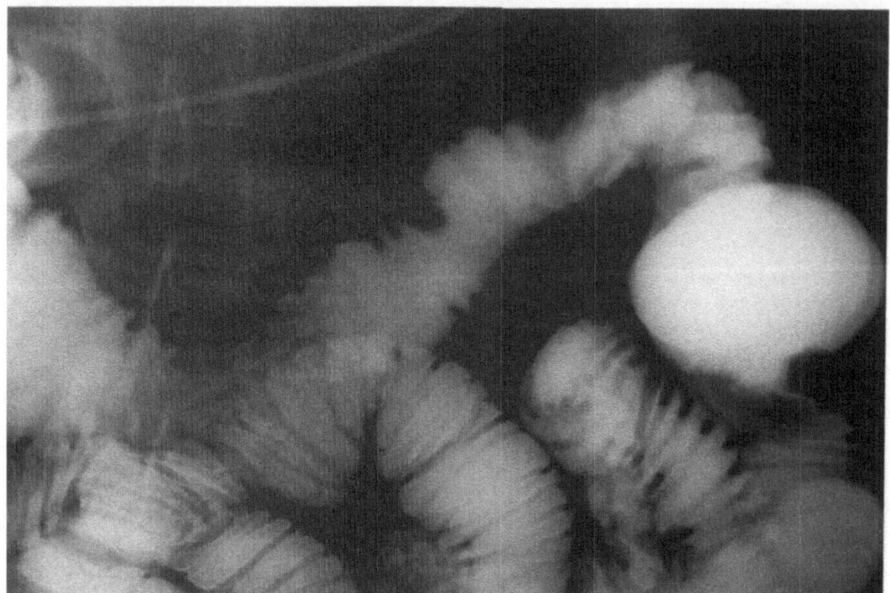

Abb. 17.26. Zollinger-Ellison-Syndrom. Mehrere teilweise hochgradige Stenosen im proximalen Jejunum durch Ulzera

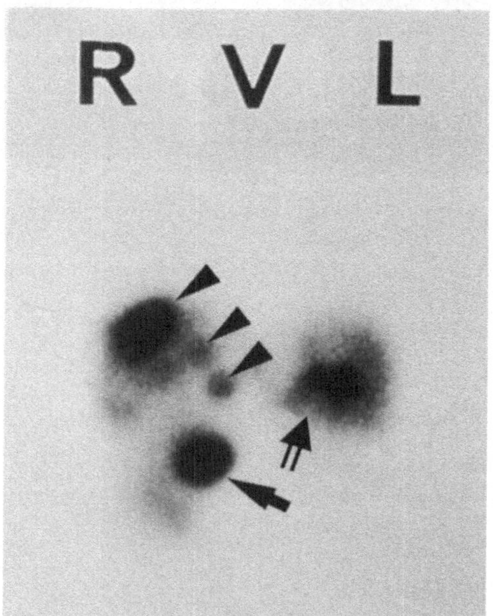

Abb. 17.27. ZES bei metastasierendem Gastrinom. Die Somatostatinrezeptor-Szintigraphie zeigt eine kräftige Anreicherung des Primärtumors im Bereich des Pankreaskopfes (*Pfeil*). Mehrere Lebermetastasen (*Pfeilspitzen*) und Lymphknotenmetastasen im Milzhilus (*gestrichener Pfeil*). (Mit freundlicher Genehmigung Prof. K. Tatsch, München)

17.12 Naish-Syndrom

Ein sehr seltenes Krankheitsbild wurde von Naish et al. 1960 beschrieben. Es ist gekennzeichnet durch rezidivierende Episoden von kolikartigen Bauchschmerzen bei intestinaler Pseudoobstruktion und Steatorrhö mit Malabsorption. Ursache dafür ist eine erhebliche Darmwandverdickung durch Hypertrophie hauptsächlich der inneren Muskelschicht.

Radiologie. Das Enteroklysma zeigt dilatierte Darmschlingen, besonders im Jejunum, mit nichtpropulsiver Hyperperistaltik (Pendelperistaltik) und

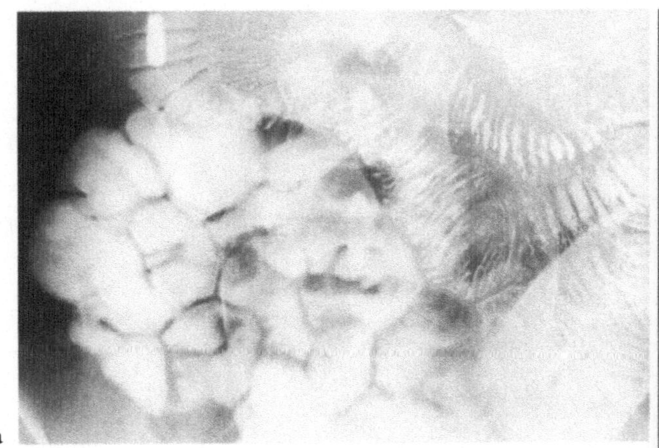
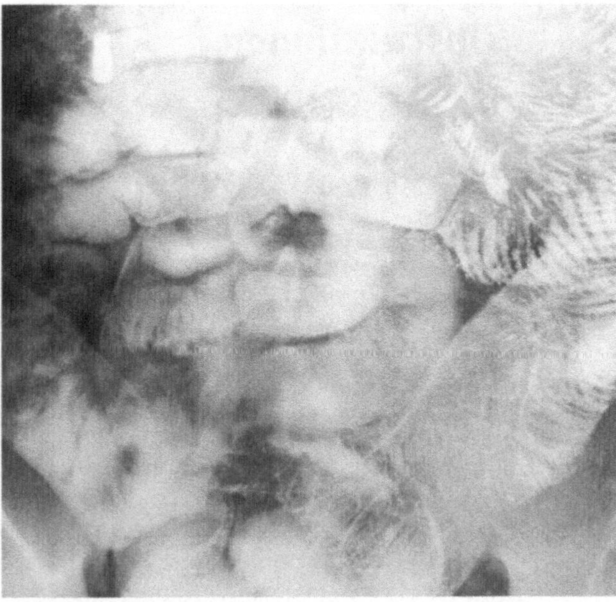

Abb. 17.28 a, b. Naish-Syndrom. Hypoperistaltik und Dilatation im Jejunum. Zunächst normal weite Ileumschlingen mit Pendelperistaltik (**a**); später auch hier Lumenzunahme und reduzierter Wandbeschlag (**b**). Der 24jährige Patient hatte seit vielen Jahren rezidivierende Subileuszustände mit Bauchschmerzen, Steatorrhö; erhöhter Prostaglandin-E-Spiegel. (Mit freundlicher Genehmigung Dr. Eggemann, München)

einen reduzierten Wandbeschlag wegen des retenierten und teilweise unverdauten Darminhalts (Abb. 17.28). Die Diagnose kann letztlich nur durch die Anamnese und eine offene Biopsie der Darmwand gestellt werden. Da ein erhöhter Prostaglandin-E-Spiegel gefunden wurde, ist eine Therapie mit Indometacin erfolgversprechend.

18 Obstruktionen

- *Häufigste Indikation für eine Dünndarmuntersuchung*
  - Abdomenübersichtsaufnahmen in Rücken- und Linksseitenlage und Sonographie als Basisuntersuchungen
  - Enteroklysma und CT zur weiteren Abklärung
  - CT bei akutem Abdomen und starker Darmdilatation sowie bei Tumor- oder Metastasenverdacht (aus logistischen Gründen *vor* einer Bariumuntersuchung)
  - Enteroklysma bei unklaren Obstruktionsbeschwerden von geringgradigem Ausmaß
- *Untersuchungstechnik*
  - Obstruktionsperistaltik
  - Provokationstest
  - Anpassung (mehr Barium, Flußrate)
  - Spätaufnahmen
- *Kontraindikationen*
  - Akutes Abdomen mit Peritonitis (absolut), dann CT
  - Freie Dünndarmperforation (selten)
  - Kolonobstruktion (relativ)
  - Dekompensierte Herz- oder Niereninsuffizienz mit hochgradiger Obstruktion (relativ)
- *Barium dickt im Dünndarm nicht ein, daher:*
  - Enteroklysma sicher und effizient bei Obstruktionen
  - Jodhaltige Kontrastmittel sind meist ineffizient und verzögern die Diagnose; potentiell gefährlich
  - Differenzierungen zwischen Verwachsungen und Metastasen meist möglich, CT oft hilfreich
  - CT wird bei Obstruktionsbeschwerden noch zu selten initial eingesetzt

Bei 20 % aller Patienten, die wegen akuten abdominellen Beschwerden stationär aufgenommen werden, liegt eine Obstruktion im Bereich des Dünndarms vor (Caroline et al. 1984). Dünndarmobstruktionen geringeren Grades und Verwachsungsbeschwerden sind sogar noch häufiger. Ursache für die Obstruktionsbeschwerden, die in der Regel ambulant untersucht werden, sind in 75 % der Fälle postoperative Verwachsungen und nur in 8 % Hernien. In 15 % werden intraperitoneale Entzündungen gefunden, der Rest hat kongenitale Ursachen oder bleibt ungeklärt (Bizer et al. 1981).

Klinik. Bei einer mechanischen Dünndarmobstruktion bestehen krampfartige Bauchschmerzen, die mit zunehmender Distension und Krankheits-
dauer abnehmen. Erbrechen tritt bei einer proximalen Obstruktion früher
auf als bei einer distalen. Die Stuhlentleerung kommt zum Erliegen.
Abwehrspannung, Fieber, Tachykardie und Leukozytose weisen auf einen
Strangulationsileus mit Peritonitis hin und müssen beim diagnostischen
Vorgehen beachtet werden. Verwachsungen können sich schon in den
ersten zwei Wochen nach einer Bauchoperation ausbilden und zu einem
mechanischen Ileus führen. Nicht selten wird das klinische und radiologische Bild auf Abdomenleeraufnahmen als verlängerte postoperative Darmatonie gedeutet. Tatsächlich liegen jedoch schon teils erhebliche Verwachsungen vor (Dehn u. Nolan 1989) (s. Abb. 18.16). Bei einer mechanischen
Obstruktion versucht der proximale Dünndarm durch verstärkte Kontraktionen das Hindernis zu überwinden. Dies führt klinisch und auskultato-
risch zu einer verstärkten Peristaltik vor der Stenose. Bei zunehmender und
längeranhaltender Obstruktion beginnt diese Peristaltik aufgrund der
Überdehnung der Darmwand zu erlahmen, so daß dann eine Differenzierung zwischen einer mechanischen Obstruktion und einem paralytischen
Ileus unmöglich sein kann. Die initiale Bariumphase während des Enteroklysmas ist besonders geeignet zur Erfassung der Obstruktionsperistaltik
(s. S. 21).

Bildgebende Diagnostik

Wertigkeit der bildgebenden Verfahren

Die *Abdomenleeraufnahmen* in Rücken- und Linksseitenlage sind bei akuten
abdominellen Beschwerden die radiologische Erstuntersuchung (Swart u.
Meyer 1974). Sie ist sehr wichtig, gibt aber häufig keine genaue Auskunft
über Ort, Ausprägung und Ursache einer Obstruktion. Die *Sonographie*
zeigt flüssigkeitsgefüllte Darmschlingen besser als die Leeraufnahmen,
trägt aber zur Ursachenfindung meist nicht entscheidend bei (Abb. 18.1),
ausgenommen bei Säuglingen und Kleinkindern (s. Abb. 18.36 und 18.37).
Das *Enteroklysma* mit Barium und Methylzellulose ist allen anderen per-
oralen Kontrastmitteluntersuchungen überlegen (Maglinte et al. 1984;
Shrake et al. 1991) (s. Abb. 1.1). Die *CT* hat gegenüber dem Enteroklysma im
Notfall der Obstruktion Vorteile (Rubesin u. Herlinger 1991; Maglinte et al.
1993; Megibow 1994). Die *MRT* zeigt vielversprechende Ansätze.

! Barium dickt im Dünndarm nicht ein.

Enteroklysma oder Computertomographie (modifiziert nach Herlinger u. Rubesin 1994)

Die CT ist die Methode der Wahl bei:

- Akuter und hochgradiger Dünndarmobstruktion (Abb. 18.1, Abb. 18.2).
- Paralyse von Dünn- und Dickdarm.
- Dünndarmobstruktion von langer Dauer mit starker Dilatation und
  reduzierter Motilität (s. Abb. 18.8).
- Verdacht auf Strangulationsileus mit Durchblutungsstörung und Peri-
  tonitis (s. Abb. 18.31).

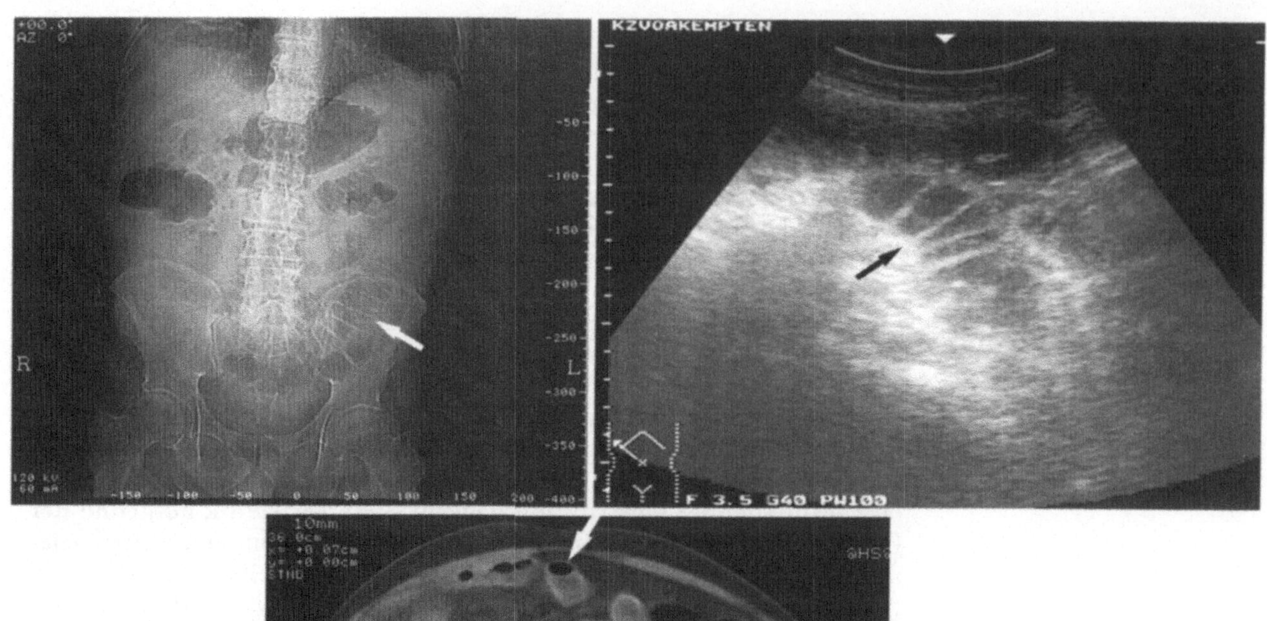

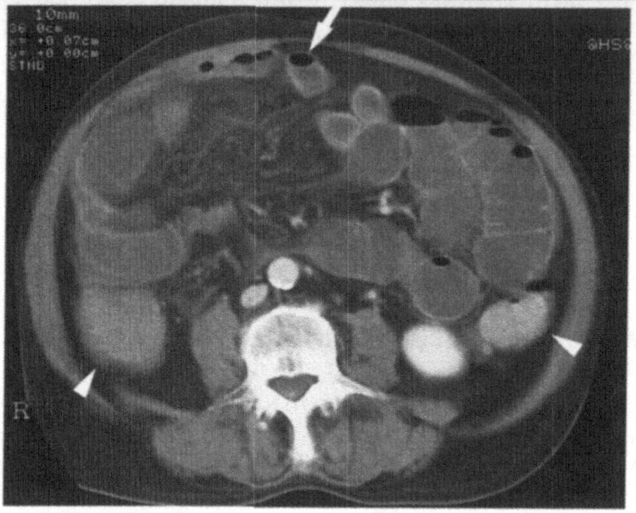

Abb. 18.1 a – c. Patient mit akuten Obstruktionsbeschwerden. **a** Abdomenübersicht mit wenigen dilatierten Dünndarmschlingen (*Pfeil*). **b** In der Sonographie flüssigkeitsgefüllter Dünndarm (*Pfeil*). **c** Die CT zeigt verdickte, hyperperfundierte Darmschlingen mit Kalibersprung durch Verwachsungen an der ventralen Bauchwand (*Pfeil*). Die Mesenterialgefäße sind durchblutet. Rektale Kontrastierung des Kolons (*Pfeilspitzen*) zum Ausschluß einer Dickdarmstenose

Die CT-Untersuchung kann ohne Patientenvorbereitung jederzeit durchgeführt werden. Sie erfolgt nach rektaler Gabe eines 3 %igen wasserlöslichen Kontrastmittels zur Markierung und Beurteilung des Kolons und nach Injektion eines intravenösen Kontrastmittels. Aufgrund des meist deutlich flüssigkeitsgefüllten Dünndarms ist eine orale Kontrastierung nicht notwendig und klinisch oft nicht möglich. Die Spiral-CT hat die bekannten technischen Vorteile gegenüber der Einzelschicht-CT. Im Zweifelsfall sollte man aus logistischen Gründen immer eine CT-Untersuchung vor einem Enteroklysma durchführen, da Barium im Darm eine CT-Untersuchung für mehrere Tage unmöglich macht.

CT und Enteroklysma sind komplementär bei:

- Verdacht auf Peritonealkarzinose und mesenterialer Infiltration (z. B. Karzinoid) (s. Abb. 19.32).

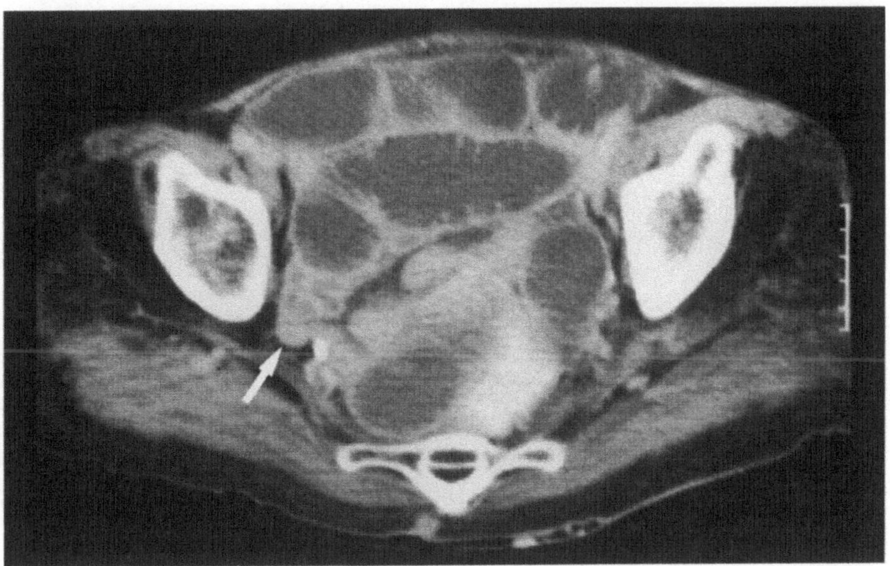

- Verwachsungsbeschwerden bei nichtstenosierenden Adhäsionen (s. Abb. 18.15)
- Hinweis auf einen exoenterischen Prozeß im Enteroklysma (s. Abb. 19.3).

Das Enteroklysma ist die Methode der Wahl bei:

- Intermittierenden oder geringgradigen Obstruktionsbeschwerden als Provokationstest (s. Abb. 18.17).
- Zur genaueren Lokalisation von Adhäsionen und zur Planung einer Operationsmethode (s. Abb. 18.26).
- Zur Differenzierung zwischen Adhäsionen und Metastasen (s. Abb. 18.10).
- Zur präoperativen Planung bei ausgedehnter stenosierender Strahlenenteritis.
- Zur Unterscheidung zwischen einer aktiven entzündlichen und einer fixierten narbigen Stenose bei Morbus Crohn (s. Abb. 14.46).

18.1 Technische Besonderheiten des Enteroklysmas bei Obstruktionen

Die Technik des Dünndarmeinlaufs muß bei der Suche nach Stenosen dem Einzelfall angepaßt werden. Das Vorliegen einer Obstruktion kann schon in der Bariumphase erkannt werden. Es zeigt sich ein geändertes Motilitätsmuster im Sinne einer Obstruktionsdynamik. Die Hyperperistaltik im proximalen Jejunum mit Abnahme der Kontraktionen in den distalen prästenotisch dilatierten Darmschlingen ist ein wesentliches differentialdiagnostisches Merkmal gegenüber einer Darmparalyse (Pseudoobstruktion). Auf diese Obstruktionsperistaltik muß schon zu Beginn der Untersuchung geachtet werden, da sie mit zunehmender Auffüllung und Dilatation des Darms verschwinden kann (Abb. 18.3, Abb. 18.6), insbesondere bei Patienten mit langanhaltender, hochgradiger Obstruktion.

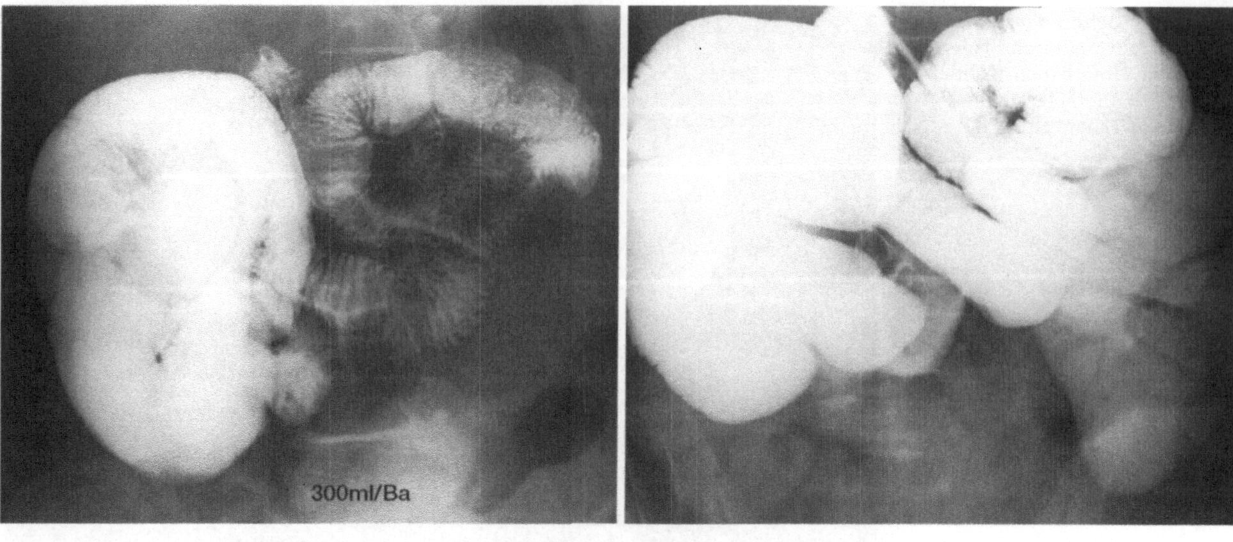

a

b

Abb. 18.3 a, b. Obstruktionsperistaltik. In der Bariumphase Hyperperistaltik im proximalen Jejunum mit Abnahme der Kontraktionen in den distalen prästenotisch dilatierten Darmschlingen (**a**). Bei zunehmender Auffüllung des distalen Darms kann diese Obstruktionsdynamik verloren gehen (**b**). Eine Differenzierung von einer Darmparalyse (Pseudoobstruktion) kann dann schwierig sein. N.B. Rotationsanomalie

Das Enteroklysma ist ein *Provokationstest*, mit dem geringgradige Stenosen festgestellt werden können (s. Abb. 18.17). Die Bariumphase kann auch bei hochgradigen und chronischen Obstruktionen standardmäßig mit einer Flußrate von 75 ml/min durchgeführt werden. Bei hochsitzenden Stenosen mit starkem Reflux läßt sich die Einlaufgeschwindigkeit reduzieren. Bei zunehmender Darmdilatation sollte man die Infusion von Barium fortsetzen, da es ohnehin zu einer Verdünnung mit der retinierten intestinalen Flüsigkeit kommt (s. Abb. 3.3 und 3.4). Der Bariumbolus ist sorgfältig zu verfolgen, um kurzstreckige Stenosen nicht zu übersehen (s. Abb. 3.2). Die intermittierende Gabe von Methylzellulose erleichtert das Erkennen und die Charakterisierung von Stenosen (s. Abb. 14.46). Palpation und Kompression mit Zielaufnahmen sind weitere Hilfsmittel bei der Diagnostik von Obstruktionen. Bei hochgradigen Obstruktionen von langer Dauer (chronischer Ileus) werden dilatierte Darmschlingen atonisch und sind stark flüssigkeitsgefüllt. Diese Schlingen können die Stenose überlagern und verdecken. Auf Spätaufnahmen, bis zu 24 h und länger, kann dann die Obstruktionsstelle ausreichend nachgewiesen werden (Abb. 18.4–18.6).

Die Furcht vieler Chirurgen vor einer Verschlechterung des Ileuszustands durch ein Enteroklysma mit Barium ist unbegründet. Bariumuntersuchungen bei Obstruktionen werden von Chirurgen sogar empfohlen (Riveron et al. 1989). Die Sicherheit und Effizienz des Enteroklysmas bei Verdacht auf eine Obstruktion ist vielfach in der Literatur und durch eigene langjährige Erfahrungen belegt (Sellink 1976; Maglinte et al. 1984; Dehn u. Nolan 1989; Shrake et al. 1991).

! Im Gegensatz zum Kolon wird die resorbierte Flüssigkeit im Dünndarm weitgehend wieder sezerniert, so daß es im Dünndarm nicht zum Eindicken des Barium kommt (Abb. 18.4 und 18.5).

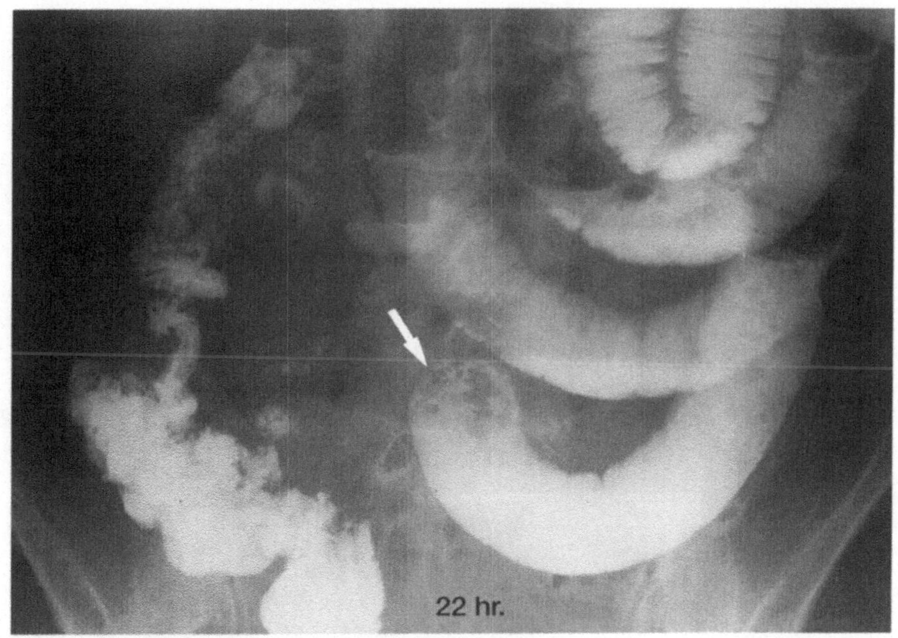

Abb. 18.4. Spätphase einer Enteroklysmauntersuchung. Die Bariumsuspension vor der Stenose (*Pfeil*) ist nach 22 h in flüssiger Lösung, erkennbar an der Sedimentation auf dieser Aufnahme im Stehen. Beginnende Eindickung des Bariums im rechten Kolon. *Beachte:* Barium dickt im Dünndarm nicht ein!

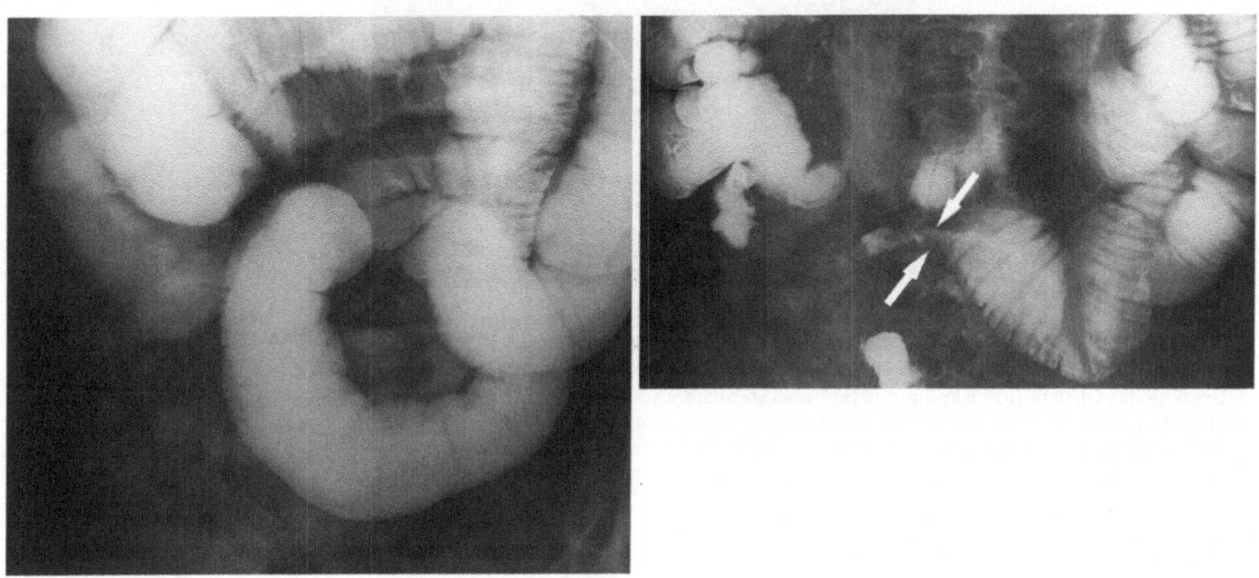

Abb. 18.5 a, b. Hochgradige chronische Dünndarmobstruktion. Nach mehreren Stunden sind Obstruktionsstelle und Ursache trotz Gabe von ausreichend Barium und Methylzellulose nicht sicher zu beurteilen (**a**). Die Spätaufnahme am nächsten Tag zeigt eine stenosierende singuläre Bride (*Pfeil*) (**b**). Kein Eindicken des Bariums im Dünndarm. *Anmerkung:* Hier wäre eine CT dem Enteroklysma vorzuziehen gewesen

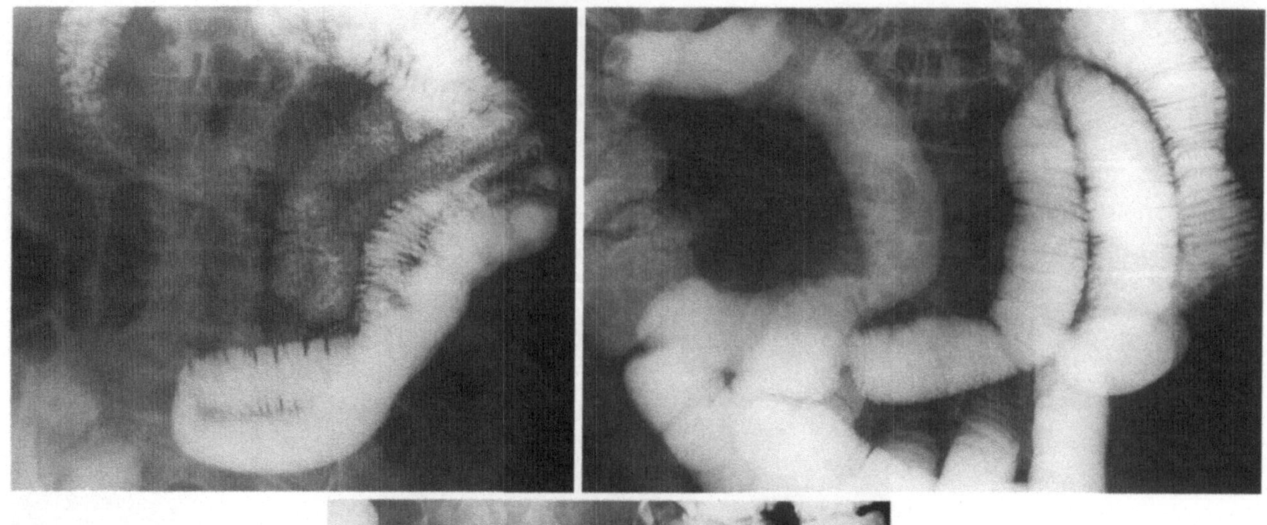

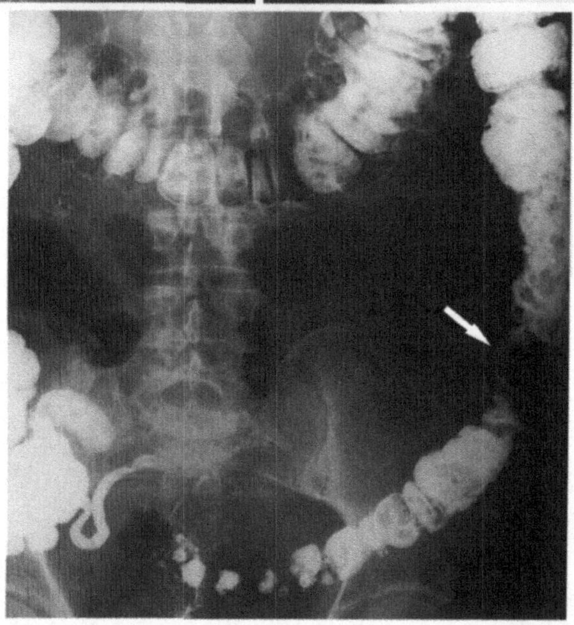

Abb. 18.6 a – c. Unklare mechanische Darmobstruktion. **a** Bariumphase mit Obstruktionsperistaltik. **b** Kein Nachweis einer Stenose im etwas gestauten distalen Dünndarm mit fehlenden Kontraktionen wegen beginnender Paralyse bei chronischer Obstruktion. **c** Ursache der Obstruktion war ein unbekanntes stenosierendes Karzinom im Colon descendens (*Pfeil*), das zu einem Rückstau in den Dünndarm geführt hat. Spätaufnahme. *Beachte:* Bei unklarem Befund am Dünndarm sollte das Kolon berücksichtigt werden

Jodhaltige, wasserlösliche Kontrastmittel sind nicht geeignet bei der Suche nach Obstruktionen, insbesondere wenn sie peroral verabreicht werden. Diese Kontrastmittel werden durch die vermehrte intestinale Flüssigkeit verdünnt, so daß sich meist keine Obstruktionsursache finden läßt (Abb. 18.7). Sie können allenfalls zur Stimulation bei einem Subileuszustand angewendet werden. Diesem positiven „therapeutischen" Effekt der Peristaltikanregung stehen dabei mögliche Nebenwirkungen entgegen. Kreislauf und Elektrolythaushalt können durch diese hyperosmolaren Mittel negativ beeinflußt werden und die korrekte Diagnose wird meist verschleppt.

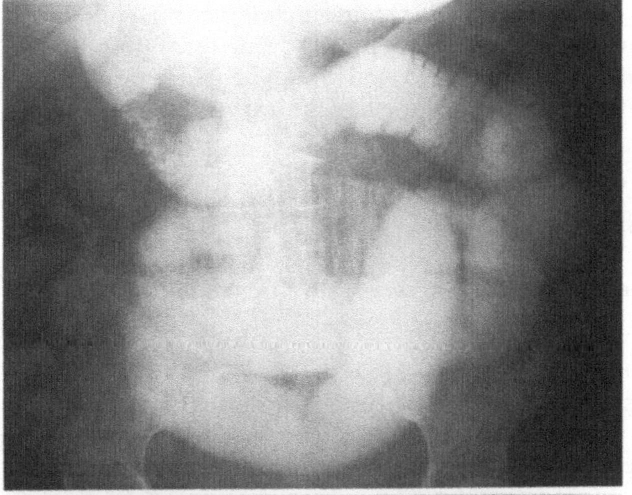
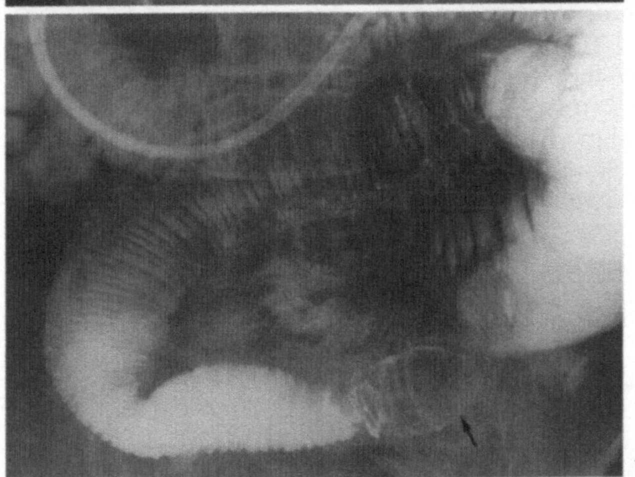

Abb. 18.7 a, b. Gallensteinileus. Patientin mit unklarer Obstruktion. **a** Fehlerhafte Untersuchung mit einem oral verabreichten wasserlöslichen Kontrastmittel. Der Dünndarm ist dilatiert, die Ursache ist nicht erkannbar. **b** Das Enteroklysma mit Barium und Methylzellulose zeigt einen obstruierenden Gallenstein (*Pfeil*)

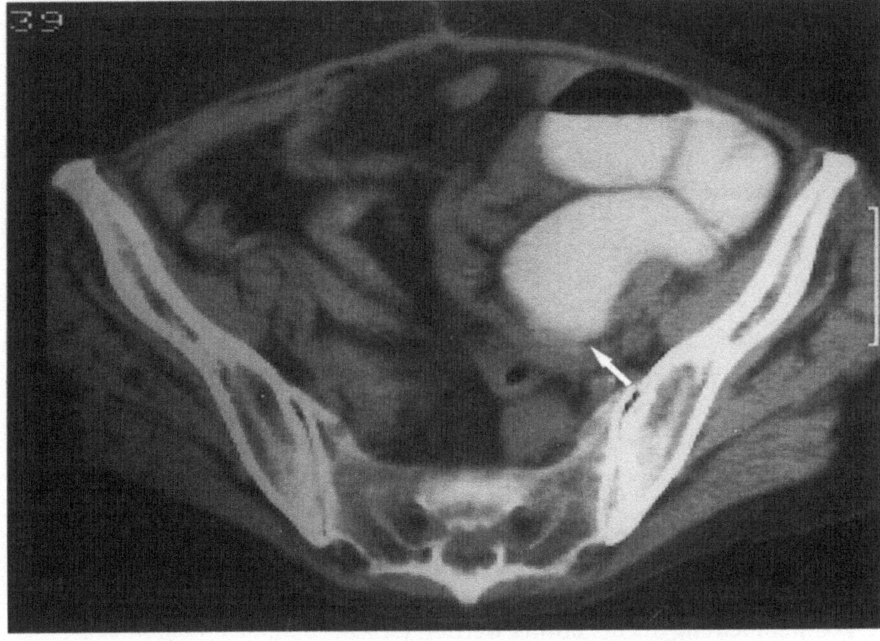

Abb. 18.8. Hochgradige Obstruktion durch eine Bride 10 Tage postoperativ. Abdomenaufnahmen und fraktionierte Passage mit unverdünntem jodhaltigen Kontrastmittel konnten die Ursache nicht entdecken. Die anschließend durchgeführte CT-Untersuchung zeigt einen Kalibersprung zwischen dem kontrastierten und dilatierten Darm und dem nicht kontrastierten poststenotisch kollabierten Darm

Bei Verdacht auf eine Nahtinsuffizienz kann ein Enteroklysma mit jodhaltigen Kontrastmitteln durchgeführt werden. Wenn eine Indikation für eine Untersuchung mit einem jodhaltigen Kontrastmittel besteht, dann sollte die Untersuchung mit einer CT-Untersuchung kombiniert werden (Abb. 18.8).

18.2 Kontraindikationen

Vor der Durchführung eines Enteroklysmas sind folgende Kontraindikationen zu berücksichtigen:

- *Akutes Abdomen mit Peritonitis*
  Kontrainduziert ist auch eine Untersuchung mit jodhaltigen Kontrastmitteln. CT mit intravenöser Kontrastmittelgabe und Sonographie sollen im Notfall durchgeführt werden, ggf. eine abdominelle Angiographie.
- *Verdacht auf eine freie Darmperforation*
  In diesem Fall sind Abdomenleeraufnahmen und CT-Untersuchungen die Methoden der Wahl.
- *Relative Kontraindikationen*
  - Verdacht auf hochgradige Kolonobstruktion
  - Patienten mit dekompensierter Herz- oder Niereninsuffizienz und hochgradiger Obstruktion

18.3 Extrinsische Ursachen

Verwachsungen (Adhäsionen, Briden)

Etwa 90 % aller operierten Patienten entwickeln Verwachsungen im Bereich des Operationsgebiets oder unterhalb der Narbe (Menzies u. Ellis 1989), allerdings wird nur ein kleiner Teil der Betroffenen symptomatisch.

Verwachsungen können eingeteilt werden in:

- einzelne Bride,
- multiple Briden,
- ausgedehnte Verwachsungen und
- nichtstenosierende Verwachsungen.

Briden

Der wichtigste Röntgenbefund ist ein Kalibersprung zwischen dem proximal dilatierten Darm und dem unterfüllten distalen Abschnitt (Abb. 18.9). Eine *einzelne Bride* führt in der Regel zu schwereren Stenosen als multiple Adhäsionen (Caroline et al. 1984). Briden erkennt man an einer bandförmigen Einengung, die den Darm kreuzt (Abb. 18.10 und 18.11). Die proximal gelegenen Kerckring-Falten lassen sich bis zur Stenose verfolgen und sind verzogen, gerafft, aber nicht destruiert (Abb. 18.12; s. auch Abb. 13.20). Sowohl bei klinischem Verdacht auf eine hochgradige und länger bestehende Obstruktion als auch im Notfall sollte vor einem Enteroklysma eine CT-Untersuchung durchgeführt werden (s. Abb. 18.1, 18.2, 18.8, 18.33).

Wegen der guten Distension des Darmlumens und der Verfolgung des Kontrastmittelbolus unter Durchleuchtung können geringgradige ob-

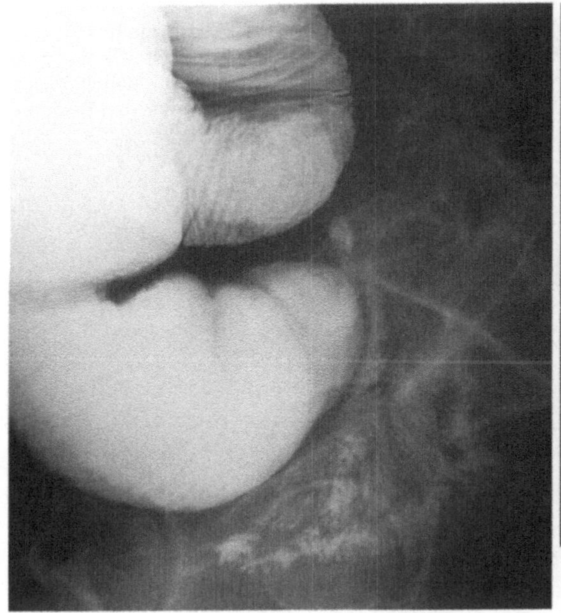
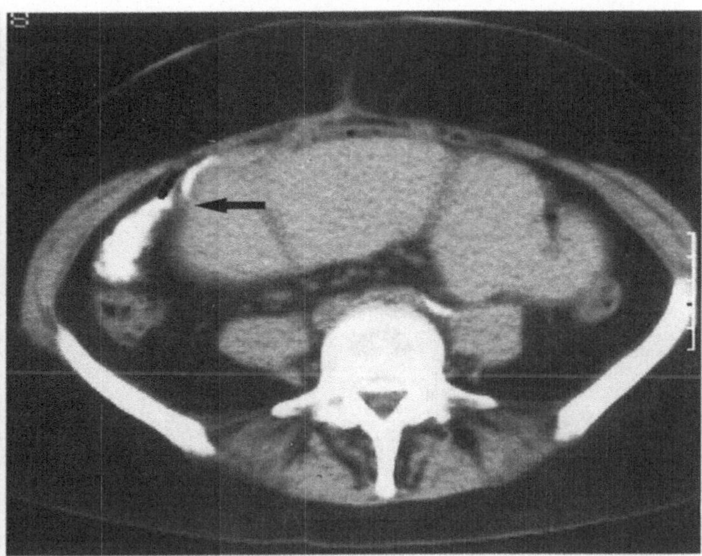

Abb. 18.9 a, b. Solitäre Bride.
a Deutlicher Kalibersprung.
b Die Bride ist im CT erkennbar
  (*Pfeil*)

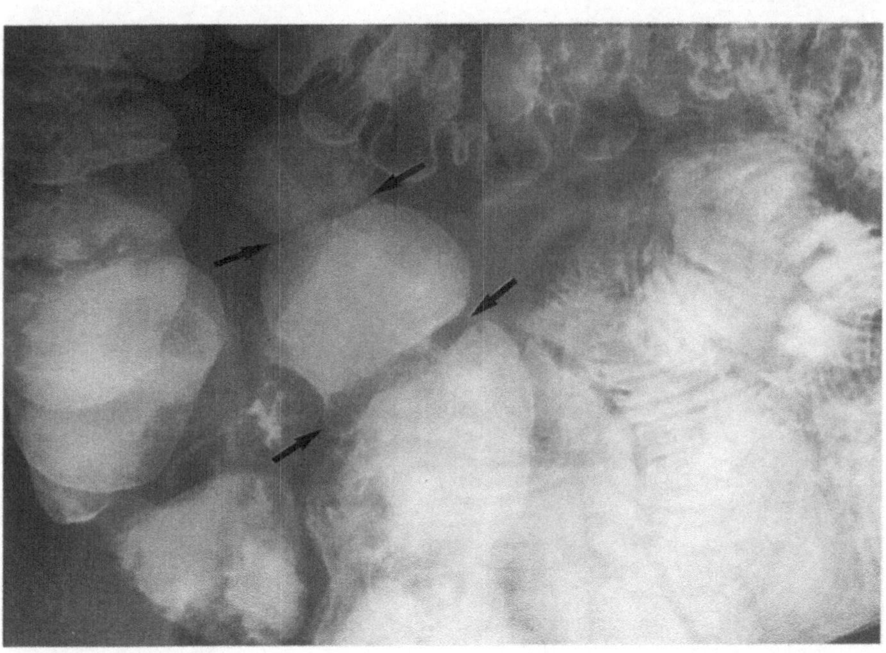

Abb. 18.10. Mehrere Briden, die
eine Dünndarmschlinge kreuzen
(*Pfeile*)

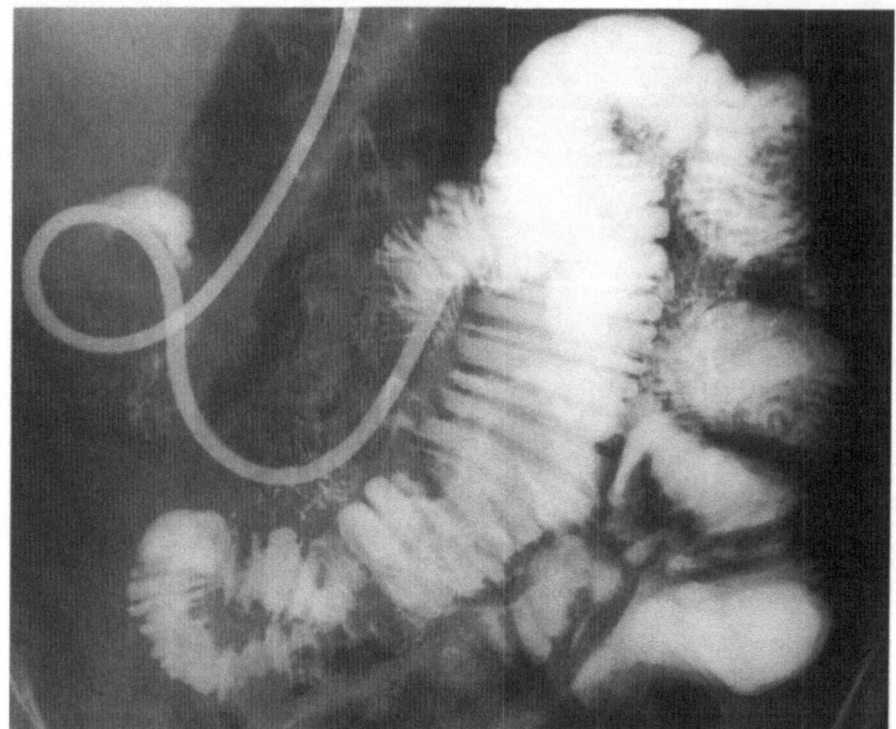

Abb. 18.11. Multiple Briden. Obstruktionsperistaltik im proximalen Darm und lokale Hyperperistaltik kurz vor den Briden

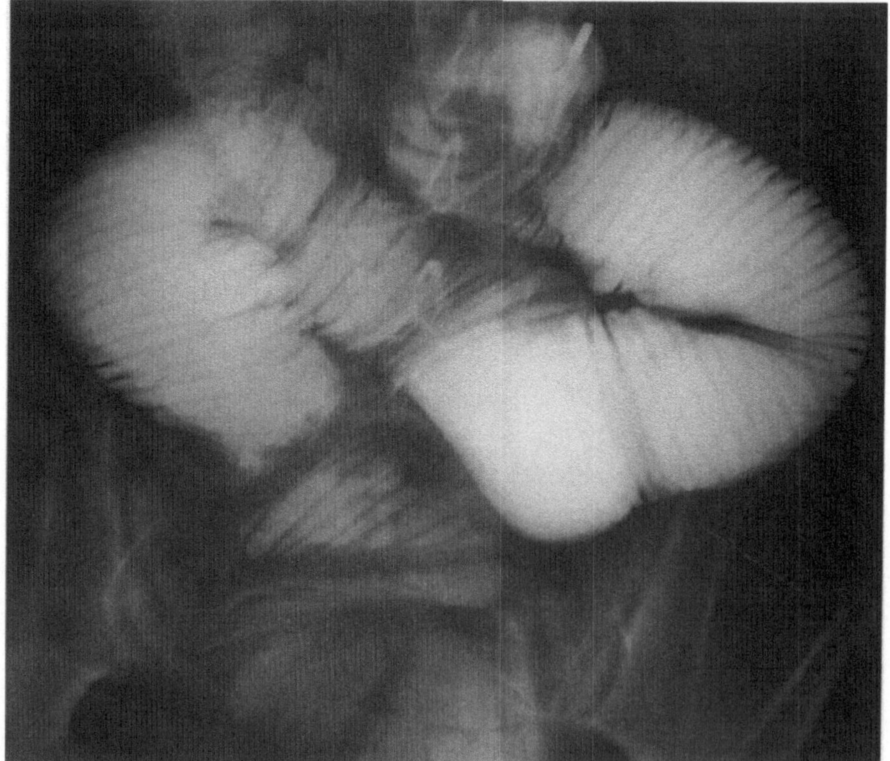

Abb. 18.12. Mehrere Briden. Die Falten lassen sich bis zu den Stenosen verfolgen und sind verzogen, gerafft, aber nicht destruiert

Abb. 18.13. Geringgradige Obstruktion. Bei guter Darmdehnung lassen sich mehrere Abknickungen durch Bridenstränge erkennen (*Pfeile*). Normale Darmkontraktionen (*Pfeilspitzen*)

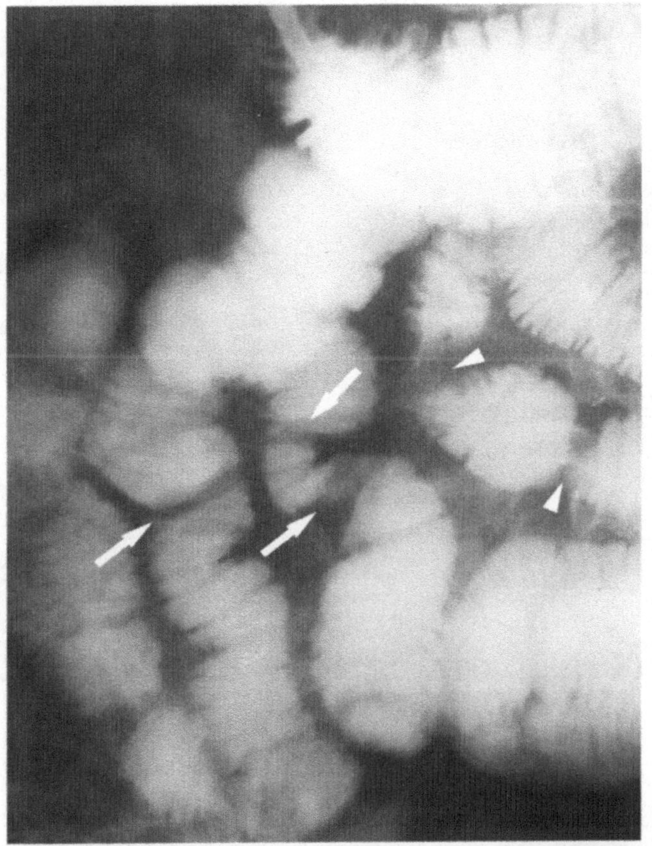

Abb. 18.14. Geringgradige Obstruktion. Abknickung des Darms mit verzogenen, nicht destruierten Falten (*Pfeile*)

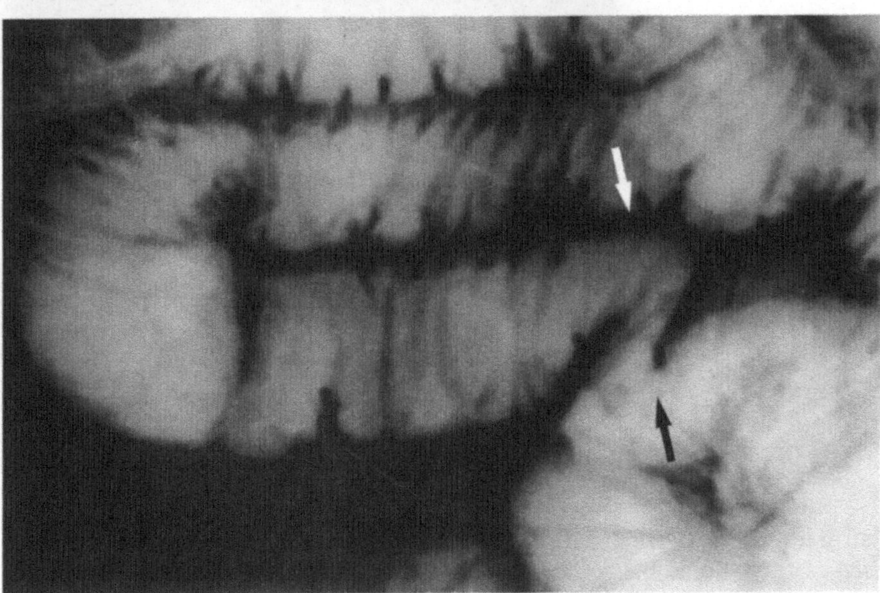

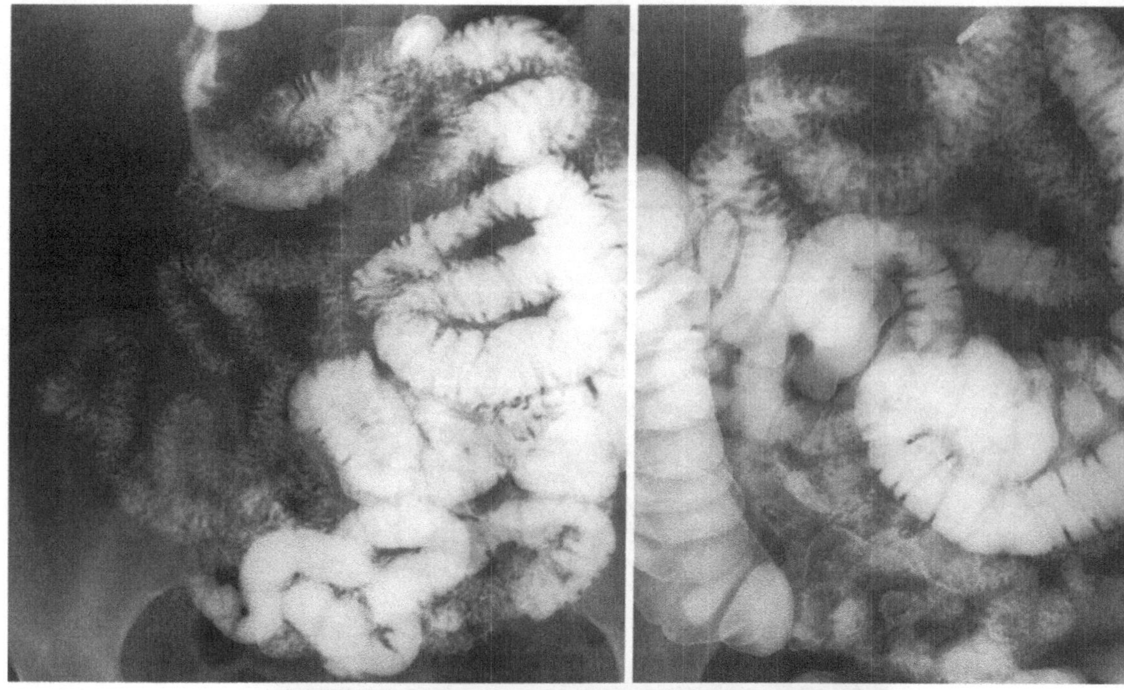

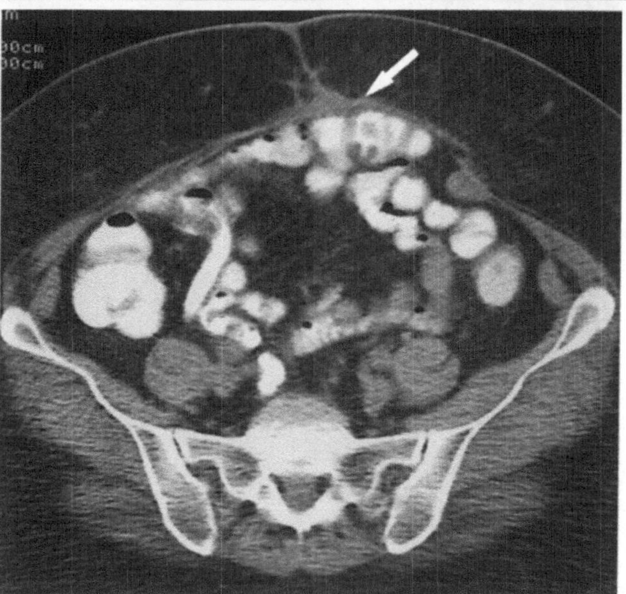

Abb. 18.15 a – c. Verwachsungen zur Bauchdecke. a Bariumphase zeigt diskrete Zeichen einer Obstruktionsperistaltik und einen geringen Kalibersprung. b Diese Veränderungen bleiben später erhalten, ohne daß eine genaue Ursache oder Lokalisation gefunden werden kann. c Die CT zeigt verwachsene Darmschlingen zur Bauchdecke im Bereich der Mittelschnittnarbe (*Pfeil*)

struierende Verwachsungen nur beim Enteroklysma entdeckt werden (Abb. 18.13 – 18.15). Breite Briden können das Darmlumen längerstreckig einengen. Intraoperativ zeigen sich häufig mehr Briden und Verwachsungen, als auf präoperativen Untersuchungen angenommen wurde. *Multiple Briden* finden sich häufig im Narbenbereich, an der Bauchwand und zum Netz (Abb. 18.15) oder in der Tiefe des Abdomens als Folge einer Bauchaortenaneurysmaoperation oder nach ausgedehnter paraaortaler Lymphknotendissektion.

! Verwachsungen können sich schon in der frühen postoperativen Phase entwickeln und zu einer erheblichen Darmobstruktion führen, die nicht selten als verlängerte postoperative Darmatonie fehlgedeutet wird (Abb. 18.16).

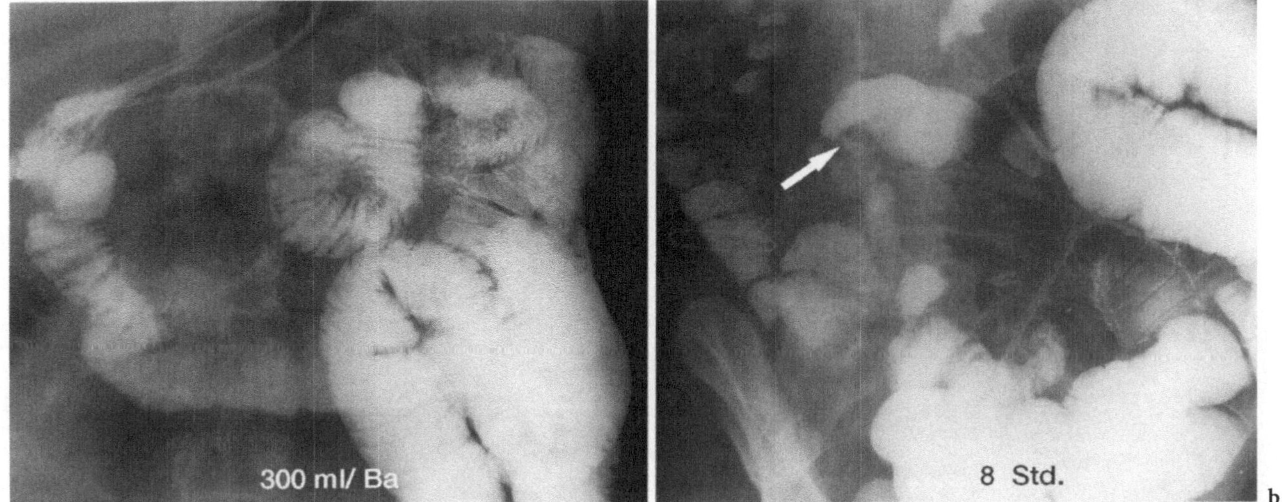

Abb. 18.16 a, b. Postoperative Obstruktion. Patientin mit Meteorismus und Stuhlverhalt 8 Tage nach Cholezystektomie. **a** Bariumphase mit Obstruktionsperistaltik. **b** Nach 8 h Darstellung einer Bridenstenose (*Pfeil*)

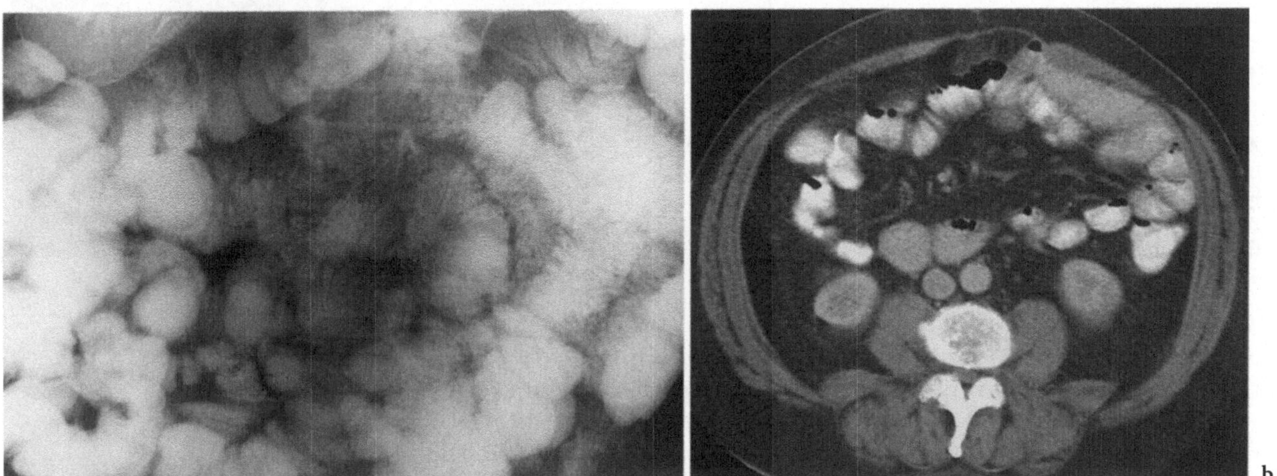

Abb. 18.17 a, b. Nichtstenosierende Adhäsionen. Patient mit Verwachsungsbeschwerden. **a** Im Enteroklysma bei normaler Passagezeit vermehrte Kontraktionen im Mittelbauch und gering verzogene Falten. Bei Passage des Kontrastmittelbolus durch diese Region können die Beschwerden provoziert werden (Provokationstest). **b** Die CT zeigt gering erweiterte Dünndarmschlingen mit kleinen Spiegeln, die im Narbenbereich an der Bauchdecke verwachsen sind

Nichtstenosierende Adhäsionen

Nicht selten leiden Patienten nach Operationen unter Bauchschmerzen, die intermittierend auftreten und sich einige Stunden nach dem Essen verstärken. Ursache dafür sind Verwachsungen zur Bauchwand bzw. zum Netz.

Radiologie. Im Enteroklysma findet man keine Passagebehinderung und manchmal einen *scheinbaren* Normalbefund. Gelegentlich gibt der Patient bei der Passage des Kontrastmittelbolus auf Grund der starken Füllung

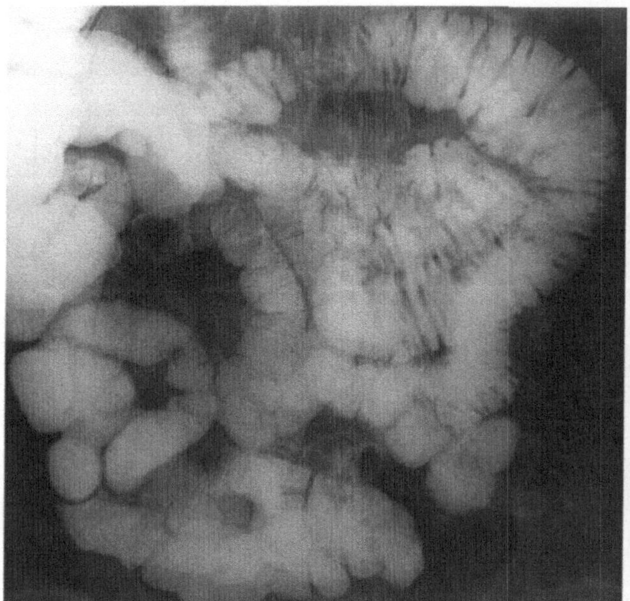
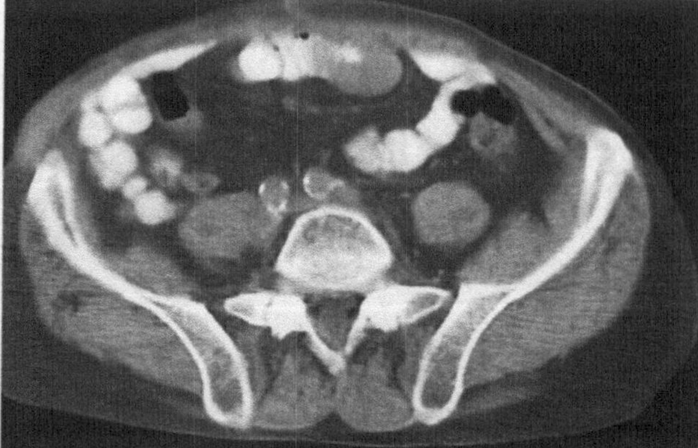
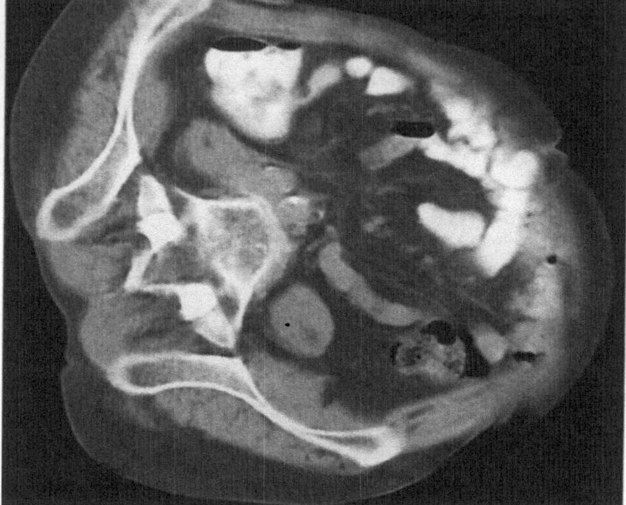

Abb. 18.18 a – c. Nichtstenosierende Adhäsionen. Patient mit Verwachsungsbeschwerden. **a** Normales Enteroklysma. **b** Die CT zeigt Dünndarmschlingen, die im Bereich der Bauchdeckennarbe adhärent sind und bei Umlagerung fixiert bleiben (c)

einen Dehnungsschmerz an, der dem klinischen Beschwerdebild entspricht (Provokationstest). Bei sorgfältiger Untersuchungstechnik kann man eine vorübergehende lokale Motilitätsstörung beobachten (Abb. 18.17). Unter Palpation und Umlagerung kann eine Fixierung der entsprechenden Darmabschnitte gefunden werden. Die Veränderungen sind oft diskret, aber von klinischer Tragweite. Bei entsprechenden Beschwerden und einem zweifelhaften Enteroklysma sollte eine CT durchgeführt werden, da diese die Verwachsungen oft eindrucksvoll darstellt (Abb. 18.18). Besonderes Augenmerk sollte auf die Ileozökalregion und das Zökum gelenkt werden. Enteroklysma und CT zusammen helfen bei der Entscheidung, ob eine erneute Operation angezeigt ist.

In einigen Fällen können diese Verwachsungen auch laparoskopisch gelöst werden. Bei Operationen wegen Briden werden die Darmschlingen serpentinenartig vernäht oder mit einer Spezialsonde geschient, so daß künstliche nichtstenosierende Verwachsungen erzeugt werden. Diese Voroperationen sollte man kennen (Abb. 18.19).

Differentialdiagnose zwischen Briden und Metastasen

Peritonealmetastasen siedeln sich vorwiegend mesenterialseitig und in den abhängigen Partien der Bauchhöhle an (Meyers 1988) und hier bevorzugt

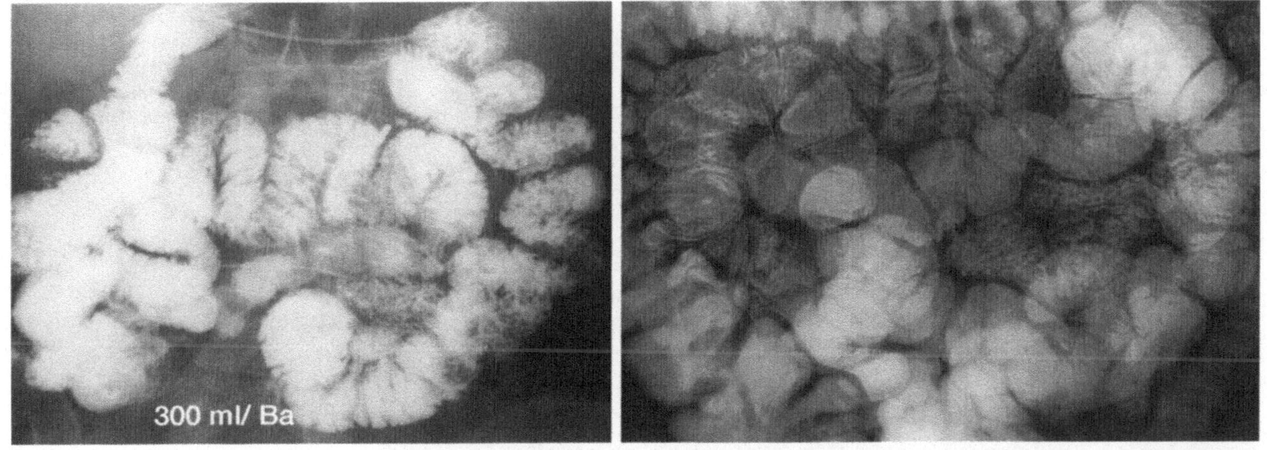

Abb. 18.19 a, b. Z. n. Bridenoperation und innerer Schienung mit Dennis-Sonde. Die Darmschlingen sind serpentinenartig fixiert. **a** Normale Peristaltik und Passage in der Bariumphase. **b** Die künstlich gesetzten Adhäsionen sind an den Faltenverziehungen erkennbar

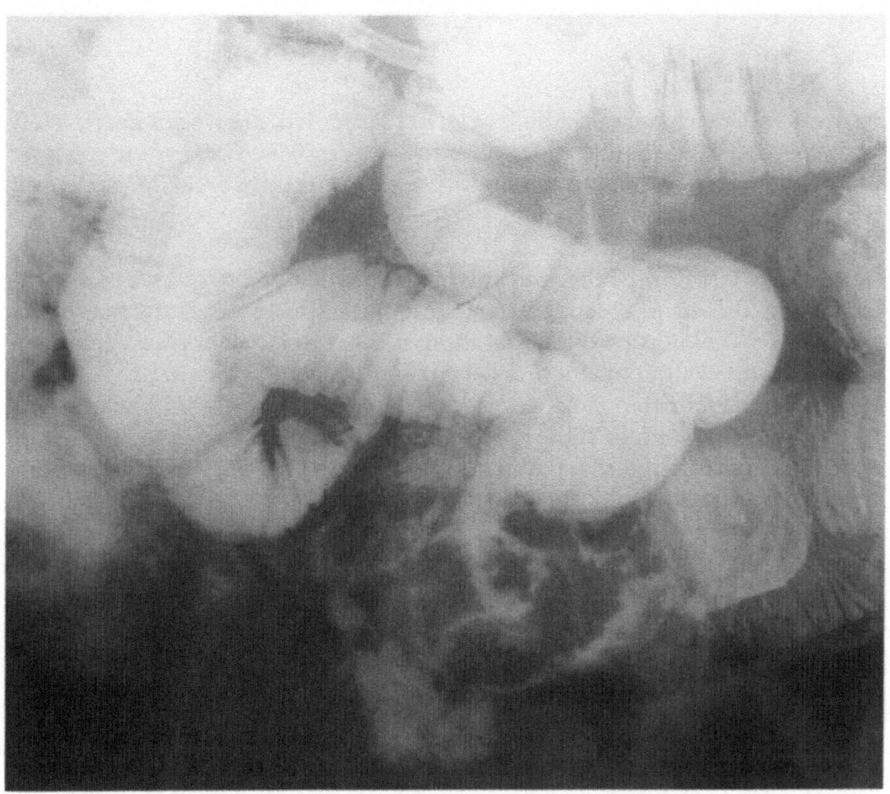

Abb. 18.20. Peritonealkarzinose bei Kolonkarzinom. Längerstreckige, stenosierende Einengung der Darmschlingen im rechten Unterbauch durch Tumorinfiltrate an der Mesenterialseite

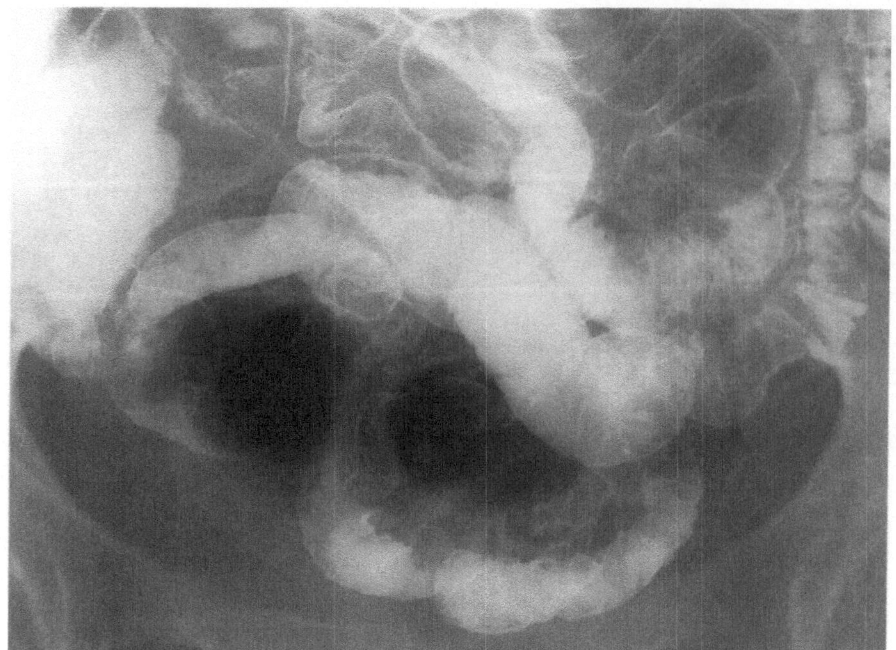

Abb. 18.21. Peritonealkarzinose bei Ovarialkarzinom. Stenosierende Fixierung des Darms im kleinen Becken durch mesenterialseitig gelegene Tumorinfiltrate

im rechten Unterbauch (s. Abb. 13.21). Bei Patienten, die wegen eines Malignoms operiert worden waren, wurde in 62 % der Fälle eine tumorbedingte und in 38 % eine nicht tumorbedingte Obstruktionsursache gefunden (Osteen et al. 1980).

Radiologie. Der Röntgenbefund entspricht dem einer extrinsischen Raumforderung, die die Serosa infiltriert. Eine Beteiligung der Darmwand verstärkt das radiologische Bild. Charakteristischerweise sieht man verzogene und verformte Falten in einem fixierten eingeengten Segment (Abb. 18.20). Im Vergleich zu Briden kann der Übergang von normalem und befallenem Darmabschnitt weniger scharf sein. Die mesenteriale, konkave Seite einer Darmschlinge ist eingezogen und knotig infiltriert (Abb. 18.21). Die Stenose kann längerstreckig und die Oberfläche unregelmäßig sein. Im Gegensatz zu Verwachsungen sind die Ränder bei einer Metastase meist gut abgrenzbar (Abb. 18.22). Eine solitäre, zirkuläre Infiltration kann einem primären Adenokarzinom ähneln. Dieses entsteht jedoch meist im proximalen Jejunum und weist keine desmoplastische Reaktion auf. Die CT kann bei der Differenzierung zwischen Verwachsungen und Metastasen sehr hilfreich sein, insbesondere da der extrinsische Tumor direkt nachweisbar ist (Abb. 18.23). Zusätzlich findet man weitere Zeichen einer Peritonealkarzinose sowie Metastasen im Netz, Mesenterium und Leber sowie Lymphknotenmetastasen und Aszites. Die wichtige Bedeutung der Peritonealkarzinose wird in Kap. 19.2 näher beschrieben.

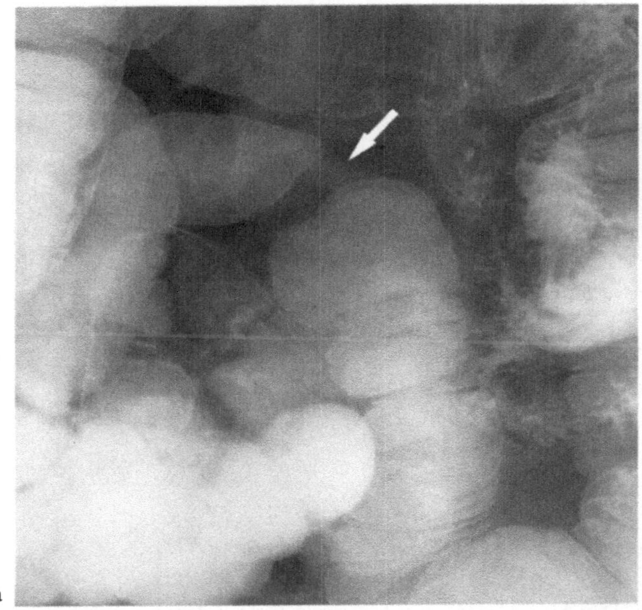

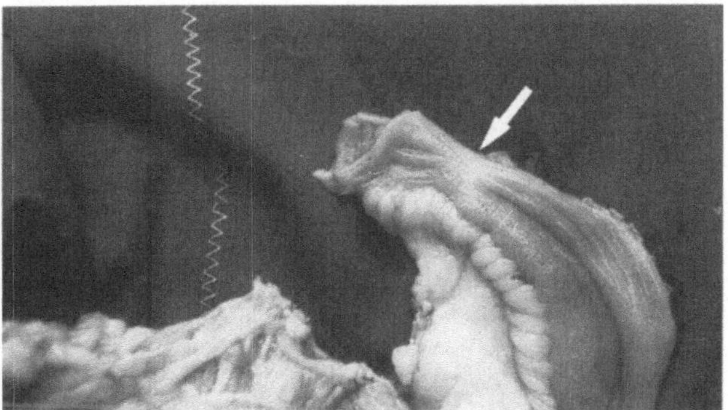

Abb. 18.22 a, b. Peritonealkarzinose bei Pankreaskarzinom. **a** Stenosierende Serosametastase (*Pfeil*). **b** Operationspräparat

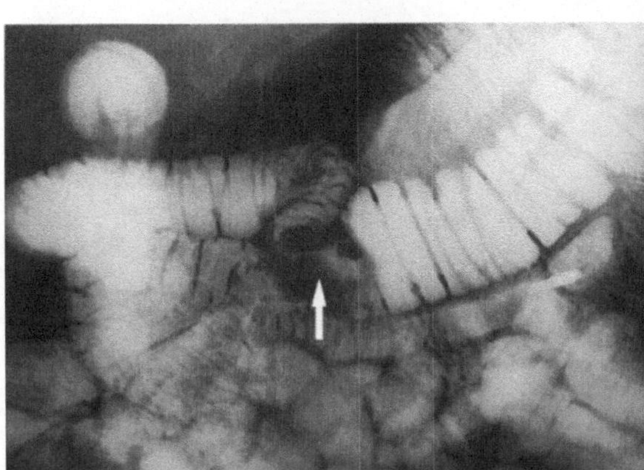

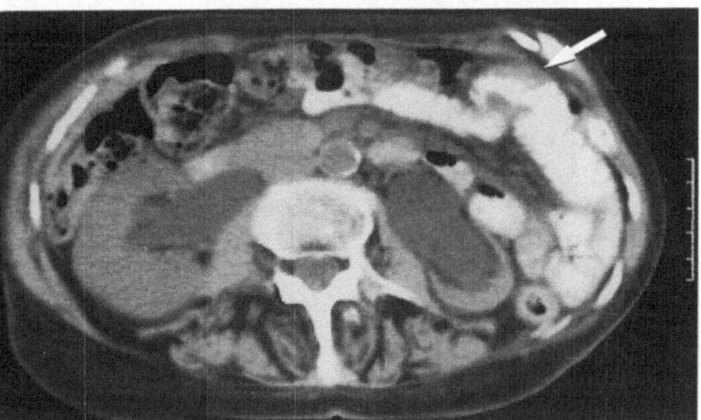

Abb. 18.23 a, b. Peritonealkarzinose bei Kolonkarzinom. **a** Umschriebene Stenose (*Pfeil*) mit Wandinfiltration und fehlende Faltenverziehung sprechen gegen eine Bride. **b** Die CT zeigt die tumoröse Wandinfiltration direkt (*Pfeil*). Zusätzlich bilaterale Harnstauung durch Tumorrezidiv im kleinen Becken

Hernien

Narben- und Bauchwandhernien verursachen selten eine Obstruktion, da die Bruchpforte in der Regel weit ist (Abb. 18.24). Gelegentlich kann eine Leisten- oder Schenkelhernie als Obstruktionsursache bei unklarem klinischem Untersuchungsbefund, insbesondere bei schwierig untersuchbaren, adipösen Menschen, gefunden werden (Abb. 18.25).

Radiologie. Eine inkarzerierte Hernie ist keine Indikation für ein Enteroklysma. Im Zweifelsfall kann ein CT durchgeführt werden (Abb. 18.26). Innere Hernien als Folge einer angeborenen Fixations- oder Rotationsanomalie sind selten. Am häufigsten ist eine *paraduodenale* Hernie. Die CT zeigt diese Hernien meist besser als ein Enteroklysma (Day et al. 1988; Warshauer u. Mauro 1992). Relativ häufig sind innere Hernien nach Opera-

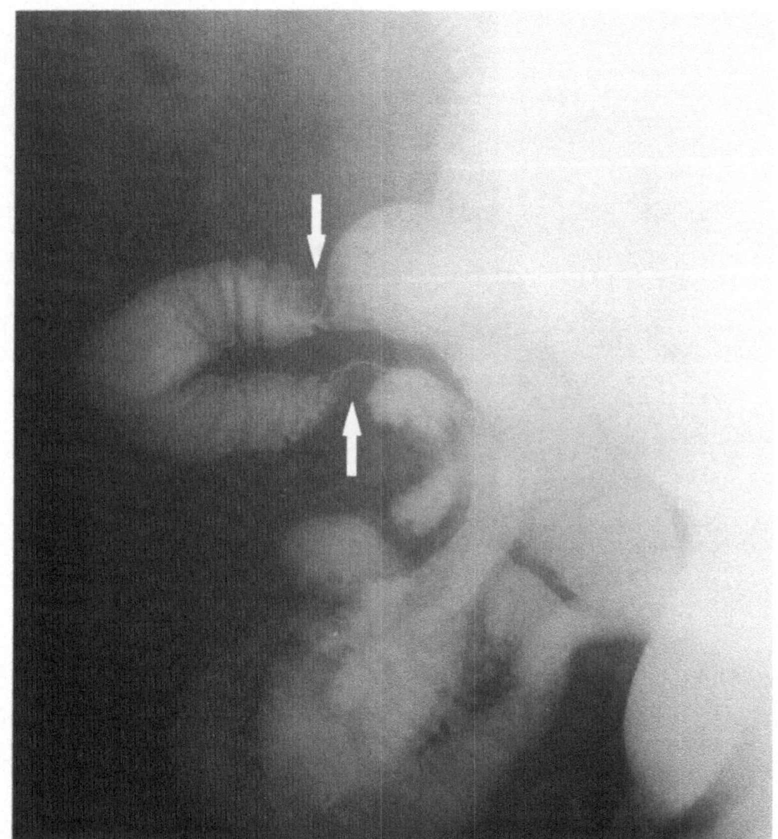

Abb. 18.24. Große Bauchwandhernie in seitlicher Projektion. Die obere Darmschlinge ist abgeschnürt (*Pfeile*). Die distalen Darmschlingen liegen frei im Bruchsack. Adipöse Patientin

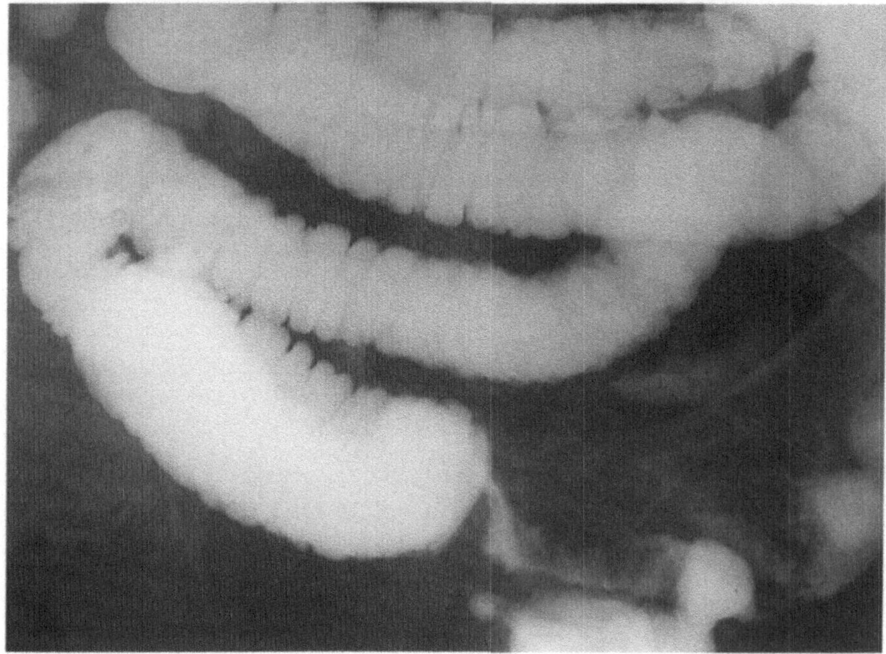

Abb. 18.25. Obstruktion durch passagere Einklemmung bei Narbenbruch. Der poststenotische Darm zeigt Zeichen der Ischämie mit verdickten Falten

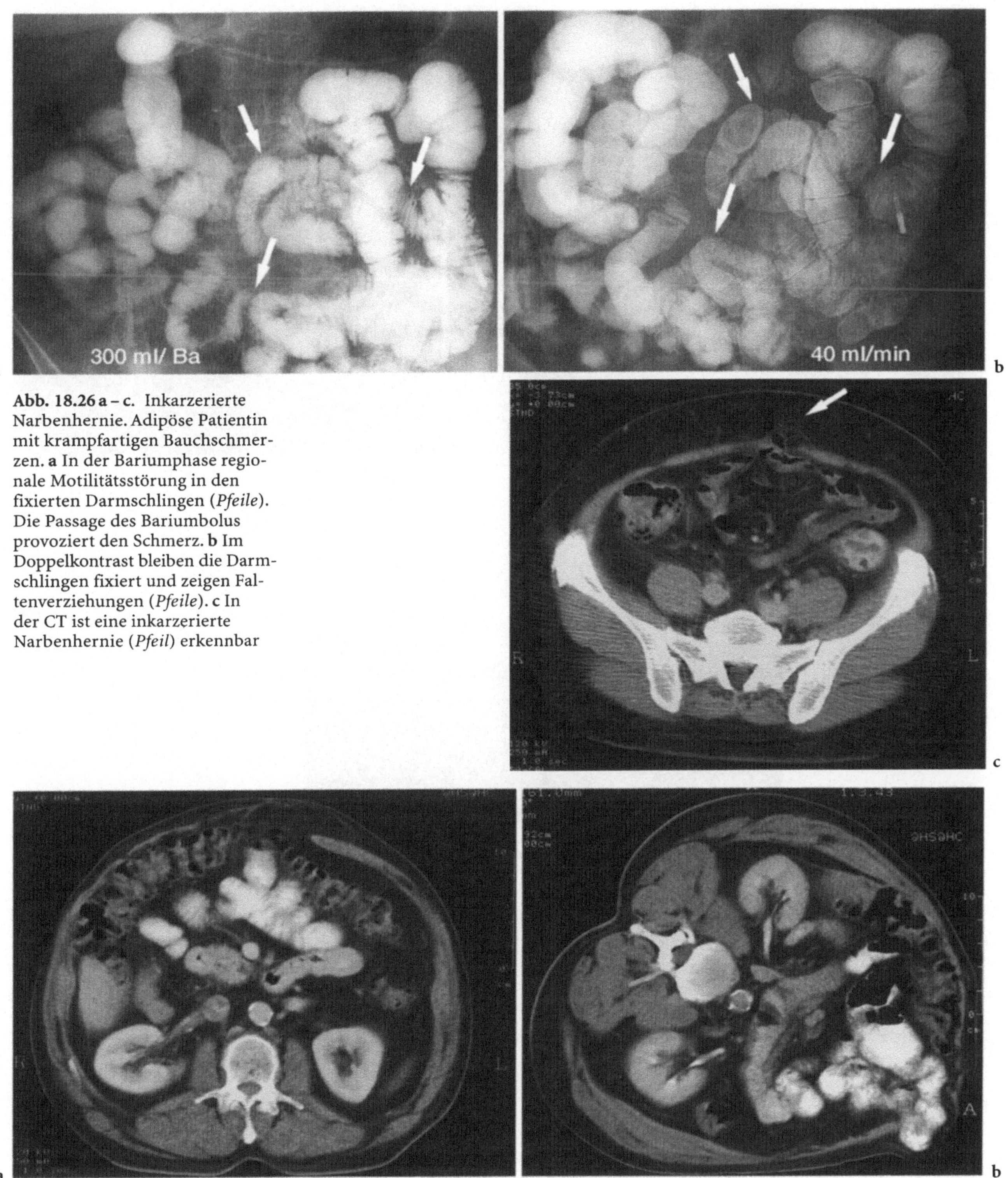

Abb. 18.26 a – c. Inkarzerierte Narbenhernie. Adipöse Patientin mit krampfartigen Bauchschmerzen. **a** In der Bariumphase regionale Motilitätsstörung in den fixierten Darmschlingen (*Pfeile*). Die Passage des Bariumbolus provoziert den Schmerz. **b** Im Doppelkontrast bleiben die Darmschlingen fixiert und zeigen Faltenverziehungen (*Pfeile*). **c** In der CT ist eine inkarzerierte Narbenhernie (*Pfeil*) erkennbar

Abb. 18.27 a, b. Gleitende Bauchwandhernie. **a** Die CT in Rückenlage zeigt eine breite Rektusdiastase und eine dünne Bauchdeckenmuskulatur. **b** Durch Umlagerung kommt es zu einem Prolaps von Dünndarmschlingen durch eine Bruchlücke

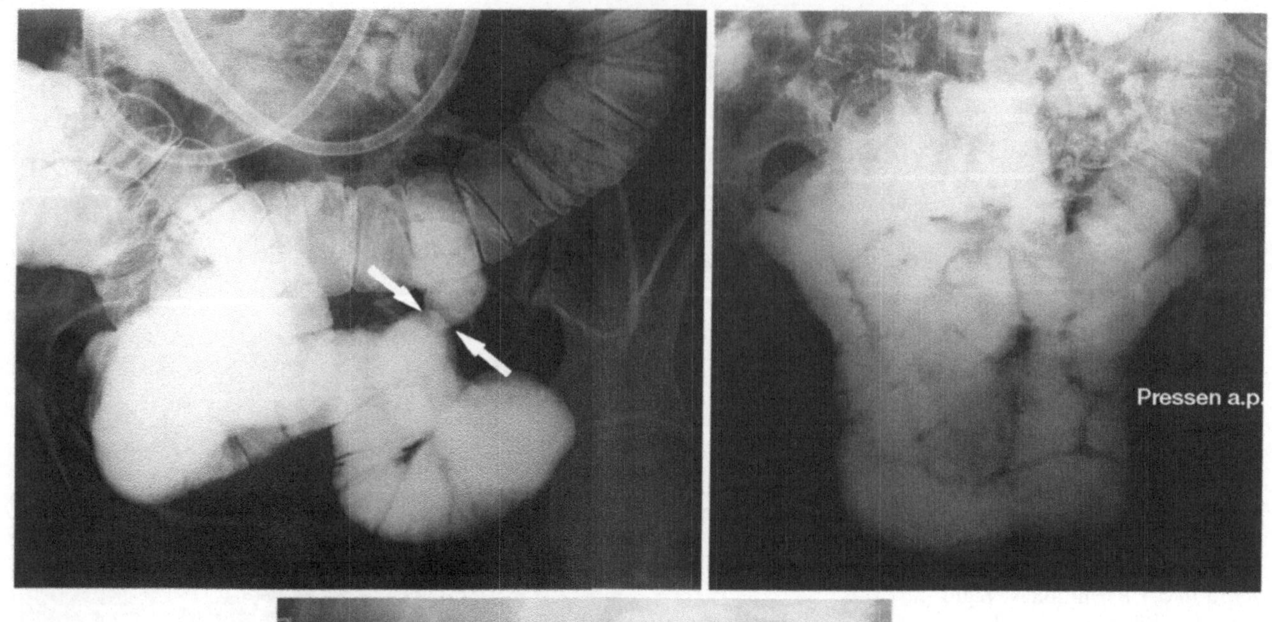

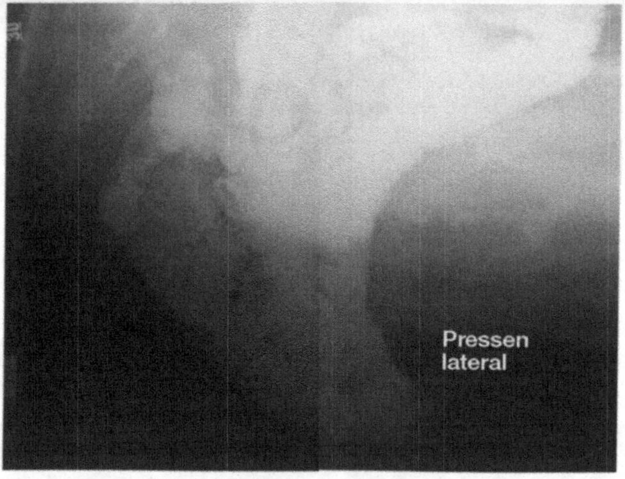

Abb. 18.28 a – c. Innere Hernie. Patientin mit intermittierenden Obstruktionsbeschwerden mehrere Jahre nach Hysterektomie. **a** Einschnürung einer Darmschlinge beim Eintritt ins kleine Becken (*Pfeil*). Prästenotische Dilatation und tiefstehendes Ileum.
b, c Beim Pressen kommt es zum Prolaps des Darms in den präsakralen Raum

tionen im kleinen Becken, bei denen sich ein Defekt des Beckenperi-
toneums entwickeln kann. Die Diagnose erfolgt dann am besten mit dem
Enteroklysma. Hierbei ist ein Preßmanöver hilfreich (Abb. 18.27 und 18.28).

Andere extrinsische Ursachen

Für eine Obstruktion können auch folgende extrinsische Ursachen verantwortlich sein (s. Übersicht S. 235): abszedierende Entzündungen und seltene
Krankheitsbilder wie Fixations- und Rotationsanomalien (s. Abb. 21.8),
vaskuläre Kompressionen (s. Abb. 16.23), Fremdkörperreaktion (s. Abb.
13.35), Endometriose, Darmwandhämatom (s. Abb. 16.24), Fettgewebsnekro-
sen, Duplikationen (s. Abb. 21.9), retraktile Mesenteritis und Stenosen aus
ungeklärter Ursache (Abb. 18.29).

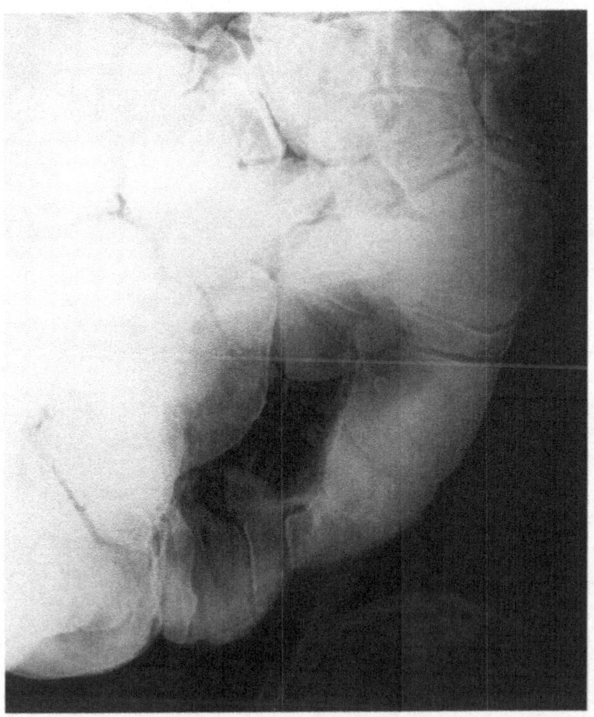

Abb. 18.29. Kompression einer Darmschlinge durch vergrößerte mesenteriale Lymphknoten bei Spruesyndrom

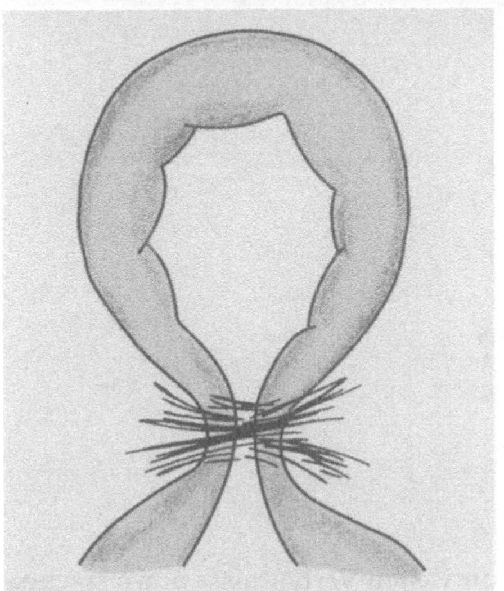
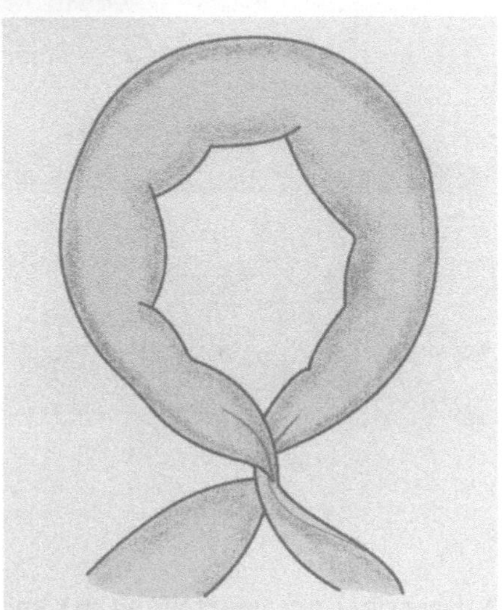

Abb. 18.30 a, b. Schema einer Closed-loop-Obstruktion und eines Volvulus. **a** Verwachsungsstränge schnüren eine Darmschlinge von beiden Seiten ein und führen zu einer Closed-loop-Obstruktion. **b** Die Darmschlinge hat sich um die Bride gedreht und zu einem Volvulus geführt. Dadurch entwickelt sich ein Strangulationsileus mit Ischämie. (Nach Balthazar et al. 1992)

Volvulus

Briden oder seltener eine externe oder interne Hernie können zu einer Abschnürung einer Dünndarmschlinge führen (Closed-loop-Obstruktion). Diese partiell obstruierte Schlinge kann torquieren und sich zu einem Strangulationsvolvulus mit Verlegung der Blutversorgung entwickeln (Abb. 18.30).

Radiologie. Das Enteroklysma kann eine solche Closed-loop-Obstruktion darstellen. Die Beobachtung des Kontrastmittelflusses unter Durchleuch-

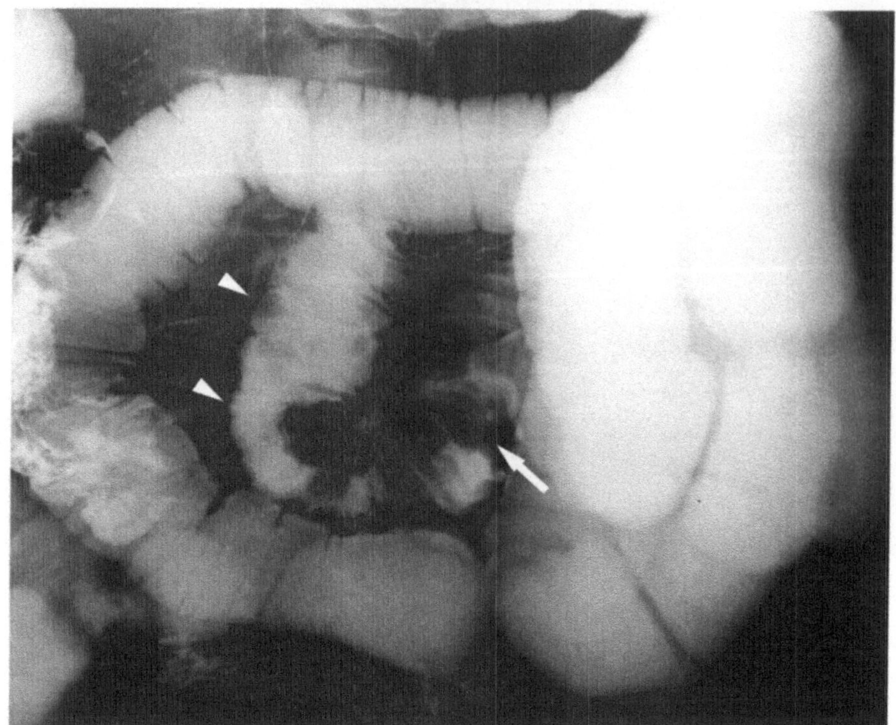

Abb. 18.31. Passagerer Volvulus. Eine Darmschlinge im Mittelbauch erscheint durch Briden von beiden Seiten eingeschnürt (*Pfeile*) entsprechend einer Closed-loop-Obstruktion. Dieses Darmsegment zeigt bereits Zeichen der Ischämie mit Faltenverdickung. Prästenotische Darmdilatation und deutlich verzögerte Kontrastmittelpassage. Nach dem Enteroklysma wurde die Patientin beschwerdefrei!

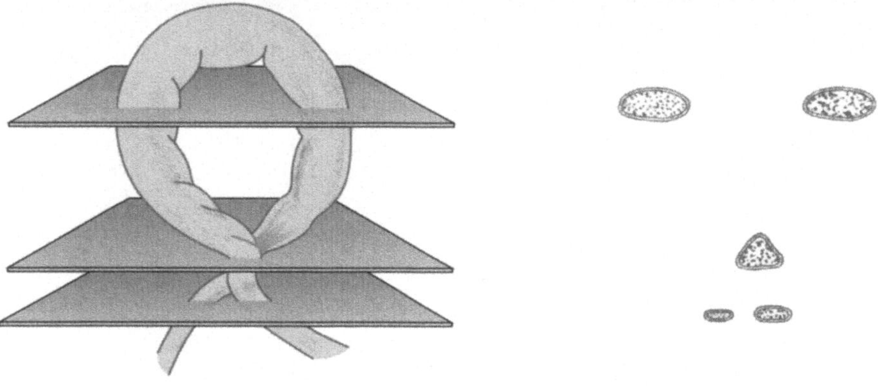

Abb. 18.32. Schema eines Dünndarmvolvulus im CT. Die axiale Schicht durch die gestaute Schlinge zeigt zwei erweiterte flüssigkeitsgefüllte Darmsegmente (oben rechts). In Höhe der Strangulation sind die Darmschlingen kollabiert und liegen aneinander (unten rechts). (Nach Balthazar et al. 1992)

tung ist bei der Beurteilung der anatomischen Verhältnisse eines solchen inkompletten Volvulus wichtig (Abb. 18.31). Bei Verdacht auf einen Volvulus sollte man jedoch eine notfallmäßige CT-Untersuchung durchführen. Die CT kann ein typisches Bild einer Closed-loop-Obstruktion zeigen (Abb. 18.32 und 18.33). Zusätzlich lassen sich mit einer intravenösen Kontrastmittelgabe die Durchblutungsverhältnisse untersuchen (Balthazar et al. 1992).

18.4 Intrinsische Ursachen

Sie sind im Vergleich zu Verwachsungen und Metastasen selten (s. Übersicht S. 235).

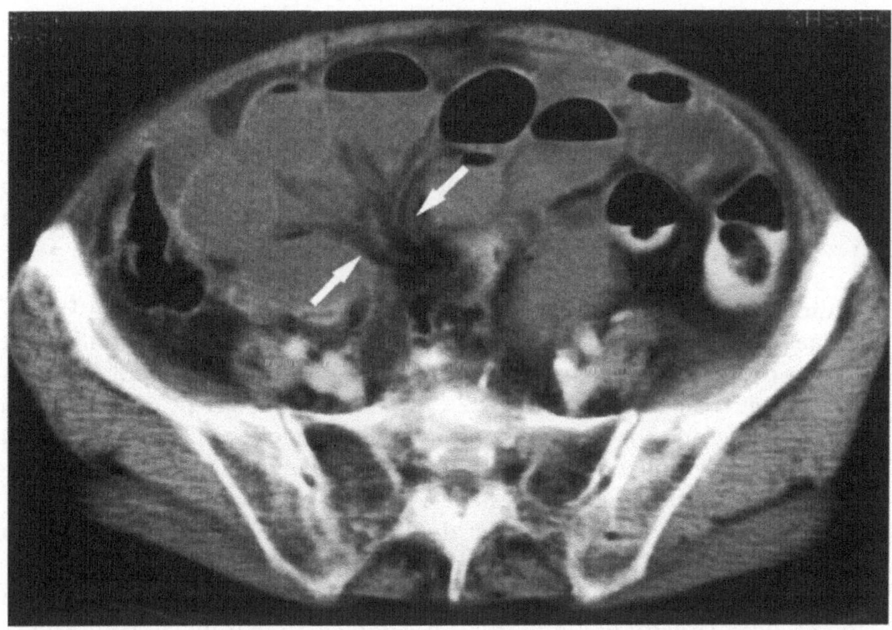

Abb. 18.33. Strangulationsileus durch singuläre Bride. Patientin mit Obstruktionsbeschwerden und akutem Abdomen. Ausschnitt der notfallmäßig durchgeführten CT-Untersuchung zeigt flüssigkeitsgefüllte und dilatierte Darmschlingen, die keilförmig um das torquierte Mesenterium angeordnet sind (*Pfeil*) (s. Schema 18.32). Das Kolon ist von rektal teilweise kontrastiert

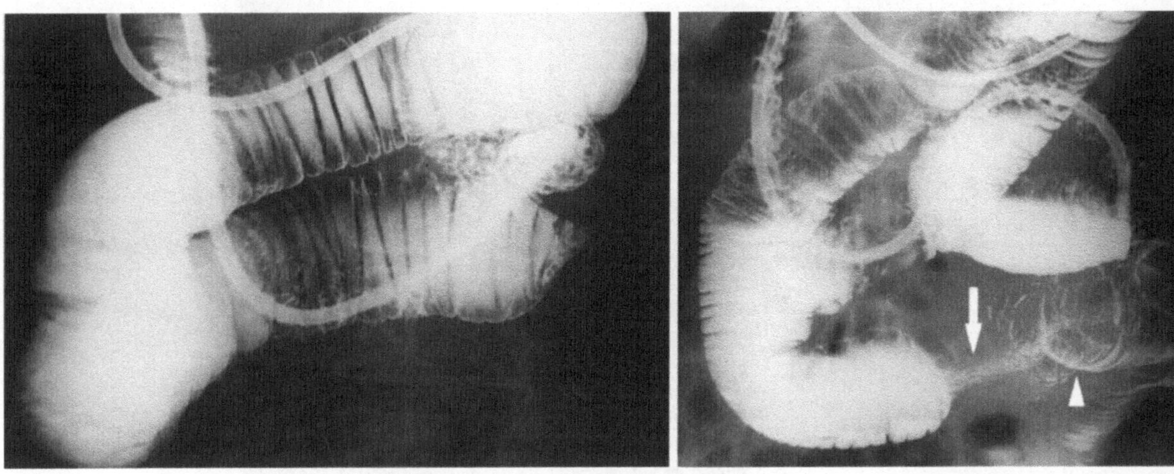

a

b

Abb. 18.34 a, b. Invagination. Patientin mit intermittierenden Obstruktionsbeschwerden. **a** Am Beginn der Enteroklysmauntersuchung zeigt sich eine hochgradige Stenose. **b** Im weiteren Verlauf stellt sich eine Invagination dar. Das innere, sich einstülpende proximale Segment ist das Intussuszeptum (*Pfeil*). Das distale äußere aufnehmende Segment ist das Intussuzipiens, erkennbar am „Spiralfederzeichen" (*Pfeilspitze*). Im weiteren Verlauf kommt es zur Lösung der Invagination. Ursache war ein entzündlicher Polyp (s. Abb. 19.39). (Mit freundlicher Genehmigung Prof. A. R. Fischedick, Münster)

Invagination

Bei der Invagination stülpt sich ein proximaler Darmabschnitt zusammen mit einem Teil des Mesenteriums in das Lumen eines distal gelegenen Darmanteils. Das innere, sich einstülpende Segment wird als *Intussuszeptum* und das distale äußere aufnehmende Segment als *Intussuszipiens* bezeichnet.

Radiologie. Im Röntgenbild zeigt sich das Intussuszeptum als ein kontrahiertes eingeengtes Segment (Abb. 18.34). Wenn Barium retrograd in das Lumen des Intussuszipiens fließt, kann das „Spiralfeder-Zeichen" beobachtet werden (s. auch Abb. 19.17). Die „Spiralfeder" entspricht der gedehnten Mukosaoberfläche des Intussuszipiens mit geschwollenen Falten auf Grund venöser und lymphatischer Stauung. Eine Invagination und deren Ursache kann sehr gut mit der CT dargestellt werden (Abb. 18.35).

Bei *Säuglingen und Kindern* ist die *Sonographie* die Methode der Wahl bei der Suche nach einer Invagination, die in den ersten beiden Lebensjahren die häufigste Ursache einer Obstruktion darstellt (Abb. 18.36 und 18.37). Bei *Erwachsenen und älteren Kindern* stehen meist Tumoren an

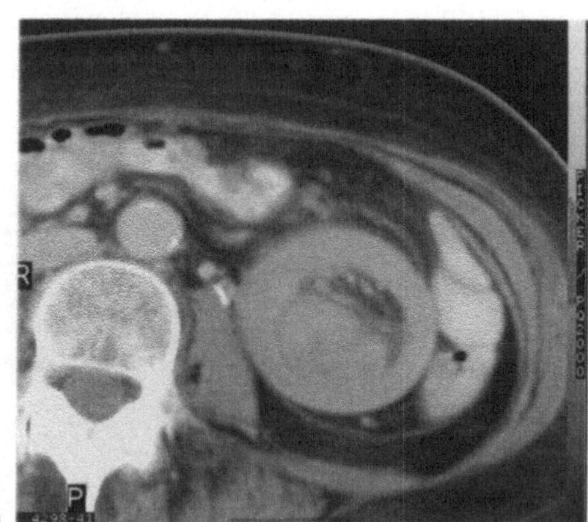

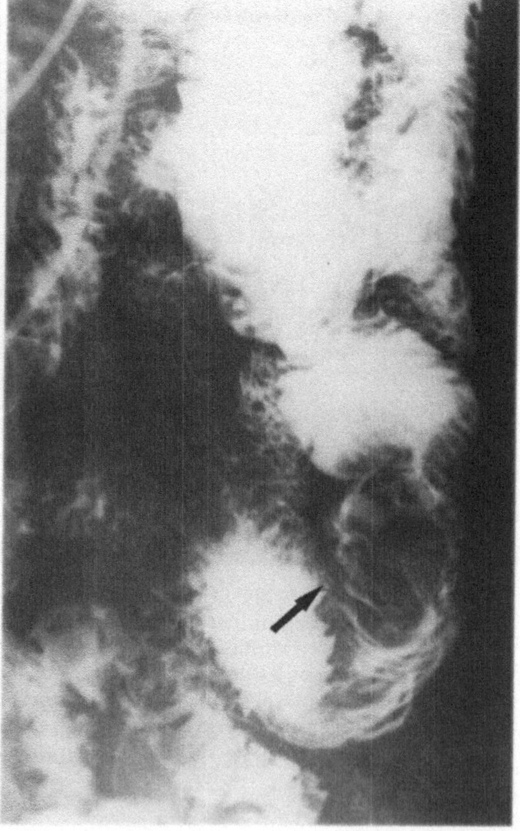

Abb. 18.35 a, b. Invagination bei Leiomyosarkom. **a** CT-Untersuchung wegen intermittierenden Bauchkrämpfen ergibt eine Dünndarmkokarde. Das zentral liegende Intussuszeptum enthält Darm und zugehöriges Mesenterium mit Fettdichte. Keine sichere Abgrenzung eines Tumors. **b** Das Enteroklysma nach spontaner Lösung der Invagination zeigt einen polypösen Tumor (*Pfeil*). (Mit freundlicher Genehmigung Drs. J. Fischer und M. Göb, Coesfeld)

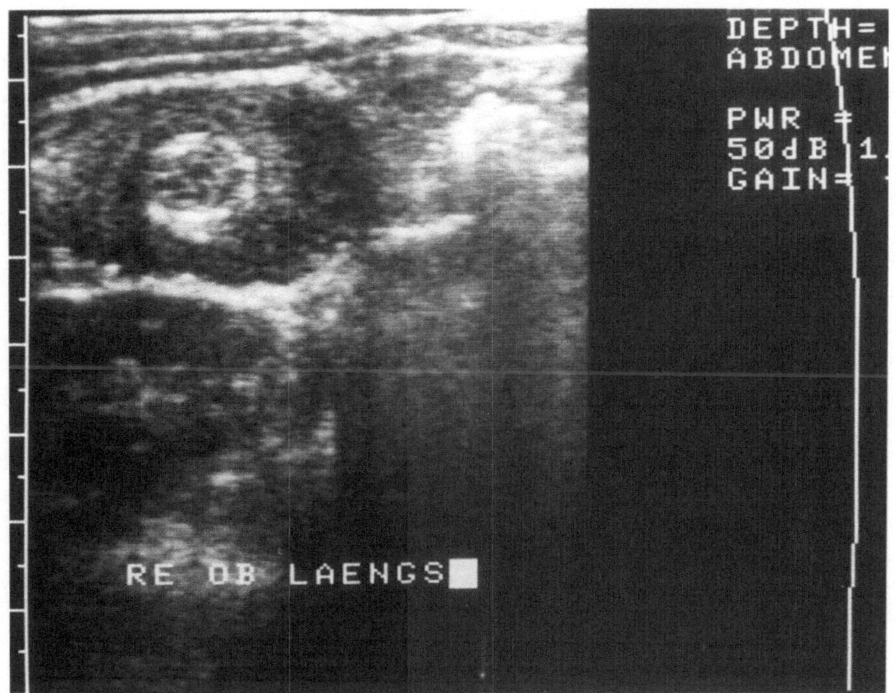

Abb. 18.36. Sonographie bei ileokolischer Invagination. Typisches Kokardenzeichen im Querschnitt bei einem 1 1/2jährigen Knaben. (Mit freundlicher Genehmigung Dr. H. Müller, Kempten)

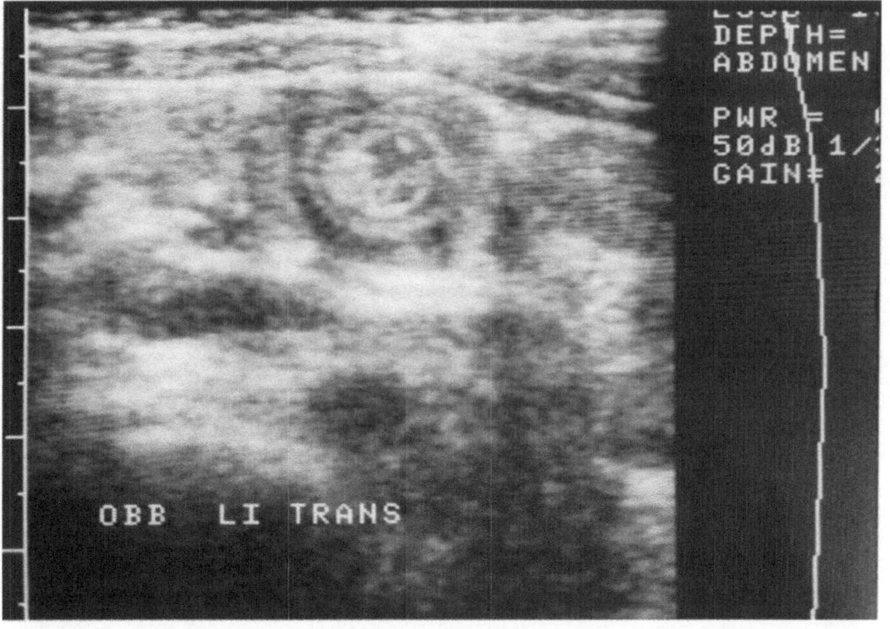

Abb. 18.37. Sonographie einer jejunojejunalen Invagination bei 7jährigem Knaben mit familiärem Mittelmeerfieber. Typische Kokarde im Querschnitt. (Mit freundlicher Genehmigung Dr. H. Müller, Kempten)

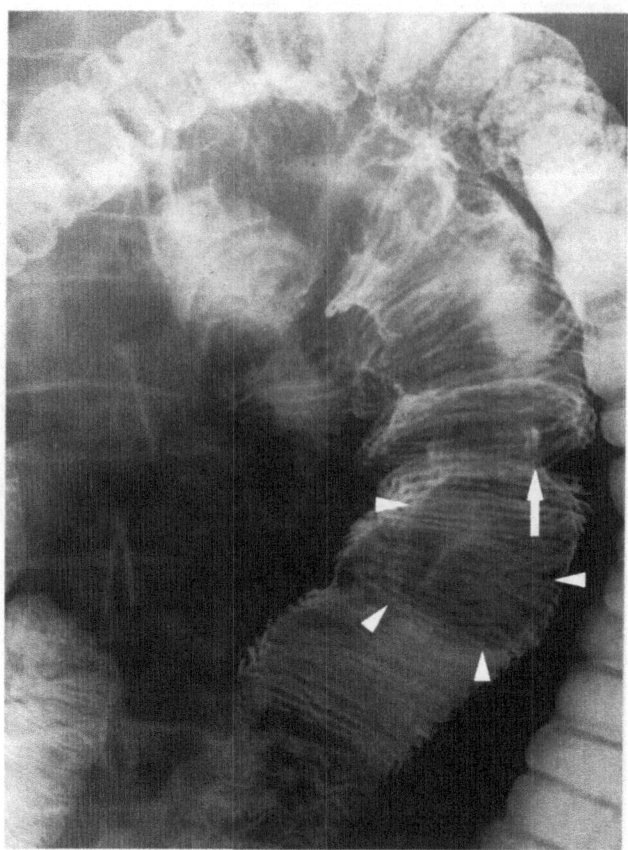

Abb. 18.38. Invagination bei Peutz-Jeghers-Polyposis. 47jährige Patientin mit bis dahin unbekannter Erkrankung. Im Enteroklysma finden sich multiple Hamartome (*Pfeilspitze*), die zu passageren Invaginationen führen (*Pfeile*) (s. auch Abb. 18.34). (Mit freundlicher Genehmigung Prof. M. Galanski, Hannover)

erster Stelle der Ursachen für eine Invagination. Die Hamartome beim Peutz-Jeghers-Syndrom führen typischerweise zu transitorischen oder kompletten Invaginationen, die dann der erste Hinweise auf dieses Syndrom sein können (Abb. 18.38; s. auch Abb. 19.40). Gelegentlich kann auch eine Bride zu einer Invagination führen (Abb. 18.39). Zur Klärung ist das Enteroklysma angezeigt.

Andere intrinsische Ursachen

Folgende intrinsischen Ursachen können für eine Obstruktion ebenfalls verantwortlich sein: Morbus Crohn, Strahlenenteritis (Abb. 18.40), postischämische Narben, primäres Adenokarzinom, Lymphom, invertiertes Meckel-Divertikel (Abb. 18.41) (Pantongrag-Brown et al. 1996), Stenosen nach Laugeningestion (Abb. 18.42) (s. Übersicht S. 235).

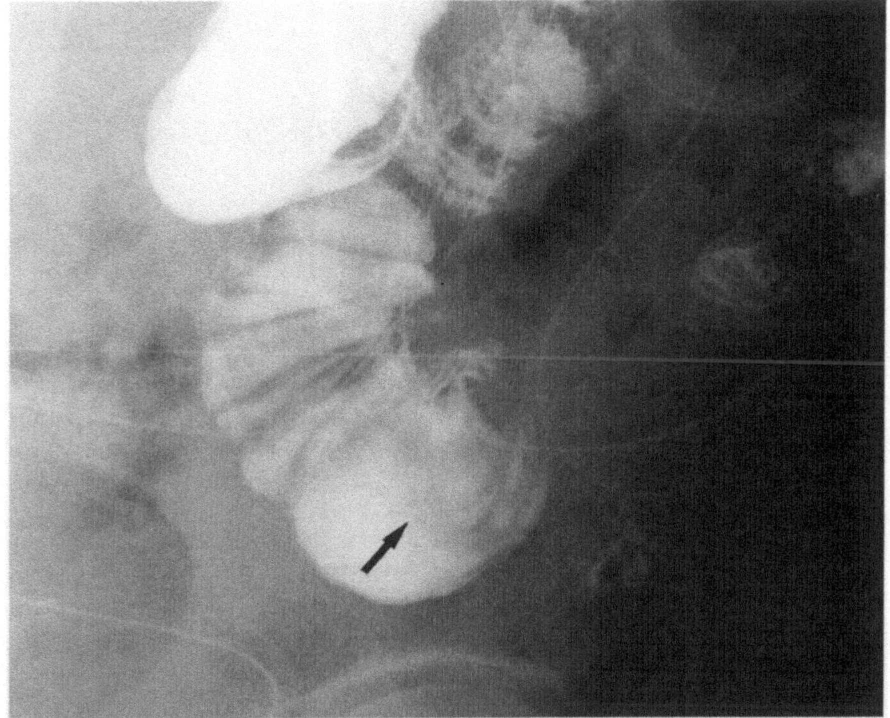

Abb. 18.39. Invagination durch
postoperative Bride. Z. n. Bridenoperation und innerer Schienung.
Trotz Dennis-Sonde kommt es
zu einer obstruierenden Invagination durch erneute Briden.
Beachte das Spiralfederzeichen
(*Pfeil*)

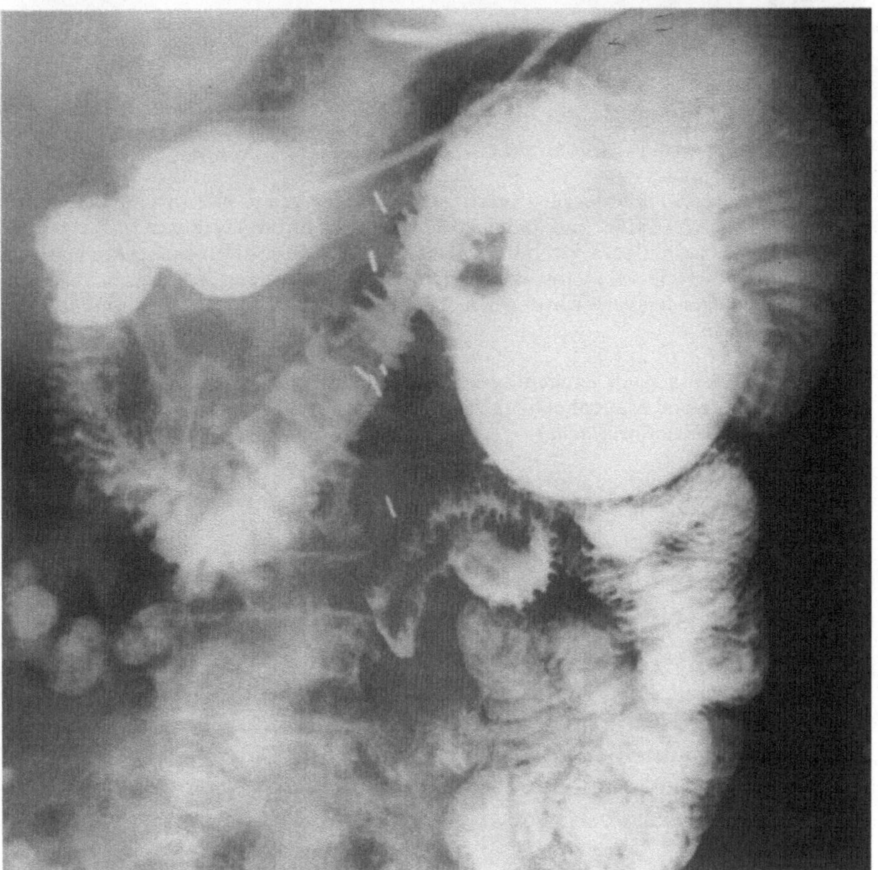

Abb. 18.40. Stenosierende
Strahlenenteritis. Z. n. Tumor-
nephrektomie und Bestrahlung

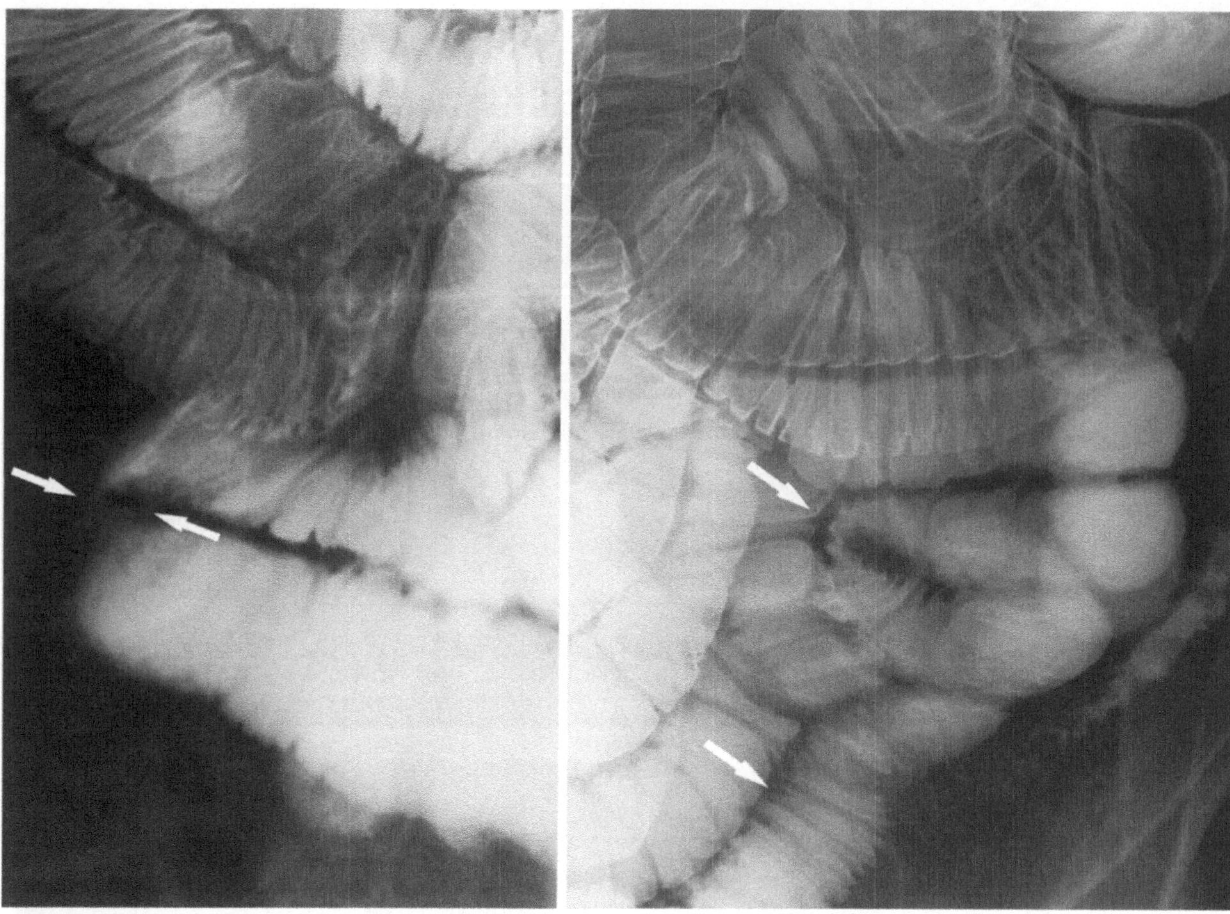

18.41   18.42

Abb. 18.41. Invertiertes Meckel-Divertikel. 14jähriger Junge mit intermittierenden Obstruktionsbeschwerden und Gewichtsverlust. Das Enteroklysma zeigt eine umschriebene Stenose im Ileum, vereinbar mit einer Bride (*Pfeil*). Aufgrund der Lokalisation und fehlender Voroperationen sollte man an ein Meckel-Divertikel denken, das sich wegen der begleitenden Verwachsungen nicht darstellt. Es könnte auch der Grund für eine Invagination sein

Abb. 18.42. Stenose nach Laugeningestion in suizidaler Absicht. Enteroklysma bei Ösophagusersatz und Magenhochzug zeigt chronisch geschädigte Darmsegmente mit prästenotischer Dilatation (*Pfeile*)

Intraluminale Ursachen

Als intraluminale Ursachen für eine Obstruktion sind hauptsächlich Gallensteine verantwortlich (Abb. 18.43; s. auch Abb. 18.7). Seltene Ursachen sind: Nahrungsmittelileus (Wörtler et al. 1997) (Abb. 18.44), Bezoar, Fremdkörper, Askaridenkonglomerat, Mekoniumileusäquivalent bei Erwachsenen mit Mukoviszidose (Walker et al. 1991) (Abb. 18.45).

Radiologie. Ultraschall und CT sind einem Enteroklysma bei Verdacht auf einem gallensteininduzierten Ileus vorzuziehen, falls die Diagnose nicht schon auf den Abdomenübersichtsaufnahmen zu stellen ist.

Dünndarmobstruktionen

Extrinsische Ursachen

Verwachsungen (am häufigten)
Metastasen (häufig)
Karzinoid, metastasierend
Hernien
   Äußere
   Narben, Bauchwand
   inguinal
   femoral
   Obturator
   andere seltene Lokalisationen
   Innere
   Becken, postoperativ
   paraduodenal
   andere seltene Lokalisationen
Abszesse
   Divertikulitis
   Adnexitis
   Morbus Crohn
Endometriose
Andere seltene Ursachen

Intrinsische Ursachen

Tumoren
   Adenokarzinom
   Karzinoid
   Lymphom (selten)
   Sarkom (selten)
Entzündungen
   Morbus Crohn
   Strahlenenteritis
   Tuberkulose (selten)
   Medikamenteninduziert (selten)
   Eosinophile Gastroenteritis (selten)
Vaskulär
Ischämie
Hämatom (selten)
   Posttraumatisch
   Gerinnungsstörungen
   Antikoagulanzien
Purpura abdominalis (Schönlein-Henoch)
Invaginationen
   Idiopathisch (häufig bei Säuglingen)
   Tumoren
   Adhäsionen
   Invertiertes Meckel-Divertikel
Intraluminale Ursachen
   Gallenstein
   Bezoar
   Fremdkörper (selten)
   Askaris
   Mekonium

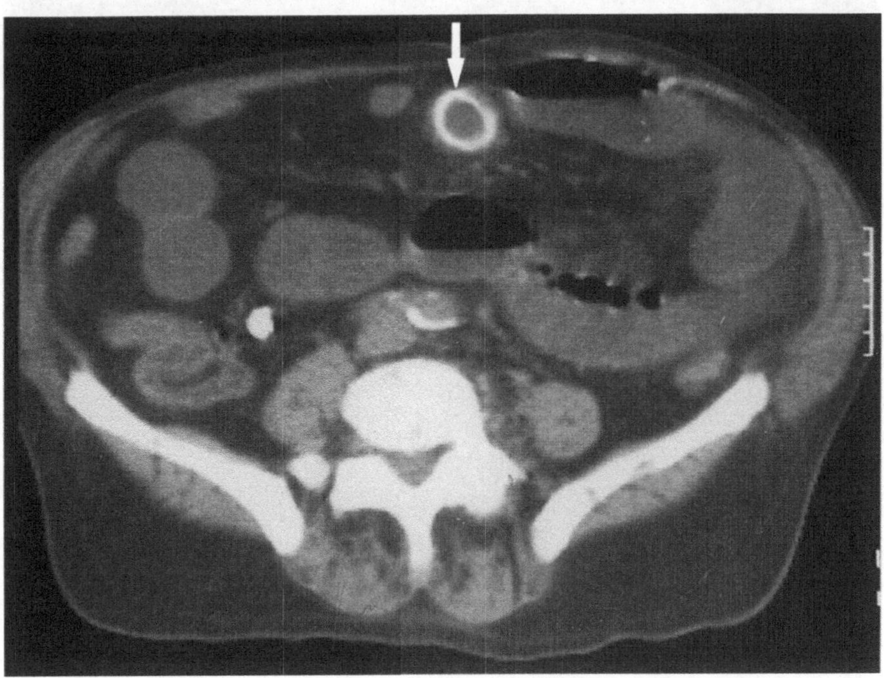

Abb. 18.43. Gallensteinileus. CT-Untersuchung wegen Obstruktionsbeschwerden und Schmerzen im rechten Oberbauch. Obstruierender Gallenstein (*Pfeil*)

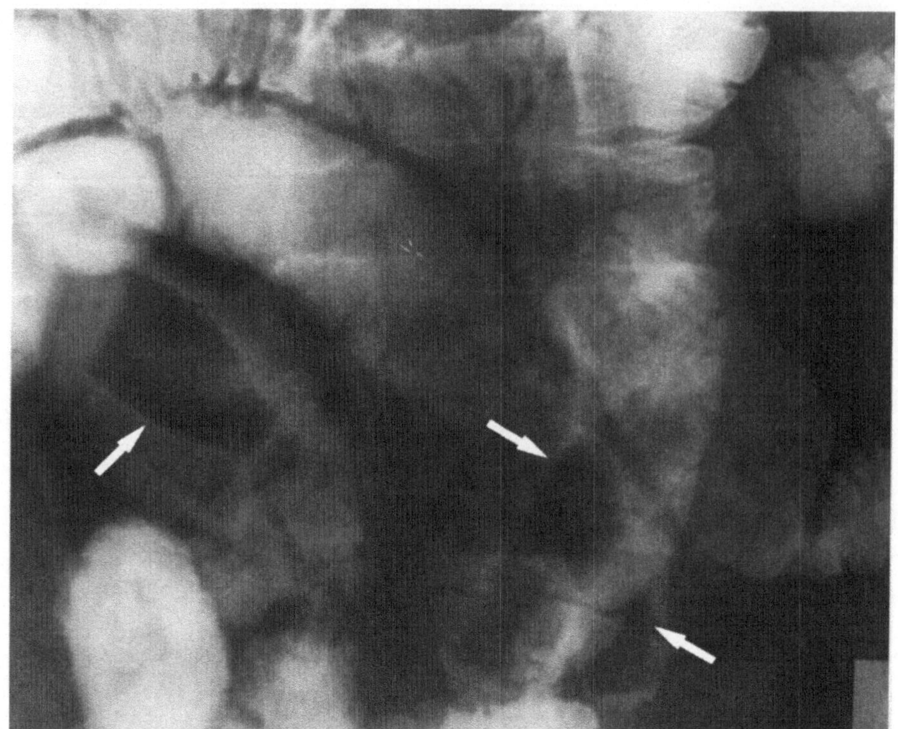

Abb. 18.44. Nahrungsmittelileus nach übermäßigem Spargelgenuß (*Pfeil*). (Mit freundlicher Genehmigung Dr. K. Wörtler, Münster)

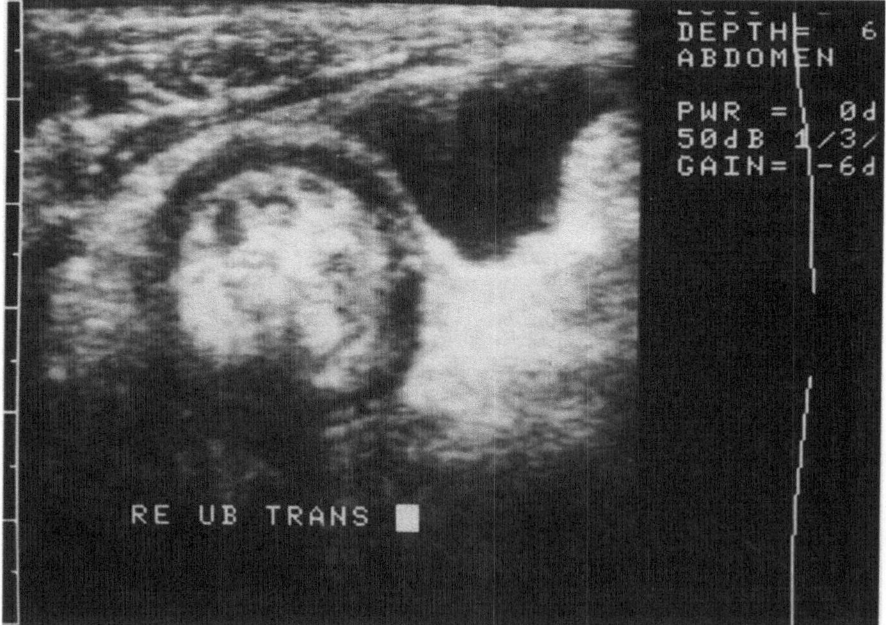

Abb. 18.45. Distales intestinales Obstruktionssyndrom (DIOS). 8jähriger Junge mit Mukoviszidose. Die Sonographie zeigt im Querschnitt ein stark erweitertes Ileum mit echoreichem Inhalt, entsprechend mekoniumähnlichem Material. (Mit freundlicher Genehmigung Dr. H. Müller, Kempten)

Tumoren

ZUR SCHNELLEN INFORMATION

- *Häufig*: Sekundäre Tumoren (Metastasen, Peritonealkarzinose)
- *Selten*: Primäre maligne Tumoren (Lymphom, Sarkome, Adenokarzinom), Karzinoid
- *Selten:*
- Benigne Tumoren (Leiomyom, Lipom, Adenom),
- Polyposissyndrome (z. B. Peutz-Jeghers)

Primäre Dünndarmtumoren sind selten. Die Angaben über die Häufigkeit schwanken zwischen 6 % (Morson u. Dawson 1979) und 1,6 % (Barclay u. Schapira 1983). Eine Zunahme der primären gastrointestinalen Lymphome wird beobachtet (Severson u. Davis 1990). Die benignen Tumoren werden im Rahmen von Autopsiestudien bei asymptomatischen Menschen etwas zahlreicher gefunden als die primär malignen Tumoren, die bei Patienten mit Symptomen meist schon zu Lebzeiten festgestellt werden (Darling u. Welch 1959).

Im Gegensatz zu den primären Tumoren wird ein Befall des Dünndarms durch Metastasen häufiger angetroffen.

Klinik. Die häufigsten klinischen Symptome bei primären und sekundären Dünndarmtumoren sind Obstruktionsbeschwerden, okkulte gastrointestinale Blutung, Bauchschmerzen, Gewichtsverlust und Durchfall (Maglinte et al. 1991). Die meisten Patienten sind zwischen 50 und 70 Jahre alt. Die Diagnosestellung der Dünndarmtumoren wird wegen ihrer Seltenheit und aufgrund ungenügender Untersuchungstechnik häufig verschleppt. Deshalb haben die malignen Tumoren zum Zeitpunkt einer Operation meist schon metastasiert.

Bildgebende Diagnostik

Wertigkeit der bildgebenden Verfahren

Seit Einführung des *Enteroklysmas* hat sich die radiologische Treffsicherheit bei der Diagnostik der Dünndarmtumoren entscheidend verbessert. Auch kleine und asymptomatische Prozesse können mit dieser Untersuchungstechnik häufiger nachgewiesen werden.

Sonographie und *CT* haben bei der Abklärung von gastrointestinalen Symptomen einen wichtigen Stellenwert gewonnen, so daß wir diese beiden

Methoden aus organisatorischen Gründen häufig vor einem Enteroklysma durchführen, da Bariumartefakte eine CT-Untersuchung für mehrere Tage blockieren können. Insbesondere exoenterisch wachsende Tumoren (Lymphome, Sarkome, metastasierende Karzinome) können mit der CT oder der Sonographie oft eindrucksvoller als im Enteroklysma dargestellt werden. Die *Angiographie* ist bei der Differentialdiagnose allenfalls noch in Einzelfällen hilfreich. Die Rolle der *Magnetresonanztomographie* ist vielversprechend. Ähnlich wie bei der CT können vor allem extraluminale Tumoren und Lymphknotenvergrößerungen festgestellt werden. Weitere Vorteile sind die fehlende „Invasivität" der Sondenlegung, die multiplanare Darstellung, die Vermeidung jodhaltiger Kontrastmittel und die fehlende Strahlenexposition. Größere Erfahrungen mit der MRT-Diagnostik von Tumoren liegen allerdings noch nicht vor.

! Eine sichere Zuordnung zu einer bestimmten Histologie ist mit Hilfe aller bildgebenden Verfahren nicht möglich.

Ausnahmen werden bei der Besprechung der verschiedenen Tumoren erwähnt. Im Einzelfall kann allerdings mit einer CT-gesteuerten Biopsie ausreichend Material für die Histologie gewonnen werden. Bei einem bekannten Tumorleiden (z. B. Kolonkarzinom) muß bei Auftreten eines Tumors am Dünndarm eine Metastasierung angenommen werden. Entsprechend der Häufigkeit wird im folgenden bei der Besprechung der Dünndarmtumoren mit den sekundären Neoplasien begonnen.

19.1 Sekundäre Dünndarmtumoren

Bei einem bekannten Neoplasma werden bildgebende Verfahren zur Beurteilung einer Peritonealkarzinose und zur Planung von chirurgischen Palliativoperationen eingesetzt. CT und Enteroklysma werden dabei ergänzend angewendet. Selten kann bei einem Dünndarmbefall ein Rückschluß auf einen unbekannten Primärtumor gezogen werden (s. Abb. 19.8).
Die Tumorzellen infiltrieren den Darm auf unterschiedlichen Wegen:

- intraperitoneale Aussaat,
- hämatogene Metastasierung oder
- direkte bzw. lymphogene Infiltration eines angrenzenden Tumors (Meyers 1988).

Radiologie. Bei Patienten mit vorausgegangenen Operationen und Bestrahlung kann eine Differenzierung von Tumorbefall und Adhäsionen oder Strahlenenteritis bzw. deren Kombination Schwierigkeiten bereiten oder gar unmöglich sein (Abb. 19.1; s. Abb. 19.3). In vielen Fällen kann jedoch die Kombination von CT und Enteroklysma hilfreich sein. Metastasen lassen sich mit dem Enteroklysma erst erkennen, wenn sie den Darm einengen oder fixieren. Die CT ist dem Enteroklysma hier manchmal überlegen (s. Abb. 18.23). Lymphknotenmetastasen, Darmwandmetastasen und eine extraluminäre Tumorausbreitung sind am besten mit der CT zu erkennen.

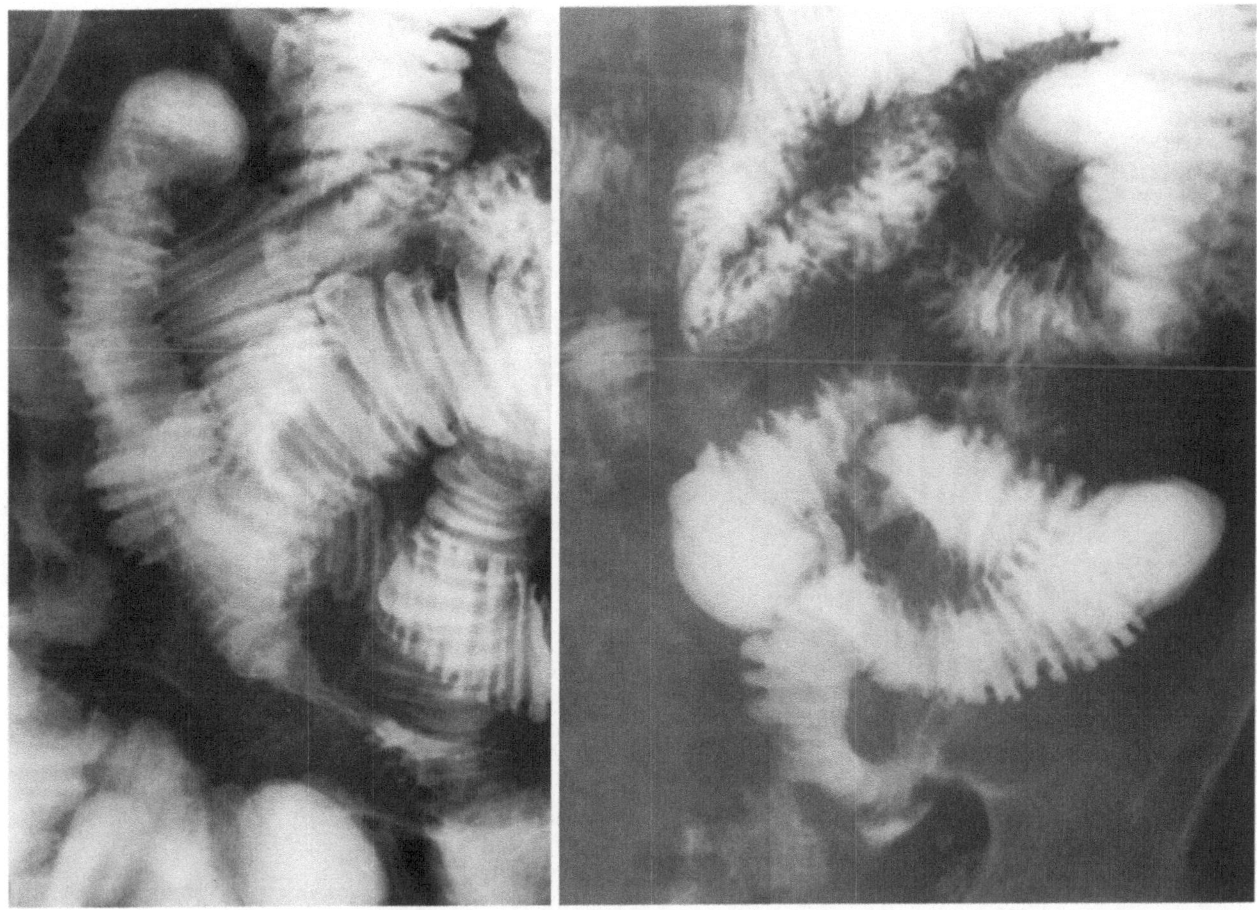

Abb. 19.1. Peritonealkarzinose. Verzogene Falten und längerstreckige Lumeneinengung. Das Bild ist dem einer Strahlenenteritis ähnlich

Abb. 19.2. Peritonealkarzinose. Durch Tumorabsiedelung an der mesenterialen Darmseite und demoplastischen Reaktion kommt es zu einer Faltenraffung einer Schlinge

Intraperitoneale Metastasen (Peritonealkarzinose)

Dieser Typ der Tumoraussaat ist am häufigsten und stammt meist von Karzinomen des Gastrointestinaltrakts (Kolon, Magen, Pankreas) und von Ovarial- oder Uteruskarzinomen. Die Absiedelung liegt meist an der konkaven, mesenterialen Seite einer Darmschlinge und verursacht eine desmoplastische Reaktion (Abb. 19.2). Netz und Mesenterium sind infiltriert.

Radiologie. Im Enteroklysma erkennt man eine Verziehung des Darms und der Kerckring-Falten („tacking down", „kinking") (Abb. 19.3). Das Auftreten von Obstruktionssymptomen ist häufig. Gelegentlich entstehen Fisteln (Abb. 19.4). Die CT ist die bildgebende Methode der Wahl (Abb. 19.5 und 19.6). Die Rolle der MRT ist vielversprechend (Abb. 19.7).

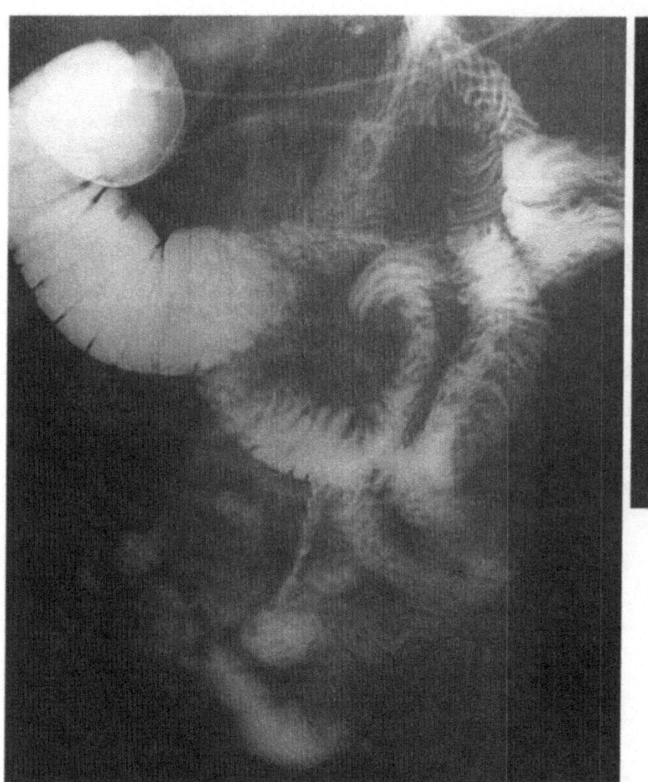

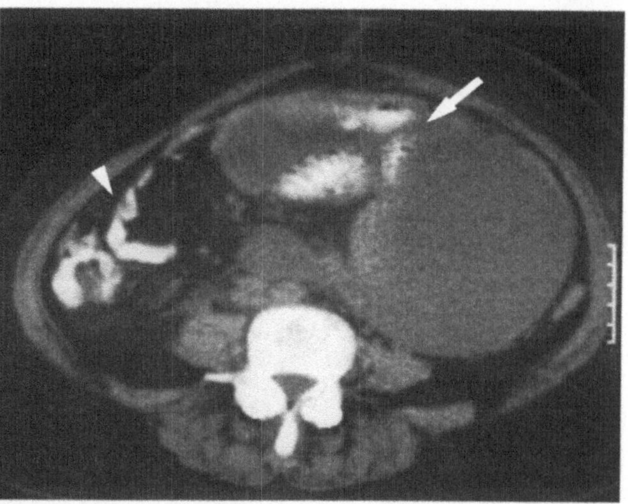

Abb. 19.3 a, b. Peritonealkarzinose bei Ovarialkarzinom. **a** Stenosierende Verziehungen und Abknickungen von Darmschlingen im Enteroklysma. **b** Die CT zeigt große zystische Tumormassen, die mit dem Darm verbacken sind (*Pfeil*). Poststenotischer Kalibersprung (*Pfeilspitze*)

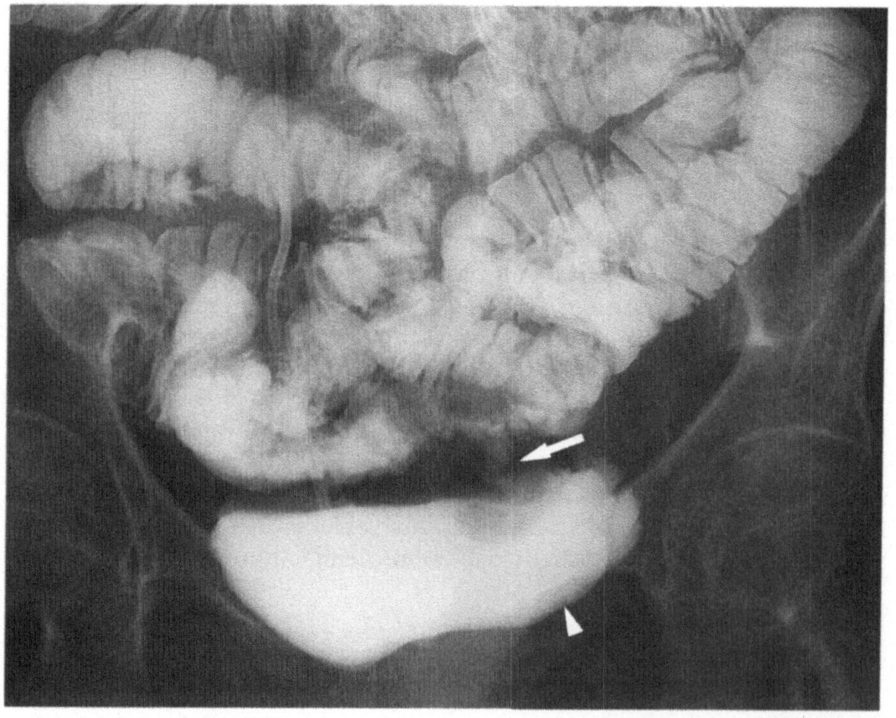

Abb. 19.4. Enterovesikale Fistel bei Peritonealkarzinose eines Kolonkarzinoms. Übertritt von Kontrastmittel in die Harnblase (*Pfeilspitze*) über die singuläre Fistel (*Pfeil*)

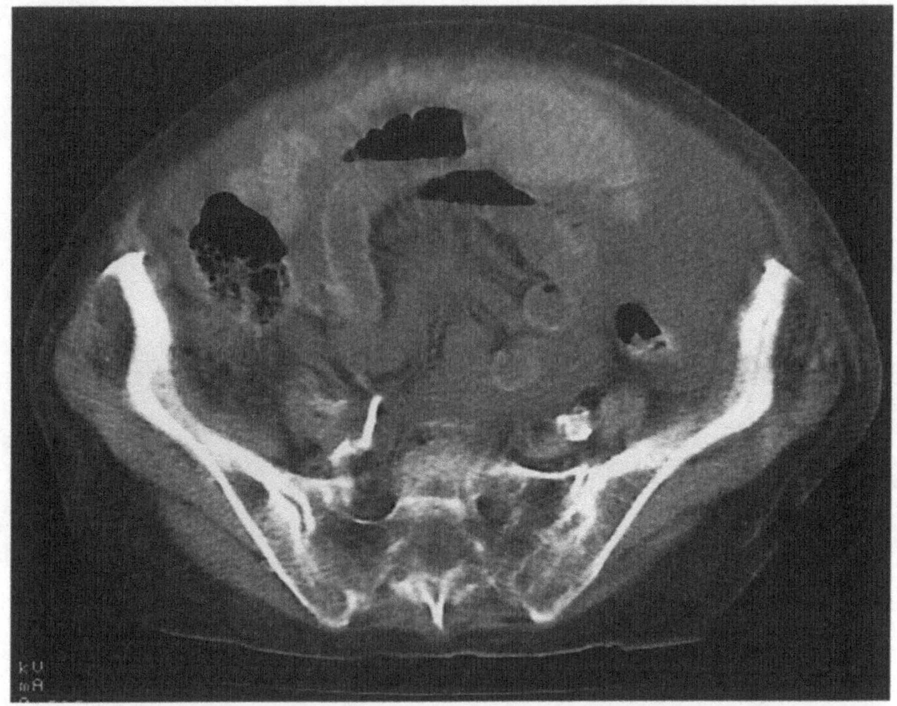

Abb. 19.5. CT bei Peritonealkarzinose eines Ovarialkarzinoms. Dicke Tumorinfiltration des Omentums mit Fesselung und Stenosierung von Dünndarmschlingen

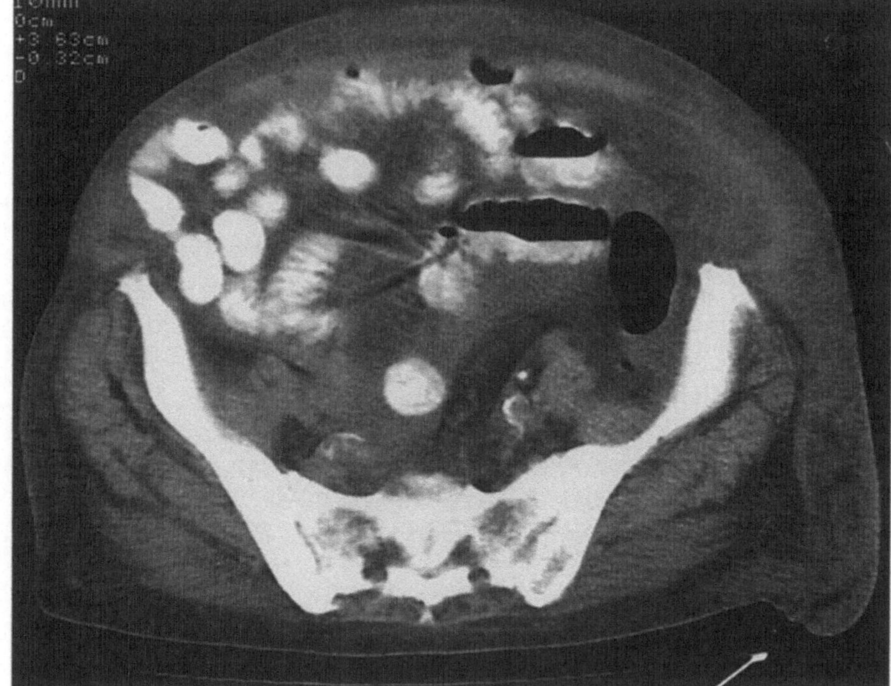

Abb. 19.6. CT bei Peritonealkarzinose. Diffuse Tumorinfiltration des Mesenteriums und Omentums. Dadurch kommt es zur Immobilisierung der Darmschlingen. Es entsteht ein Mischbild von mechanischer Obstruktion und sekundärer Pseudoobstruktion

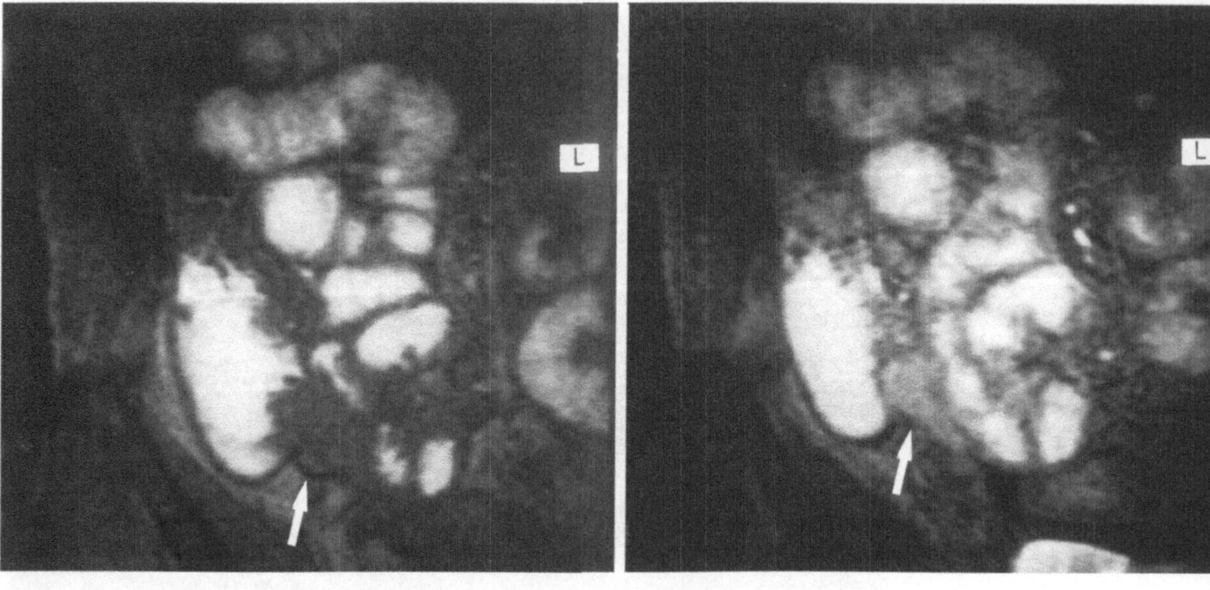

Abb. 19.7 a, b. MRT einer Peritonealkarzinose bei Kolonkarzinom. a Im T1-gewichteten Bild stenosierendes Tumorinplantat zwischen Zökum und terminalem Ileum (*Pfeil*). b Kontrastmittelaufnahme nach Gd-DTPA (*Pfeil*). Oral appliziertes Gd-DTPA im gestauten Dünndarm. (Mit freundlicher Genehmigung Frau Dr. A. Rieber, Ulm)

Hämatogene Metastasen

Vor allem das maligne Melanom, aber auch Karzinome der Lunge, des Kolons, der Brustdrüse und des Magens setzen hämatogene Darmmetastasen. Sie manifestieren sich meist als multiple submuköse Knoten, die ulzerieren und bluten können. Eine Obstruktion ist selten (Abb. 19.8 und 19.9).

Direkte oder lymphogene Infiltration

Diese Art der sekundären Metastasierung ist eher selten und tritt infolge von inkompletten Resektionen bei Karzinomen des linken Kolons, des Zökums und bei gynäkologischen Tumoren auf.

Tumoren bei AIDS

Typisch ist das Kaposi-Sarkom. Non-Hodgkin-Lymphome kommen ebenfalls gehäuft vor (s. Kap. 15.3) (Abb. 19.10).

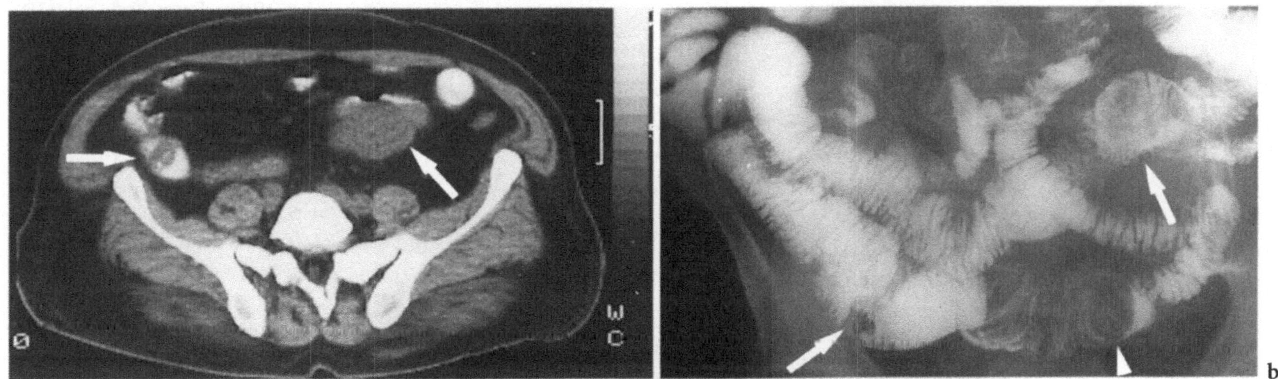

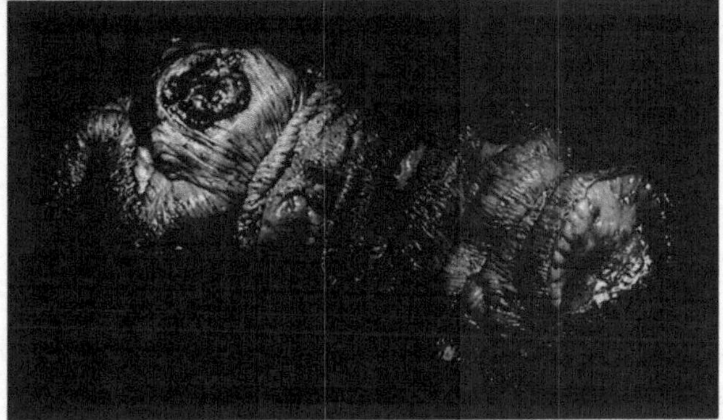

Abb. 19.8 a – c. Hämatogene Metastasen eines malignen Melanoms.
a Die Primäruntersuchung mit CT wegen okkultem gastrointestinalem Blutverlust bei negativer Endoskopie zeigt mehrere Tumorknoten mit Ulzeration (*Pfeile*). Keine Obstruktion. **b** Im Enteroklysma multiple submuköse Tumoren (*Pfeile*). Fragliche inkomplette Invagination (*Pfeilspitze*). **c** Im Operationspräparat finden sich ulzerierende Metastasen des malignen Melanoms

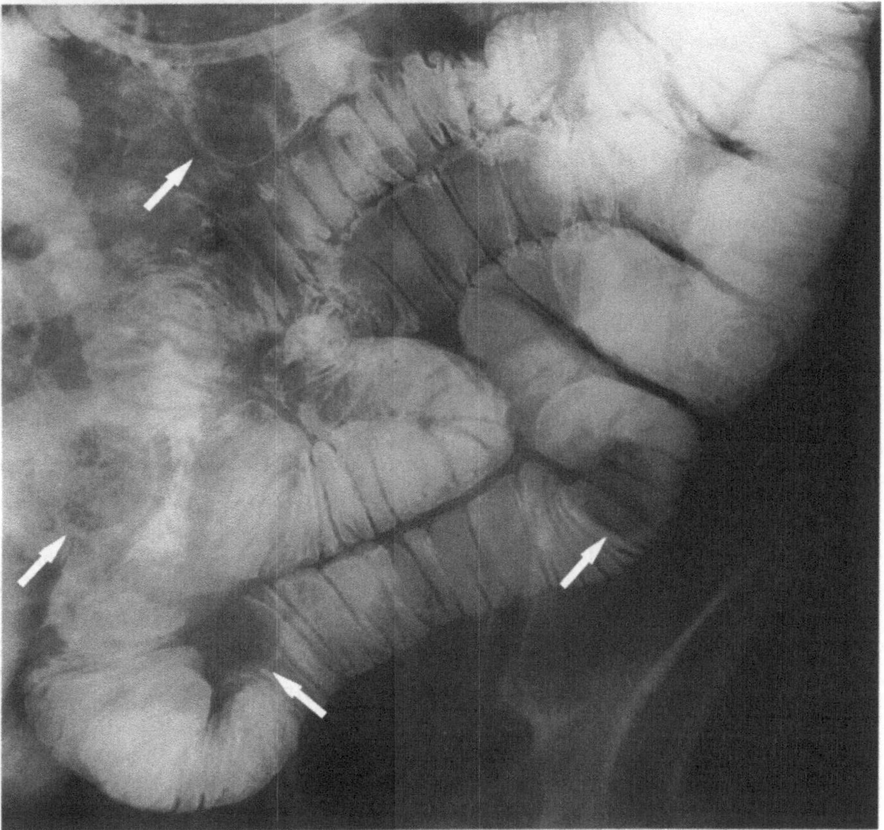

Abb. 19.9. Hämatogene Metastasen eines Kolonkarzinoms. Keine Stenosierung durch die submukösen Knoten (*Pfeile*)

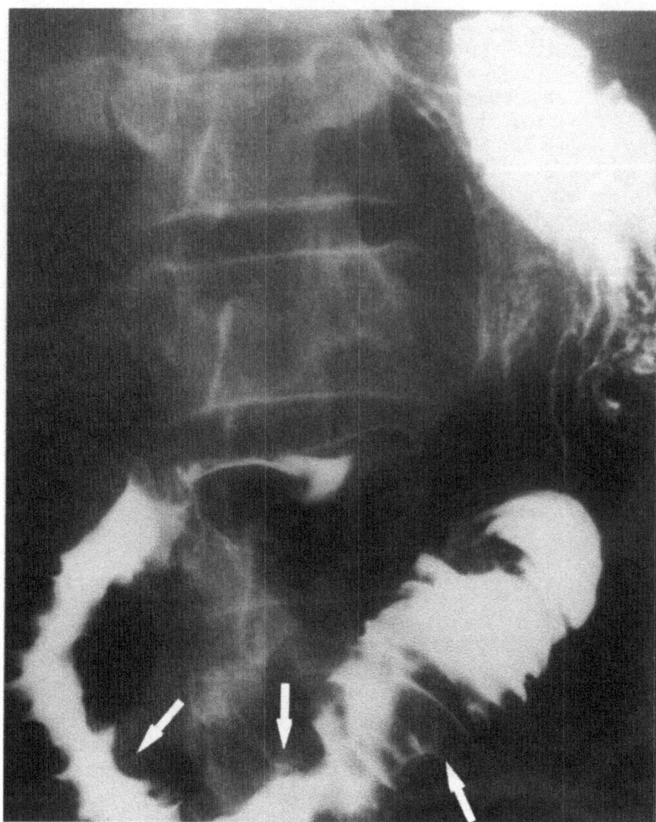

Abb. 19.10. Lymphom bei AIDS. Die intramuralen Tumorinfiltrate können nicht von einem Kaposi-Sarkom oder von Metastasen differenziert werden. (Mit freundlicher Genehmigung PD Dr. V. Jacobi, Frankfurt)

19.2 Primäre Dünndarmtumoren

Maligne Tumoren sind eher symptomatisch und werden deshalb häufiger gefunden als benigne Tumoren.

Primäres gastrointestinales Lymphom (PGIL)

Das PGIL ist die häufigste Neoplasie des Dünndarms. Von den gastrointestinalen Organen wird der Dünndarm am zweithäufigsten von einem Lymphom befallen. Das PGIL muß von den häufigeren sekundären Infiltrationen durch ein nodales Lymphom unterschieden werden, da es ein eigenständiges Krankheitsbild darstellt. Es unterscheidet sich im biologischen Verhalten, in der Prognose und in der Therapie von den primären nodalen Lymphomen.

Die *Diagnose des PGIL* basiert auf den Kriterien von Dawson:

- Die Erkrankung ist überwiegend auf den Intestinaltrakt beschränkt ohne Generalisierung innerhalb von drei Monaten ab Erstdiagnose.
- Fehlen von tastbaren peripheren und radiologisch erkennbaren mediastinalen Lymphknotenvergrößerungen.
- Peripherer Blutausstrich und Knochenmarkaspiration ohne pathologische Zellen.
- Fehlen von Leber- oder Milzbefall, ausgenommen eine direkte Infiltration durch den Magen-Darm-Tumor.

Die *histopathologische Klassifikation* beruht auf der Einteilung von Isaacson et al.:

- *B-Zell-Lymphome*:
    - low-grade B-Zell: MALT-Lymphom,
    - high-grade B-Zell: MALT-Lymphom,
    - immunoproliferative small intestinal disease (IPSID),
    - malignes Lymphom, zentrozytisch polypoid (MLP),
    - Burkitt-Lymphom,
    - andere Typen (entsprechend der Kiel-Klassifikation).
- *T-Zell-Lymphome*:
    - enteropathieassoziierte T-Zell-Lymphome (EATCL),
    - andere Typen, nicht mit Enteropathie assoziiert.

Die überwiegende Zahl der PGIL sind vom B-Zell-Typ (80 %), nur 10 % stammen von T-Zellen. Bei letzterem Typ liegt meist eine Zöliakie zugrunde; 10 % der Fälle sind undefinierbar (Hünerbein u. Schlag 1994). Im Gegensatz zu den westlichen Ländern befällt das PGIL im Nahen Osten und im Mittelmeerraum vorwiegend jüngere Menschen und bevorzugt den Dünndarm (Khojasteh et al. 1983). Auch histologisch unterscheidet sich diese Form des PGIL von den anderen Lymphomen. Es findet sich ein diffuser Befall mit unreifen Plasmazellen und Lymphozyten, daher auch die Bezeichnung „immuno-proliferative small intestinal disease" (IPSID) oder α-Schwerketten-Erkrankung. Der Verlauf ist meist günstiger als bei den anderen Lymphomen.

Die Musshoff-Klassifikation ist das empfohlene Stagingsystem der PGIL:

- I_E Tumor begrenzt auf die Gastrointestinalorgane,
    - I_{E1} kein Befall der Serosa,
    - I_{E2} Infiltration der Serosa,
- II_E Tumor mit positiven Lymphknoten im Abdomen,
    - II_{E1} regionaler Lymphknotenbefall,
    - II_{E2} Befall jenseits der regionlen Lymphknoten,
- III_E Befall extraabdomineller Lymphknoten und anderer Organe,
- IV_E Disseminierte Erkrankung.

Radiologie. Das Erscheinungsbild des PGIL in den bildgebenden Verfahren (Röntgen, Ultraschall, CT, MRT) ist mannigfaltig. Lymphome entstehen primär in der Submukosa bzw. in den tieferen Wandschichten und zerstören erst sekundär die Mukosa. Somit führt ihr Wachstum zunächst zu einer mehr oder weniger starken Wandverdickung, die mit den bildgebenden Verfahren besser nachweisbar ist als mit der Endoskopie. Diese Wandinfiltrationen manifestieren sich in folgenden Formen:

- multiple Knoten,
- größere Tumoren,
- infiltrativer Befall,
- endoexoenterisches Wachstum mit Kavitationen,
- Polypen und diffuse Faltenverdickung (Antes 1997).

Eine Unterscheidung von epithelialen Karzinomen kann bisweilen unmöglich sein, ebenso eine Differenzierung von anderen intramuralen Prozessen, z. B. einem Neurinom oder einem Leiomyosarkom.

Das Dünndarmlymphom befällt bevorzugt das Ileum und die Ileozökalregion. Mit dem Enteroklysma kann am besten die Schleimhautoberfläche beurteilt werden. Ein langstreckiger oder diffuser kleinknotiger Befall ist relativ charakteristisch für ein Lymphom (Abb. 19.11; s. auch Abb. 13.24).

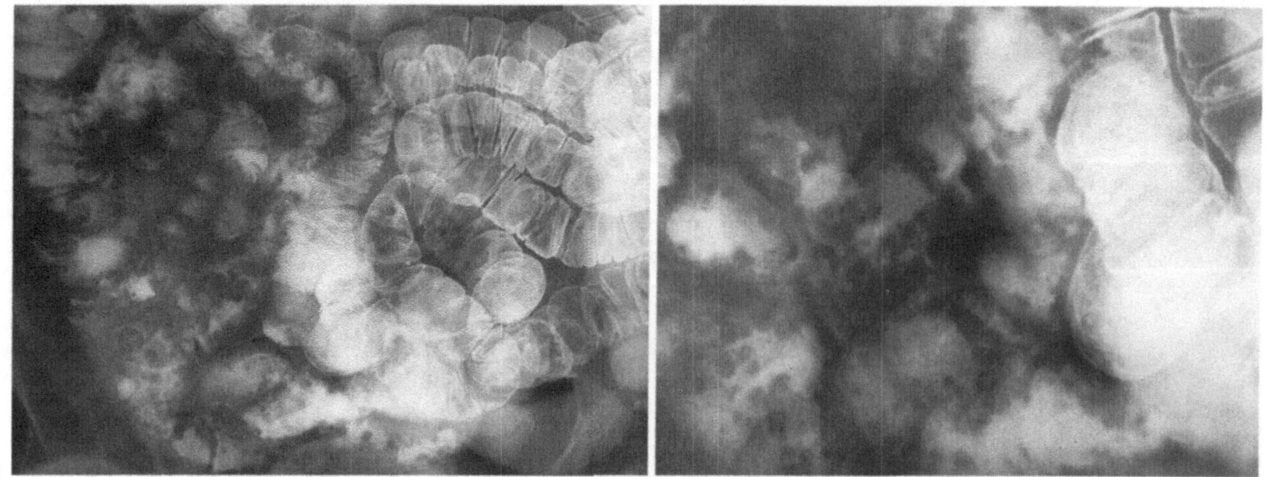

Abb. 19.11 a, b. Primäres gastrointestinales Lymphom (PGIL). **a** Das Enteroklysma zeigt multiple Knoten im Ileum mit im Vergleich zum normalen Jejunum regional gestörter Motilität. **b** Detailaufnahme vom Ileum

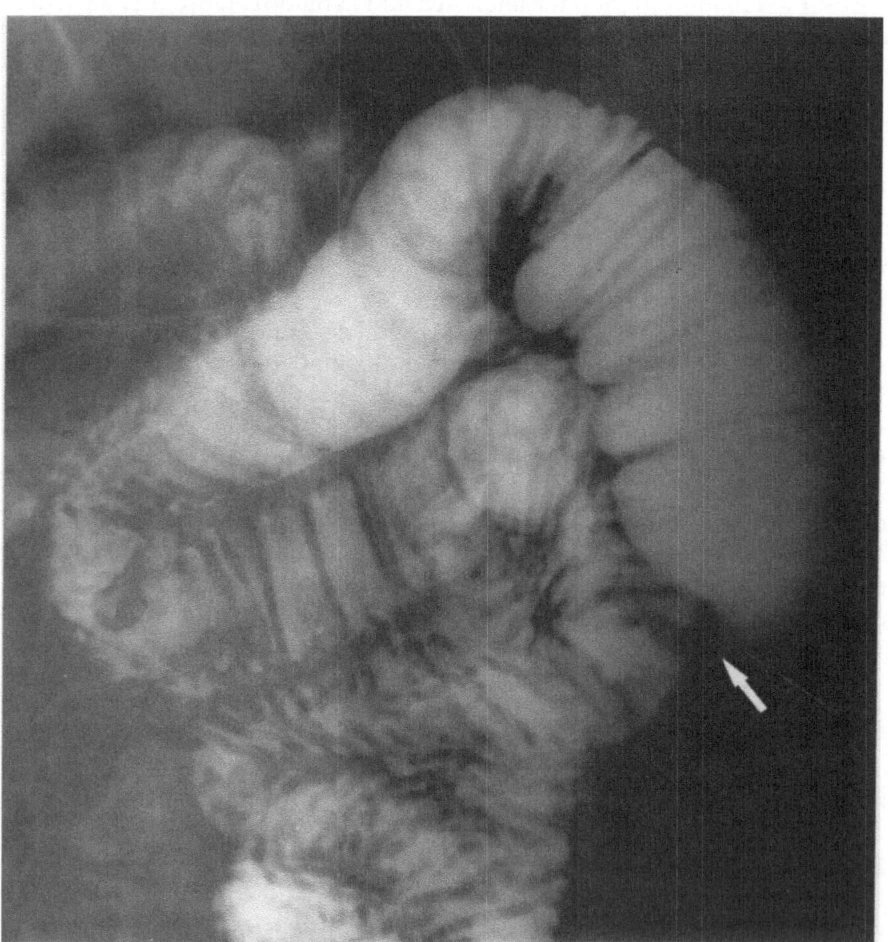

Abb. 19.12. Stenosierendes PGIL (*Pfeil*). Eine Differenzierung von einem Karzinom ist nicht möglich

Abb. 19.13. Hochmalignes PGIL. Im Enteroklysma 2 Tumorhöhlen im proximalen bzw. im distalen Jejunum (*Pfeile*). Dieses Befallsmuster wird als endoexoenterische Form bezeichnet

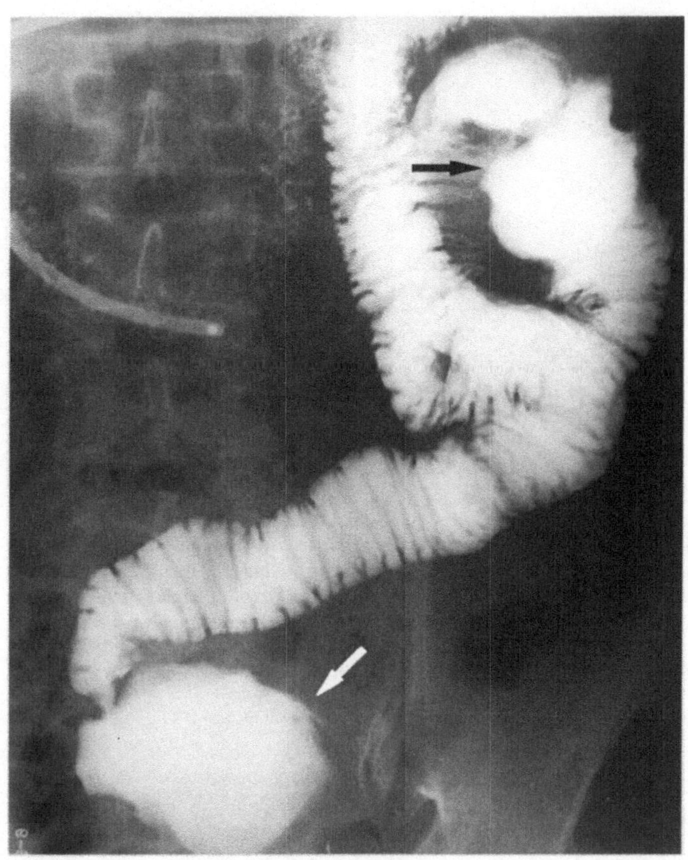

Eine solitäre, fixierte Stenose, insbesondere im Jejunum, spricht eher für ein Karzinom, eine Bride oder einen externen Prozeß (Abb. 19.12; s. auch Abb. 13.36). Die Kavitationen bei der „endoexoenterischen" Form ähneln denen bei einem Leiomyosarkom (Abb. 19.13). Am terminalen Ileum bzw. in der Ileozökalregion ist eine Differenzierung von einem Morbus Crohn oder einem Karzinom manchmal unmöglich (Abb. 19.14 und 19.15; s. Abb. 14.53).

Lymphome treten gehäuft als Komplikation einer Zöliakie auf (s. Abb. 17.10). Diese Lymphome sind meist vom T-Zell-Typ (Rubesin et al. 1989). Eine in der westlichen Welt seltene, jedoch in der „Dritten Welt" häufige Lymphomart ist das IPSID. Bei diesem Lymphomtyp zeigt der gesamte Dünndarm verdickte Falten (Abb. 19.16). Differentialdiagnostisch kommt eine Amyloidose, ein Dünndarmödem unterschiedlicher Ätiologie oder eine intestinale Lymphangiektasie in Betracht. Bei einer Invagination, insbesondere im Kindesalter, muß an ein ursächliches PGIL gedacht werden (Abb. 19.17).

Makroglobulinämie (Morbus Waldenström)

Die Markoglobulinämie ist eine seltene maligne Erkrankung des älteren Menschen. Sie ist dem Plasmozytom ähnlich, verursacht jedoch keine Osteolysen. Das Serum enthält ein Markoglobulin aus der IgM-Fraktion. Die meisten Patienten haben ein assoziiertes Lymphom. Ein Knochen-

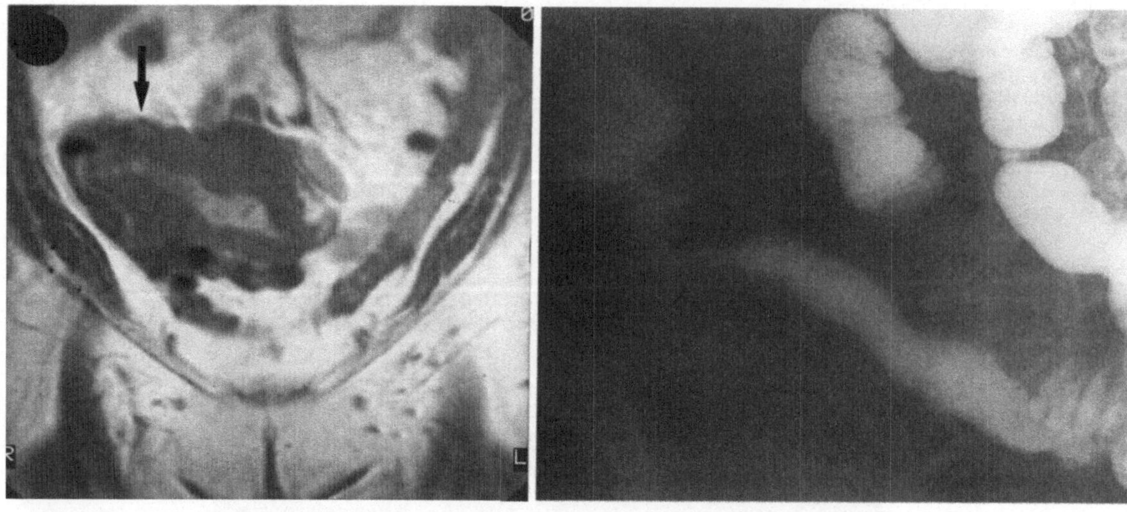

Abb. 19.14a, b. PGIL des terminalen Ileums (ileozökal). Untypische Präsentation bei 41jähriger Frau, bei der koloskopisch und histologisch zunächst ein Morbus Crohn diagnostiziert worden war. **a** In der initialen MRT (T1-gewichtet) großer intramuraler Tumor (*Pfeil*) des terminalen Ileums. **b** Das *Enteroklysma* zeigt Faltenverlust im terminalen Ileum und indirekte Zeichen der Wandverdickung. Eine Unterscheidung von einem Morbus Crohn ist schwierig. Die Operation ergab ein hochmalignes NHL

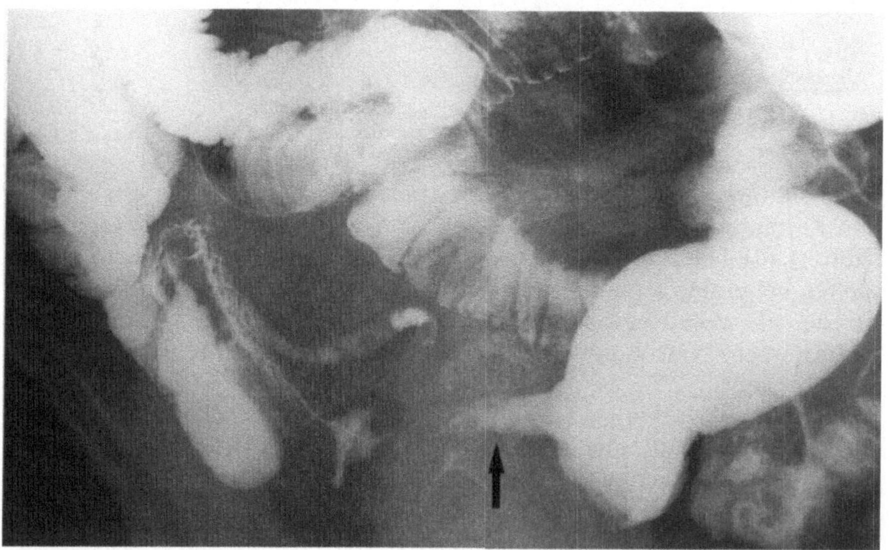

Abb. 19.15. PGIL des distalen Ileums. Stenosierender Tumor (*Pfeil*) mit zirkulärem Wachstum. Eine Differenzierung von einem Adenokarzinom ist röntgenmorphologisch nicht möglich

markbefall verursacht eine Anämie. Histologisch sind die Villi des Jejunums aufgetrieben und enthalten dilatierte Lymphgefäße und schaumige Histiozyten (Abb. 19.18).

Radiologie. Die Kerckring-Falten sind gleichmäßig verdickt, und das Feinrelief der Mukosa ist wegen der verplumpten Villi vergröbert (s. Abb. 13.26). Es kann einem Morbus Whipple oder einer Lymphangiektasie ähnlich sein.

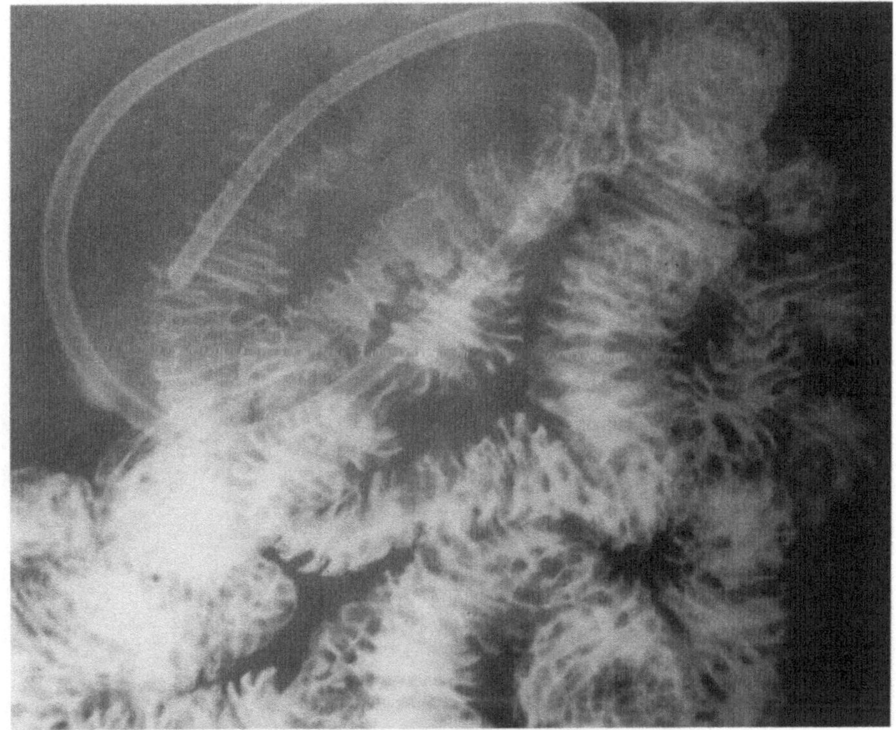

Abb. 19.16. IPSID („immunoproliferative small intestinal disease") bei einer 27jährigen Frau aus Algerien mit chronischem Durchfall. Das Enteroklysma zeigt eine Verdickung der Falten mit angedeuteten Knoten. (Mit freundlicher Genehmigung Dr. U. Bäcker, Immenstadt)

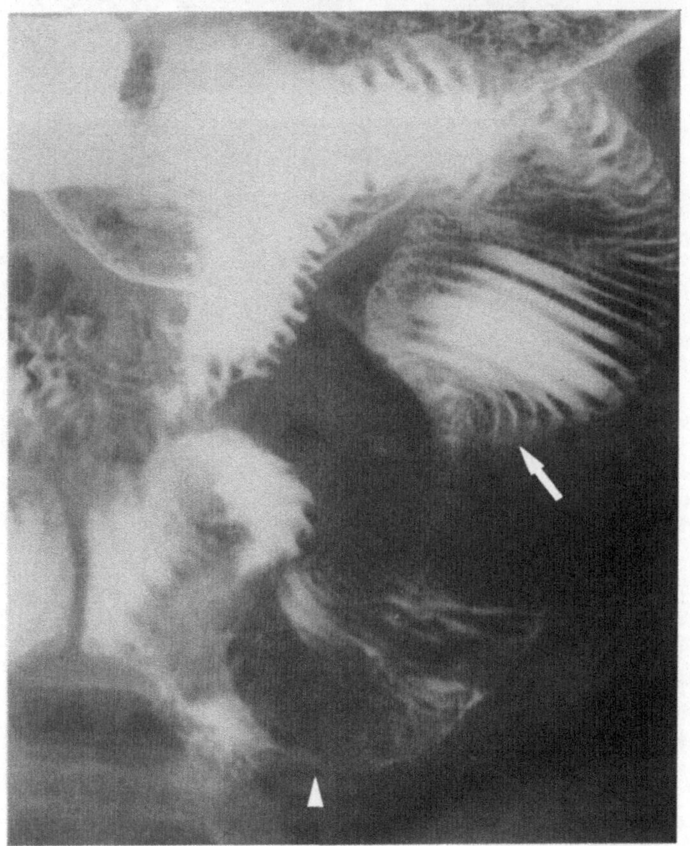

Abb. 19.17. Invagination bei Burkitt-Lymphom des Jejunums. 4jähriger Junge mit intermittierenden Bauchkrämpfen und Anämie. Die Magen-Darm-Passage zeigt eine jejunojejunale Invagination durch einen polypösen Tumor (*Pfeilspitze*). „Spiralfederzeichen" bei Invagination (*Pfeil*)

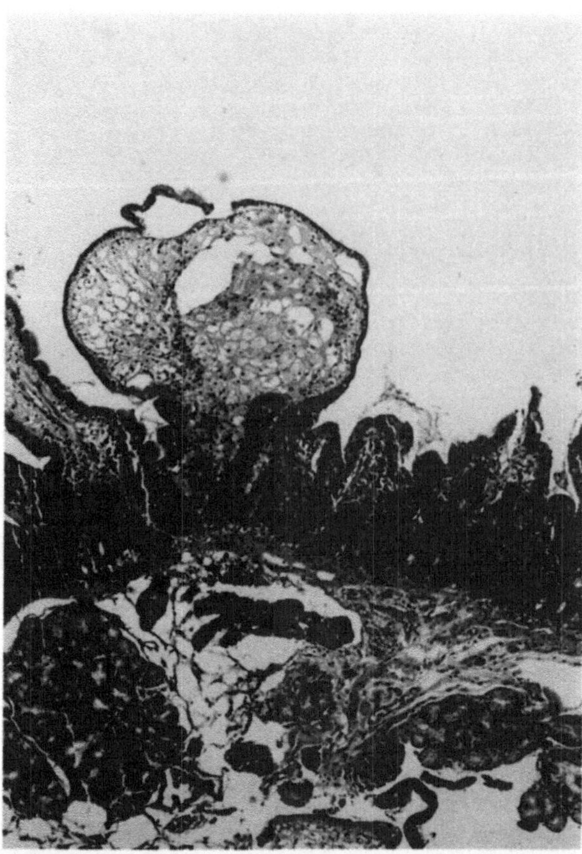

Abb. 19.18. Morbus Waldenström. Histologisches Präparat dieser sehr seltenen Beteiligung des Dünndarms (s. Abb. 13.26). Ballonierung der Villi durch erweiterte Lymphgefäße und schaumige Histiozyten

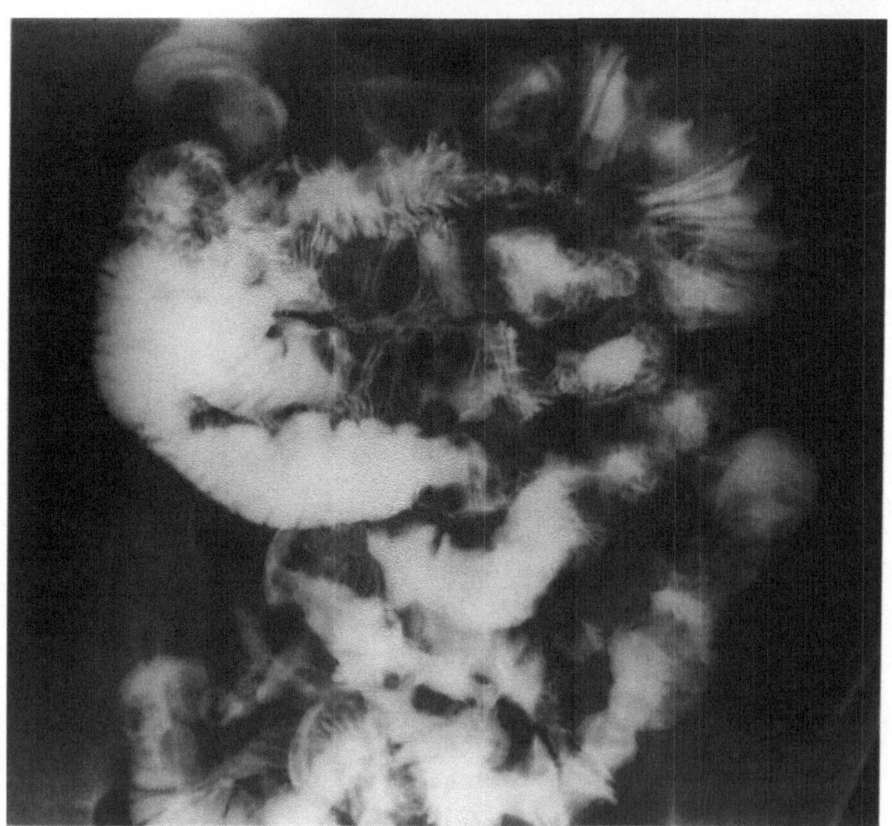

Abb. 19.19. Langerhans-Histiozytose X. Seltener Befall des Dünndarms. Die Magen-Darm-Passage zeigt multiple submuköse Infiltrate vor allem des proximalen Dünndarms und Magens

Langerhans-Histiozytose (Histiozytose X)

Hierbei handelt es sich um eine Erkrankung unklarer Genese, wahrscheinlich aber um eine neoplastische Erkrankung (Meyer et al 1995). Neben den
typischen osteolytischen Veränderungen des Skeletts findet man auch
seltener einen Multiorganbefall einschließlich des Gastrointestinaltrakts
(Abb. 19.19).

Radiologie. Die neoplastischen Histiozyten lagern sich in der Darmwand
ab und bilden submuköse Knoten, die ulzerieren können. Eine radiologische Differenzierung von einem Lymphom oder einem metastasierenden
Melanom ist nicht möglich (s. Abb. 19.19).

Adenokarzinom

Adenokarzinome werden am häufigsten im Duodenum (Abb. 19.20) und
im proximalen Jejunum angetroffen. Ein Tumor im Ileum ist eher ein
Lymphom (s. Abb. 19.14 und 14.53), ein Karzinoid, ein Sarkom, eine Metastase oder ein Kolonkarzinom, das auf das terminale Ileum übergegriffen
hat (Abb. 19.21).

Klinisch präsentieren sich Karzinome meist mit Obstruktionssymptomen und sind dann in vielen Fällen schon in einem fortgeschrittenen
Stadium mit Metastasen.

Radiologie. Gewöhnlich findet man eine zirkuläre kurzstreckige Stenose,
ähnlich der eines stenosierenden Kolonkarzinoms, eine sog. „Apple-core-

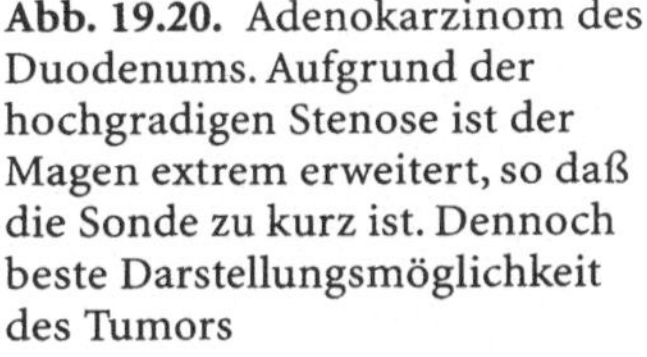

Abb. 19.20. Adenokarzinom des
Duodenums. Aufgrund der
hochgradigen Stenose ist der
Magen extrem erweitert, so daß
die Sonde zu kurz ist. Dennoch
beste Darstellungsmöglichkeit
des Tumors

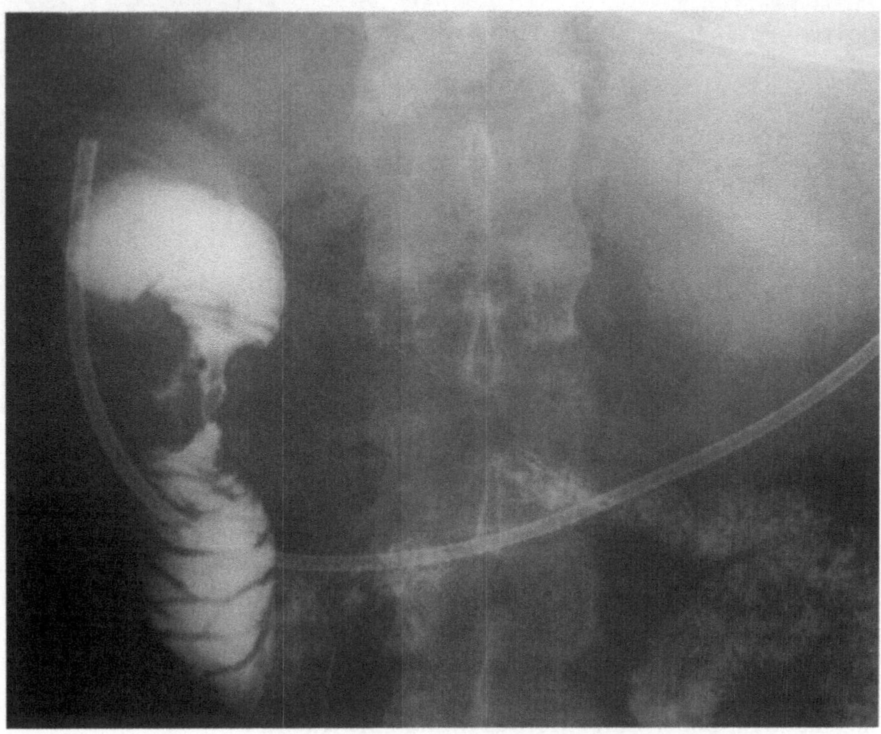

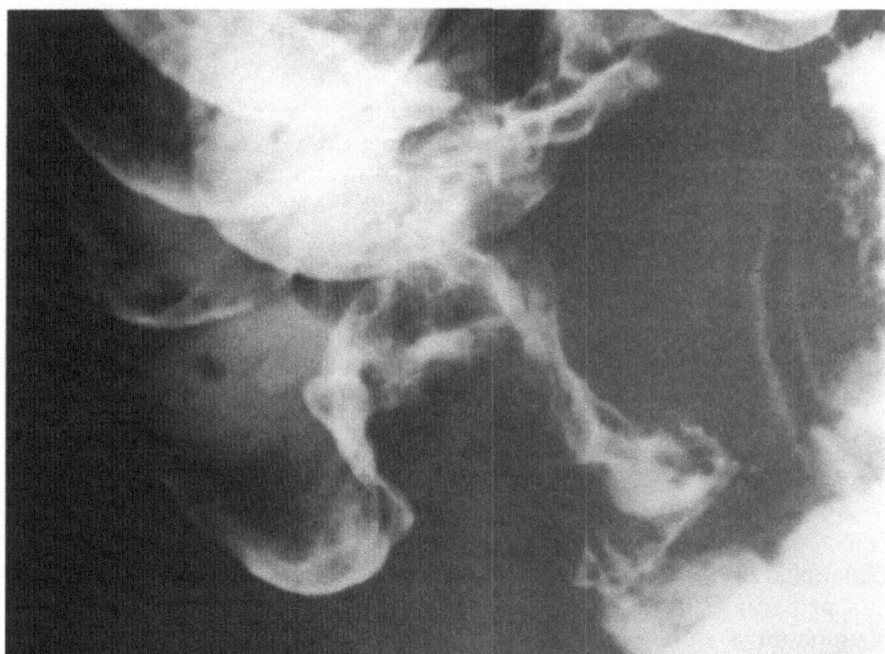

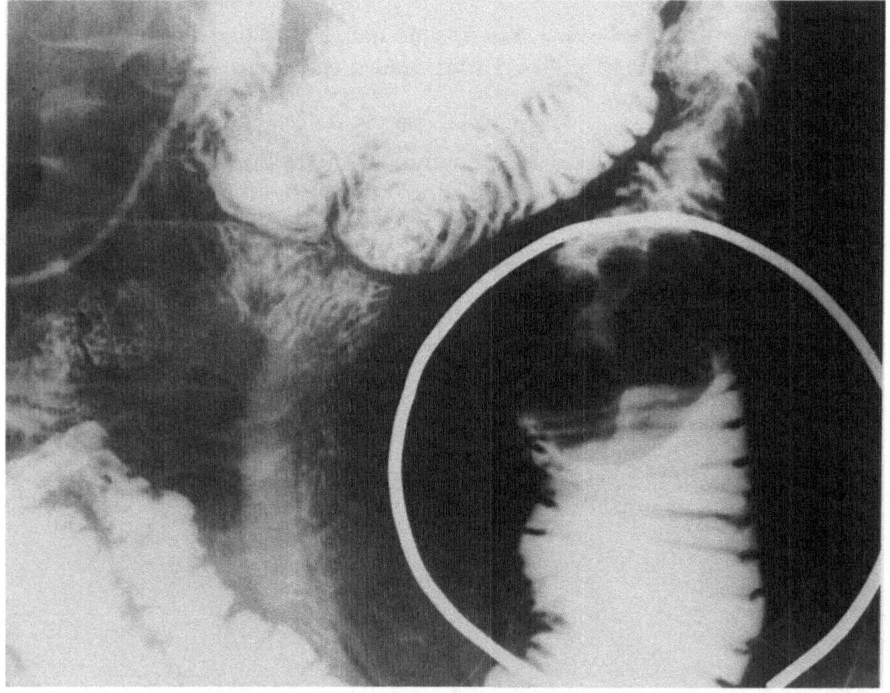

Läsion" (Abb. 19.22; s. Abb. 13.36). Eine sichere Unterscheidung von anderen Tumoren ist jedoch nicht möglich (Abb. 19.23) (Levine et al. 1987). In der CT zeigt sich eine relativ geringe Weichteilvermehrung im Gegensatz zu einem Lymphom oder einem Sarkom (Abb. 19.24). Die CT kann bei der Entdeckung eines Tumors dem Enteroklysma überlegen sein (s. Abb. 19.26). Im Ileum können ein Morbus Crohn oder andere tumoröse oder entzündliche Infiltrationen ein Karzinom imitieren. Ein Karzinom kann sich auf dem Boden eines Morbus Crohn entwickeln.

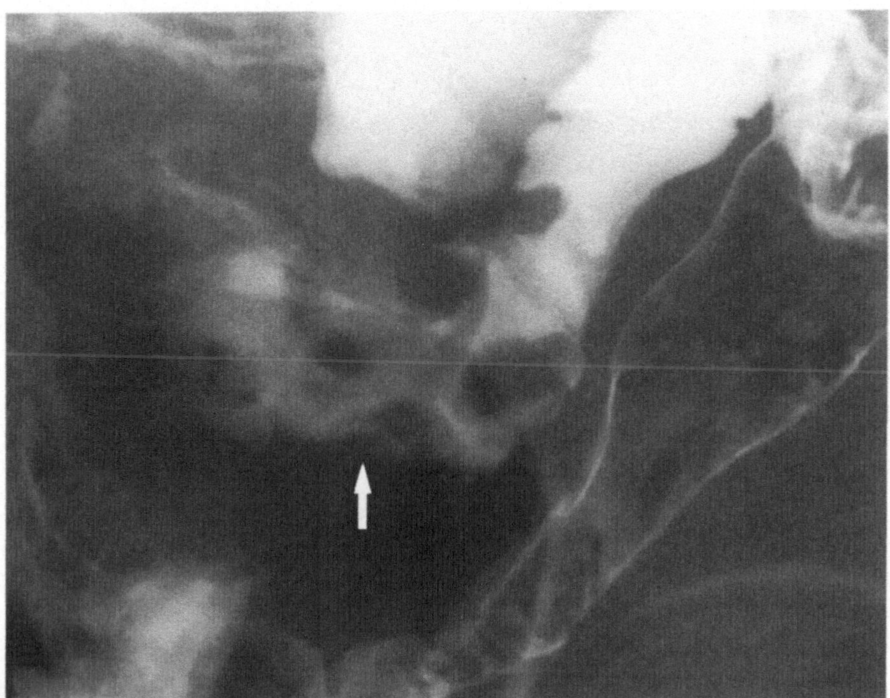

Abb. 19.23. Adenokarzinom. Nichtstenosierender exophytischer Tumor (*Pfeil*)

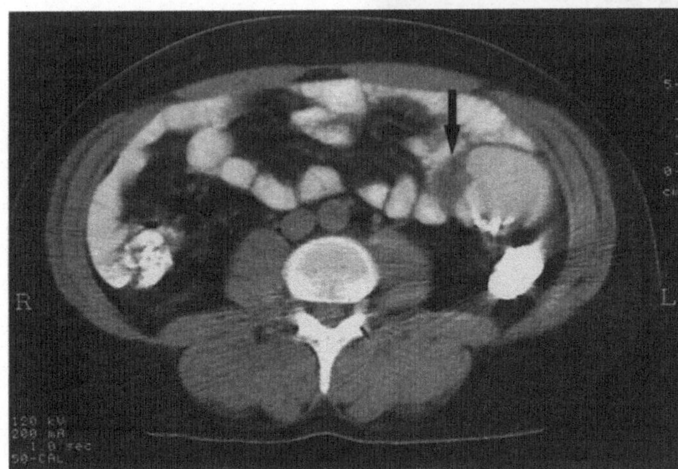

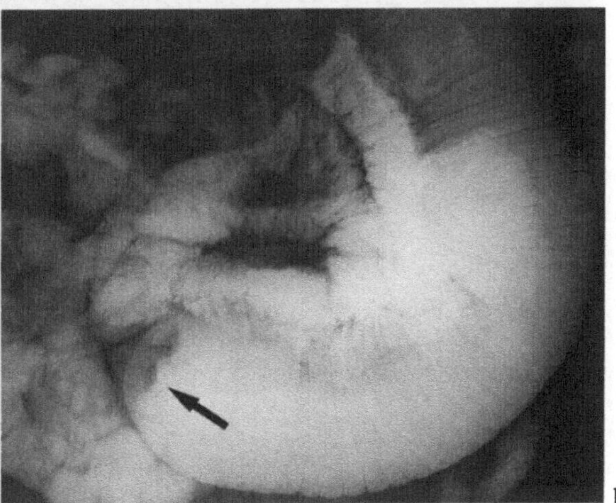

Abb. 19.24 a, b. Adenokarzinom des Jejunums. Patient mit Obstruktionssymptomen. Deshalb Primäruntersuchung mit CT. **a** In der CT hochgradige Obstruktion durch einen relativ kleinen Tumor im Jejunum (*Pfeil*). **b** Das Enteroklysma bestätigt den CT-Befund

Sarkome

Sarkome werden zu ca. 50 % im Ileum und zu ca. 30 % im Jejunum gefunden (Barclay u. Schapira 1983). Eine Differenzierung zwischen einem Leiomyosarkom (Abb. 19.25) und anderen Sarkomtypen ist oft erst durch immunhistologische Zusatzuntersuchungen möglich. Eine zuverlässige Unterscheidung zwischen benignen und malignen Tumoren kann radiologisch und manchmal auch histologisch nicht getroffen werden.

Klinisch präsentieren sie sich mit gastrointestinalem Blutverlust und intermittierenden Obstruktionen.

Radiologie. Wegen des vorwiegend intramuralen Wachstums kommt es erst spät zu einer Destruktion der Mukosa (Abb. 19.26). Unter Palpation ist der

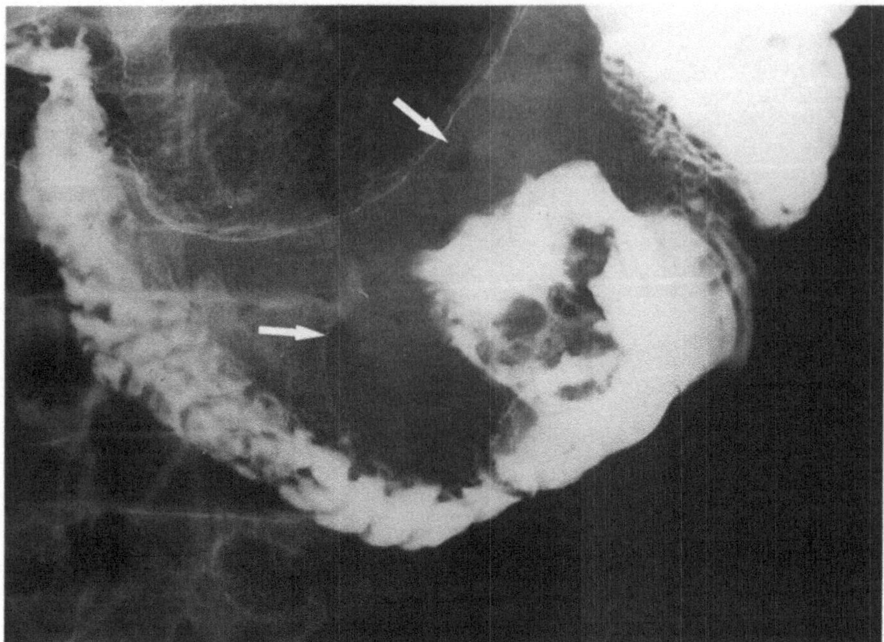

Abb. 19.25. Leiomyosarkom des proximalen Jejunums. Patient mit ungeklärter gastrointestinaler Blutung. Großer nichtstenosierender endoexoenterischer Tumor mit Kavitation und erkennbarer Weichteilkomponente (*Pfeile*)

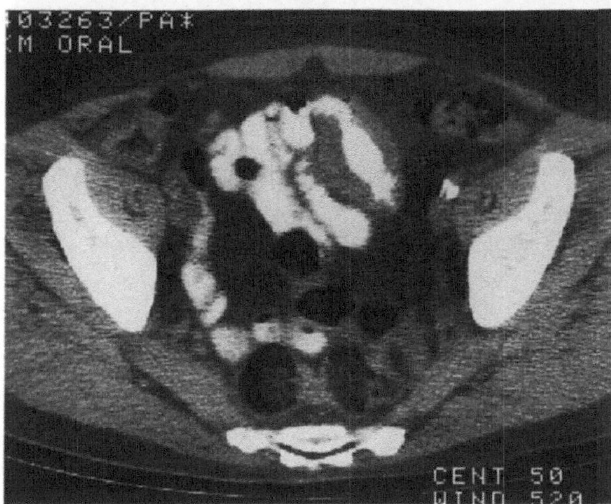

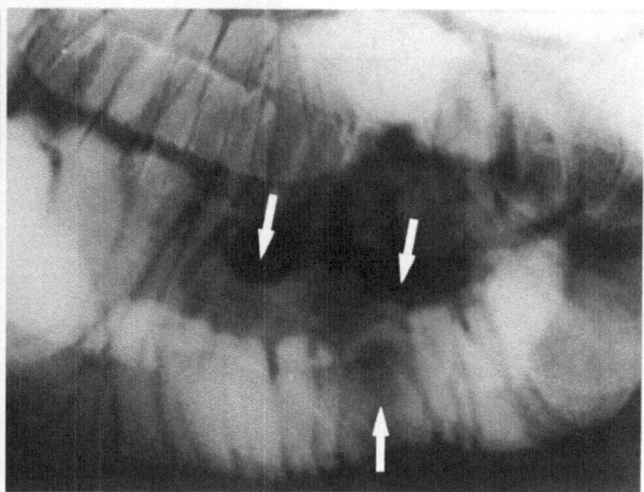

a

b

Abb. 19.26 a, b. Adenokarzinom. a In der CT deutliche Wandverdickung ohne nennenswerte prästenotische Dilatation. b Das Enteroklysma zeigt nur auf Zielaufnahmen eine Lumeneinengung (*Pfeile*), die auf Übersichtsaufnahmen nicht zu erkennen ist. (Mit freundlicher Genehmigung Prof. H. F. Fuchs, Frankfurt)

Tumor häufig beweglich. CT und Sonographie zeigen bisweilen besser als das Enteroklysma einen großen exoenterischen zerfallenden Tumor. Zusätzlich lassen sich computertomographisch hypodense bis zystische Metastasen in der Leber und im Abdomen nachweisen (Abb. 19.27). Sarkome können sich in der Wand von Divertikeln entwickeln und sind dann im CT besser zu erkennen als im Enteroklysma (Abb. 19.28 und 19.29) (Antes et al. 1994).

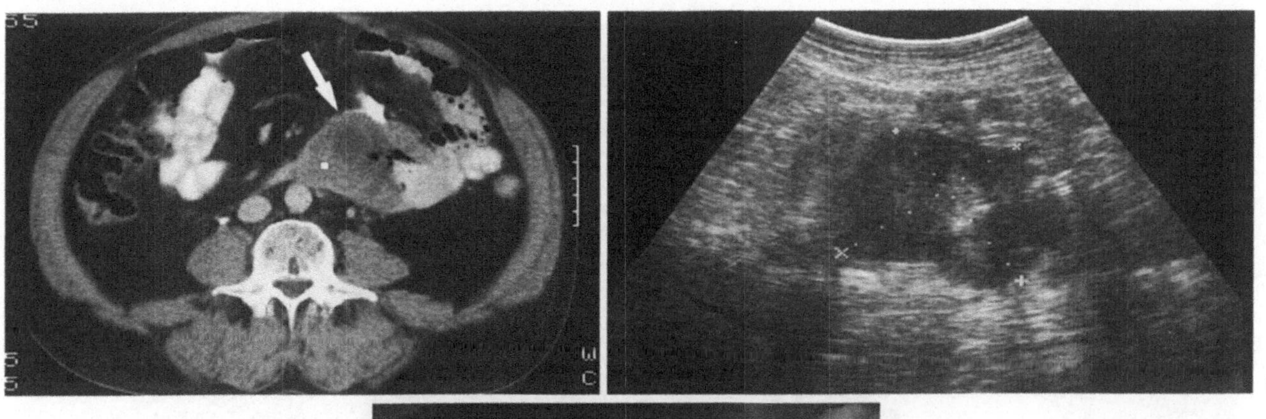

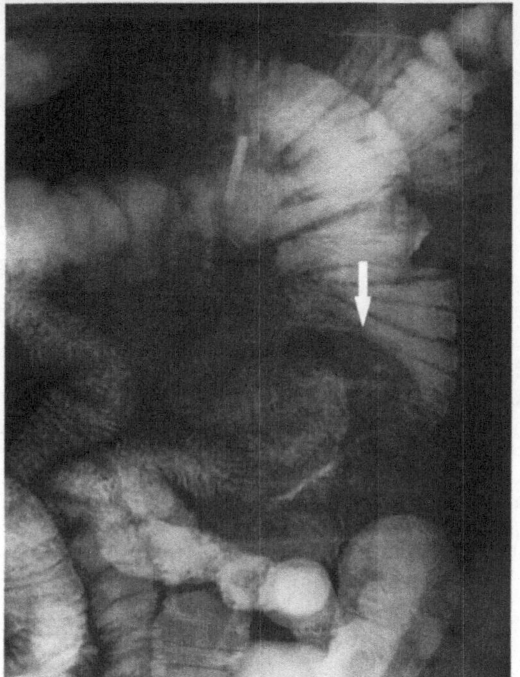

Abb. 19.27 a – c. Leiomyosarkom. Patient mit Rückenschmerzen und Gewichtsverlust. **a** In der CT zur Tumorsuche zeigt sich ein großer Tumor im proximalen Jejunum (*Pfeil*). **b** Sonographisch ist eine echoarme Wandverdickung mit unregelmäßiger Innenkontur feststellbar. **c** Im Enteroklysma gering stenosierender Tumor. Die intramurale Lage ist an der fehlenden Faltendestruktion erkennbar (*Pfeil*)

Karzinoid

Das Karzinoid kommt im ganzen Gastrointestinaltrakt vor, am häufigsten aber in der Appendix (Abb. 19.30) und im distalen Ileum (Clements 1984). Es gibt keine sicheren histologischen Kriterien für eine Unterscheidung zwischen einem gutartigen und einem bösartigen Karzinoid. Das Karzinoid der Appendix ist meist benigne, das Dünndarmkarzinoid fast ausnahmslos maligne. Wichtig ist das Ausmaß der Tumorinfiltration in den tiefen Wandschichten. Karzinoide sind langsam wachsende Tumoren, die sich aus den chromaffinen Zellen der Lieberkühn-Krypten entwickeln. Sie werden den APUD-Zelltumoren („amine precursor uptake und decaboxylation tumors") zugeordnet (Buck u. Sobin 1990). Das Karzinoid wächst sowohl in

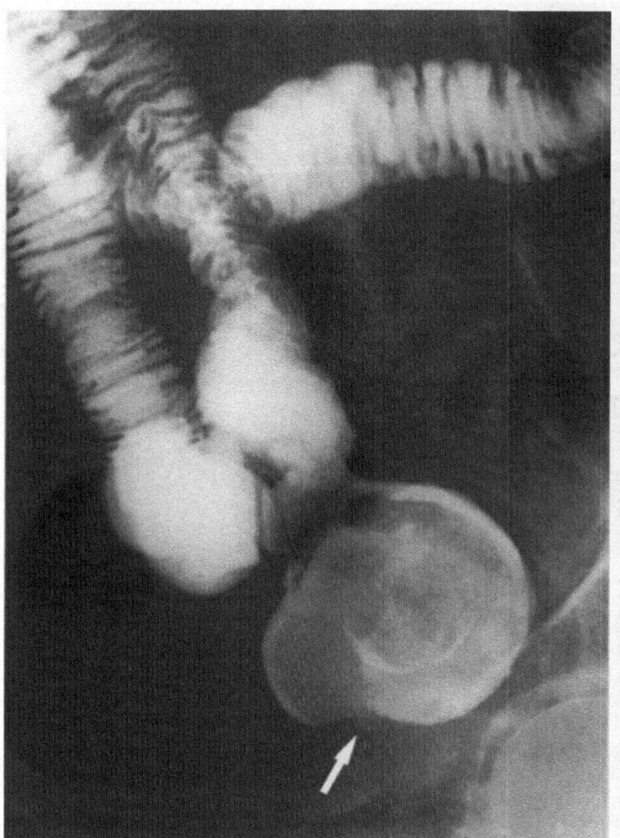
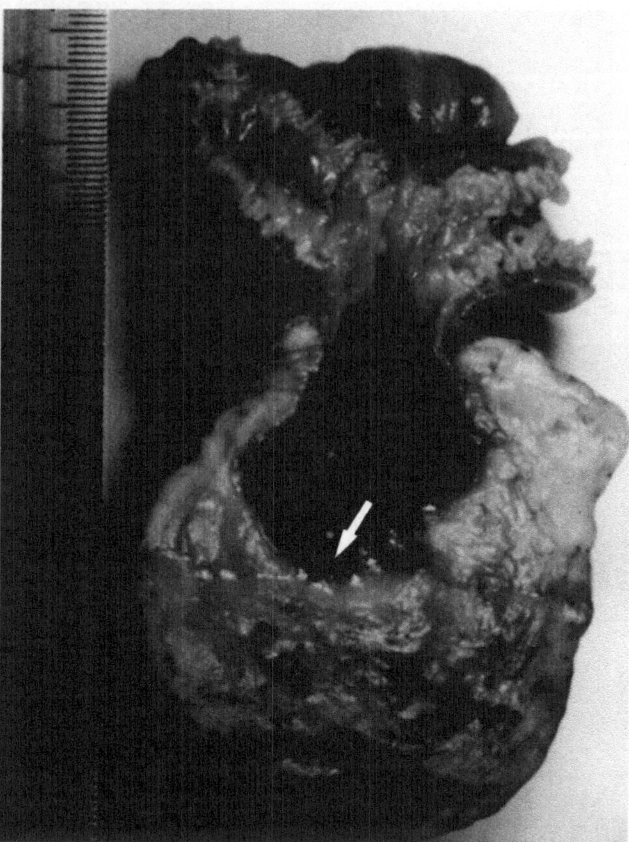

Abb. 19.28 a, b. Plexosarkom in einem Dünndarmdivertikel. Patientin mit akuter unklarer gastrointestinaler Blutung. **a** Im Enteroklysma großes, atypisches Divertikel im distalen Jejunum mit Ulzeration (*Pfeil*). **b** Das Operationspräparat weist eine erhebliche tumoröse Verdickung der Divertikelwand durch einen sog. Stromatumor mit Ulzeration auf (*Pfeil*)

Richtung der Submukosa als auch zur Mukosa. Blutung und Invagination können vorkommen. Das Karzinoidsyndrom mit „flush", Durchfall und Bronchospasmus sowie erhöhten Serotoninwerten ist ein Spätsymptom.

Radiologie. Tumoren unter 2 cm Durchmesser sind schwierig zu finden und werden meistens zufällig entdeckt. In der polypoiden Form steht das Karzinoid zwar an erster Stelle in der Differentialdiagnose, läßt sich aber nicht von anderen Polypen wie Leiomyom, Lipom oder Adenom unterscheiden (Abb. 19.31). Werden zwei oder mehrere Polypen angetroffen, erhöht sich die Wahrscheinlichkeit, daß ein Karzinoid vorliegt. Im Laufe des weiteren Tumorwachstums kommt es zu einer lokalen serotonininduzierten fibroplastischen Reaktion mit Ausbildung spezifischerer radiologischer Veränderungen, wie Faltenraffung, Lumeneinengung mit Abknickung der Darmschlingen und manchmal Ausbildung einer zirkulären Stenose (Abb. 19.32). Eine exoenterische Tumorinfiltration in das Mesenterium kann bei einer Distanzierung der befallenen Darmanteile vermutet werden. Der

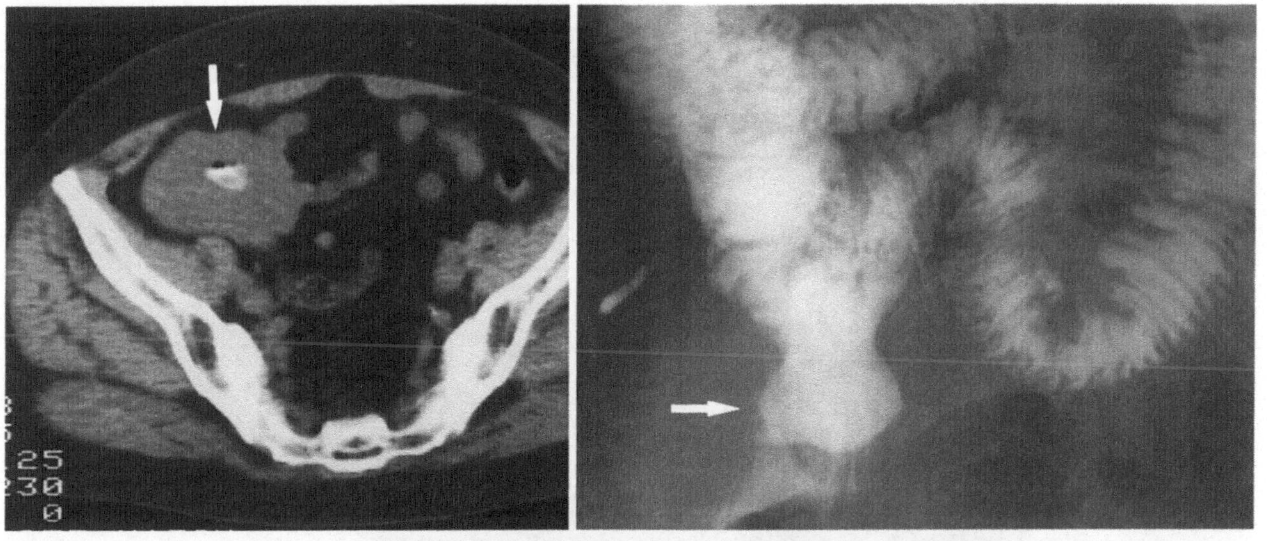

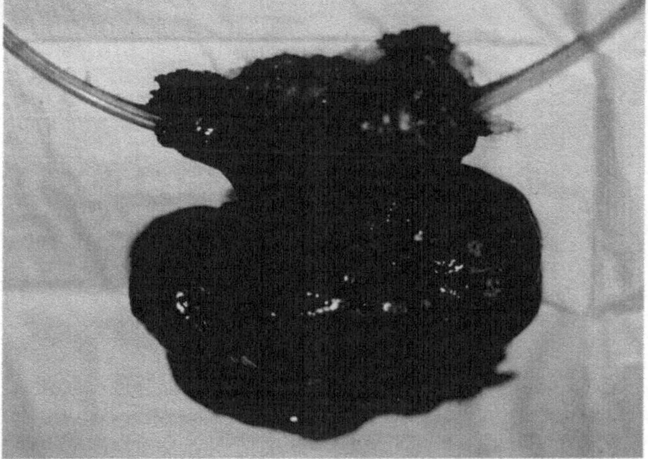

Abb. 19.29 a – c. Leiomyosarkom in der Wand eines Meckel-Divertikels. Patientin mit unklaren Bauchbeschwerden. **a** Die initiale CT zeigt einen kokardenförmigen Tumor, der Verbindung zu einer Dünndarmschlinge hat (*Pfeile*). **b** Im Enteroklysma lediglich ein großes Meckel-Divertikel (*Pfeile*). **c** Das Operationspräparat zeigt den Tumor in der Wand des Divertikels

Primärtumor ist dann meist nicht mehr zu erkennen. Die CT zeigt meist ein pathognomonisches Bild mit einem Tumor im Mesenterium und radiären Ausläufern, die zu den umgebenden Darmschlingen mit Wandverdickung ziehen (Abb. 19.33). Die CT in der arteriellen Phase (Spiral-CT) sollte auch zur Aufdeckung von Lebermetastasen eingesetzt werden. Die Angiographie zeigt ebenfalls ein charakteristisches Bild des Tumors und der Lebermetastasen. Sie ist allerdings nur noch selten zur Diagnosestellung angezeigt. Die Somatostatinrezeptor-Szintigraphie kann auch kleine Tumoren und Metastasen entdecken und ist deshalb als Suchmethode bei einem unbekannten hormonaktiven Tumor des Gastrointestinaltrakts zu empfehlen (s. Abb. 17.27).

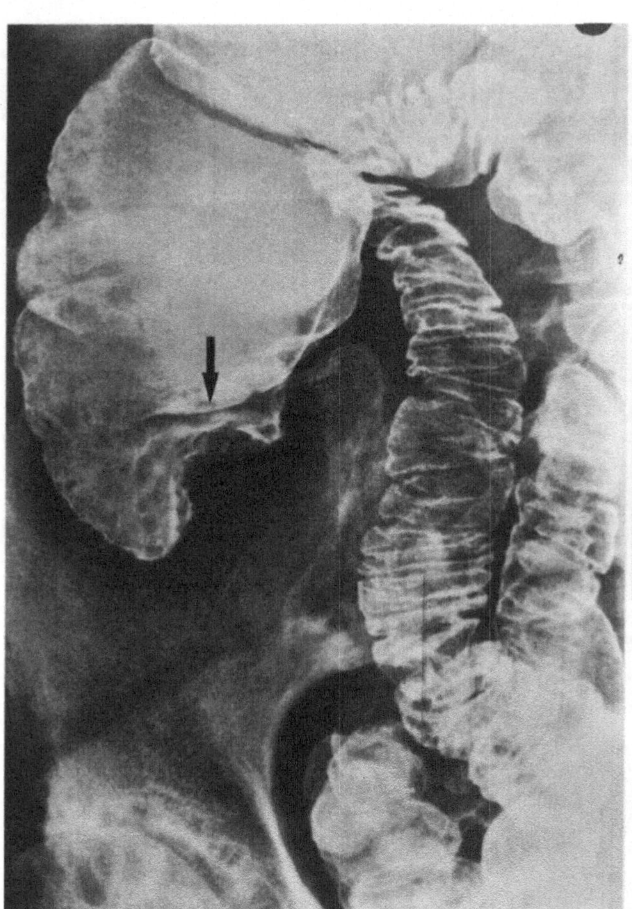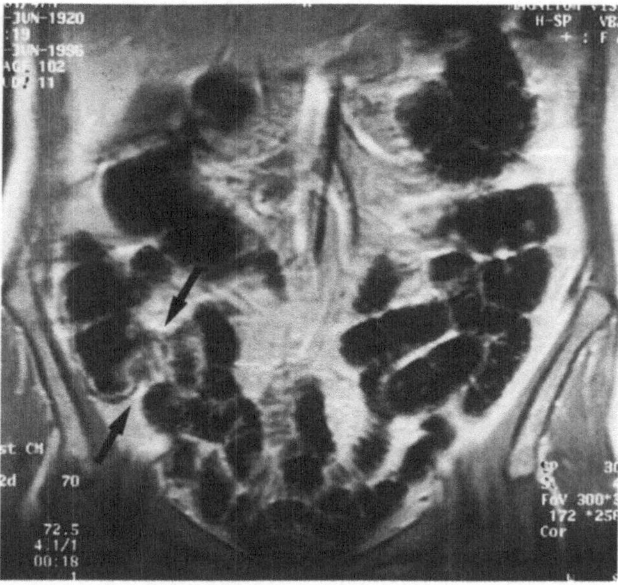

Abb. 19.30 a, b. Karzinoid der Appendix. **a** Im Enteroklysma externe Raumforderung am Zökalpol (*Pfeil*). Eine Differenzierung von einem perityphlitischen Abszeß oder einer Mukozele der Appendix ist nicht möglich. **b** Die koronare MRT (T1-gewichtet mit Gd-DTPA) zeigt den Tumor und seine Ausbreitung nach ileozökal (*Pfeile*). (Mit freundlicher Genehmigung Frau Dr. A. Rieber, Ulm)

19.3 Benigne Tumoren

Die meisten benignen Dünndarmtumoren entstammen dem Mesenchym der tieferen Wandschichten. Eine histologische Charakterisierung ist, mit Ausnahme des Lipoms, durch bildgebende Maßnahmen selten möglich. Eine Sonderstellung nehmen die Tumoren im Rahmen der Polyposissyndrome ein.

Leiomyom

Leiomyome sind die häufigsten gutartigen Dünndarmtumoren (Gupta 1982). Sie wachsen langsam entweder in Richtung Darmlumen (endoenterisch) oder nach außen (exoenterisch) oder in beide Richtungen. Einen *endoenterischen Tumor* erkennt man an einem polypoiden Füllungsdefekt mit glatter Oberfläche (Abb. 19.34). Bei größeren Tumoren mit unruhiger

Abb. 19.31. Karzinoid im Bulbus
duodeni. Kleiner submuköser
Tumor (*Pfeil*), nicht differenzierbar von anderen submukösen
Tumoren

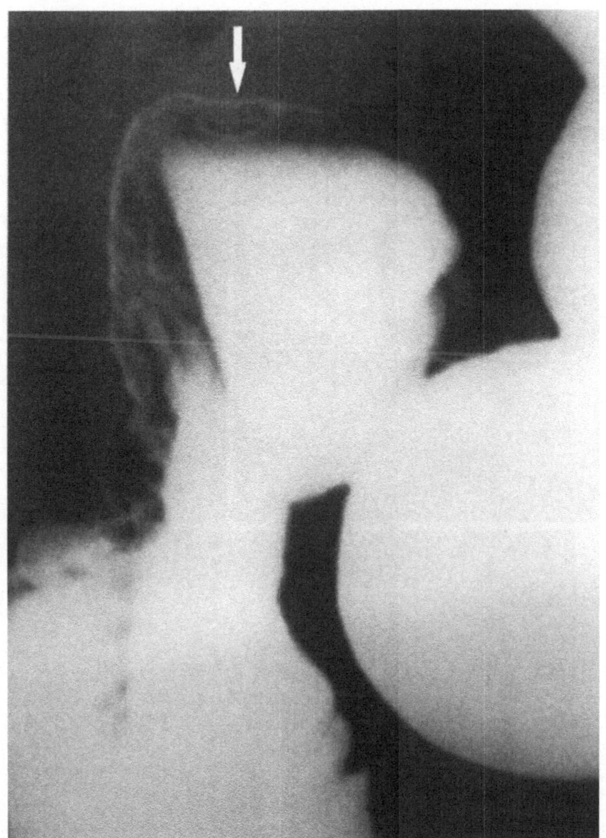

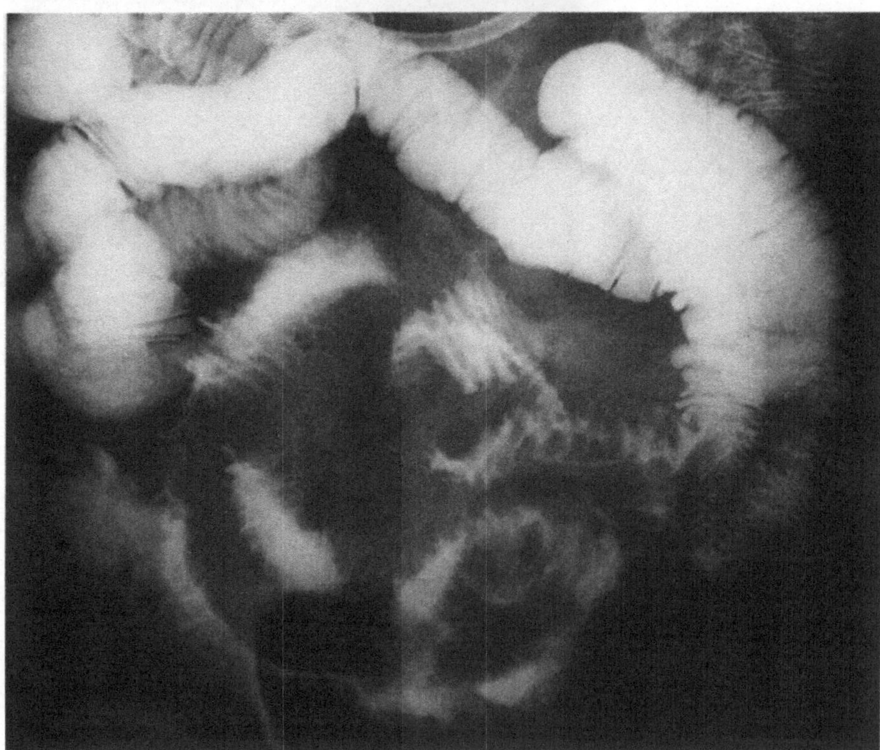

Abb. 19.32. Ausgedehntes Karzinoid. Langstreckige Einengung
der Ileumschlingen mit Faltenverdickung. Das Bild ist dem einer
Peritonealkarzinose ähnlich.
(Mit freundlicher Genehmigung
Prof. K. J. Pfeifer, München)

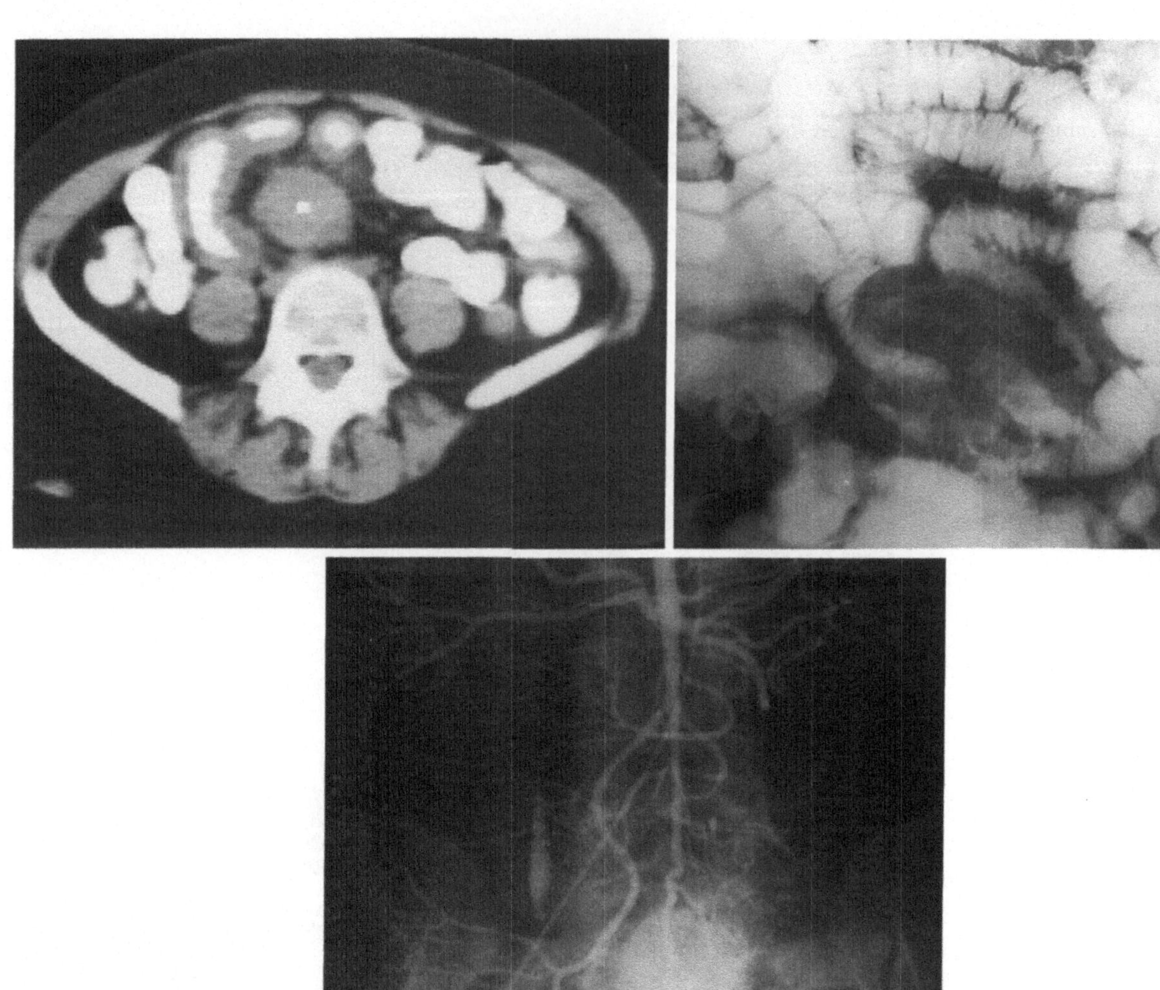

Abb. 19.33 a, b. Metastasierendes Karzinoid. **a** Primäruntersuchung mit CT wegen unklaren Bauchkrämpfen. Tumor in der Mesenterialwurzel mit radiären Ausläufern zu verdickten Darmschlingen. Charakteristisches Bild eines metastasierenden Karzinoids. **b** Im Enteroklysma lediglich eine unspezifische Wandverdickung wie bei Peritonealkarzinose. **c** Typisches angiographisches Bild eines hypervaskularisierten Karzinoids. Die Patientin hatte auch hypervaskuläre Lebermetastasen

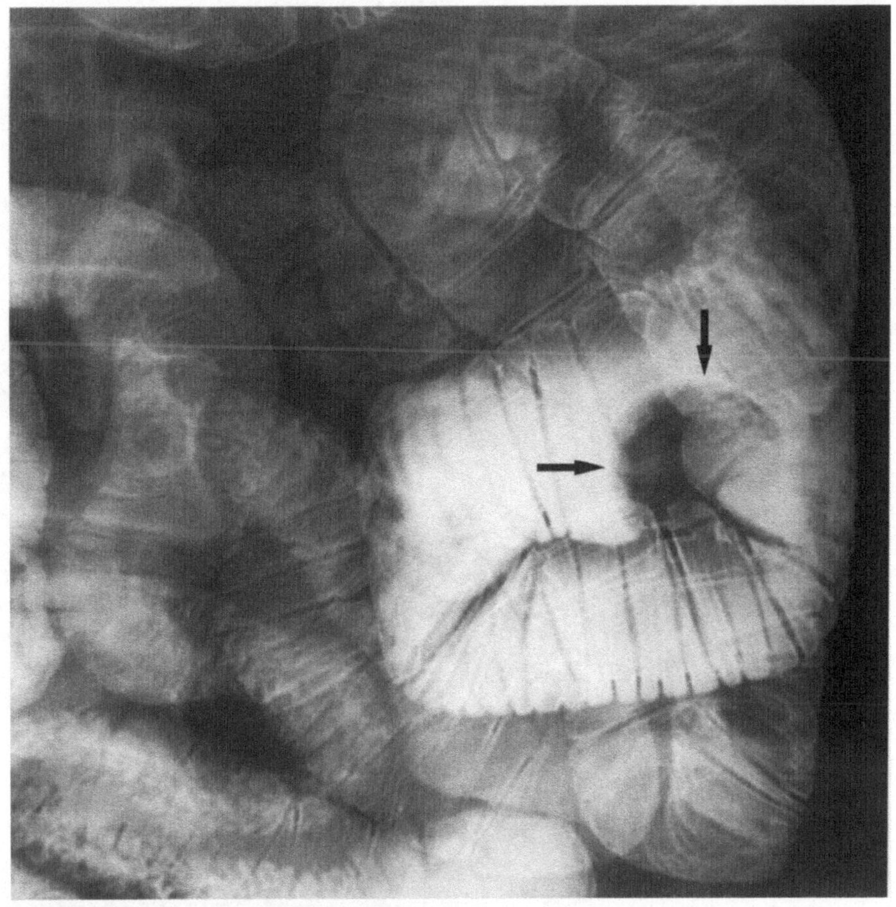

Oberfläche und Ulzerationen besteht der dringende Verdacht auf ein Leiomyosarkom. *Exoenterische Leiomyome* sind schwieriger zu entdecken.

Radiologie. Im Enteroklysma erkennt man einen Pelotteneffekt am Darm-lumen und eine Abdrängung der benachbarten Darmschlingen durch den exoenterischen Tumor. CT und Angiographie sind dann meist von höherer diagnostischer Aussagekraft (Abb. 19.35).

Lipom

Lipome sind die zweithäufigsten benignen Dünndarmtumoren. Über 50 % der Lipome liegen im Ileum und speziell an der Ileozökalklappe (Gaitini et al. 1994). Sie verursachen selten Symptome und werden als Zufallsbefund gefunden (Abb. 19.36).

Radiologie. Mit der CT kann eine spezifische Diagnose aufgrund der Fett-werte gestellt werden (Abb. 19.37).

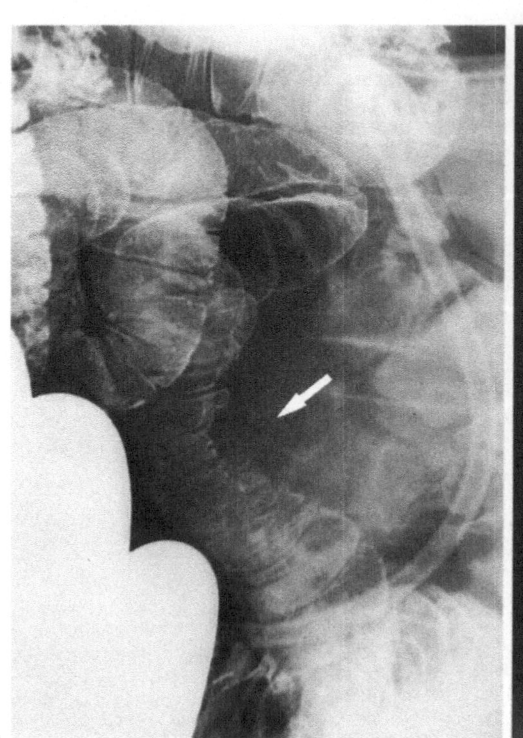
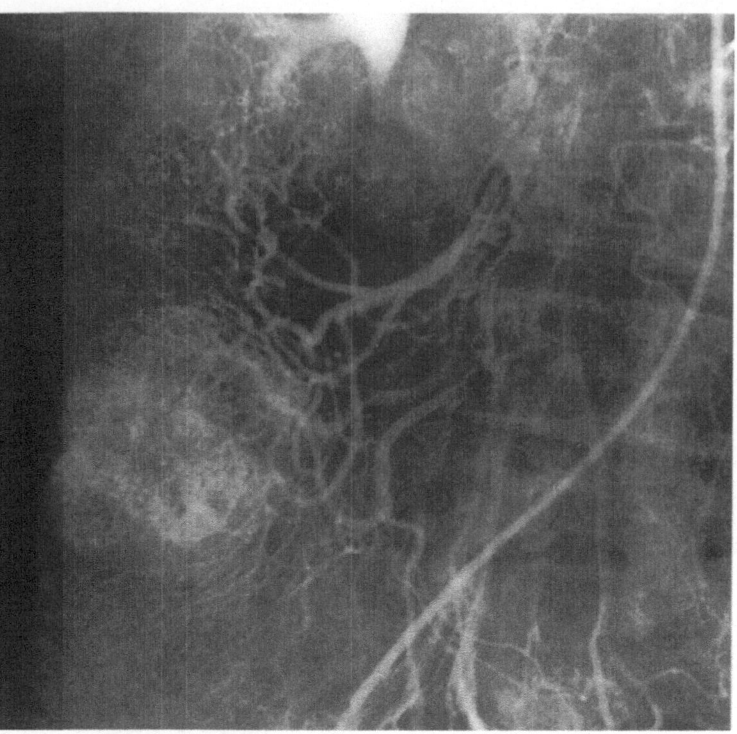

Abb. 19.35 a, b. Leiomyom. **a** Das Enteroklysma zur Abklärung einer unklaren Blutung zeigt eine Pelottierung des Darms durch eine submuköse, vorwiegend exoenterische Raumforderung (*Pfeil*). **b** In der Angiographie gefäßreicher Tumor. (Mit freundlicher Genehmigung Dr. V. Hufen, München)

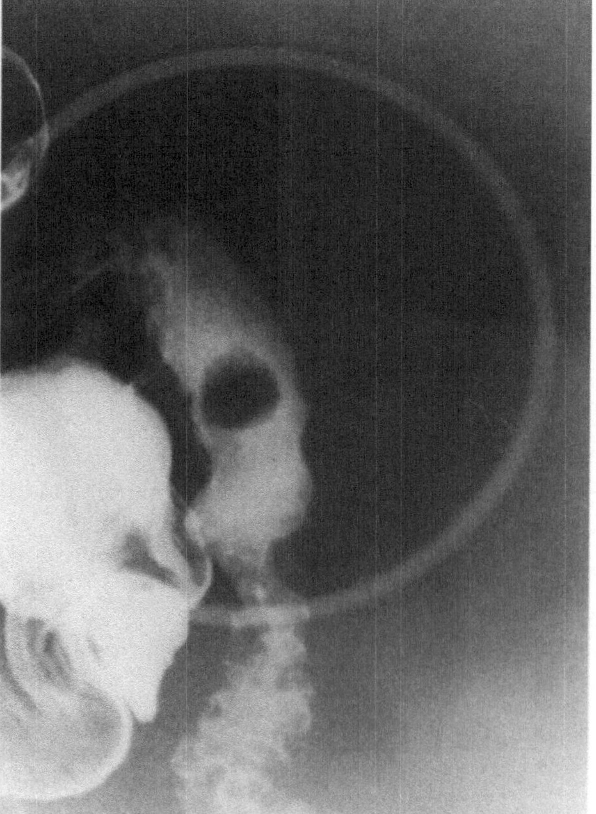

Abb. 19.36. Lipom im terminalen Ileum. Glatt begrenzter Tumor mit Fettdichte. (Mit freundlicher Genehmigung Dr. R. Bolwin, Jena)

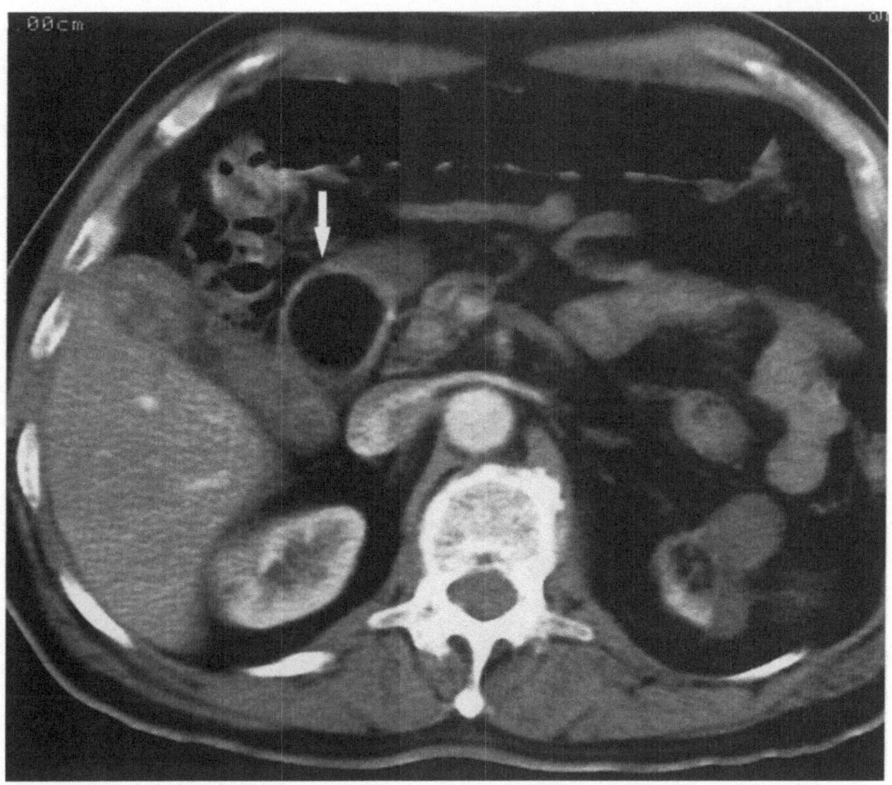

Abb. 19.37. Lipom im Duodenum. Patient mit unklaren Oberbauchbeschwerden und negativer Gastroskopie Die CT zeigt einen Tumor mit Fettdichte im Bulbus duodeni (*Pfeil*)

Hämangiom

Hämangiome präsentieren sich häufig mit einer gastrointestinalen Blutung. Sie werden hauptsächlich im Jejunum gefunden.

Radiologie. Kavernöse Hämangiome sind meist solitär und erscheinen wie ein submuköser Polyp (s. Abb. 16.29). Kapilläre Hämangiome treten multipel auf und können kleine flache Erhabenheiten zeigen (s. Abb. 16.28). Bisweilen werden verkalkte Phlebolithen entdeckt.

Adenom

Ähnlich wie im Kolon gibt es im Dünndarm villöse und tubuläre Adenome, die vom Darmepithel ausgehen. Sie sind meist singulär und klein.

Seltene Tumoren

Patienten mit einer Neurofibromatose (von-Recklinghausen-Krankheit) können einen Befall des Gastrointestinaltrakts aufweisen, der meist asymptomatisch ist. Andere seltene Tumoren sind Neurilemnome (Abb. 19.38), Ganglioneurome, Lymphangiome (Campell et al. 1991) und entzündliche fibroide Polypen (de Foer et al. 1993). Letztere können aufgrund ihrer Größe zu Invaginationen führen (Abb. 19.39; s. auch Abb. 18.34).

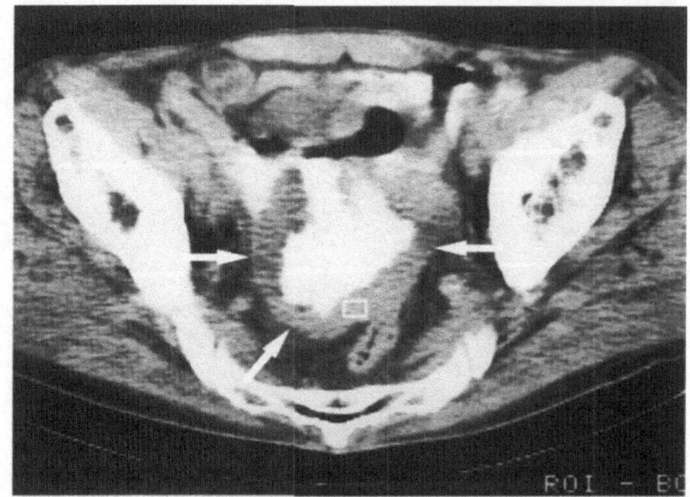

Abb. 19.38 a, b. Schwannom.
a In der CT endoexoenterischer Prozeß im Ileum mit Kavitation und Wandverdickung (*Pfeile*).
b Im Enteroklysma deutliche Kavitation. *Differentialdiagnosen:* Lymphom, Sarkom. (Mit freundlicher Genehmigung Prof. L. Beltz, Bonn)

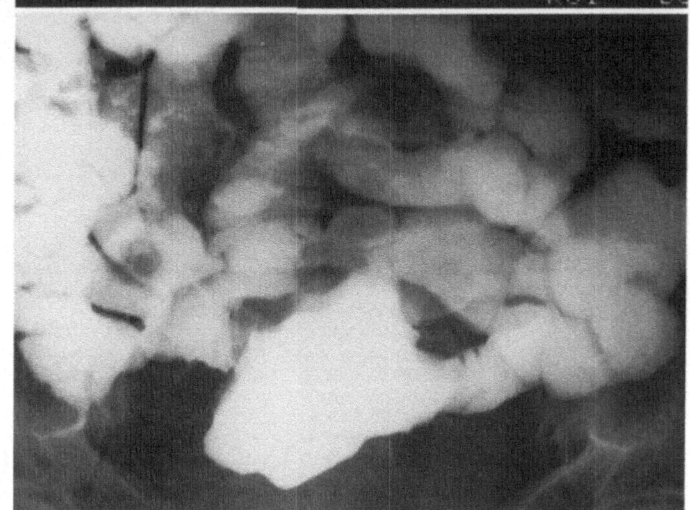

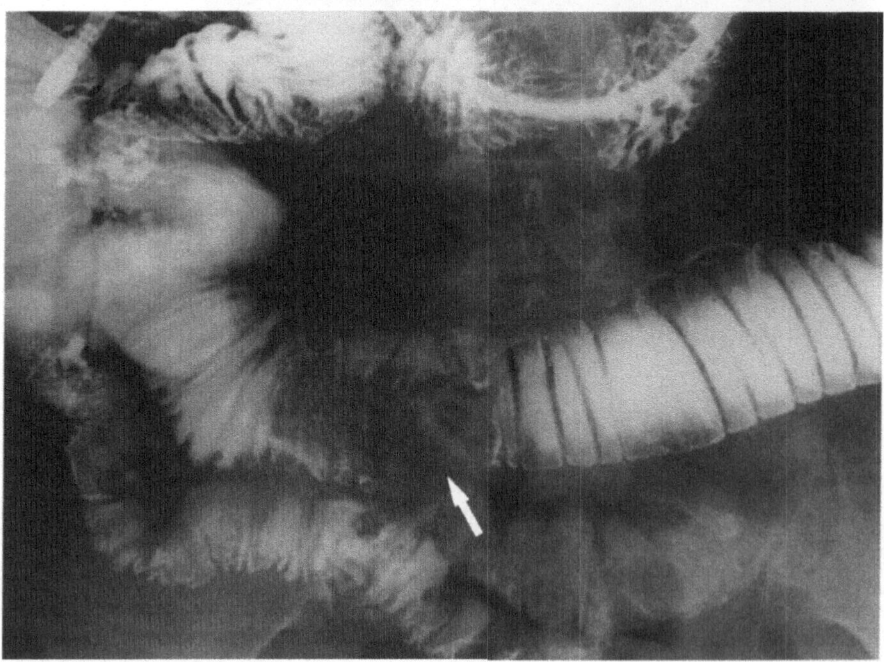

Abb. 19.39. Entzündlichfibroider Polyp. Intraluminärer, beweglicher Tumor ohne stenosierende Wirkung (*Pfeil*).
Z. n. Lösung einer passageren Invagination (s. Abb. 18.34). (Mit freundlicher Genehmigung Prof. A. R. Fischedick, Münster)

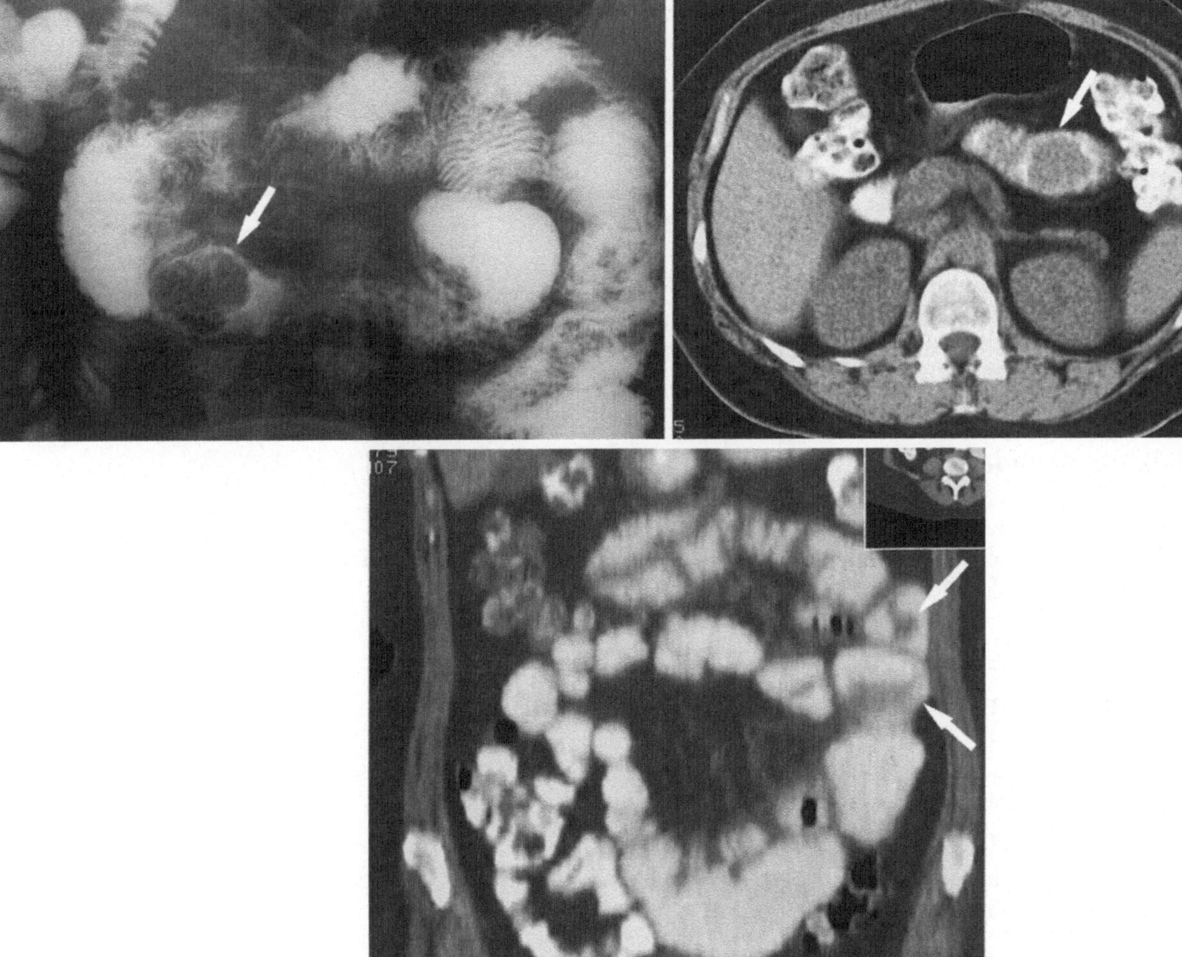

Abb. 19.40 a – c. Peutz-Jeghers-Syndrom. 47jährige Frau mit intermittierenden Bauch-krämpfen. **a** Im Enteroklysma mehrere intraluminal gelegene Polypen (*Pfeil*). Diese führen zu einer lokalen Hyperperistaltik und zu passageren Invaginationen (s. Abb. 18.38). **b** und **c** Die CT zeigt intraluminale Polypen (*Pfeil*). Beginnende Stenosierung, erkennbar am Kaliberunterschied zwischen Jejunum und Ileum (c, *Pfeile*). (Mit freund-licher Genehmigung Prof. M. Galanski, Hannover)

19.4 Polyposissyndrome

Peutz-Jeghers-Syndrom

Unter den seltenen Polyposissyndromen kommt das Peutz-Jeghers-Syn-drom noch am häufigsten vor. Es wird autosomal dominant vererbt. Typisch sind mukokutane Pigmentationen und Polypen im Dünndarm, aber auch in Magen und Kolon.

Radiologie. Die Polypen treten meist im Jejunum auf und sind histologisch Hamartome (Abb. 19.40). Häufig sind sie gestielt und führen zu Invagina-tionen (s. Abb. 13.52). Die Polypen gelten nicht als präkarzerös. Allerdings treten beim Peutz-Jeghers-Syndrom gehäuft andere extraintestinale Tumoren auf wie Karzinome des Pankreas, der Brustdrüse, des Uterus und der Ovarien auf (Buck et al. 1992).

Gardner-Syndrom und andere familiäre adenomatöse Polyposissyndrome

Diese Erkrankungen gehen einher mit einer Polyposis coli, mit Dünndarmadenomen mit Bevorzugung des Duodenums und Ausbildung eines mesenterialen Desmoids und mit Osteomen (Dial u. Cohn 1992).

Cronkhite-Canada-Syndrom

Hierbei handelt es sich um eine Erkrankung mit inflammatorischer hamartöser Polyposis sowie ektodermalen Veränderungen an Haaren, Nägeln und Haut (Dachman et al. 1989).

Cowden-Syndrom

Diese erbliche Erkrankung tritt nur sehr selten auf. Sie ist charakterisiert durch multiple Hamartome an der Haut, im Mammagewebe und am Skelett sowie im Gastrointestinaltrakt (Chen et al. 1987).

Weitere Informationen über die Polyposissyndrome können der Arbeit von Cho et al. (1997) entnommen werden.

 # Motilitätsstörungen

Funktionsstörungen des Dünndarms werden zu wenig beachtet.

- *Hypermotilität mit beschleunigter Passagezeit*
  - Häufig: Syndrom des irritablen „Dünn"darms als häufigste Ursache für unklare Bauchbeschwerden und „Durchfall"
  - Selten: Hyperthyreose, Laktoseintoleranz, Lebensmittelallergien, hormonproduzierende Tumoren, Mastozytose, Malabsorption (häufig auch mit nichtpropulsiver Hyperperistaltik und verlängerter Passage)
- *Hypomotilität mit verlängerter Passagezeit*
  - Häufig: sekundäre Pseudoobstruktion (z. B. Medikamente)
  - Selten: primäre Pseudoobstruktion
  - Selten: Sklerodermie, Amyloidose, Diabetes (meist nicht propulsiv)

Da funktionelle Störungen im Gastrointestinaltrakt häufig auftreten, ist ihre Erforschung und Erfassung ein bedeutender Aufgabenbereich der Gastroenterologie. Funktionsstörungen sind durch eine abnormale Darmmotilität charakterisiert, die zu einem ineffektiven Transport des Darminhalts führt. Bei vielen Funktionsstörungen ist der Dünndarm als wichtigstes Verdauungsorgan alleine oder zusammen mit den anderen Teilen des Magen-Darm-Trakts beteiligt. Da der Dünndarm mit den gastroenterologischen Meßmethoden schwierig und nur inkomplett zu untersuchen ist, kommt den radiologischen Methoden eine entscheidendeRolle bei der Erfassung von Motilitätsstörungen zu. Allerdings beschäftigen sich nur wenige Radiologen mit diesem interessanten Kapitel der Dünndarmradiologie, obwohl schon 1976 Sellink in seinem *Radiological Atlas of Common Diseases of the Small Bowel* ausführlich auf die Bedeutung der Motilitätsstörungen hingewiesen hat.

Bei gastrointestinalen Beschwerden ist es vorrangig, nach strukturellen Veränderungen bzw. Erkrankungen zu suchen, jedoch können mit dem Enteroklysma sowohl morphologische als auch funktionelle Störungen beurteilt werden.

20.1 Physiologie und Pathophysiologie

Die Regulation der Bewegungsvorgänge des Gastrointestinaltrakts erfolgt durch ein komplexes Zusammenspiel von neurogenen, muskulären und humoralen Faktoren (Gershon u. Erde 1981; Erckenbrecht u. Wienbeck

1984). Desweiteren spielen sowohl die Durchblutungsverhältnisse als auch Faktoren, die wie bei der Malabsorption auf die Schleimhaut einwirken, eine wichtige Rolle.

Die *peristaltische Aktivität der Dünndarmmuskulatur* mischt den Darminhalt und befördert ihn weiter. Die muskuläre Funktion wird vom enterischen Nervensystem (ENS) gesteuert. Dieses besteht aus einem kommunizierenden Netzwerk von Nervenfasern und Ganglien in der Submukosa (Plexus submucosus bzw. Meißner-Komplex) und in der Muskularis (Plexus myentericus bzw. Auerbach-Plexus); das ENS ist in seiner Funktionsweise dem Rückenmark vergleichbar. Es ist jedoch nicht vollständig autonom, sondern unterliegt auch psychogenen und emotionalen Einflüssen des ZNS und reflektorischen Stimulationen des Rückenmarks. Eine Reihe von lokalen und zirkulierenden Hormonen wirken ebenfalls auf die normalen gastrointestinalen Funktionen ein (Rohrmann 1994).

Die *Motilität des Dünndarms* zeigt im Nüchternzustand ein charakteristisches zyklisches Verhalten. Die dabei nachweisbaren elektrophysiologischen Motilitätsmuster lassen sich in 3 typische, unterschiedlich lange Phasen gliedern, von denen die Phase 3 oder der sog. „migrating motor complex" (MMC) mit einer Dauer von etwa 10 min das auffallendste Merkmal darstellt. Die intensiven rhythmischen Kontraktionen beginnen am Magenausgang oder am oberen Dünndarm und wandern mit einer Geschwindigkeit von 5–10 cm/min zum Ileum. Die maximale Inzidenz der MMC findet sich im Jejunum und fällt nach distal ab, so daß nur noch etwa 10% dieser Aktvitätsfronten das terminale Ileum erreichen (Kellow et al. 1986; Lederer 1988). Die Regulation des MMC-Ablaufs ist noch nicht vollständig geklärt. Wahrscheinlich unterliegt er sowohl einer humoralen Steuerung als auch einer nervalen Kontrolle durch das enterische Nervensystem. Veränderungen in diesen regulativen Mechanismen und Erkrankungen, die den Gastrointestinaltrakt betreffen, rufen lokale oder allgemeine Motilitätsstörungen hervor. Neben der Störung der Darmmotorik muß auch noch die bei jedem Menschen individuell unterschiedliche Sensibilität des Darms in Betracht gezogen werden. Das Zusammenspiel zwischen intestinaler Motilität und viszeraler Sensibilität ist Gegenstand intensiver Forschung (s. Kap. 20.2) (Barnert u. Wienbeck 1996).

Entsprechend der Regulationsvorgänge und Krankheitsursachen können die Motilitätsstörungen in *3 Hauptgruppen* eingeteilt werden:

- Störung der neuromuskulären Funktion durch humorale Faktoren,
- Störung der nervalen Steuerung,
- Störung der Darmmuskulatur.

Zusätzlich treten Motilitätsstörungen im Rahmen von vaskulären Veränderungen und Malabsorption auf (s. Kap. 16 und 17). Bei der idiopathischen Pseudoobstruktion und dem irritablen Darmsyndrom sind die Ursachen noch nicht aufgeklärt.

Klinik. Die Patienten klagen über eine Vielzahl von Beschwerden wie uncharakteristische und wechselnde Abdominalschmerzen, Blähungen, Verstopfung und Durchfall.

Radiologie. Die Erforschung der *Bewegungsvorgänge* am Dünndarm hat schon frühzeitig begonnen. Weltz (1939) hat die Zusammenhänge zwischen Tonus und Motilität besonders betont. Spätere Studien beruhen auf Beobachtungen des kontrastmittelgefüllten Darms unter Durchleuchtung oder Bildverstärkerkinematographie (Lenz 1963; Frik 1965). Mit dem Enteroklysma ist es möglich, den Dünndarm selektiv zu untersuchen. Faktoren wie eine zu rasche oder eine zu langsame Magenentleerung, die ein falsches Bild der Dünndarmmotilität hervorrufen können, werden ausgeschaltet. Konstante Untersuchungsbedingungen ermöglichen es, den Darm sozusagen einem Test auszusetzen und sein Verhalten zu registrieren (Antes 1990) (s. auch Kap. 2.7). Die Möglichkeit, die Kontrastmittelsäule unter intermittierender Durchleuchtung zu verfolgen, erlaubt es auch, *lokale Veränderungen in der Motilität* wesentlich besser zu erfassen als bei einer konventionellen Untersuchung.

Bei der fraktionierten Passage sind Aussagen über Transitzeiten aufgrund der vorgeschalteten fraktionierenden Magenentleerung mit den daraus resultierenden, sehr variablen Passagezeiten *nicht möglich* (Kim 1968). Mit dem Enteroklysma unter Standardbedingungen können Werte ermittelt werden, die im Normalbereich eine hohe Konstanz aufweisen und sich eindeutig von pathologischen Bedingungen wie Pseudoobstruktion, mechanischer Obstruktion und „intestinal hurry" unterscheiden (Antes 1995). Die normale Transitzeit beim Enteroklysma beträgt ca. 10 min, die Passagezeit bei Pseudoobstruktion ca. 45 min, bei Hyperperistaltik 4 min (s. Kap. 4).

20.2 Erkrankungen mit Hypermotilität

Syndrom des irritablen Darms (Reizdarm)

Das Syndrom des irritablen Darms ist die häufigste Funktionsstörung des Gastrointestinaltrakts, über dessen Genese aber auch noch weitgehend Unklarheit besteht. Bis zu 14 % der Bevölkerung leiden darunter, und etwa ein Drittel der Patienten einer gastroenterologischen Praxis hat dieses Problem (Jones u. Lydeard 1992). Die Symptome treten bei 50 % der Patienten vor dem 35. Lebensjahr auf; 40 % der Patienten sind 35 bis 50 Jahre alt. Frauen sind häufiger betroffen als Männer.

Klinik. Charakteristisch sind variabel lokalisierte Bauchschmerzen, deren Spektrum von unangenehmen bis hin zu quälenden Druck- und Blähbeschwerden und kolikartigen Bildern reicht. Ferner finden sich Flatulenz, Meteorismus und Borborygmen (Rumoren), Völlegefühl und Stuhlunregelmäßigkeiten in Form von Durchfall oder häufigem Stuhlgang in kleinen Portionen oder von Verstopfung, beides oft im Wechsel. Zusätzlich leiden die Patienten oft unter Herzbeschwerden, Kopfschmerzen, Rückenschmerzen und auch an psychischen Problemen. Die Funktionsstörung betrifft meist den Dünndarm und das Kolon.

Trotz intensiver Forschung bleiben die Ursachen für dieses Syndrom unklar. Mit manometrischen Messungen an Dünndarm und Kolon läßt sich bislang keine positive Diagnose stellen. Die Diagnose erfolgt üblicherweise aufgrund einer sorgfältigen *Anamnese*.

Radiologie. Die Aufgabe des Enteroklysmas besteht in erster Linie im Ausschluß einer morphologischen Veränderung am Dünndarm. Häufig können jedoch Motilitätsstörungen festgestellt werden, die wir als psychogen-emotional bedingt bezeichnen. Sie äußern sich vor allem in einer allgemeinen Hyperperistaltik. Im standardisierten Enteroklysma ist aufgrund der Hyperperistaltik nach 300 ml Barium (Bariumphase) das Ileum innerhalb von 4 min weitgehend erreicht oder das Zökum bereits gefüllt

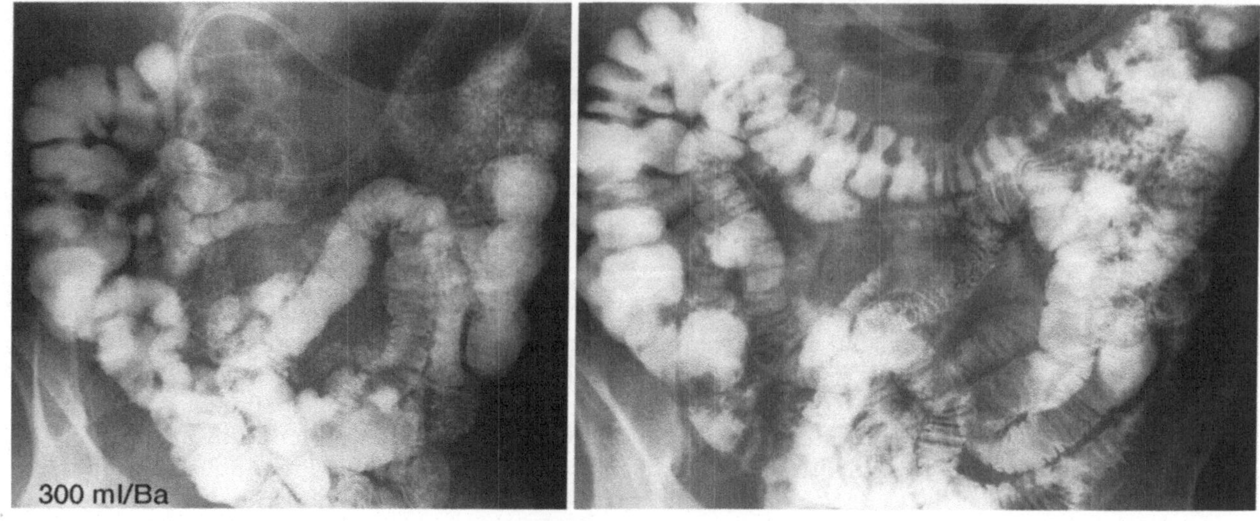

Abb. 20.1 a, b. Irritables Darmsyndrom. **a** Hyperperistaltik mit „intestinal hurry" in der Bariumphase. Das Kolon ist nach 300 ml Barium innerhalb von 4 min bereits erreicht. Die meisten Darmschlingen zeigen Kontraktionen. Das Darmlumen ist aufgrund der raschen Passage relativ eng. **b** Persistieren der Hyperperistaltik mit ausreichendem Wandbeschlag in der Methylzellulosephase

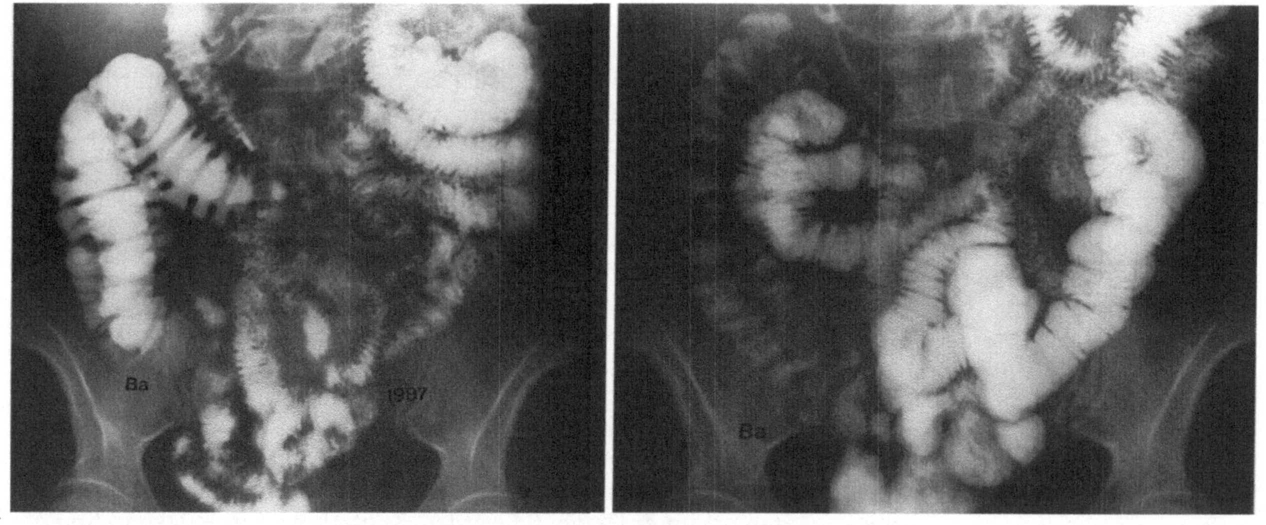

Abb. 20.2 a, b. Irritables Darmsyndrom. Reproduzierbarkeit der Methode. Patientin mit persistierenden Beschwerden. Sie wurde mehrfach operiert, ohne daß sich Verwachsungen fanden. Die Bariumphase der ersten Untersuchung (**a**) zeigt ähnlich der zweiten Untersuchung 3 Jahre später (**b**) das Bild eines irritablen Dünndarms mit „intestinal hurry"

(„intestinal hurry") (s. Kap. 2.8). Die Hyperperistaltik bleibt auch später in der Methylzellulosephase erhalten, zu erkennen an multiplen abgebildeten Kontraktionen (Abb. 20.1).

Das Darmlumen ist aufgrund einer relativen Unterfüllung von geringerer Weite als normal. Der Kontrastmittelbeschlag hält wegen der heftigen Darmbewegungen naturgemäß nicht so lange an wie üblich, läßt sich aber durch erneute Gabe von Barium und Methylzellulose rasch wieder herstellen (s. Kap. 2.8). Dieses Bild ist reproduzierbar (Abb. 20.2) und unterstützt

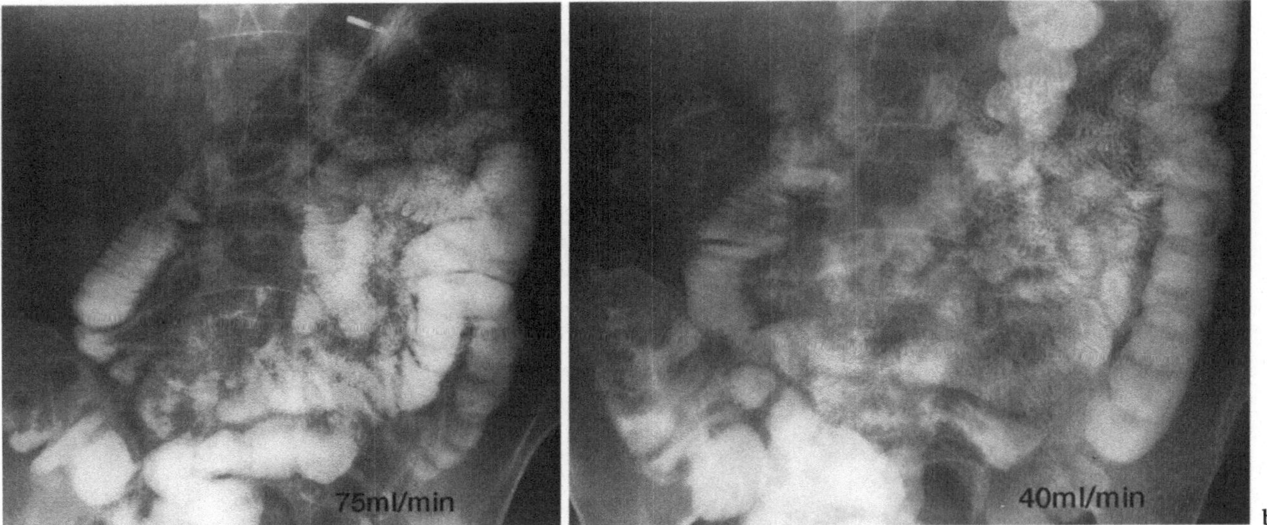

Abb. 20.3 a, b. Provokationstest. Patientin ohne Voroperationen mit irritablem Darmsyndrom. **a** „Intestinal hurry" in der Bariumphase. Mit einer Flußrate von 75 ml/min kann die relativ geringe Darmdilatation bereits die Beschwerden provozieren. **b** Aufgrund der notwendigerweise erforderlichen Reduzierung der Flußrate ist eine morphologische Beurteilung des Dünndarms nicht möglich

die klinische Diagnose eines irritablen Darmsyndroms am Dünndarm. Das radiologische Bild korreliert mit Ergebnissen der Motilitätsforschung (Kumar u. Wingate 1985; Kellow et al. 1990). Oft erkennt man auch ausgeprägte spastische Haustrierungen des Kolons (Abb. 20.2). In einigen Fällen lassen sich bei der Untersuchung die Beschwerden der Patienten provozieren, ein Hinweis auf die erhöhte viszerale Sensibilität des Dünndarms bei verstärkter Dehnung des Darms während des Enteroklysmas (Abb. 20.3).

Andere Erkrankungen mit Hypermotilität

Hyperthyreose

Typisch ist die Diarrhö; sie kann mit einer Steatorrhö verbunden sein. Radiologisch findet sich eine Hypermotilität (Abb. 20.4).

Laktoseintoleranz

Die weltweit häufigste Form eines Enzymmangels im Dünndarm mit Malabsorptionszeichen ist die Laktoseintoleranz. In Europa können 10–15 %, in vielen Teilen der Welt über 95 % der Bevölkerung Milchzucker (Laktose) nicht optimal spalten und resorbieren. Nach Milchgenuß kommt es zu Durchfällen, Flatulenz und abdominellen Beschwerden.

Radiologie. Im allgemeinen ist das Enteroklysma normal. Durch gleichzeitige Gabe von Laktose zum Kontrastmittel kann eine Hyperperistaltik mit schlechtem Wandbeschlag provoziert werden (Gupta 1984). Wir führen diesen Test nicht durch, da er nicht von klinischer Bedeutung ist. Nur bei

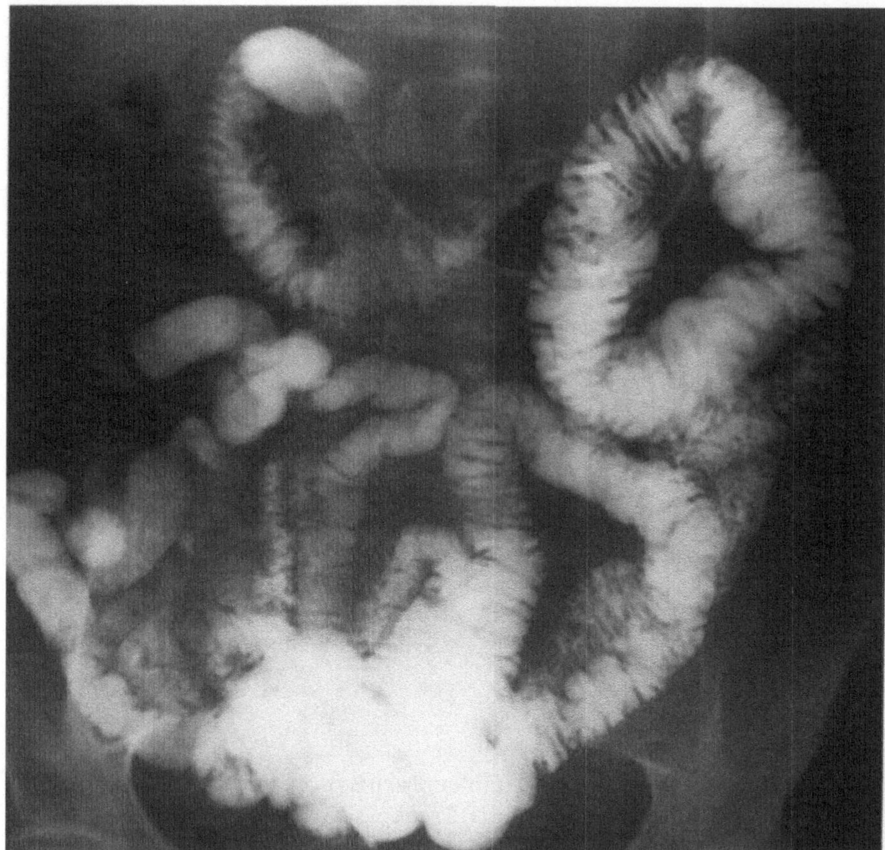

Abb. 20.4. Hyperthyreose. „Intestinal hurry" bei Patientin mit Durchfall. Die anschließende Abklärung ergab ein autonomes Schilddrüsenadenom

ausgeprägtem Mangel an Disaccharidasen konnten wir dieses Bild auch ohne Laktosezusatz beobachten (Abb. 20.5).

Allergische Reaktionen

Die Patienten klagen über Durchfall nach Genuß gewisser Speisen; deshalb sind allergische Reaktionen in den meisten Fällen nur zu finden, wenn das Allergen während der Untersuchung auf die Schleimhaut einwirkt. Aus diesem Grund wird man bei anamnestisch bekannter Überempfindlichkeit gegen bestimmte Nahrungsmittel (Milcheiweiß, Meerestiere, Zitrusfrüchte u. a.) nur selten einen pathologischen Dünndarmbefund entdecken (Abb. 20.6). Allergische Reaktionen mit allgemeiner oder lokaler Hyperperistaltik können auch durch eine allergische Schönlein-Henoch-Vaskulitis, durch Darmparasiten wie Askariden und andere Würmer sowie durch Lamblien verursacht werden (Abb. 20.7).

Radiologie. Allergische Reaktionen verursachen eine Hyperperistaltik, verbunden mit einem herabgesetzten Wandbeschlag (unspezifisches Zeichen).

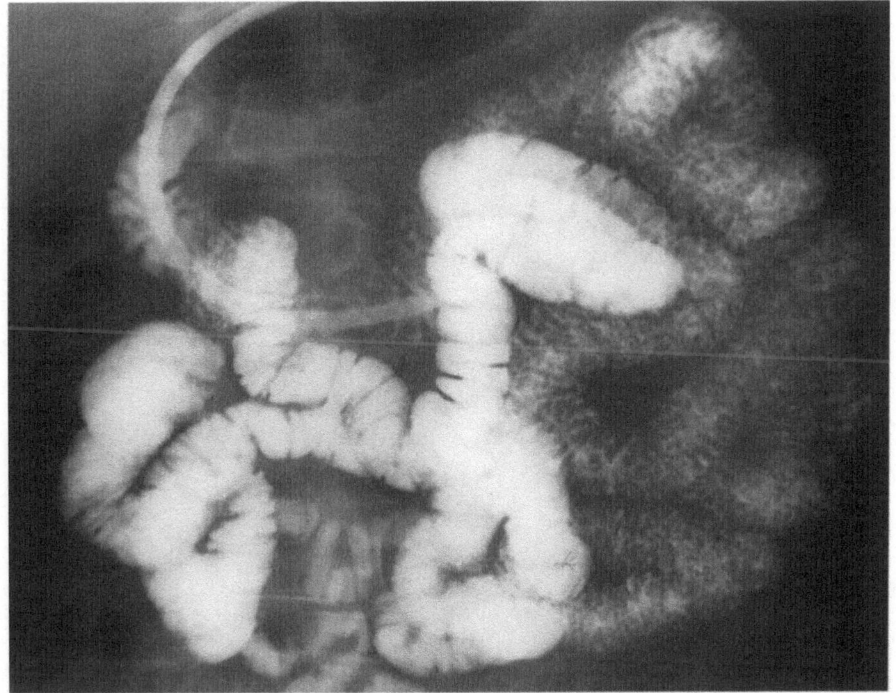

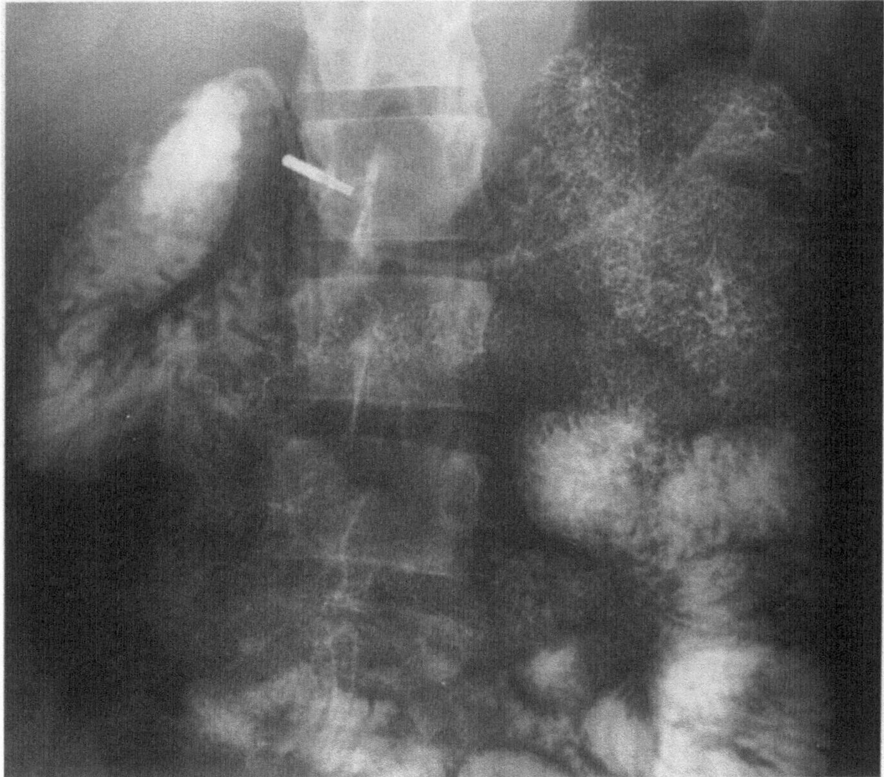

Abb. 20.6. Nahrungsmittelaller-
gie. Deutliche Hyperperistaltik
und herabgesetzter Wand-
beschlag. Patientin mit Durchfall
und Gewichtsverlust. Überempfindlichkeit gegen viele Nahrungsmittel, vor allem Zitrusfrüchte

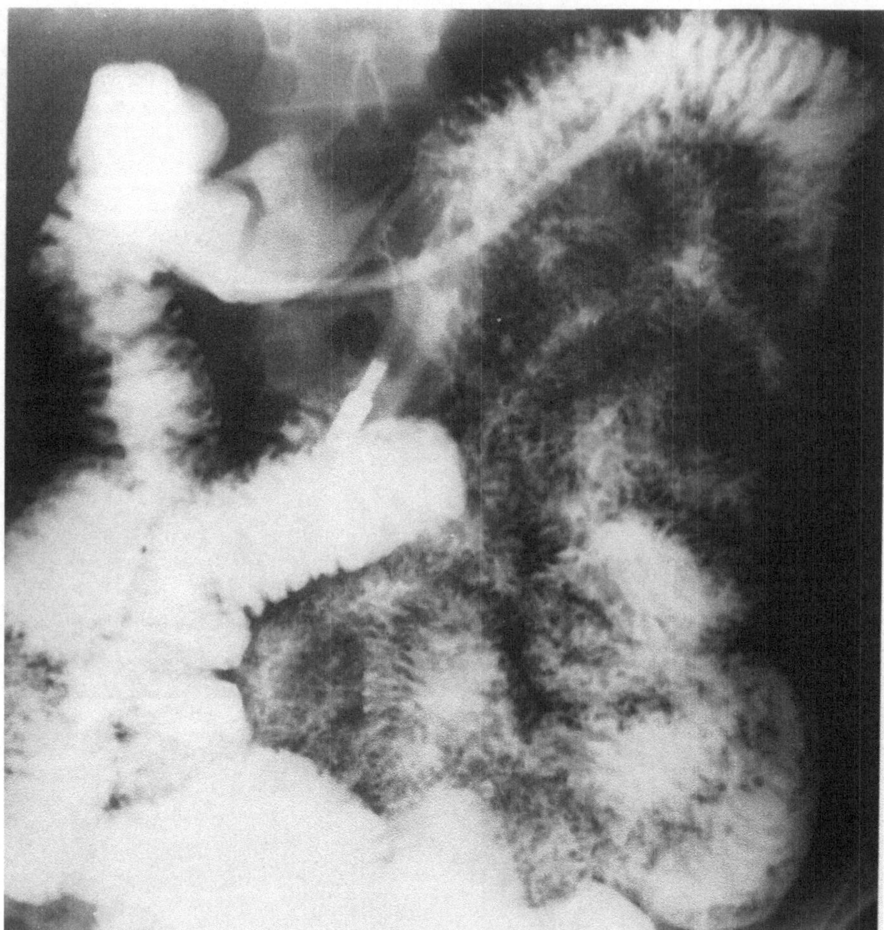

Hormonproduzierende Tumoren

Beim metastasierenden Karzinoid kann das Karzinoidsyndrom mit allgemeiner oder regionaler Hyperperistaltik auftreten (Abb. 20.8). Seltene
hormonproduzierende Tumoren wie das Vipom, das Glukagonom und das
Gastrinom (ZES-Syndrom) verursachen eine starke Hypermotilität mit
wäßrigen Durchfällen, die teilweise mit Malabsorption verbunden sind
(s. Abb. 17.25 und 17.26).

Radiologie. Beim ZES findet man aufgrund der erhöhten gastralen Säure-
produktion verdickte Falten in Magen und Duodenum mit multiplen
Ulzera und Erosionen (s. Abb. 17.25). Im Jejunum kommt es zu unspezifischen Faltenverdickungen mit Reizzustand und gelegentlichen Ulzera
(s. Abb. 17.26).

Mastozytose

Die Mastozytose ist eine seltene Erkrankung mit Proliferation der Mastzellen, die zu einem Multiorganbefall führen (Haut, Knochen, Lymphknoten
und auch Gastrointestinaltrakt). Die vermehrte Freisetzung von Histamin
aus den Mastzellen führt u. a. zu Urticaria pigmentosa, Tachykardie und
sekretorischer Diarrhö, selten zur Malabsorption.

Abb. 20.8. Hyperperistaltik bei Karzinoidsyndrom. Bariumphase zeigt „intestinal hurry" und spastische Kontraktionen im Ileum. Persistenz des Peristaltikmusters in der Methylzellulosephase. Patientin mit einem metastasierenden Karzinoid. Der kleine Primärtumor von 2 cm Größe war im Jejunum nicht zu entdecken

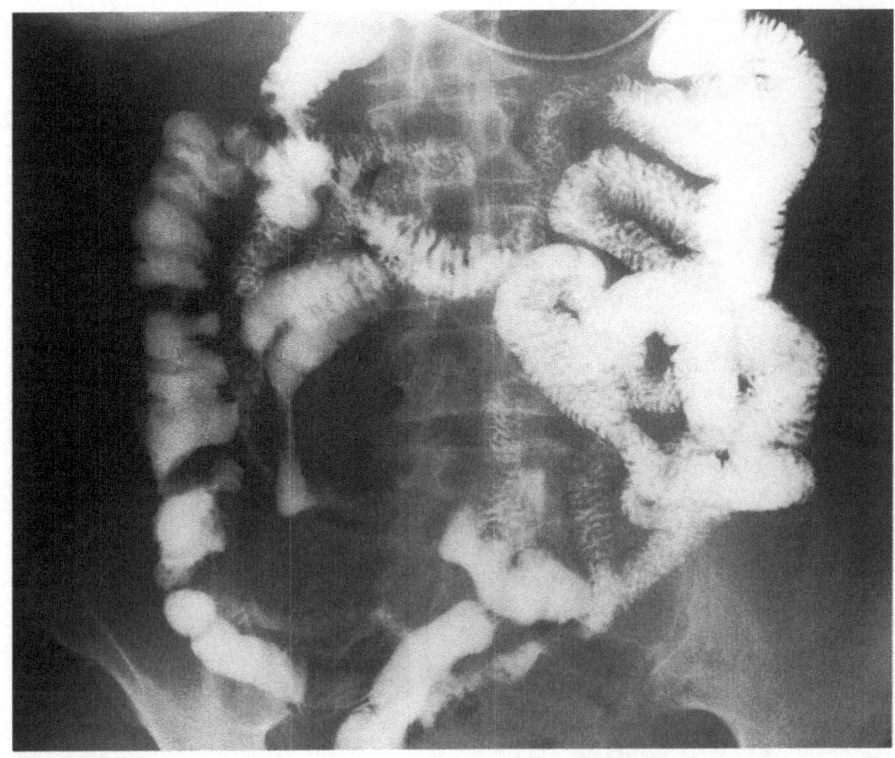

Radiologie. Gelegentlich finden sich verdickte, teils kleinknotige Falten als Hinweis auf urtikarielle Veränderungen und eine Hyperperistaltik.

Malabsorption

Bei der Sprue finden sich regionale Motilitätsstörungen mit einer Kolonisierung und Hypoperistaltik im Jejunum und einer Jejunisierung mit Hyperperistaltik im Ileum.

Andere Erkrankungen, die mit Malabsorption und gestörter Motilität einhergehen, sind Morbus Whipple (s. Abb. 17.19), eosinophile Enteritis (s. Abb. 15.37), bakterieller Überwuchs (s. Abb. 17.15), Morbus Crohn, Dermatitis herpetiformis und intestinale Lymphangiektasie (Abb. 20.9).

Darmblutung

Blut im Darmlumen bei einer starken intestinalen Blutung führt zu einer reaktiven Hyperperistaltik mit herabgesetztem Wandbeschlag (Abb. 20.10).

Tabelle 20.1 zeigt eine *Zusammenstellung der Erkrankungen*, bei denen eine *Hyperperistaltik* auftritt bzw. auftreten kann.

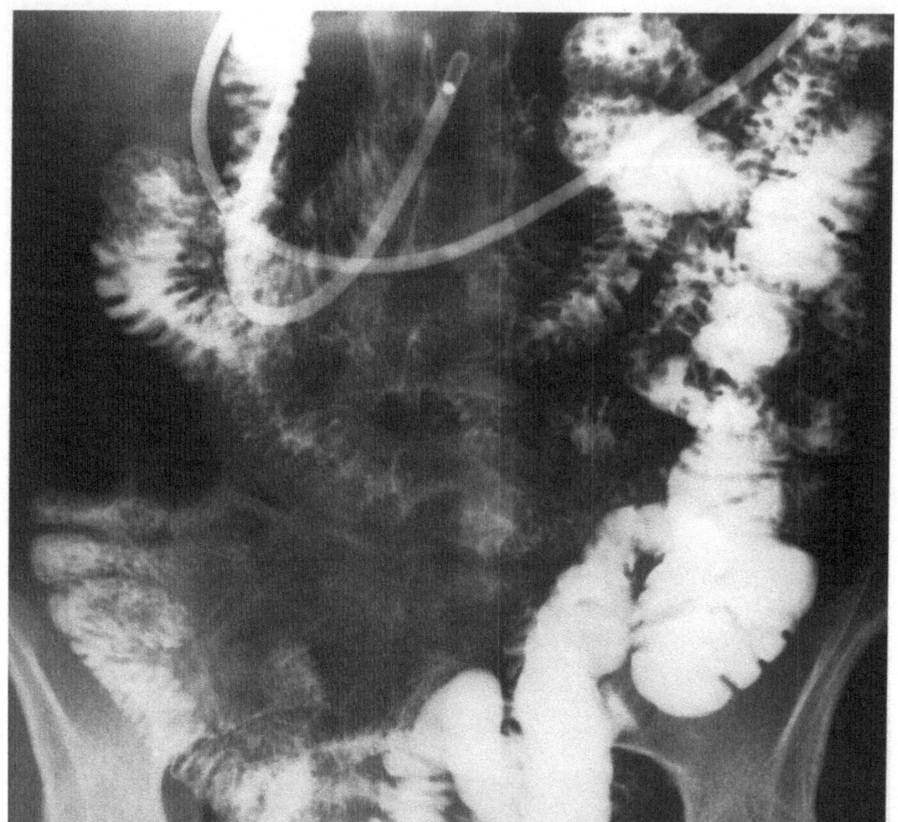

Abb. 20.9. Hyperperistaltik bei primärer intestinaler Lymphangiektasie mit verdickten Kerckring-Falten durch gestaute Lymphgefäße

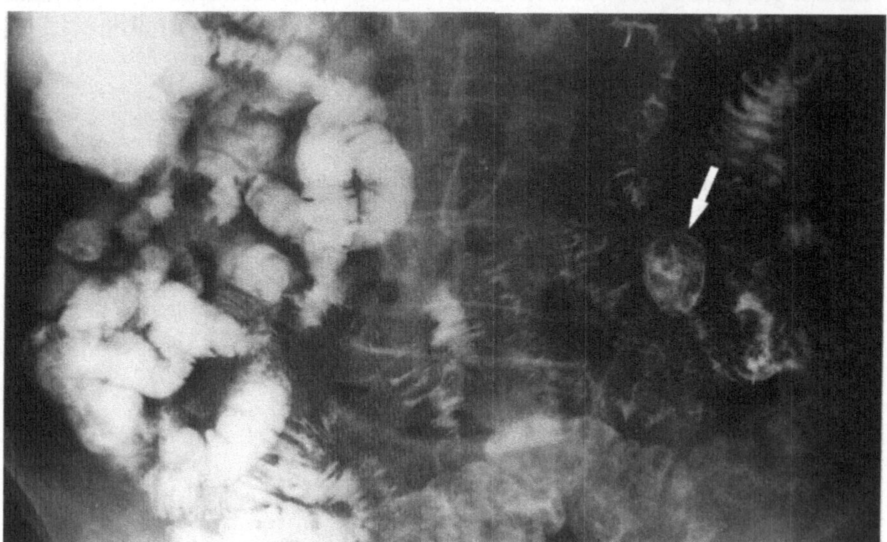

Abb. 20.10. Hyperperistaltik bei starker Darmblutung aus einem Jejunumdivertikel (*Pfeil*). (Mit freundlicher Genehmigung Dr. Eggemann, München)

Tabelle 20.1. Hyperperistaltik

	Allgemein, propulsiv	Nichtpropulsiv (Pendelperistaltik)	Lokal
Normales Lumen oder Lumenabnahme	Psychogene, emotionale Faktoren Hyperthyreose Allergien Laktoseintoleranz Dermatitis herpetiformis Mastozytose Intestinale Lymphangiektasie Lambliasis Enteritis, bakteriell, viral Zollinger-Ellison-Syndrom Nach Vagotomie Morbus Whipple Sprue Amyloidose Gastrointestinale Blutung Karzinoid	Ischämie bei 　Diabetes 　Arteriosklerose 　Vaskulitis 　Thrombose 　Eosinophiler Enteritis 　Bakteriellem Überwuchs 　Hypoalbuminämie Chronische Pankreasinsuffizienz Naish-Syndrom (auch 　Hypoperistaltik)	Karzinoid Segmentale Ischämie Strahlenenteritis Adhäsionen und Briden Hernien Amyloidose Morbus Crohn 　(u. a. „string sign") Tumoren Entzündungen in 　der Umgebung Parasiten

20.3 Erkrankungen mit Hypomotilität

Intestinale Pseudoobstruktion

Eine weitere wichtige Funktionsstörung des Gastrointestinaltrakts geht mit ausgeprägten Motilitätsstörungen des Dünndarms und einer Hypoperistaltik einher. Dabei handelt es sich um die idiopathischen (primären) und die sekundären Formen der intestinalen Pseudoobstruktion (Christensen u. Anuras 1986). Dieses Krankheitsbild manifestiert sich mit einem intermittierenden Ileusbild, das oft als mechanische Obstruktion fehlgedeutet wird. Um unnötige Operationen zu vermeiden, ist es wichtig, die Entität der intestinalen Pseudoobstruktion und ihre Ursachen zu kennen.

Die *primäre Form* der intestinalen Pseudoobstruktion (IPO) ist selten, manchmal familiär gehäuft. Letztlich ist die Pathogenese dieses Krankheitsbildes unklar. Sie kann auf einer Störung der intestinalen glatten Muskulatur (Myopathie) beruhen oder Folge einer nervalen Fehlsteuerung (Neuropathie) sein (Schuffler et al. 1981; Krishnamurty u. Schuffler 1987).

Die von Sellink (1976) und von uns aufgezeigten passageren Pseudoobstruktionen am jejunoilealen Übergang wurden in der gastrointestinalen Motilitätsforschung noch nicht beschrieben, da sie mit deren Methoden nicht zu erfassen sind. Diese Form der idiopathischen Pseudoobstruktion äußert sich in wiederholten ileusartigen Attacken ohne Nachweis einer mechanischen Obstruktion. Die Aussagen über die manometrischen Muster sind widersprüchlich (Lindberg et al. 1994). Das Enteroklysma zeigt ähnlich wie bei der medikamentös induzierten Hypoperistaltik eine Dilatation und Hypomotilität des Jejunums bis zum Übergang in das Ileum. Danach fließt das Kontrastmittel ungehindert in das nicht erweiterte Ileum, das sogar eine vermehrte Peristaltik aufweisen kann. Auch die Jejunumperistaltik kann sich im Laufe der Untersuchung wieder normalisieren (Abb. 20.11 und 20.12).

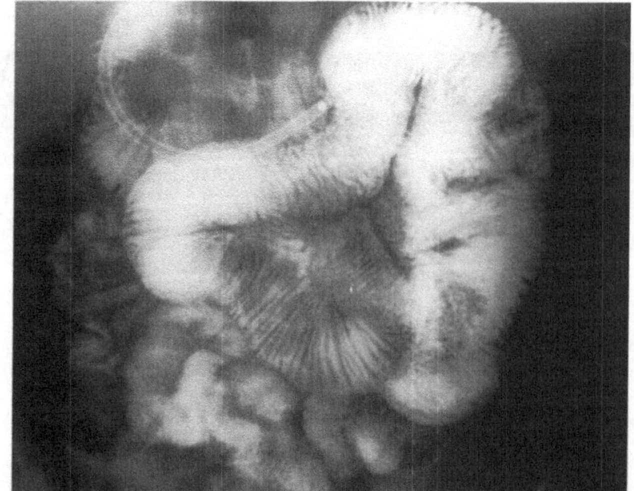

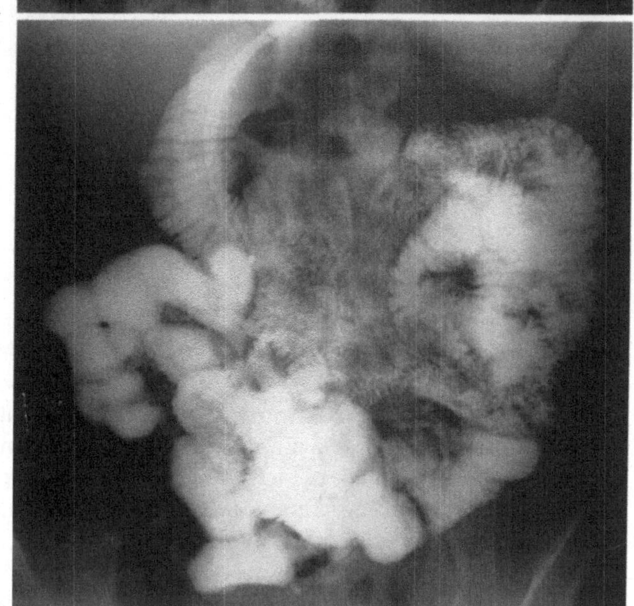

Abb. 20.11 a, b. Idiopathische intestinale Pseudoobstruktion. **a** Bariumphase mit Dilatation des gesamten Jejunums (kein Obstruktionsbild!). Kalibersprung zum Ileum mit rascher Passage. **b** Im weiteren Verlauf kommt es zu Entleerung des Jejunums und normaler Füllung des Ileums. 21jähriger Patient mit intermittierenden periumbikalen Bauchkrämpfen seit Kindheit. Eine frühere Appendektomie brachte keine Besserung der Beschwerden

Der noch häufig benutzte Begriff Ogilvie-Syndrom ist undefiniert und sollte nicht mehr verwendet werden.

Häufiger als die idiopathische Form der intestinalen Pseudoobstruktion sind die *sekundären Formen*. Diese wiederum können in akute und chronische Ursachen eingeteilt werden (Rohrmann 1994). Allerdings ist eine strenge Trennung zwischen akuten und chronischen Ursachen in der Praxis nicht hilfreich, da sich daraus keine klinischen Konsequenzen ergeben. Tabelle 20.2 zeigt eine Zusammenstellung der Ursachen für eine intestinale Pseudoobstruktion. Als häufigste Form einer sekundären Pseudoobstruktion ist eine neuronale Dysfunktion zu beobachten, die nach einer chronischen Einnahme von Pharmaka wie Laxanzien, Tranquilizern, Sedativa, Psychopharmaka, Anti-Parkinson-Mitteln, Spasmolytika und Schmerz-

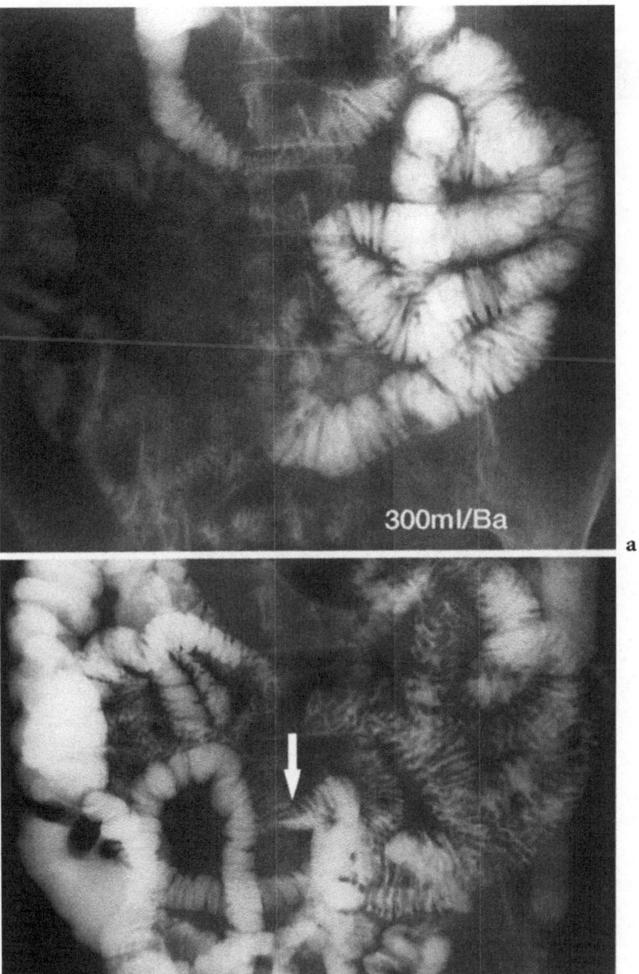

Abb. 20.12 a, b. Intestinale Pseudoobstruktion. Patient ohne vorausgegangener Operation mit chronisch intermittierenden Bauchbeschwerden. Deshalb Appendektomie bei normaler Appendix. Enteroklysma zur weiteren Abklärung. **a** Die Bariumphase zeigt einen Aufstau im Jejunum, jedoch ohne Obstruktionsperistaltik. **b** In der Methylzellulosephase entleert sich das Jejunum nach Überwindung einer passageren Knickbildung am Übergang zum Ileum (*Pfeil*)

mitteln auftritt, aber auch aufgrund von Strahlenschäden und bakteriellem Überwuchs (s. Abb. 16.6, 17.15 und 17.16).

Die klinischen Symptome sind sog. Subileusbeschwerden mit aufgetriebenem Leib und plätschernder Peristaltik. Eine Unterscheidung von einer mechanischen Obstruktion ist klinisch und auf Abdomenübersichtsaufnahmen oft nicht möglich. Die Patienten zeigen keine Zeichen einer Peritonitis mit Abwehrspannung, Fieber, Tachykardie und Leukozytose.

Radiologie. Zur Vermeidung einer unnötigen Operation sollte ein Enteroklysma durchgeführt werden (Abb. 20.13). Um eine Pseudoobstruktion von einer länger anhaltenden mechanischen Obstruktion zu unterscheiden, ist die *initiale Bariumphase* wichtig (s. Abb. 18.3). Nach der Gabe von 300 ml Barium mit einer Flußrate von 75 ml/min sind lediglich einige proximale Jejunumschlingen gefüllt. Sie sind mehr oder weniger dilatiert und zeigen nur wenige oder keine Kontraktionen. Häufig kommt es zu einem unvermeidbaren Reflux in den Magen, der als diagnostisches Zeichen

Tabelle 20.2. Ursachen für eine intestinale Pseudoobstruktion

1. Primär	2. Sekundär	Sonstige sekundäre Formen

Glattmuskulär
  Sporadische und familiäre Myopathien
Neuronal
  Entwicklungsstörungen:
    Aganglionose
    Dysplasie
    Familiäre Neuropathie
Idiopathisch
  (bisher ungeklärt)
	Glattmuskulär
	  Strahlenenteritis
	  Kollagenose
	  Amyloidose
	  Lymphom
	Neuronal
	  Medikamente
	    Laxanzien
	    Sedativa
	    Psychopharmaka
	    Anti-Parkinson-
	    Medikamente
	    Spasmolytika
	    Schmerzmittel
	    Vincristin
	  Strahlenenteritis
	  Amyloidose
	  Diabetes
	  Hypothyreose
	  Multiple Sklerose
	  Amyotrophe Lateralsklerose
	  Morbus Parkinson
	  Paraneoplastisches Syndrom
		Hyperkalzämie
		Hypokalzämie
		Chronischer Alkoholismus
		Sepsis
		Peritonitis
		Starke Bauchschmerzen
		Langes Fasten
		Chronische Bleivergiftung
		Schwangerschaft
		Urämie
		Lymphödem
		Ausgeprägte Sprue
		Porphyrie
		Bakterielle Überbesiedelung
		Eosinophile Gastroenteritis
		Phäochromozytom

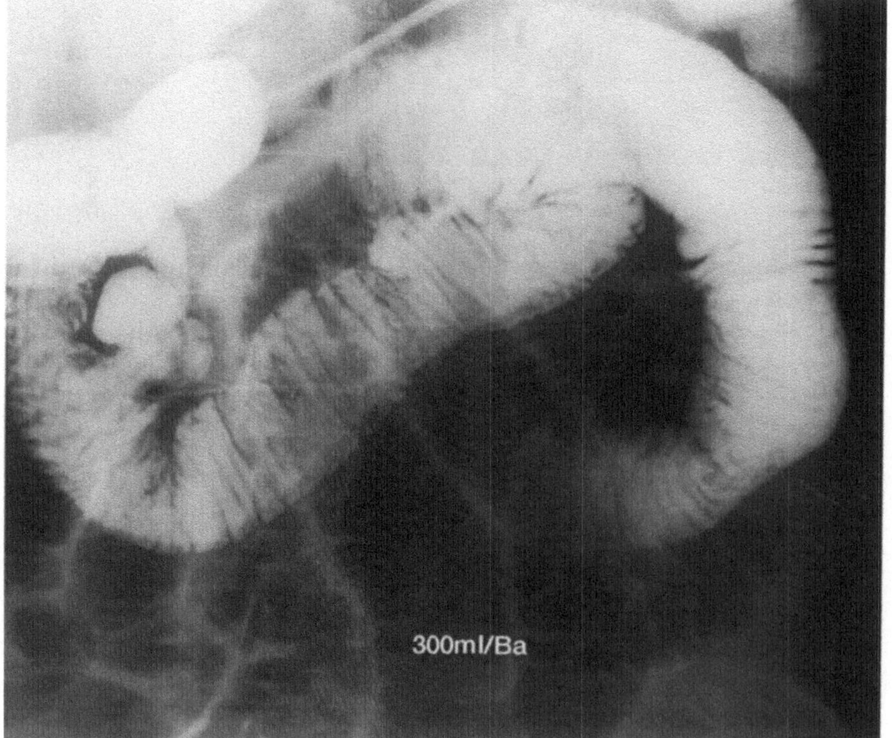

Abb. 20.13. Intestinale Pseudoobstruktion bei langjährigem Laxanzienabusus. Die Bariumphase zeigt eine ausgeprägte Hypoperistaltik. Nach 300 ml Barium ist nur die erste Jejunumschlinge gefüllt. Das Lumen ist gleichmäßig dilatiert, und es zeigen sich keine Kontraktionen; Reflux in den Magen, normaler Schleimhautbeschlag. Erst nach 18 h war das Kolon erreicht. Patientin mit Meteorismus (s. geblähte Darmschlingen) und Stuhlverhalt. Keine klinischen Obstruktionszeichen oder Peritonitis. Zum Ausschluß eines mechanischen Hindernisses wurde vor einer geplanten Operation dieses Enteroklysma durchgeführt

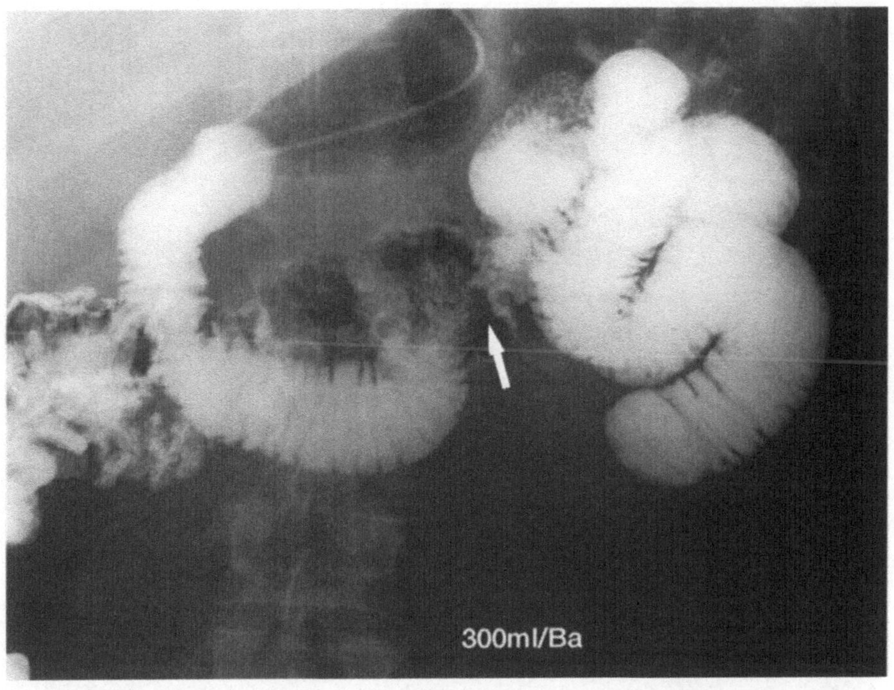

Abb. 20.14. Akute Form einer intestinalen Pseudoobstuktion. Typisches Peristaltikmuster in der Bariumphase mit lediglich einer Kontraktion (*Pfeil*). Passagezeit auf 25 min verlängert. Das Barium im Kolon stammt von einer Magenuntersuchung 6 Tage zuvor. Patient mit unklaren Oberbauchschmerzen. Er stand bei der Untersuchung unter längerer Nahrungskarenz und erhielt starke Schmerzmittel und Spasmolytika

gewertet werden kann (Abb. 20.14; s. auch Abb. 2.16). In der *Methylzellulosephase* kann dann die Einlaufgeschwindigkeit reduziert werden. Unter intermittierender Durchleuchtung wird die weitere Passage verfolgt, um strukturelle Veränderungen auszuschließen. Manchmal ist die gesamte Menge der angesetzten Kontrastmittel notwendig, um den Darm zu füllen (900 ml Barium und 2 l Methyzellulose). Da keine entzündlichen Darmveränderungen vorliegen, sind die Falten normal, und der Schleimhautbeschlag bleibt lange erhalten.

Eine nichtpropulsive Peristaltik (Pendelperistaltik) führt ebenfalls zu einer verlängerten Passagezeit, die jedoch meist kürzer ist als bei der paralytischen Form (s. Abb. 2.18 und 17.15).

Beispiele von sekundären Ursachen einer intestinalen Pseudoobstruktion sind pathologische Veränderungen in den Strukturen der Darmwand aufgrund von Entzündungen, Infiltrationen unterschiedlicher Genese, Myopathien oder Durchblutungsstörungen (Abb. 20.15 und 20.16).

Sklerodermie und andere Kollagenosen

Bei der Sklerodermie, die man besser als progressive systemische Sklerose bezeichnet, sind im Gastrointestinaltrakt Ösophagus und Dünndarm am häufigsten befallen. Bei über 40 % der Patienten finden sich Kollagenablagerungen, besonders an den Gefäßen. Dadurch kommt es zu einer chronischen Ischämie mit Atrophie der Muskulatur und Nerven, was dem Raynaud-Syndrom an der Haut entspricht.

Andere Erkrankungen aus dem Formenkreis der Kollagenosen sind die Periarteriitis nodosa, der systemische Lupus erythematodes und die Dermatomyositis. Bei diesen Krankheitsbildern stehen vaskuläre Veränderungen im Vordergrund. Die Folgen sind eine meist nicht propulsive Peristaltik, Ulzerationen, Wandinfiltrationen und Blutungen.

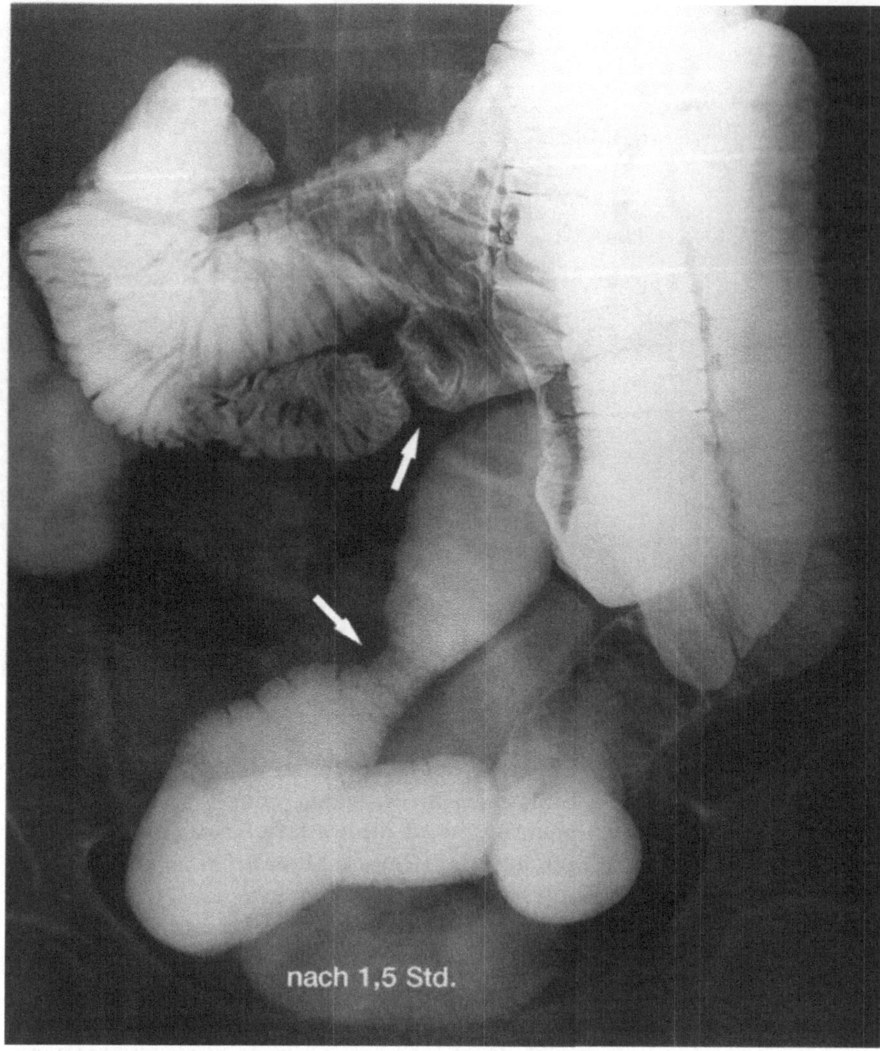

Abb. 20.15. Intestinale Pseudo-obstruktion, sekundäre Form. Nach 1 1/2 h wird das Kolon erreicht. Der Darm ist gleichmäßig dilatiert und zeigt wenige Kontraktionen (*Pfeile*); deutlicher Reflux in den Magen, kein mechanisches Hindernis. Patientin mit Inappetenz und Meteorismus, kein Stuhlverhalt unter langjähriger Einnahme von Laxanzien. Zustand nach primärer Bestrahlung eines T1-Karzinoms des Uterus 2 Jahre zuvor. Besserung unter konservativer Therapie. Ursache dieser Pseudoobstruktion könnte eine Kombination von Laxanzienabusus und einer chronischen Durchblutungsstörung bei Strahlenenteritis sein

Radiologie. Aus den pathologischen Veränderungen resultieren Hypomotilität, Dilatation und nur in wenigen Fällen Stenosen. Eine Malabsorption ist selten und kann durch einen bakteriellen Überwuchs entstehen. Das Duodenum und das proximale Jejunum sind hauptsächlich befallen (Olmsted u. Madwell 1976). Als typische Veränderungen findet man breitbasige Aussackungen an der antimesenterialen Darmseite und das „hidebound"-Zeichen (Horowitz u. Meyers 1973). Dieses Zeichen besteht aus eng aneinanderliegenden, ziehharmonikaartigen Kerckring-Falten in einem dilatierten Darmsegment (Abb. 20.17).

Amyloidose

Sowohl bei der primären als auch bei der sekundären Form der Amyloidose können extrazelluläre Amyloidablagerungen lokal oder diffus in allen Wandschichten des gesamten Verdauungstrakts vorkommen.

Symptome sind Durchfall, okkulte gastrointestinale Blutung, Ischämie und Motilitätsstörungen.

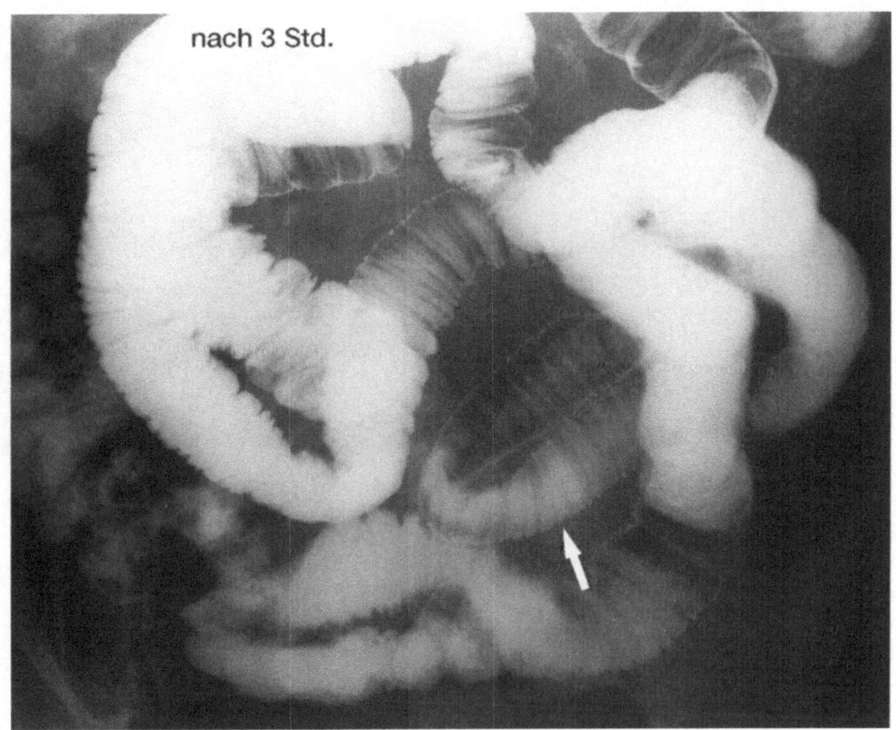

Abb. 20.16. Intestinale Pseudoobstruktion, sekundäre Form. Nach 3 h wird das Kolon erreicht. Der Darm erscheint wie ein starres Rohr. Die Falten sind teilweise etwas verdickt (*Pfeil*). Der Patient hatte 4 Wochen zuvor eine Peritonitis nach perforierter Appendix; jetzt Bauchkoliken und Obstipation, sonst keine Krankheitssymptome. Das Enteroklysma konnte ein mechanisches Hindernis ausschließen. Mögliche Ursache dieser akuteren Form der Pseudoobstruktion wäre eine vorübergehende Störung des Lymphabflusses und der Durchblutung bei geringer chronischer Peritonitis. Besserung nach Antibiotikagabe

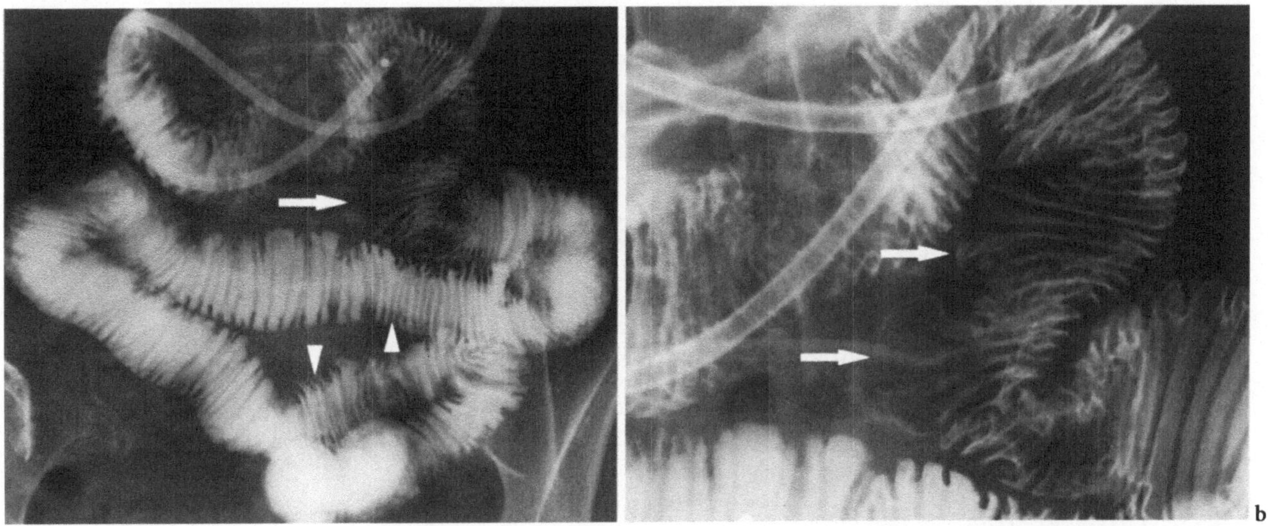

Abb. 20.17 a, b. Sklerodermie. **a** Verlängerte Passagezeit, Hypoperistaltik und starre Schlingen mit segmentaler Dilatation und Faltenraffung („hide-bound"-Zeichen, *Pfeilspitzen*). **b** In der Detailaufnahme weitmundige Aussackungen (echte Divertikel) (*Pfeile*). Patientin mit ausgeprägtem Ösaphagusbefall, jedoch nur geringen Abdominalbeschwerden

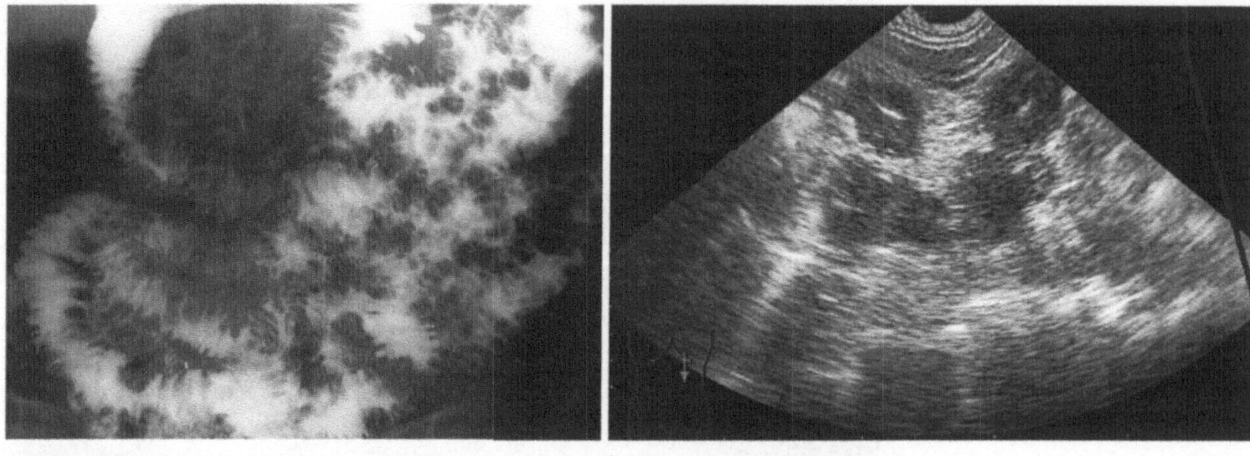

Abb. 20.18 a, b. PrimäreAmyloidose. **a** Nichtpropulsive Hyper- bzw. Pendelperistaltik,
erkennbar an den segmental kontrahierten und dilatierten Darmabschnitten. Die Falten
sind knotig verformt und verdickt. Die Passagezeit ist verlängert. Ursache sind die intramuralen Amyloidablagerungen, die auch die Gefäße betreffen und dadurch zu einer
chronischen Ischämie mit Störung der intramuralen Innervation führen. Der Patient prä-
sentierte sich mit chronischem intestinalem Blutverlust. **b** Die Sonographie zeigt die
erheblichen kokardenförmigen Wandverdickungen

Radiologie. Das Bild reicht von einer allgemeinen nichtpropulsiven Hyperperistaltik (Abb. 20.18) bis zur lokalen oder allgemeinen Hypomotilität im
Sinne einer Pseudoobstruktion. Die Infiltrationen sind manchmal nicht
von einem diffusen malignen Lymphom oder einer Graft-versus-host-
Erkrankung zu unterscheiden. Bei einem Befall des Ileums mit Faltenverlust und Wandverdickung kann die Abgrenzung zu einem Morbus Crohn
schwierig sein (s. Abb. 14.55). In manchen Fällen bereitet auch die Unterscheidung zur Sprue Schwierigkeiten.

Diabetes mellitus

Bei der diabetischen Neurogastroenteropathie stehen eine Entleerungs-
störung des Magens und Motilitätsstörungen des Dünndarms sowie des
Kolons im Vordergrund.

Radiologie. Bei der diabetischen Mikroangiopathie mit Neuropathie reicht
das Spektrum von einer nichtpropulsiven Hyperperistaltik mit verlängerter
Passagezeit bis zur Hypomotilität. Bei zusätzlicher bakterieller Überbesiedelung kommt es zu Durchfällen und Malabsorption (Abb. 20.19). Ein
Megakolon kann gefunden werden.

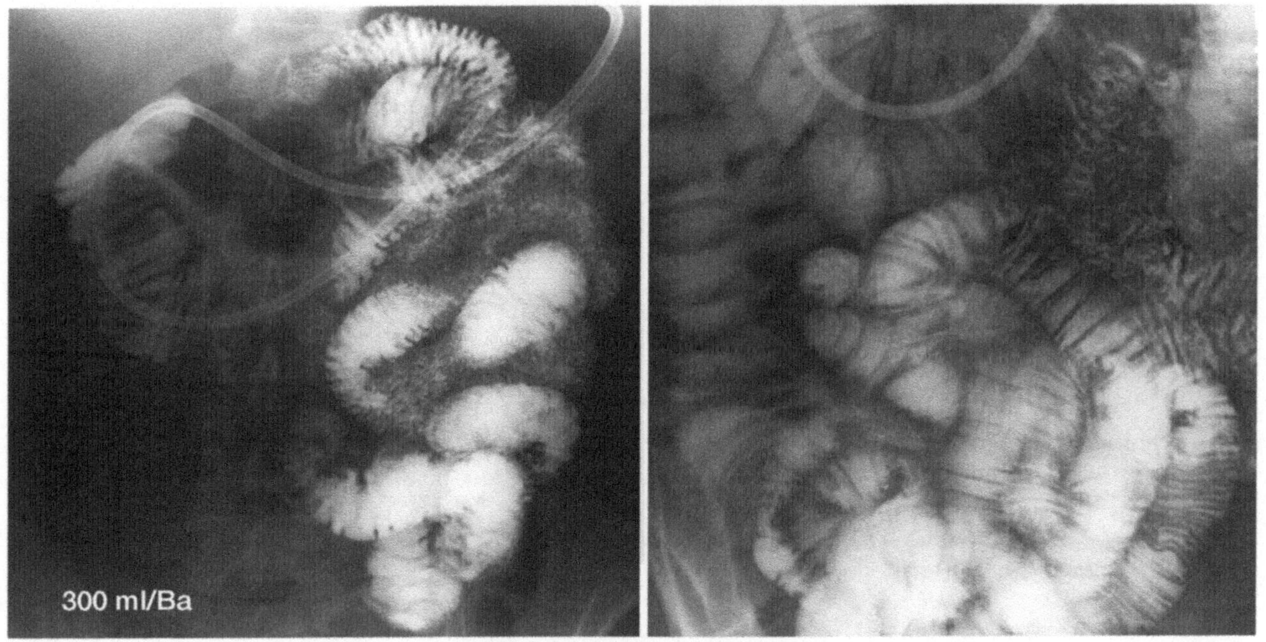

Abb. 20.19 a, b. Diabetische Angiopathie. **a** Nichtpropulsive Hyperperistaltik in der Bariumphase; Megaduodenum. **b** In der Methylzellulosephase findet sich weiterhin eine Pendelperistaltik mit verlängerter Passagezeit und einem herabgesetzten Wandbeschlag durch bakterielle Überbesiedelung. 23jährige Patientin mit juvenilem Diabetes und ausgeprägter Angiopathie und Malabsorption

Andere Erkrankungen mit Hypomotilität

Weitere Ursachen einer allgemeinen Hypoperistaltik sind Elektrolytstörungen (Hypokaliämie, Hyperkalzämie), Hypothyreose, neurologische Erkrankungen, Sprue, Urämie, chronische Bleivergiftung, starke Bauchschmerzen, Schwangerschaft, Sepsis, Peritonitis und langes Fasten (Franken et al. 1980) sowie das seltene Naish-Syndrom (s. Abb. 17.28).

Fehlbildungen

ZUR SCHNELLEN INFORMATION

- *Häufig*: Erworbene Divertikel
- *Relativ häufig*: Rotations- und Fixationsstörungen (Malrotation), meist zufällig entdeckt und selten symptomatisch
- *Selten*: Meckel-Divertikel (bei 1–4 % der Bevölkerung)
- *Sehr selten*: Innere Hernien, Duplikationen

Meist werden Lageanomalien des Darms bei Erwachsenen zufällig entdeckt und haben keine pathologische Bedeutung. Der Patient sollte allerdings über diese Variante seines Darms unterrichtet werden, damit bei einer eventuellen Operation der Chirurg nicht vor eine unerwartete Situation gestellt wird. In seltenen Fällen können diese Rotations- bzw. Fixationsstörungen Grund für erhebliche Beschwerden sein.

21.1 Rotations- und Fixationsstörungen

Embryologie. Das wichtigste Segment, an dem sich Drehungsstörungen abspielen, ist der Mitteldarm (von der Flexura duodenojejunalis bis zum mittleren Colon transversum). Die Unterbringung des rasch in die Länge wachsenden Darms (Nabelschleife) erfolgt durch seine Rotation um eine durch den Dottergang vorgegebene Drehungsachse, die auch die spätere A. mesenterica superior enthält. Das Ausmaß dieser Drehung wird durch die Wanderung der Zökalanlage im entgegengesetzten Uhrzeigersinn um 270–300° dargestellt. Dieser Vorgang kann an den unterschiedlichsten Stellen zum Stillstand kommen bzw. die nach der Drehung einsetzende Fixation gewisser Darmabschnitte an der hinteren Bauchwand erfolgt zu früh oder bleibt aus (Kremer u. Lierse 1982). Bei einer normal fixierten duodenalen C-Schlinge liegt die Flexura duodenojejunalis links neben LWK 2 (Höhe des Treitz-Bandes). Der breite Ansatz der Mesenterialwurzel erstreckt sich vom Treitz-Band bis zur Ileozökalregion in Höhe des rechten Sakroiliakalgelenks.

Nonrotation. Hier kommt es zum Stillstand der Nabelschleifendrehung nach der ersten normal gerichteten Rotation um 90°. Der gesamte Dünndarm liegt bei direktem Übergang der Pars descendens duodeni zum Jejunum in der rechten Abdomenhälfte. Das gesamte Kolon liegt in der linken Abdomenhälfte, folglich liegt auch die Appendix im linken Unterbauch (Abb. 21.1 und 21.2).

Abb. 21.1. Nonrotation. Fehlen der Pars ascendens duodeni und der Flexura duodenojejunalis (s. Sondenverlauf). Die Pars descendens geht direkt in das Jejunum und Ileum über, die im rechten Abdomen liegen. Das terminale Ileum mündet von rechts kommend in das Zökum. Dieses liegt wie das übrige Kolon in der linken Bauchhöhle. Kalibersprung am Übergang zum Ileum aufgrund von Briden bei Z. n. Appendektomie

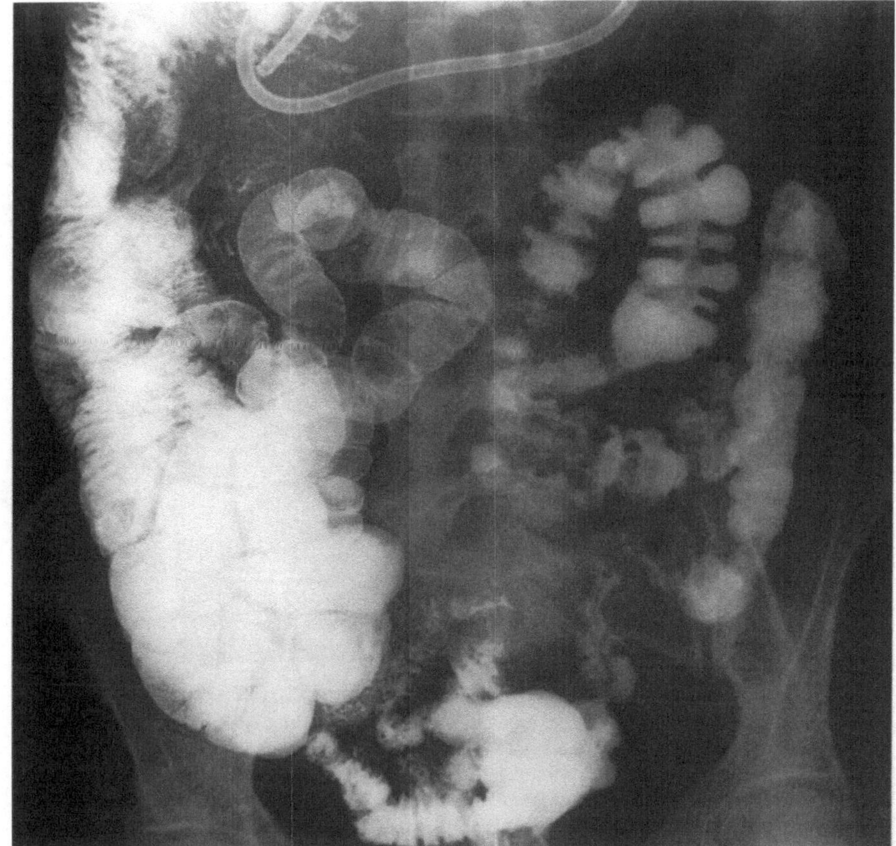

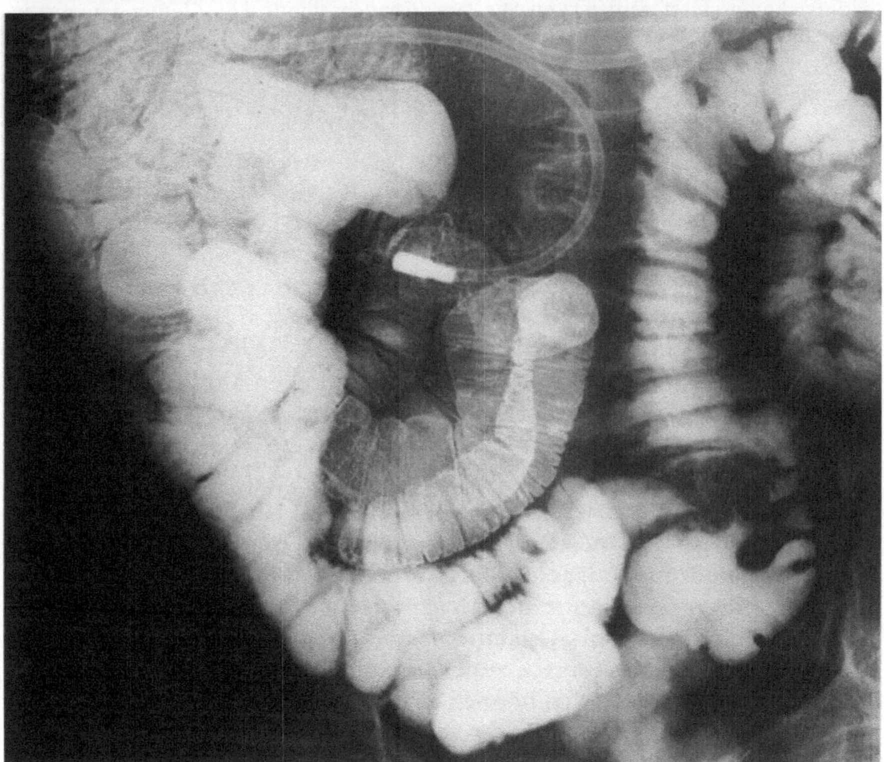

Abb. 21.2. Nonrotation. Die Pars ascendens duodeni ist hier bereits etwas ausgeprägter, erkennbar am Sondenverlauf. (Mit freundlicher Genehmigung Dr. Eggemann, München

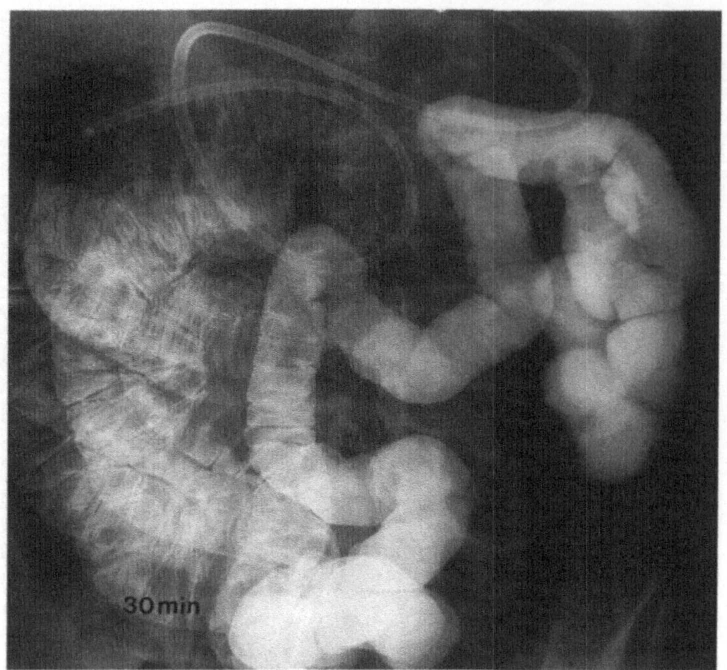
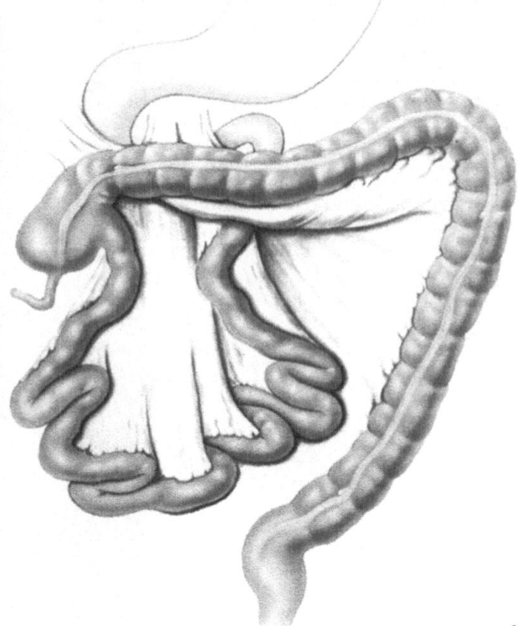

a
b

Abb. 21.3 a, b. Malrotation I. **a** Die Sonde verläuft nach Passieren der medial gelegenen Flexura duodenojejunalis nach rechts; das Jejunum liegt rechts. Zökum und Colon ascendens liegen im rechten Oberbauch (nicht abgebildet); verzögerte Passage. Patient mit rezidivierenden Schmerzen seit vielen Jahren. Intermittierender Volvulus? **b** Schema der Malrotation I (aus Kremer et al. 1992). Die Nabelschleifendrehung ist bei 180° zum Stillstand gekommen. Das hochstehende Zökum und Colon ascendens werden durch das Ladd-Band fixiert und sind durch Adhäsionen mit dem Duodenum verbunden, das dadurch komprimiert werden kann. Die Pars ascendens duodeni liegt hinter dem mesenterialen Gefäßstiel

Malrotation. Man versteht darunter Varianten unvollständiger oder gemischter Rotation. Bei der *Malrotation I* ist die Nabelschleifendrehung bei 180° zum Stillstand gekommen. Die Flexura duodenojejunalis liegt weiter rechts als gewöhnlich. Das Jejunum ist mehr zur Medianlinie gerichtet, reicht z. T. aber auch in das linke Abdomen (Abb. 21.3). Die *Malrotation II* oder „reversed rotation" ist sehr selten. Die Drehung erfolgt im wechselnden Richtungen (90° in normaler und die weitere Rotation im Uhrzeigersinn). Duodenum und Dünndarm liegen ähnlich wie bei der Nonrotation im rechten Abdomen oder sind mittelständig, das proximale Kolon kommt hinter dem Dünndarm zu liegen (Abb. 21.4).

Fixationsanomalien. Diese Anomalien sind viel häufiger als Rotationsstörungen. Beispiele sind ein Duodenum mobile mit einem frei beweglichen Mesoduodenum oder ein Coecum mobile mit Beteiligung des Ileums. Eine ungenügende Fixation der Mesenterialwurzel an der hinteren Abdominalwand prädisponiert zu einer freien Rotation des gesamten Mitteldarms um die A. mesenterica superior, so daß vorübergehende Durchblutungsstörungen auftreten können (Aldrich et al. 1955) (s. Abb. 21.7). Bei den Fixationsstörungen besteht die Tendenz zu persistierenden Peritonealsträngen oder -bändern (Ladd-Bänder) mit der Gefahr einer Kompression oder Abschnürung des Darms, besonders häufig des Duodenums, eine Ursache einer kongenitalen Duodenalstenose (Abb. 21.5; s. Abb. 9.2).

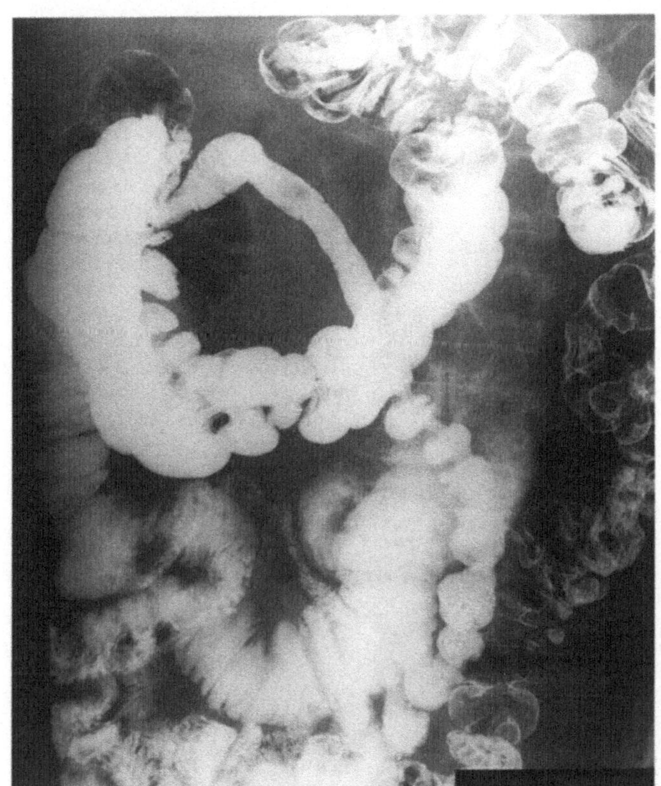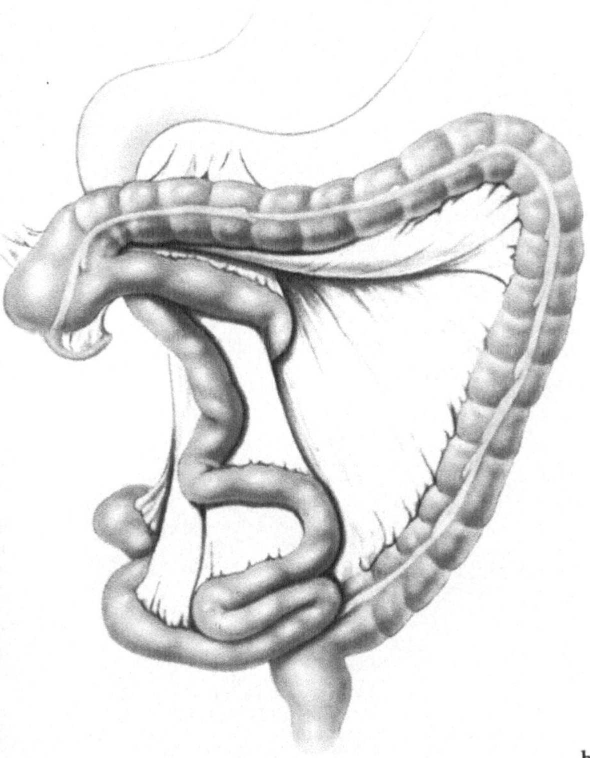

a

b

Abb. 21.4 a, b. Malrotation II. **a** Patient mit zunehmenden Bauchkrämpfen. Verzögerte Passage durch Dünndarmschlingen mit ischämisch verquollenen Falten (nicht abgebildet). **b** Schema der Malrotation II (aus Kremer et al. 1992). Das Zökum liegt im rechten Oberbauch. Die mesenterialen Gefäße liegen retroduodenal und -kolisch (erkennbar auch im nicht abgebildeten CT). Das Duodenum geht rechtzeitig in das Jejunum über. Intraoperativ fand sich zusätzlich noch eine Retroposition des Colon transversum

Radiologie. Eine sichere Aufklärung des Typs der Drehungs- und Fixationsstörung wird durch das Röntgenbild allein nicht immer möglich sein. Hilfreich ist ein Schema aus der Arbeit von Long et al. 1996 (Abb. 21.6). Die relativ häufigen Fehlbildungen am Duodenum können bei der Intubation zu Schwierigkeiten führen. Der Untersucher sollte auf Fehlbildungen vorbereitet sein und darf nicht überrascht sein, wenn die Sonde nicht wie üblich nach links, sondern in den rechten Oberbauch verläuft (Abb. 21.7). Eine Testinjektion von Barium ist bei der Orientierung hilfreich. Wenn die Sonde nicht über das untere Duodenalknie gebracht werden kann, so wird sie dort belassen. Bei einem Duodenum mobile kann die Sonde einen girlandenförmigen Verlauf nehmen (s. Abb. 2.11). Eine ungenügende Fixation (Mesenterium commune) kann zu einem Volvulus des Mitteldarms führen (Midgut-Volvulus), erkennbar an einem spiralförmigen Verlauf der proximalen Darmschlingen und einer Stenosierung des Duodenums (Abb. 21.8).

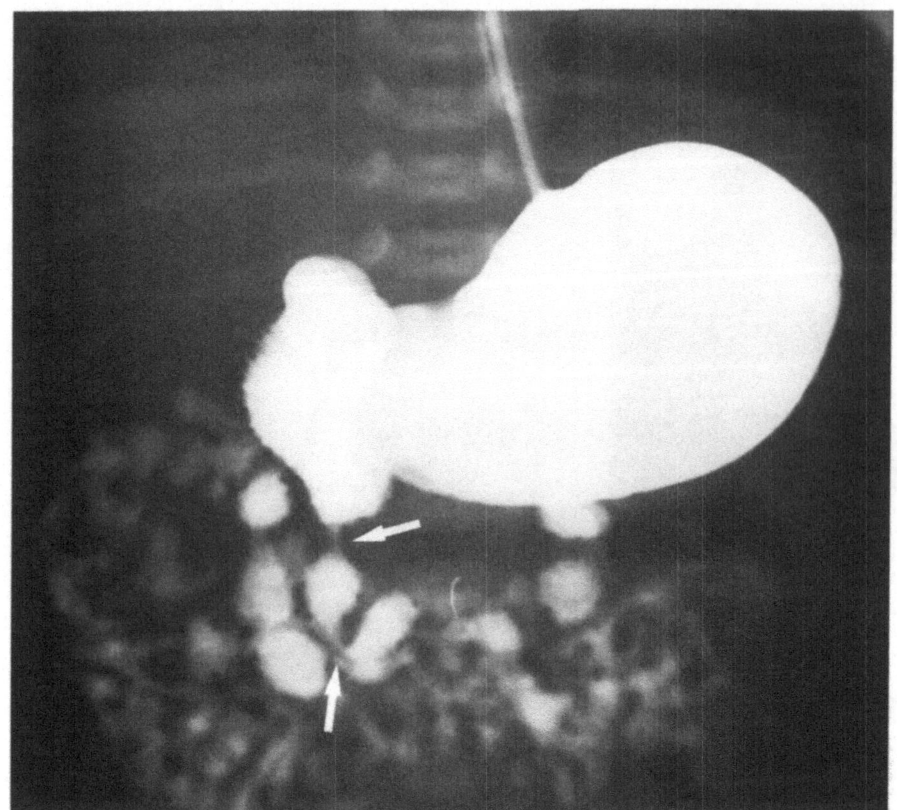

Abb. 21.5. Duodenalstenose. 2 Tage alter männlicher Säugling mit galligem Erbrechen. Die Abdomenaufnahme am 1. Lebenstag zeigt einen stark geblähten Magen und wenig Luft im Darm. Die Magen-Darm-Passage über Magensonde mit nichtionischem Kontrastmittel zeigt Duodenalstenosen (*Pfeile*) durch Bänder bzw. Adhäsionen; tiefstehende und medialständige Flexura duodenojejunalis. Das Jejunum liegt teilweise rechts. 2 Tage später entwickelte sich ein Midgut-Volvulus (s. Abb. 9.2)

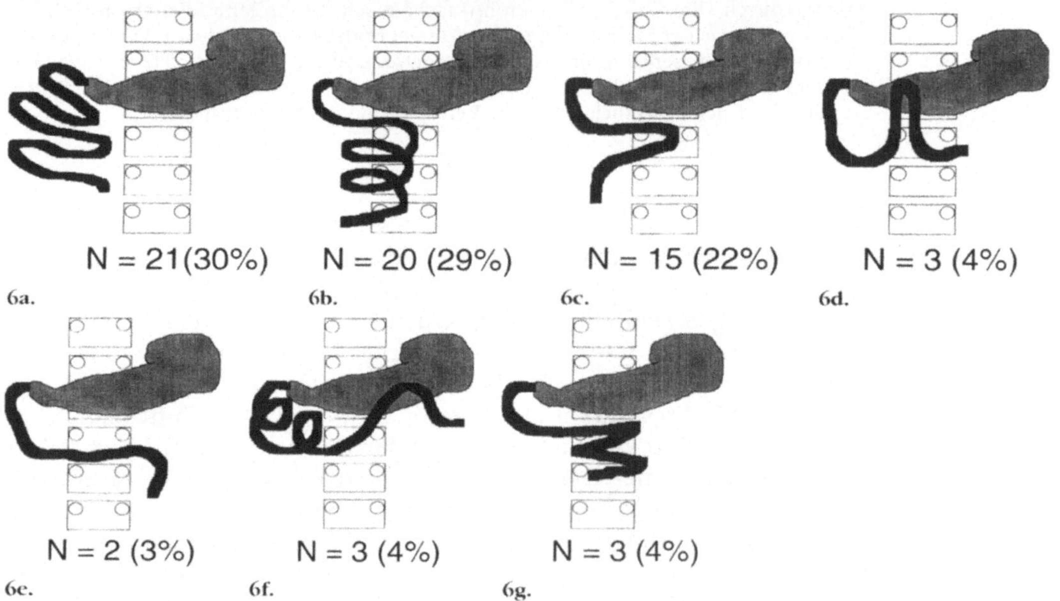

Abb. 21.6 a – g. Möglichkeiten der duodenalen Malrotation bzw. Fixation. a Nonrotation des Duodenums. Duodenum und Jejunum liegen rechts der Wirbelsäule; das Treitz-Band fehlt meist. b Malrotation mit spiralförmigem Verlauf von Duodenum und Jejunum. c Partielle Rotation des Duodenums. Das Duodenum rotiert hinter oder vor die A. mesenterica superior, jedoch nicht in den linken oberen Quadranten. Es liegt im rechten Oberbauch. d Partielle Rotation des Duodenums mit Lage des duodenojejunalen Übergangs in Höhe der rechten Bogenwurzeln (s. Abb. 21.7). e Malrotation mit tiefstehendem duodenojejunalem Übergang. f Girlandenförmiger Verlauf des Duodenums rechts der Wirbelsäule (s. Abb. 2.11); das Jejunum liegt im linken Oberbauch. g Malrotation mit einem spiralförmigen Verlauf von Duodenum und Jejunum (s. Abb. 21.8). (Aus Long et al. 1996)

Abb. 21.7. Partielle Rotation des Duodenums mit Lage des duodenojejunalen Übergangs in Höhe der rechten Bogenwurzeln

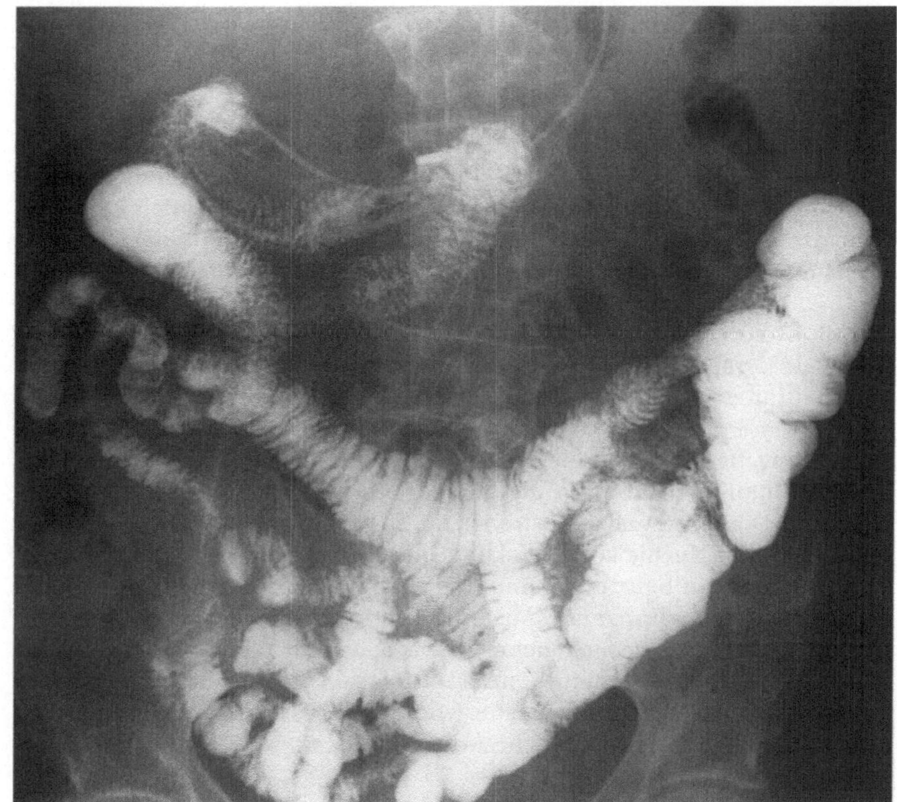

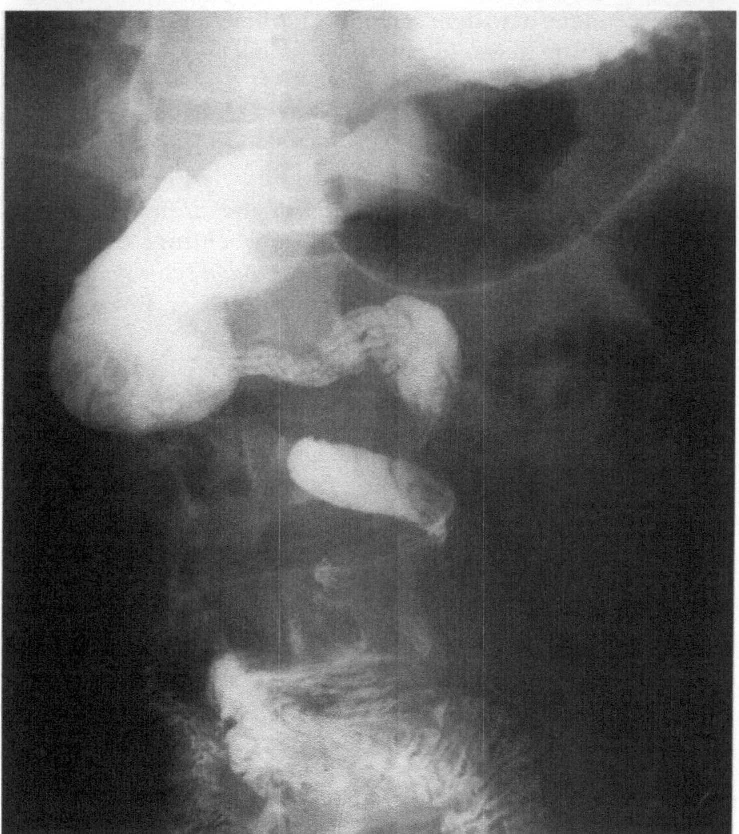

Abb. 21.8. Malrotation mit spiralförmigem Verlauf von Duodenum und Jejunum. Patient mit intermittierenden Obstruktionsbeschwerden, wahrscheinlich durch einen Midgut-Volvulus

21.2 Kongenitale (mesokolische) innere Hernien

Wenn nach Abschluß der Nabelschleifendrehung eine Störung der Fixation eintritt, ist es möglich, daß Pforten entstehen, durch die Darmschlingen hernieren können. Am häufigsten sind linke und rechte paraduodenale und transomentale Hernien. Selten und in absteigender Häufigkeit sind Hernien am ileozökalen Übergang, durch das Foramen epiploicum und im Becken (Hansmann u. Morton 1939; Newsom u. Kukora 1986).

Klinik. Die meisten inneren Hernien bereiten keine Beschwerden, da sie sich selbst reponieren. Einige Patienten entwickeln eine akute Darmobstruktion oder haben intermittierende Obstruktionsbeschwerden.

Radiologie. Bei einem symptomatischen Patienten sollten als Untersuchungen ein Enteroklysma und/oder eine CT durchgeführt werden. Eine präoperative Diagnostik ist anzustreben, da es bei einer Laparotomie zu einer Reduktion der Hernie kommen kann und die möglichen Bruchpforten in situ schwierig zu beurteilen sind. Bei einer Kontrastmitteluntersuchung findet man eine abnormale Ansammlung von Dünndarmschlingen im Bruchsack, aus dem sie nicht herausgebracht werden können. Es kommt zur Dilatation und verlängerten Kontrastmittelstase in den gefesselten Darmschlingen. Beim Enteroklysma ist es wichtig, die Kontrastmittelsäule sorgfältig zu verfolgen. Eine seitliche Aufnahme kann zur Klärung der Topographie beitragen.

Bei einer *rechten paraduodenalen Hernie* liegen die Jejunumschlingen hinter dem Colon ascendens bzw. der rechten Kolonflexur. Eingehende und ausgehende Darmabschnitte liegen in enger Nachbarschaft. Bei einer Malrotation kann ein ähnliches Bild vorliegen, allerdings sind ein- und ausgehende Darmabschnitte weit voneinander getrennt, und das Jejunum liegt ventral des rechten Kolons. Eine rechte paraduodenale Hernie kann mit einer vorzeitigen Fixation des Kolons und mit Ladd-Bändern assoziiert sein. Eine *linke paraduodenale Hernie* zeigt zusammengedrängte Jejunumschlingen im linken Oberbauch. Die afferente Darmschlinge tritt hinter dem Duodenum in den Bruchsack ein. Die efferente Darmschlinge liegt oft deutlich unterhalb des eintretenden Segments. Magen und linke Kolonflexur werden vom Bruchsack verdrängt.

Die *CT-Zeichen* dieser beiden Hernien sind charakteristisch. Bei der rechten paraduodenalen Hernie verlaufen die jejunalen Äste von A. und V. mesenterica superior nach dorsal und rechts zu den Jejunumschlingen (Warshauer u. Mauro 1992). Bei einer linken paraduodenalen Hernie liegen die hernierten Jejunumschlingen zwischen Magen und Pankreas oder sogar hinter dem Pankreas (Day et al. 1988).

21.3 Duplikationen

Duplikationsfehlbildungen können entlang des gesamten Gastrointestinaltrakts auftreten. Der Dünndarm ist dabei am häufigsten betroffen und hier wiederum am meisten das distale Ileum (Gross et al. 1952). Die Dünndarmduplikationen sind zystisch oder tubulär. Sie liegen an der mesenterialen Darmseite oder intramural.

Klinik. Vor allem die zystische Variante verursacht Obstruktionsbeschwerden im Säuglings- und Kindesalter. Die Schleimhautauskleidung entspricht meist der des Dünndarms. Eine ektope Magenschleimhaut kann zu gastrointestinalen Blutungen führen (Gilchrist et al. 1990).

Radiologie. In den meisten Fällen fehlt eine Verbindung zum Darm, so daß ein direkter Nachweis der Fehlbildung mit einer Kontrastmitteluntersuchung nicht gelingt. Indirekt läßt sich eine Zyste durch den Nachweis einer Verdrängung benachbarter Darmschlingen oder besser durch Sonographie oder CT feststellen (Abb. 21.9 und 21.10). Ein Lymphangiom kann ein ähnliches Bild bieten.

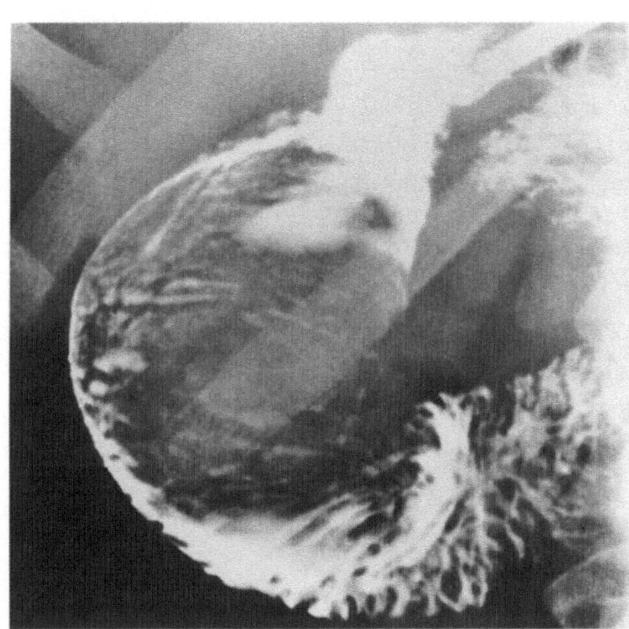

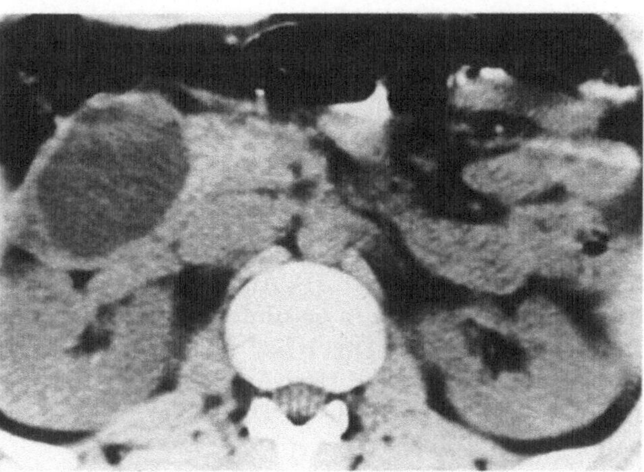

Abb. 21.9 a, b. Duodenalduplikatur. **a** Die Bariumuntersuchung des Duodenums zeigt eine intramurale Raumforderung. **b** In der CT zystische Struktur im Bereich des Duodenums, einer Duplikationszyste entsprechend. (Mit freundlicher Genehmigung Prof. H. J. Brambs, Ulm)

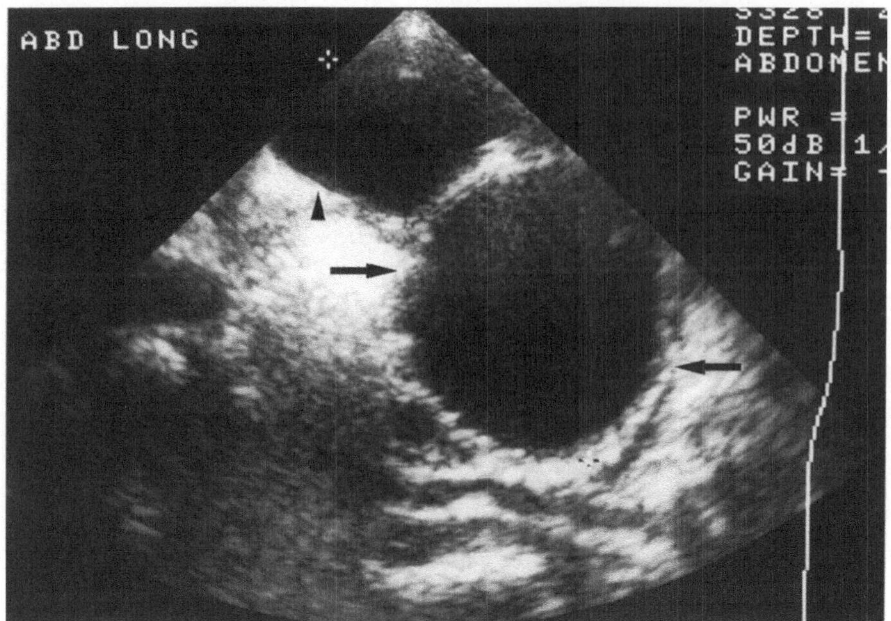

Abb. 21.10. Duplikationszyste des Ileums. Neugeborenes mit Erbrechen. Die Sonographie zeigt eine echofreie Raumforderung im rechten Unterbauch (*Pfeile*); *Pfeilspitze:* Harnblase

21.4 Divertikel

Erworbene Divertikel

Erworbene („falsche") Divertikel entstehen durch Prolaps der Mukosa und Submukosa aufgrund von Muskellücken an der Durchtrittsstelle der Mesenterialgefäße und liegen deshalb an der mesenterialen Konkavseite des Dünndarms (Abb. 21.11). Am häufigsten werden Divertikel in 5 – 23 % der Fälle im Duodenum gefunden (Rösch 1978). Sie liegen vor allem im Bereich der Papille. Divertikel im übrigen Dünndarm finden sich bei 0,2 – 0,5 % der Patienten (Prévôt 1968) und nehmen vom Duodenum zum Ileum an Zahl und Größe ab. Divertikel am terminalen Ileum sind selten (Abb. 21.12).

Klinik. Divertikel werden meistens als Zufallsbefund entdeckt und haben keinen Krankheitswert. Gelegentlich kommt es jedoch zur Retention von Nahrungsresten (Abb. 21.13), zu Blutungen (Abb. 21.14 und s. Abb. 20.10), zu einer Torsion mit Nekrosen oder Perforation oder zum Volvulus. Die Retention von Darminhalt im Divertikel kann zu einem bakteriellen Überwuchs des Dünndarms führen und Anlaß für eine Malabsorption sein (s. Abb. 17.15).

Angeborene Divertikel

Angeborene Divertikel sind an der antimesenterialen Darmseite gelegen. Als „echte" Divertikel sind sie wie die Darmwand aufgebaut und deshalb auch kontraktil. Eine Unterscheidung zwischen angeborenen und erworbenen Divertikeln ist nicht immer möglich und für die Praxis auch nicht erforderlich.

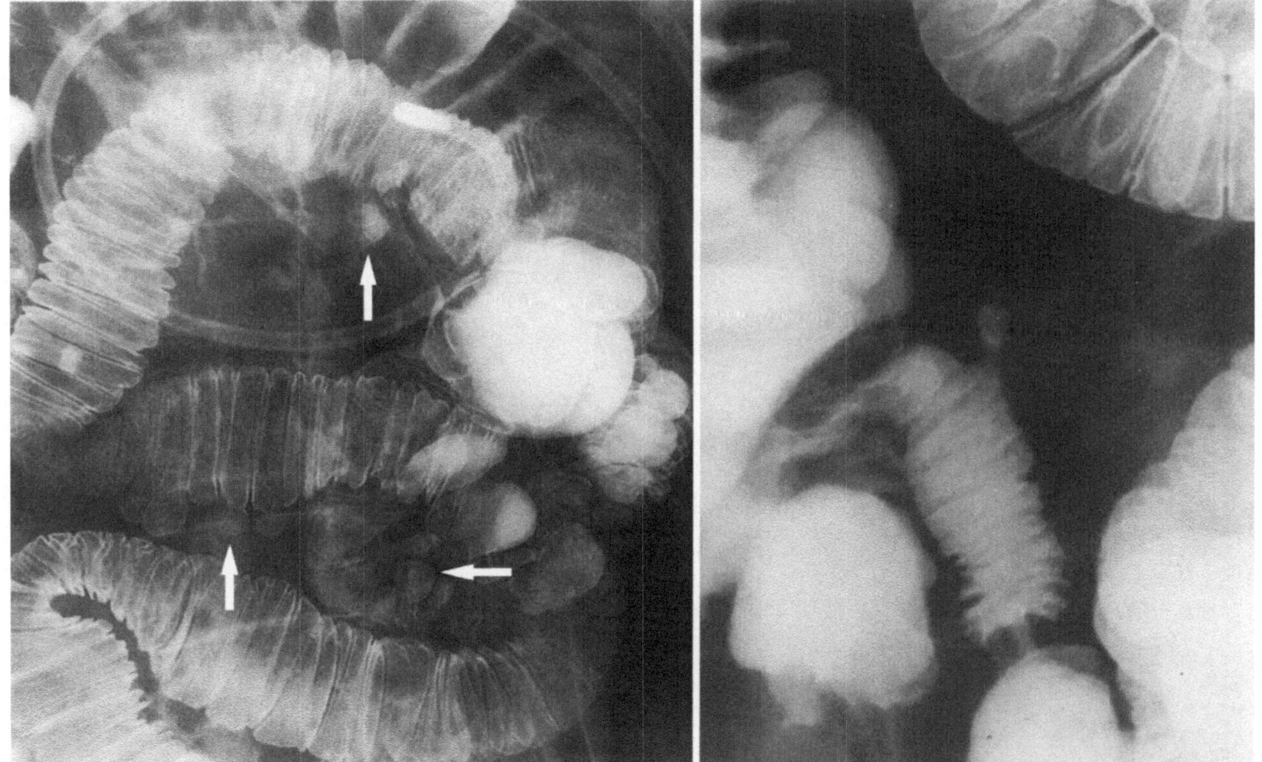

21.11

21.12

Abb. 21.11. Erworbene Divertikulose. Multiple Pseudodivertikel, vorwiegend mesenterialseitig (*Pfeile*)

Abb. 21.12. Pseudodivertikel des terminalen Ileums an der Mesenterialseite. Zufallsbefund. Zu beachten ist der Unterschied zu den antimesenterialen Aussackungen bei Morbus Crohn (s. Abb. 14.29)

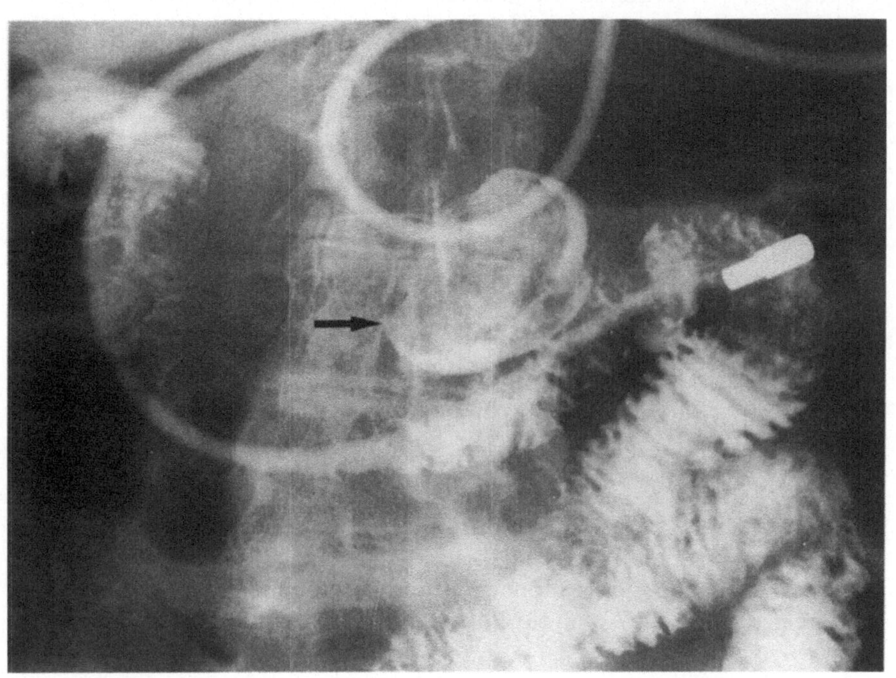

Abb. 21.13. Trichobezoar in einem distalen Duodenaldivertikel (*Pfeil*). (Mit freundlicher Genehmigung Dr. Eggemann, München)

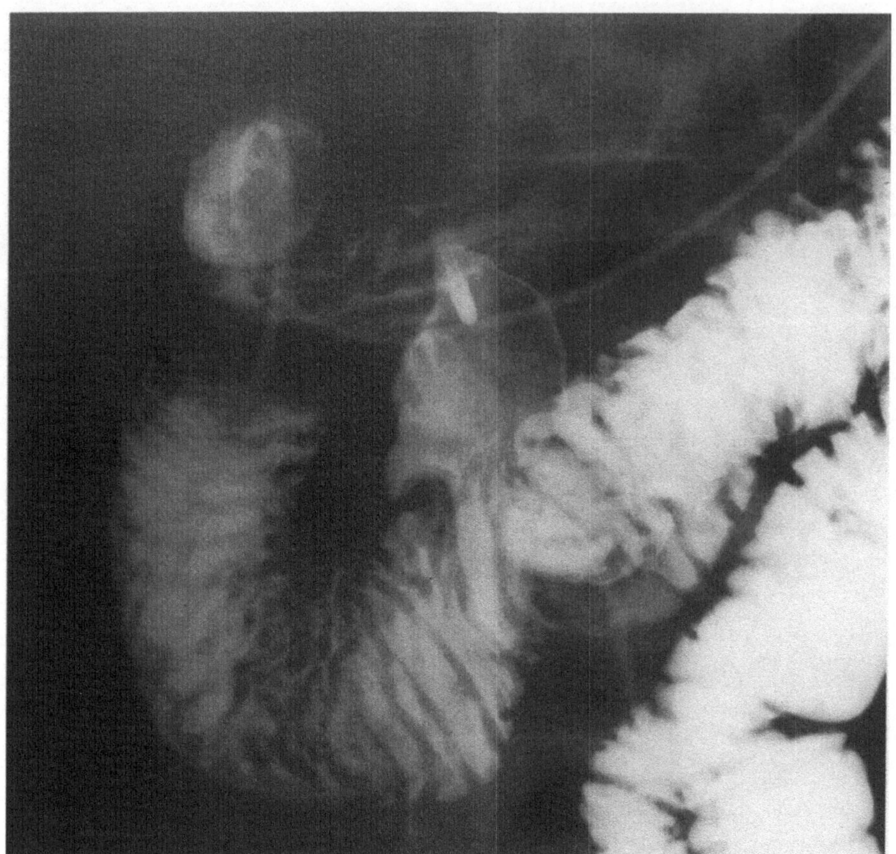

Abb. 21.14. Blutung aus einem großen Duodenaldivertikel, in das sich die Sonde verfangen hat. Das Divertikel mit einer Ulzeration wurde operativ entfernt

Meckel-Divertikel

Das Meckel-Divertikel ist ein „echtes" Divertikel, da es aus allen Wandschichten aufgebaut ist. Es entwickelt sich bei inkompletter Obliteration des Ductus omphalomesentericus; bei Autopsien wird es in 1–4% der Fälle gefunden (Christie 1931; Ladd 1942). Es tritt beim männlichen Geschlecht öfter auf als beim weiblichen. Das Divertikel ist an der antimesenterialen Darmseite gelegen und wird am häufigsten etwa 80 cm vor der Ileozökalklappe gefunden; die Variationsbreite reicht von unter 20 cm bis über 150 cm. Die Größe des Divertikels kann zwischen 1 und 30 cm schwanken, beträgt aber meistens 1–5 cm in Längsrichtung.

Arey (1947) unterscheidet 3 verschiedene Typen des Meckel-Divertikels, entsprechend der Rückbildung des Ductus omphalomesentericus:

- *Typ A*, die häufigste Variante, ist ein frei beweglicher Blindsack (Abb. 21.15).
- *Typ B*, weniger häufig, ist durch einen fibrotischen Strang am Nabel fixiert und projiziert sich immer an gleicher Stelle (Abb. 21.16).
- *Typ C* ist sehr selten und besteht aus einer offenen Verbindung zum Nabel, die durch eine Fistelfüllung dargestellt werden kann.

Im allgemeinen (70%) ist der Blindsack mit Ileumschleimhaut ausgekleidet. Er kann aber in 20% und mehr Magenschleimhaut enthalten. Selten werden Duodenal- und Kolonschleimhaut oder heterotopes Pankreasgewebe gefunden, die Anlaß für Blutungen sein können.

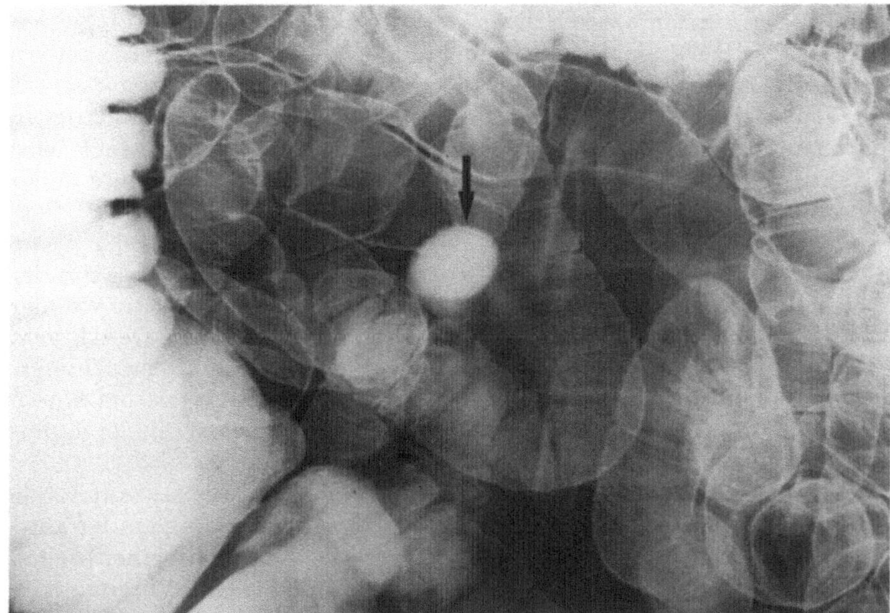

Abb. 21.15. Meckel-Divertikel. Der Blindsack läßt sich unter Palpation bewegen und entspricht somit einem Typ A (*Pfeil*). In der frühen Methylzellulosephase ist das Divertikel noch gut mit Barium gefüllt. Zufallsbefund. (Mit freundlicher Genehmigung Dr. Eggemann, München)

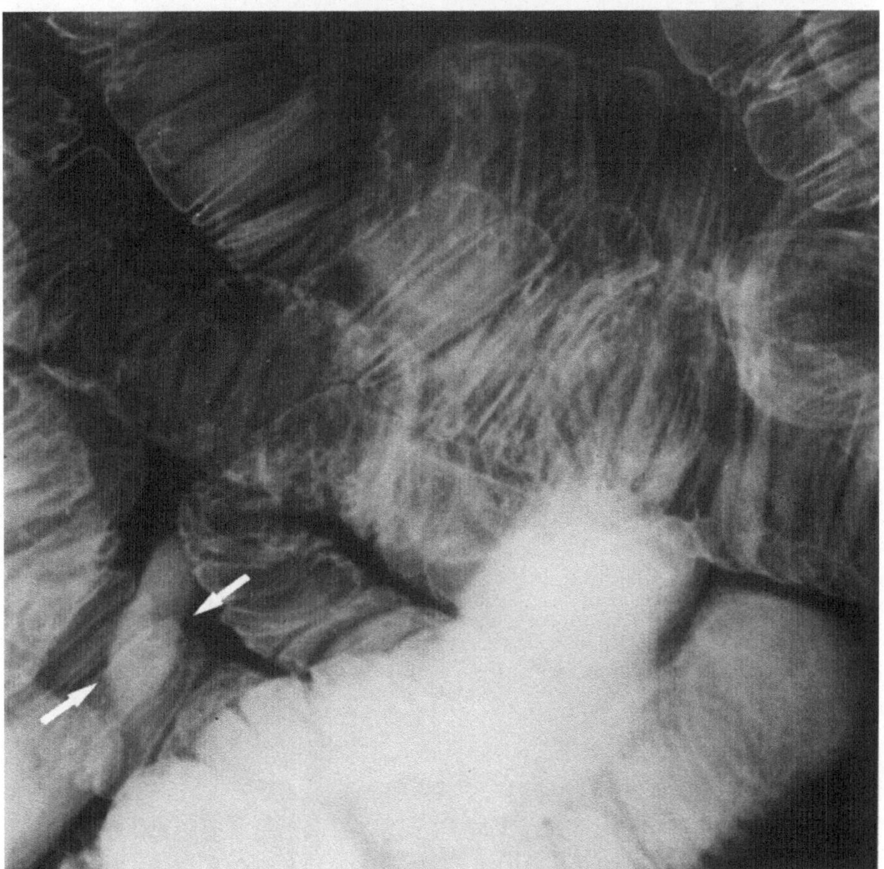

Abb. 21.16. Meckel-Divertikel. Kleiner Blindsack, der sich immer an gleicher Stelle projiziert und somit einem Typ B entspricht (*Pfeile*). Patient mit gastrointestinaler Blutung. (Mit freundlicher Genehmigung Dr. Eggemann, München

Klinik. Die meisten Meckel-Divertikel sind asymptomatisch. Symptomatische Divertikel finden sich meist bei Kindern unter 10 Jahren und äußern sich durch gastrointestinale Blutungen (Rutherford u. Akers 1966). Bei Erwachsenen treten meist Obstruktionsbeschwerden und selten Blutungen auf (Leijonmarck et al. 1986). Ein Divertikel in einem Bruchsack wird als Littre-Hernie bezeichnet. Selten entstehen Tumoren (Sarkome) in der Divertikelwand (Antes et al. 1994).

Radiologie. Der radiologische Nachweis eines Meckel-Divertikels mit der fraktionierten Passage war enttäuschend (Berne 1959; Dalinka u. Wunder 1973). Das Enteroklysma hat hier eine höhere Entdeckungsrate erbracht (Maglinte et al. 1980). Mißerfolge sind aber auch mit dieser Untersuchungstechnik nicht ausgeschlossen. So gelang uns der Nachweis bei einem Kleinkind mit Darmblutung und klassischer Anamnese erst mit der Radioisotopenuntersuchung (s. Abb. 21.19).

Während des Enteroklysmas ist es notwendig, die Kontrastmittelsäule sorgfältig zu verfolgen und im Ileum auf eine Aussackung an der antimesenterialen Darmseite zu achten. Das Divertikel kann mit einer breiten Basis oder mit einem engen Abgang versehen sein. Bei einem breitbasigen Divertikel findet man eine typische trianguläre Faltenanordnung, die zum Divertikel führt (Abb. 21.17; s. auch Abb. 13.37). Ein enger Divertikelhals kann entzündlich verquollen sein, so daß sich der Blindsack nicht mehr oder nur inkomplett füllt und dem Nachweis entgehen kann. Bisweilen gelingt die Darstellung dann auf einer Spätaufnahme. Nach Gabe der Methylzellulose kann das Divertikel vorübergehend stärker mit Barium gefüllt sein (s. Abb. 21.15). In einem späteren Untersuchungsstadium ist es möglich, daß das Divertikel durch überlagernde Darmschlingen unerkenntlich überdeckt wird (Abb. 21.17). Fixierte Darmschlingen bei Verwachsungen täuschen u. U. ein Divertikel vor (s. Abb. 13.40). Ein invertiertes oder entzündlich verändertes Divertikel kann bei einer Obstruktion vermutet werden, besonders im Kindesalter ohne Voroperationen

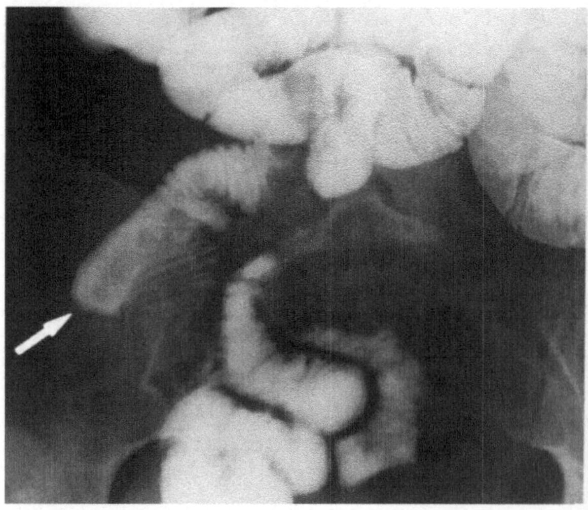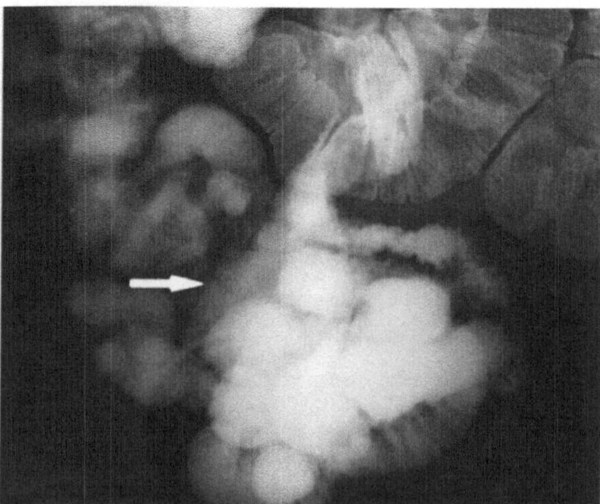

Abb. 21.17 a, b. Meckel-Divertikel. **a** Breitbasiges Divertikel (*Pfeil*), am besten erkennbar bei der Verfolgung des Bariumbolus. Typische trianguläre Faltenkonfiguration (*Pfeilspitze*). **b** In der Spätphase der Untersuchung ist das Divertikel praktisch nicht erkennbar (*Pfeil*). Das Divertikel war bei vorausgegangenen Operationen im Ovarialbereich nicht entdeckt worden. Patientin mit rezidivierenden Bauchkrämpfen

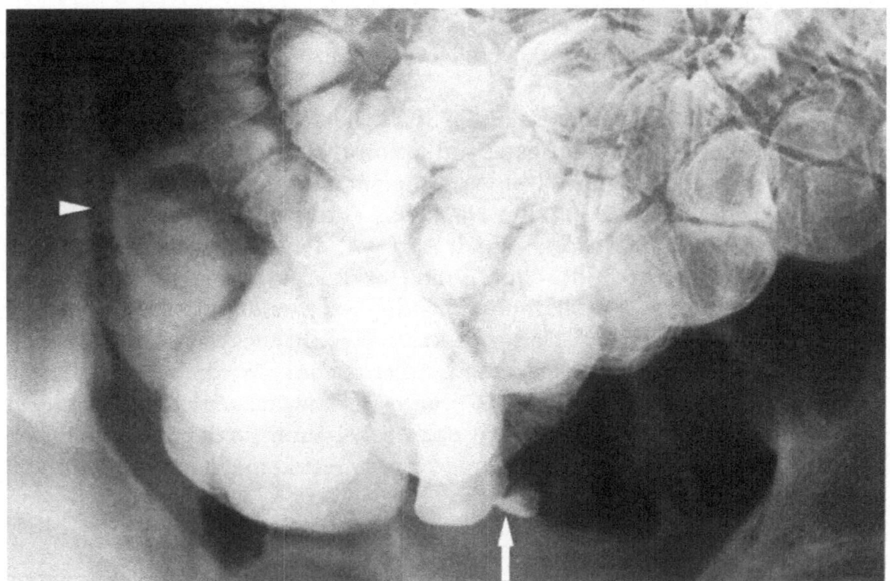

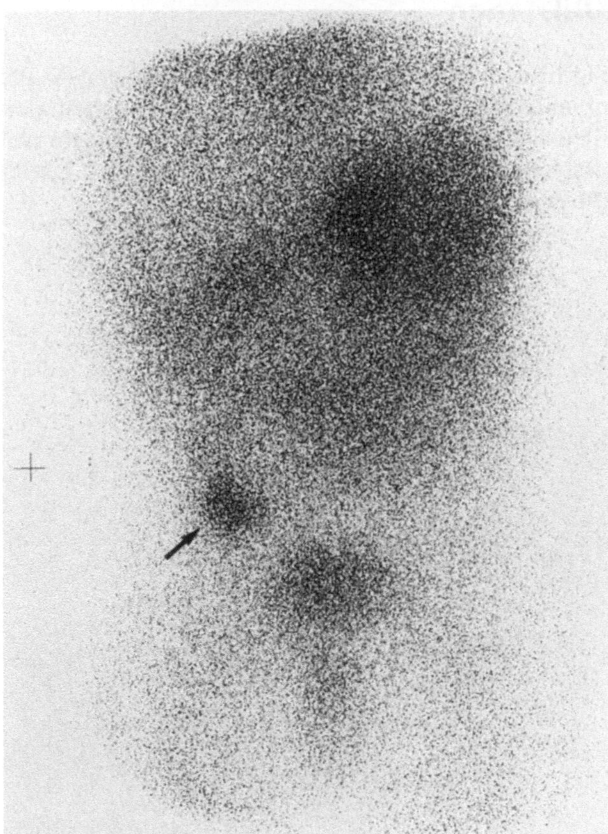

Abb. 21.19. Szintigraphie bei Meckel-Divertikel. Die Untersuchung mit ^{99m}Tc-Pertechnetat zeigt die ektope Magenschleimhaut in dem Divertikel (*Pfeil*). 6 Monate altes Kind mit rezidivierenden intestinalen Blutungen. Das Enteroklysma war negativ

(s. Abb. 18.41). Meckel-Divertikel treten bei Morbus Crohn, wie früher vermutet wurde, nicht häufiger auf (Glick et al. 1988) (Abb. 21.18).

Szintigraphie. In der Pädiatrie ist die Suche nach der Ursache einer gastrointestinale Blutung die häufigste Indikation für eine radiologische Untersuchung. Statt eines Enteroklysmas sollte zuerst eine Szintigraphie durchgeführt wurde. Diese dient zum Nachweis ektoper Magenschleimhaut in einem Divertikel (Abb. 21.19; s. auch Abb. 9.1). Dieser „Meckel-Scan" wird mit $^{99\,m}$Tc-Pertechnetat durchgeführt. Der Test wird durch eine vorausgehende Gabe eines Medikaments aus der Gruppe der Protonenhemmer (z. B. Sostril) unterstützt. Dadurch kann die Entdeckung eines Meckel-Divertikels verbessert werden (Diamond et al. 1991). Wir haben mit diesem Test gute Erfahrungen machen können. Bei Erwachsenen mit unklarer gastrointestinaler Blutung wird dieser „Meckel-Scan" in den meisten Fällen negativ ausfallen, da in dieser Altersgruppe meist keine Magenschleimhaut im Divertikel zu finden ist.

21.5 Segmentale Dilatation

Diese seltene Fehlbildung findet man meist im Kindesalter. Sie beruht auf einer neuromuskulären Fehlentwicklung, so daß es zu einer segmentalen Dilatation im distalen Ileum kommt. Dieses dilatierte Segment kann mit ektoper Schleimhaut versehen sein und zu Obstruktionen oder zu einem Volvulus führen (Ratcliffe et al. 1989).

Kapitel 1 (Einleitung)

Antes G, Lissner J (1981) Die Doppelkontrastdarstellung des Dünndarms mit Barium und Methylcellulose. Fortschr Röntgenstr 134/1: 10–15

Antes G, Lissner J (1983) Double contrast small bowel examination with barium and methylcellulose: results in 300 cases. Radiology 148: 37–40

Bilbao MK, Frische LH, Dotter CT, Rösch J (1967) Hypotonic duodenography. Radiology 89: 438–443

Einhorn M (1926) The duodenal tube and its possibilities, 2nd edn. Davis, Philadelphia

Ekberg O (1977) Crohn's disease of the small bowel examined by double contrast technique. A comparison with oral technique. Gastrointest Radiol 1: 355–359

Fleckenstein P, Pedersen G (1975) The value of the duodenal intubation method (Sellink modification) for the radiological visualization of the small bowel. Scand J Gastroenterol 10: 423–425

Geiter B, Fuchs H-F (1977) Dünndarm-Kontrasteinlauf: Indikationen und Technik. Dtsch Ärztebl 43: 2575

Gershon-Cohen J, Shay H (1939) Barium enteroclysis. AJR 42: 456–458

Gianturco C (1967) Rapid fluoroscopic duodenal intubation. Radiology 88: 1165

Gmünder U, Wirth W (1970) Dünndarmdoppelkontrastdarstellung. Schweiz Med Wochenschr 100: 1236

Herlinger H (1978) A modified technique for the double-contrast small-bowel enema. Gastrointest Radiol 3/2: 201–207

Herlinger H, Maglinte DDT (1989) Clinical radiology of the small intestine. Saunders, Philadelphia

Lappas JC, Maglinte DDT (1990) Enteroclysis – a technique for examining the small bowel. Critical Rev Diagn Imaging 30/2: 183–217

Lura A (1951) Enema of the small intestine with special emphasis on the diagnosis of tumours. Br J Radiol 24: 264–271

Maglinte DDT, Herlinger H (1989) Single contrast and biphasic enteroclysis. In: Herlinger H, Maglinte DDT (eds) Clinical radiology of the small intestine. W.B. Saunders, Philadelphia, pp 107–118

Nolan DJ (1981) Barium examination of the small intestine. Gut 22: 682–694

Nolan DJ, Cadman PJ (1987) The small bowel enema made easy. Clin Radiol 38: 295–301

Pansdorf H (1937) Die fraktionierte Dünndarmfüllung und ihre klinische Bedeutung. Fortschr Röntgenstr 56: 627–634

Pesquera GS (1929) A method for the direct visualization of lesions in the small intestine. AJR 22: 254–257

Pribram BO, Kleiber N (1927) Ein neuer Weg zur röntgenologischen Darstellung des Duodenums (Pneumo-duodenum). Fortschr Röntgenstr Nuklearmed 36: 739

Pygott F, Street DF, Shellshear MF, Rhodes CJ (1960) Radiological investigation of the small intestine by small bowel enema technique. Gut 1: 366–370

Sanders DE, Ho CS (1976) The small bowel enema, experience with 150 examinations. AJR 127: 743–751

Schatzki R (1943) Small intestinal enema. AJR 50: 743–751

Scott-Harden WG, Hamilton HAR, McCall Smith S (1961) Radiological investigation of the small intestine. Gut 2: 316–322

Sellink JL (1971) Examination of the small intestine by means of duodenal intubation. Stenfert Kroese, Leiden

Sellink JL (1974) Radiologic examination of the small intestine by duodenal intubation. Acta Radiol 15: 318–332

Sellink JL (1976) Radiological atlas of common diseases of the small bowel. Stenfert Kroese, Leiden
Stender H-S (1995) Leitlinien der Bundesärztekammer zur Qualtitätssicherung in der Röntgendiagnostik. Dtsch Ärztebl 92: B–1699
Trickey SE, Halls J, Hodson CJ (1963) A further development of the small bowel enema. Proc R Soc Med 56: 1070–1073
Vallance R (1980) An evaluation of the small bowel enema based on an analysis of 350 consecutive examinations. Clin Radiol 31: 227–232
Wills JS, Lobis IF, Denstman FJ (1997) Crohn disease: state of the art. Radiology 202: 597–610

Kapitel 2–13

Antes G (1993a) Das „Wendemanöver" – eine Intubationshilfe beim Enteroklysma. Fortschr Röntgenstr 159/6: 564–565
Antes G (1993b) Häufige Fehler in der Dünndarmdiagnostik – Erkennung, Vermeidung und Qualitätssicherung. Röntgenpraxis 46: 205–209
Antes G (1995) Enteroklysma – Daten über Intubation, Durchleuchtung und Passage. Radiologe 35 [Suppl 1]: 1
Antes G, Eggemann F (1987) Problemlose Sondenlegung beim Dünndarmeinlauf (Enteroclysis). Röntgenpraxis 40: 411–412
Antes G, Neher M, Hiemeyer V, Burger A (1996) Gastrointestinal bleeding of obscure origin: role of enteroclysis. Eur Radiol 6: 851–854
Backmann L, Hallberg D (1974) Small intestinal length. An intraoperative study in obesity. Acta Chir Scand 140: 57–63
Bautz W, Schindler G (1983) Vergleichende Röntgenuntersuchung des Dünndarms mit Mono- und Doppelkontrast. Radiologe 23: 295–303
Bender GN, Lane DJ, Tsuchida A, Clark JA (1994) Small bowel biopsy through an enteroclysis catheter to augment findings at enteroclysis and hypotonic duodenography. Radiology 191: 573–575
Cohen M (1982) Prolonged visualization of the gastrointestinal tract with Metrizamide. Radiology 143: 327–328
Desaga JF (1989) Visualization of the mucosal villi on double-contrast barium studies of the small intestine by using a high molecular fraction of Guaran. Gastointest Radiol 14: 25–30
Diner WC (1988) Duodenal perforation during intubation for small bowel enema study. Radiology 168: 39–41
Ekberg O (1977) Double contrast examination of the small bowel. Gastrointest Radiol 1: 349–353
Emons D (1981) Semitransparente Dünndarmdarstellung per os. Fortschr Röntgenstr 135/4: 446–452
Efsing HO, Lindroth B (1980) Small bowel examination after injection of Cholecystokinin. Clin Radiol 31: 225–226
Fanucci A, Cerro P, Fraracci L, Letto F (1984) Small bowel length measured by radiography. Gastrointest Radiol 9: 349–351
Fleisher A, Muhletaler C, James AE jr (1981) Sonographic assessment of the small bowel wall. AJR 136: 887–891
Frimberger E, Kühner W, Eggemann F, Ottenjann R (1983) Koloskopischer Dünndarmeinlauf. Dtsch Med Wochenschr 108: 1546–1548
Geiter B, Fuchs HF (1977) Dünndarm-Kontrasteinlauf: Indikationen und Technik. Dtsch Ärztebl 43: 2575
Hart D, Haggett PJ, Boardman P, Nolan DJ, Wall BF (1994) Patient radiation doses from enteroclysis examinations. Br J Radiol 67: 997–1000
Herlinger H (1994) Barium examinations. In: Gore RM, Levine MS, Laufer I (eds) Textbook of gastrointestinal radiology. Saunders, Philadelphia, pp 766–788
Herlinger H, Maglinte DDT (1986) Jejunal fold separation in adult celiac disease: relevance of enteroclysis. Radiology 158: 605–611
Herrmann K, Helmberger T, Waggershauser T, Schätzl M, Allmendinger H, Reiser M (1996) Erste Erfahrungen mit gepulster Durchleuchtung an einer multifunktionellen Durchleuchtungsanlage. Fortschr Röntgenstr 165/5: 475–479
Hippeli R, Grehn S (1978) Untersuchungen zur Intensivdiagnostik des Dünndarms mit der Sondenmethode. Fortschr Röntgenstr 129/6: 713–723
Hirsch J, Ahrens E, Blankenhorn DH (1956) Measurement of the human intestinal length in vivo and some causes of variation. Gastroenterology 31: 274–285
Junqueira LC, Carneiro J (1991) Dünndarm. In: Junqueira LC, Carneiro J (Hrsg) Histologie. Springer, Berlin Heidelberg New York Tokyo, S 494–512

Kaufmann HJ, Langer R (1985) Anwendung nichtionischer Kontrastmittel in der Magen-Darm-Diagnostik von Neugeborenen und Säuglingen. In: Kaufmann HJ (Hrsg) Kontrastmittel in der Kinderradiologie. Karger, Basel, pp 97–103

Kelekis D, Papadaki DJ, Zavras GM, Kounis NG, Vassilion P, Fezoulidis IB (1993) EKG-Veränderungen während der Enteroklyse. Röntgenpraxis 46: 108–110

Klöppel R, Thiele J, Bosse J (1992) CT-Sellink. Fortschr Röntgenstr 156/3: 291–292

Maglinte DDT, Lappas JC, Chernish SM, Sellink JL (1986) Intubation routes for enteroclysis. Radiology 158: 553–554

Maglinte DDT, Lappas JC, Kelvin FM, Rex D, Chernish SM (1987) Small bowel radiography: how, when and why? Radiology 163: 297–305

Meyers MA (1976) Clinical involvement of mesenteric and antimesenteric borders of small bowel loops. II. Radiological interpretation of pathologic alterations. Gastrointest Radiol 1: 49–58

Miller RE (1965) Complete reflux small bowel examination. Radiology 84: 457–463

Miller RE, Sellink JL (1979) Enteroclysis: the small bowel enema. How to succeed and how to fail. Gastrointest Radiol 4: 269–283

Nolan DJ, Cadman PJ (1987) The small bowel enema made easy. Clin Radiol 38: 295–301

Novak D (1976) Doppelkontrastuntersuchung des Dünndarms ohne Intubation. Fortschr Röntgenstr 125/1: 38–41

Ott DJ, Yu Men Chen, Gelfand DW, van Swearingen F, Munitz HA (1985) Detailed per-oral small bowel examination vs. Enteroclysis. I. Expeditures and radiation exposure. Radiology 155: 29–34

Oudkerk M (1981) Infusionrate in enteroclysis examination. Thesis, Universität Leiden [zit. bei Sellink JL, Rosenbusch G (1981)]

Pansdorf H (1937) Die fraktionierte Dünndarmfüllung und ihre klinische Bedeutung. Fortschr Röntgenstr 56: 627–634

Salomonowitz E, Czembirek H, Kletter K, Achter E (1980) Die Strahlenbelastung bei der modifizierten Doppelkontrastuntersuchung des Dünndarms. Fortschr Röntgenstr 133/4: 430–433

Salomonowitz E, Wittich G, Czembirek H (1983) Ergebnisse der Doppelkontrast-Untersuchung des Dünndarms. Radiologe 23: 289–294

Schober E, Turetschek K, Schima W, Strasser G, Lomoschitz F, Novacek G, Mostbeck G (1997) Methylcellulose enteroclysis spiral-CT: technique, examination quality and side effects – experiences in 160 patients. Eur Radiol 7/5: 776

Sellink JL (1976) Radiological atlas of common diseases of the small bowel. Stenfert Kroese, Leiden

Sellink JL, Rosenbusch G (1981) Moderne Untersuchungstechnik des Dünndarms oder Die zehn Gebote des Enteroclysma. Radiologe 21: 366–376

Shirakabe H, Kobayashi S (1989) Air double contrast barium study of the small bowel. In: Herlinger H, Maglinte DDT (eds) Clinical radiology of the small intestine. Saunders, Philadelphia, pp 139–145

Stender H-S (1995) Leitlinien der Bundesärztekammer zur Qualitätssicherung in der Röntgendiagnostik. Dtsch Ärztebl 92: B-1699

Thoeni RF, Gould RG (1991) Enteroclysis and small bowel series: comparison of radiation dose and examination time. Radiology 178: 659–662

Thompson WM, Amberg JR (1978) Use of the c-terminal octapeptide of cholecystokinin in clinical radiology. II. The small bowel. Gastrointest Radiol 3: 195–199

Treichel J (1981) Anforderungen an die röntgenologische Untersuchung des oberen Gastrointestinaltraktes und des Dünndarms. Röntgenpraxis 34: 357–365

Underhill BML (1955) Intestinal length in man. Br Med J 4950: 1243–1246

Vogel H, Löhr H (1978) Strahlenexposition und Strahlenrisiko bei Röntgenuntersuchungen des Dünndarms mit der Sonde. Radiol Diagn 6: 812–817

Kapitel 14 (Morbus Crohn)

Buck JL, Dachman AH, Sobin LH (1991) Polypoid and pseudopolypoid manifestations of inflammatory bowel disease. Radiographics 11: 293–304

Casola G, van Sonnenberg E, Neff CC et al. (1987) Abscesses in Crohn disease: percutaneous drainage. Radiology 163: 19–22

Crohn BB, Ginzburg L, Oppenheimer GD (1932) Regional ileitis: a pathological-clinical entity. J Am Med Assoc 99: 1323–1328

Ekberg O (1977) Crohn's disease of the small bowel examined by double contrast technique: a comparsion with oral technique. Gastrointest Radiol 1: 355–359

Ekberg O, Lindström C (1979) Superficial lesions in Crohn's disease of the small bowel. Gastrointest Radiol 4: 389–393

Fishman EK, Wolf EJ, Jones B et al. (1987) CT evaluation of Crohn's disease: effect on patient management. AJR 148: 537 – 540

Giaffer MH (1996) Labelled leukocyte scintigraphy in inflammatory bowel disease: clinical applications. Gut 38: 1 – 5

Glick SN, Teplik SK (1985) Crohn disease of the small intestine: diffuse mucosal granularity. Radiology 154: 313 – 317

Goldberg HI, Caruthers SB, Nelson JA et al. (1979) Radiographic finding of the National Cooperative Crohn's Disease Study. Gastroenterology 77: 925 – 937

Gore RM (1989) CT of inflammatory bowel disease. Radiol Clin North Am 27: 717 – 729

Grennstein AJ, Mann D, Sachar DB et al. (1985) Free perforation in Crohn's disease. A survey of 99 cases. Am J Gastroenterol 80: 682 – 689

Herlinger H, O'Riordan D, Saul S, Levine MS (1986) Nonspecific involvement of bowel adjoining Crohn's disease. Radiology 159: 47 –51

Makowiec F, Laniado M, Jehle EC, Claussen CC, Starlinger M (1995) Magnetic resonance imaging in perianal Crohn's disease. Inflamm Bowel Dis 1: 256 – 265

Marshak RH (1975) Granulomatous disease of the intestinal tract (Crohn's disease). Radiology 114: 3 – 22

Marshak RH, Wolf BS (1955) Roentgen findings in regional enteritis. AJR 74: 1000 – 1014

Mekhjian HS, Switz DM, Melnyk CS et al. (1979) Clinical features and natural history of Crohn's disease. Gastroenterology 58: 898 – 906

Moesgaard F, Knudsen JT, Christensen N (1979) Adenocarcinoma of the small intestine associated with Crohn's disease. Acta Chir Scand 145: 577 – 580

Morson BC (1964) Pathologisch-anatomische Veränderungen des Dickdarms und der Analregion bei Crohn'scher Erkrankung. Z Gastroenterol 2: 255 – 268

Morson BC, Dawson J (1979) Gastrointestinal pathology. Blackwell, Oxford

Nolan DJ, Piris J (1980) Crohn's disease of the small intestine: a comparative study of the radiological and pathological appearances. Clin Radiol 31/5: 591 – 596

Pesquera GS (1929) Method for direct visualization of lesions in the small intestine. AJR 22: 254 – 257

Rankin BG, Watts HD, Melnyk CJ, Kelley ML (1979) National Cooperative Crohn's Disease Study: extraintestinal manifestations and perianal complications. Gastroenterology 77: 914 – 920

Sarrazin J, Wilson SR (1996) Manifestations of Crohn disease at US. Radiographics 16: 499 – 520

Sartoris DJ, Harell GS, Anderson MF, Zboralske FF (1984) Small-bowel lymphoma and regional enteritis: radiographic similarities. Radiology 152: 291 – 296

Sellink JL, Miller RE (1982) Radiology of the small bowel. Nijhoff, The Hague

Van Oostayen JA, Wasser MNJM, van Hogezand RA, Griffioen G, de Roos A (1994) Activity of Crohn disease assessed by measurement of superior mesenteric artery flow with Doppler US. Radiology 193: 551 – 554

Vlymen WJ, Moskowitz PS (1981) Roentgenographic manifestations of esophageal and intestinal involvement in Behçet's disease in children. Pediatr Radiol 10: 193 – 196

Wills JS, Lobis IF, Denstman FJ (1997) Crohn disease: state of the art. Radiology 202: 597 – 610

Kapitel 15 (Infektionen und andere Entzündungen)

Ament ME, Rubin CE (1972) Relation of giardiasis to abnormal intestinal structure and function in gastrointestinal immunodeficiency syndroms. Gastroenterology 62: 216 – 226

Balthazar EJ, Gordon R, Hulnick D (1990) Ileocecal tuberculosis: CT and radiologic evaluation. AJR 154: 499 – 503

Bargallo N, Nicolan C, Luburich P et al. (1992) Intestinal tuberculosis in AIDS. Gastrointest Radiol 17: 115 – 118

Beral B, Peterman TA, Berkelman RL, Jaffe HW (1990) Kaposi's sarcoma among persons with AIDS: a sexually transmitted infection? Lancet 335: 123 – 128

Bayless TM (1989) Small intestine ulcers and strictures: isolated and diffuse. In: Sleisenger MH, Fordtran JS (eds) Gastrointestinal disease: pathophysiology, diagnosis, management, 4th edn. Saunders, Philadelphia, pp 1320 – 1327

Berk RN, Wall SD, McArdle CB et al. (1984) Cryptosporidiosis of the stomach and small intestine in patients with AIDS. AJR 143: 549 – 554

Bjarnason I, Price AB, Zanelli G et al. (1988) Clinicopathological features of nonsteroidal antiinflammatory drug-induced small intestinal strictures. Gastroenterology 94: 1070 – 1074

Brodey PA, Fertig S, Aron JM (1982) Campylobacter enterocolitis: radiographic features. AJR 139: 1199 – 1201

Brombart MM (1980) Radiologie des Verdauungstraktes. Thieme, Stuttgart

Buckner CB, Leithiser RE, Walker CW et al. (1991) The changing epidemiology of tuberculosis and other mycobacterial infections in the United States; implications for the radiologist. AJR 156: 255–264

Cappel MS, Mandell W, Grimes MM, Neu HC (1988) Gastrointestinal histoplasmosis. Dig Dis Sci 33: 353–360

Cohnen M, Gantke B, Mödder U (1996) Ileozökale Invagination bei einem HIV-Infizierten mit Non-Hodgkin-Lymphom. Fortschr Röntgenstr 165/6: 586–588

Dallemand S, Waxman M, Farman J (1983) Radiological manifestations of strongyloides stercoralis. Gastrointest Radiol 8: 45–51

Ekberg O, Sjostrom B, Brahme F (1977) Radiological findings in yersinia ileitis. Radiology 123: 15–19

Ekberg O, Baath L, Sjostrom B et al. (1984) Are superficial lesions of the distal part of the ileum early indicators of Crohn's disease in adult patients with abdominal pain? A clinical and radiologic long term investigation. Gut 25: 341–346

Ekberg O, Jones B, Herlinger H (1994a) Infections and other inflammatory conditions. In: Gore RM, Levine MS, Laufer I (eds) Textbook of gastrointestinal radiology. Saunders, Philadelphia, p 852

Ekberg O, Jones B, Herlinger H (1994b) Infections and other inflammatory conditions. In: Gore RM, Levine MS, Laufer I (eds) Textbook of gastrointestinal radiology. Saunders, Philadelphia, p 856

Ghahremani GG, White ME, Hoff FL, Gore RM, Miller JW, Christ ML (1992) Appendices epiploicae of the colon: radiologic and pathologic features. Radiographics 12: 59–77

Gramm HF, Vincent ME, Braver JM (1990) Differential diagnosis of tubular small bowel. Curr Imaging 2: 62–70

Herfarth H, Layer P (1995) Candidabefall des Darms. Dtsch Med Wochenschr 120/10: 345

Hermans PE, Huizenga KA, Hoffman HN et al. (1966) Dysgammaglobulinemia associated with nodular lymphoid hyperplasia of small intestine. Am J Med 40: 78

Hollweger A, Rettenbacher T, Macheiner P, Gritzmann N (1996) Die spontane Fettgewebsnekrose von Omentum majus und Appendices epiploicae: Klinisches Bild, Ultraschall- und CT-Befunde. Fortschr Röntgenstr 165/6: 529–534

Hulnick DH, Megibow AJ, Naidich DP et al. (1985) Abdominal tuberculosis: CT evaluation. Radiology 157: 199–204

Jones B, Wall SD (1992) Gastrointestinal disease in the immunocompromised host. Radiol Clin North Am 30/3: 555–577

Jones B, Fishman EK, Kramer SS et al. (1986) Computed tomography of gastrointestinal inflammation after bone marrow transplantation. AJR 146: 691–695

Jones B, Kramer SS, Saral R et al. (1988) Gastrointestinal inflammation after bone marrow transplantation: graft-versus-host disease or opportunistic infection? AJR 150: 277–281

Lasserich MA (1953) Röntgenologische Studien an der terminalen Ileumschlinge bei gesunden Kindern. Z Kinderheilkunde 74: 77–84

MacCarty RL, Talley NJ (1990) Barium studies in diffuse eosinophilic gastroenteritis. Gastrointest Radiol 15: 183–187

Marshak RH, Hazzi C, Lindner AE et al. (1974) Small bowel in immunoglobulin deficiency syndroms. AJR 122: 227

Merine DS, Fishman EK, Jones B et al. (1987) Right lower quadrant pain in the immunocompromised patient. CT findings in 10 cases. AJR 149: 1177–1179

Pantongrag-Brown L, Nelson AM, Brown AE, Buetow PC, Buck JL (1995) Gastrointestinal manifestations of acquired immunodeficiency syndrome: radiologic-pathologic correlation. Radiographics 15: 1155–1178

Puylaert JBCM (1986) Mesenteric adenitis and acute terminal ileitis: US evaluation using graded compression. Radiology 161: 691–695

Radin DR, Fong T, Halls JM, Pontrelli GN (1983) Monilia enteritis in acquired immunodeficiency syndrome. AJR 141: 1289–1290

Ruppin H (1980) Unspezifische Enteritis. Dtsch Ärztebl 50: 2959–2969

Schimmelpenninck M, Zwaan F (1982) Radiographic features of small intestinal injury in human graft-versus-host disease. Gastrointest Radiol 7: 29–33

Schofield PF (1985) Abdominal tuberculosis. Gut 26: 1275–1278

Schuttevaer HM, Kroon HM, Shaw PC (1986) Graft-versus-host disease of the gastointestinal tract. Diagn Imaging Clin Med 55: 254–261

Shein R, Gelb A (1984) Isospora belli in a patient with acquired immunodeficiency syndrome. J Clin Gastroenterol 6: 525–528

Teixidor HS, Honig CL, Norsoph E et al. (1987) Cytomegalovirus infection of the alimentary canal: radiologic findings with pathologic correlation. Radiology 163: 317–325

Trautwein C, Hermann E, Rambow A, Löhr H, Klose P, Gabbart H, Poralla T (1990) Die retraktile Mesenteritis. Dtsch Med Wochenschr 115: 174–178

Tripoli LC, Brouilette DE, Nicholas JJ et al. (1990) Disseminated Yersinia enterocolitica.
Case report and review of literature. J Clin Gastroenterol 12: 85–89
Wells J (1948) The mucosal pattern of the terminal ileum in children. Radiology 51:
305–309

Kapitel 16 (Vaskuläre Erkrankungen)

Agarwal D, Scholz FJ (1981) Small bowel varices demonstrated by enteroclysis. Radiology
140: 350
Antes G, Lissner J (1983) Double-contrast small-bowel examination with barium and
methylcellulose. Results in 300 cases. Radiology 148/1: 37–40
Antes G, Neher M, Hiemeyer V, Burger A (1996) Gastrointestinal bleeding of obscure
origin: role of enteroclysis. Eur Radiol 6: 851–854
Bruneton JN, Faure X, Bourry J, Chauvel P, Abbes M, Lecomte P, Delmont J (1982) A radiologic study of chronic radiation-induced injury of the small intestine and colon. Fortschr Röntgenstr 136/2: 129–132
De Cosse JJ, Rhodes RS, Wentz WB, Reagan JW, Dworken HJ, Holden WD (1969) The
natural history and management of radiation induced injury of the gastrointestinal
tract. Ann Surg 170: 369–384
Farthmann EH, Imdahl A, Eggstein S (1994) Radiation entoropathy. Strahlenther Onkol
170: 437–440
Feurle GE, Haag B (1991) Acute small bowel ischemia without transmural infarction.
Z Gastroenterol 29: 349–352
Grendell HJ, Ockner RK (1982) Mesenteric venous thrombosis. Gastroenterology
82: 358–372
Jamieson CW (1986) Coeliac axis compression syndrome (Editorial). Br Med J 293:
159–160
Marston A (1982) Ischemia. Clin Gastroenterol 14: 847–862
Mason GR, Dietrich P, Friedland GW, Hankes GE (1970) The radiological findings in radia-
tion induced enteritis and colitis. Clin Radiol 21: 232–247
Moch A, Herlinger H, Kochman ML, Levine MS, Rubesin SE, Laufer I (1994) Enteroclysis
in the evaluation of obscure gastrointestinal bleeding. AJR 163: 1381–1384
Moore JD, Thompson NW, Appelman HD et al. (1976) Arteriovenous malformations of
the gastrointestinal tract. Arch Surg 111: 381–389
Neumeister K, Pfeiffer J (1966) Klinische Analyse der akuten intestinalen Strahlenreak-
tionen bei Röntgen- Radium- und Telekobaltbestrahlungen. Strahlentherapie 129:
512–519
Rishman EK, Zinreich ES, Jones B et al. (1984) Computed tomographic diagnosis of radiation ileitis. Gastrointest Radiol 9: 149–152
Sandstede J, Wittenberg G, Schmitt S, Scheppach W, Hahn D (1997) Lokalisationsdiagno-
stik einer akuten gastrointestinalen Blutung bei primär negativem angiographischem
Befund. Fortschr Röntgenstr 166/3: 258–259
Schindler G, Bruch H-P (1991) Aktueller Stand der Diagnostik und Therapie der nicht-
okklusiven Darmischämie (NOD). Fortschr Röntgenstr 155/2: 123–127
Socinski MA, Frankel J-P, Morrow PL, Krawitt EL (1984) Painless diarrhea secondary to
intestinal ischemia. Diagnosis of atheromatous emboli by jejunal biopsy. Digest Dis Sci
29: 674–677
Weijers RE, van der Jagt EJ, Jansen W (1990) Radiation enteritis: an overview. Fortschr
Röntgenstr 152/4: 453–459
Wittich G, Salomonowitz T, Szepesi T, Czembirek H, Frühwald F (1984) Small bowel
double-contrast enema in stage III ovarian cancer. AJR 142: 299–304

Kapitel 17 (Malabsorption)

Antes G, Kruis W (1982) Whipple's disease demonstrated by double contrast small bowel
enema with barium and methylcellulose. Eur J Radiol 2: 238–241
Arranz E, Ferguson A (1993) Intestinal antibody pattern of coeliac disease: occurence in
patients with normal jejunal biopsy histology. Gastroenterolgy 104: 1263–1272
Bova JG, Friedman AC, Weser E, Hopens TA, Wytock DH (1985) Adaptation of the ileum in
nontropical sprue: reversal of the jejunoileal fold pattern. AJR 144: 299–302
Brow JR, Parker F, Weinstein WM et al. (1971) The small intestinal mucosa in dermatitis
herpetiformis. I. Severity and distribution of the small intestinal lesions and associated malabsorption. Gastroenterology 60: 355–361
Capary WF (1993) Gluten-Überempfindlichkeit – Sprue/Zöliakie nur die Spitze des Eis-
bergs? Z Gastroenterol 31: 493–495 (Editorial)
Caspary WF (1995) Dünndarmerkrankungen. Dtsch Ärztebl 92: A-2991–2998

Friedman HJ, Chiu BK (1986) Small bowel malignant lymphoma complicating celiac sprue and the mesenteric lymph node cavitation syndrome. Gastroenterology 90: 2008–2012
Gee S (1888) On the coeliac affection. St. Bartholomew's Hosp Rep 24: 17–20
Harrison's principles of internal medicine (1987) McGraw-Hill, pp 1385–1392
Herlinger H, Maglinte DDT (1986) Jejunal fold separation in adult celiac disease: relevance of enteroclysis. Radiology 158: 605–611
Herlinger H, Maglinte DDT (1989) Malabsorption and immune deficiencies. In: Herlinger H, Maglinte D (eds) clinical radiology of the small intestine. Saunders, Philadelphia, pp 349–398
Jones B, Bayles STM, Fishman EK et al. (1984) Lymphadenopathy in celiac disease: computed tomographic observations. AJR 142: 1127–1132
Marsh MM (1992) Gluten, major histocompatibility complexes, and the small intestine. A molecular and immunobiologic approach to the spectrum of gluten sensitivity (celiac sprue). Gastroenterology 102: 330–354
Mike N, Udeshi U, Asquith P et al. (1990) Small bowel enema in nonresponsive coeliac disease. Gut 31: 883–885
Müller WFH (1976) Enteroclysis in coeliac disease. Radiologica Clin 45: 140–154
Naish JM, Capper WM, Brown NJ (1960) Intestinal pseudo-obstruction with steatorrhoea. Gut 1: 62–66
Rubesin SE, Herlinger H, Saul SH, Grumbach K, Laufer I, Levine MS (1989) Adult celiac disease and its complications. Radiographics 9/6: 1045–1065
Rubesin SE, Rubin RA, Herlinger H (1992) Small bowel malabsorption: clinical perspectives. Radiology 184: 297–305
Van den Bosch HCM, Tjon A, Tham RTO, Gooszen AW, Fauquenot-Nollen JMB, Lamers CBHW (1996) Celiac disease: small-bowel enteroclysis findings in adult patients treated with a gluten-free diet. Radiology 201: 803–808

Kapitel 18 (Obstruktionen)

Balthazar EJ, Birnbaum BA, Megibow AJ, Gordon RB, Whelan CA, Hulnick DH (1992) Closed-loop and strangulation intestinal obstruction: CT signs. Radiology 185: 769–775
Bizer LS, Liebling RW, Delany HM, Gliedman ML (1981) Small bowel obstruction. Surgery 89: 407–413
Caroline DF, Herlinger H, Laufer I, Kressel HY, Levine MS (1984) Small bowel enema in the diagnosis of adhesive obstructions. AJR 142: 1133–1139
Day DL, Drake GD, Leonard AS, Letourneau JG (1988) CT findings in left paraduodenal herniae. Gastrointest Radiol 13: 27–29
Dehn TCB, Nolan DJ (1989) Enteroclysis in the diagnosis of intestinal obstruction in the early postoperative period. Gastrointest Radiol 14: 15–21
Herlinger H, Rubesin SE (1994) Obstruction. In: Gore RM, Levine MS, Laufer I (eds) Textbook of gastrointestinal radiology. Saunders, Philadelphia, pp 931–966
Maglinte DDT, Miller RE (1984) Intubation infusion method: reliability in diagnosis of mechanical partial small-bowel obstruction. Mt Sinai J Med 51: 372–377
Maglinte DDT, Peterson LA, Vahey TN, Miller RE, Chernish SM (1984) Enteroclysis in partial small bowel obstruction. Am J Surg 147: 325–329
Maglinte DDT, Gage SN, Harmon BH, Kelvin FM, Hage JP, Chua GT et al. (1993) Obstruction of the small intestine: accuracy and role of CT in diagnosis. Radiology 188: 61–64
Megibow AJ (1994) Bowel obstruction-evaluation with CT. Radiol Clin North Am 32/5: 861–870
Megibow AJ, Balthazar EJ, Cho KC et al. (1991) Bowel obstruction: evaluating with CT. Radiology 180: 313–318
Menzies D, Ellis H (1989) Intra-abdominal adhesions and their prevention by topical tissue plasminogen activator. J R Soc Med 82: 534–535
Meyers MA (1988) Dynamic radiology of the abdomen. Normal and pathologic anatomy, 3rd edn. Springer, New York
Osteen RT, Guyton S, Steele G jr et al. (1980) Malignant intestinal obstruction. Surgery 87: 611–615
Pantongrag-Brown L, Levine MS, Elsayed AM, Buetow PC, Agrons GA, Buck JL (1996) Inverted Meckel diverticulum: clinical, radiologic and pathologic findings. Radiology 199: 693–696
Riveron FA, Obeid FN, Horst MH, Sorenson VJ, Bivins BA (1989) The role of contrast radiography in presumed bowel obstruction. Surgery 106: 496–501
Rubesin SE, Herlinger H (1991) CT evaluation of bowel obstruction: A landmark article – implications for the future. Radiology 180: 307–308

Sellink JL (1976) Radiological atlas of common diseases of the small bowel. Stenfert Kroese, Leiden

Shrake PD, Rex DK, Lappas JC et al. (1991) Radiographic evaluation of suspected small bowel obstruction. Am J Gastroenterol 86: 175–178

Swart B, Meyer G (1974) Die Diagnostik des akuten Abdomens beim Erwachsenen – ein neues klinisch-röntgenologisches Konzept. Radiologe 14: 1–57

Walker AW, Durie PR, Hamilton RJ, Walker-Smith JA, Watkins JB (eds) (1991) Pediatric gastrointestinal disease, vol 2. Decker, Philadelphia

Warshauer DM, Mauro MA (1992) CT diagnosis of paraduodenal hernia. Gastrointest Radiol 17: 13–15

Wörtler K, Beerwerth W, Peters PE (1997) Chronisch rezidivierende Ileuszustände. Radiologe 37: 95–97

Kapitel 19 (Tumoren)

Antes G (1997) Das primäre gastrointestinale Lymphom. Radiologe 37: 35–41

Barclay THC, Schapira DV (1983) Malignant tumors of the small intestine. Cancer 51: 878–881

Buck JL, Harned RK, Lichtenstein JE, Sobin LH (1992) Peutz-Jeghers syndrome. Radiographics 12: 365–378

Chen YM, Ott DJ, Wu WC et al. (1987) Cowden's disease: a case report and literature review. Gastrointest Radiol 12: 325–329

Dachman AH, Buck JL, Burke AP et al. (1989) Cronkhite-Canada syndrome: radiologic features. Gastrointest Radiol 14: 285–290

Darling RC, Welch CE (1959) Tumors of the small intestine. N Engl J Med 260: 397–406

Dawson IMP, Cornes JS, Morson BC (1961) Primary malignant lymphoid tumors of the intestinal tract: report of 37 cases with a study of factors influencing prognosis. Br J Surg 49: 80–89

Dial P, Cohn I jr (1992) Tumors of the jejunum and ileum. In: Scott HW, Sawyers JL (eds) Surgery of the stomach. Duodenum and small intestine, 2nd edn. Blackwell, Boston, pp 859–871

Hünerbein M, Schlag PM (1994) Primary gastrointestinal lymphoma. Onkologie 17: 384–387

Isaacson P, Spencer J, Wright DH (1988) Classifying primary gut lymphoma. Lancet II: 1148–1149

Khojasteh A, Haghshenas M, Haghighi P (1983) Immunoproliferative small intestinal disease. A „third-world-lesion". N Engl J Med 23: 1401–1405

Levine MS, Drooz AT, Herlinger H (1987) Annular malignancies of the small bowel. Gastrointest Radiol 12: 53–58

Maglinte DDT, O'Connor K, Bessette J et al. (1991) The role of the physician in the late diagnosis of primary malignant tumors of the small intestine. Am J Gastroenterol 3: 304–308

Meyer JS, Harty PM, Mahboubi S, Heyman S, Zimmermann RA, Womer RB et al. (1995) Langerhans cell histiocytosis: presentation and evolution of radiologic findings with clinical correlation. Radiographics 15: 1135–1146

Meyers MA (1988) Dynamic radiology of the abdomen. Normal and pathologic anatomy 3rd edn. Springer, Berlin Heidelberg New York Tokyo

Morson BC, Dawson J (1979) Gastrointestinal pathology. Blackwell, Oxford

Musshoff K (1977) Klinische Stadieneinteilung der Nicht-Hodgkin-Lymphome. Strahlentherapie 153: 218–221

Rubesin SE, Herlinger H, Saul SH, Grumbach K, Laufer I, Levine MS (1989) Adult celiac disease and its complications. Radiographics 9: 1045–1066

Severson RK, Davis S (1990) Increasing incidence of primary gastric lymphoma. Cancer 66: 1283–1290

Kapitel 20 (Motilitätsstörungen)

Antes G (1990) Die allgemeinen Motilitätsstörungen des Dünndarms. Radiologe 30: 273–279

Antes G (1995) Enteroklysma – Daten über Intubation, Durchleuchtung und Passage. Radiologe 35 [Suppl 1]: 1

Barnert J, Wienbeck M (1996) Motilitätsstörungen im Verdauungstrakt. Dtsch Ärztebl 93/4: A-176–185

Christensen J, Anuras S (1986) Intestinal pseudoobstruction: clinical features. In: WY Chey (ed) Functional disorders of the digestive tract. Raven, New York, pp 219–231

Erckenbrecht J, Wienbeck M (1984) Störungen der Dünndarmmotilität. In: Wienbeck M, Siewert JR (Hrsg) Therapie gastrointestinaler Motilitätsstörungen. Edition Medizin, Weinheim, S 47–58
Franken EA jr, Smith WL, Smith JA (1980) Paralysis of the small bowel resembling mechanical intestinal obstruction. Gastrointest Radiol 5: 161–167
Frik W (1965) Dünndarm. In: Schinz HR et al. (Hrsg) Lehrbuch der Röntgendiagnostik, 6. Aufl. Thieme, Stuttgart, pp 279–328
Gershon MD, Erde SM (1981) The nervous system of the gut. Gastroenterology 180: 1571–1594
Gupta A (1984) Radiological lactase deficiency – a population survey. In: Capesius P (ed) Proceedings of the XVth International Congress of Radiology, Brussels 1981, pp 514–518
Horowitz AL, Meyers MA (1973) The „hide-bound" small bowel of scleroderma. AJR 119: 332–334
Jones R, Lydeard S (1992) Irritable bowel in the general population. Br Med J 304: 87–90
Kellow JE, Borody TJ, Phillips SF et al. (1986) Human interdigestive motility: variations in patterns from esophagus to colon. Gastroenterology 91: 386–395
Kellow JE, Gill RC, Wingate DL (1990) Prolonged ambulant recordings of small bowel motility demonstrate abnormalities in the irritable bowel syndrome. Gastroenterology 98: 1208–1218
Kim SK (1968) Small intestine transit time in normal small bowel study. AJR 104: 522–524
Krishnamurthy S, Schuffler MD (1987) Pathology of neuromuscular disorders of the small intestine and colon. Gastroenterology 93: 610–639
Kumar D, Wingate DL (1985) The irritable bowel syndrome: a paroxysmal motor disorder. Lancet II: 973–977
Lederer PCH (1988) Gastrointestinale Motilitätsstörungen: Phänomen oder Krankheit? Störungen der Dünndarmmotilität. Z Gastroenterologie 26 [Suppl 4]: 33–40
Lenz H (1963) Tonus- und Motilitätsstörungen des Dünndarms. Fortschr Röntgenstr 98: 549–558
Lindberg G, Iwarzon M, Veress B (1994) Small bowel motility patterns in patients with chronic intestinal pseudo-obstruction. Gastroenterology 106: A-532
Naish JM, Capper WM, Brown NJ (1960) Intestinal pseudo-obstruction with steatorrhoea. Gut 1: 62–66
Olmsted WW, Madewell JE (1976) The esophageal and small-bowel manifestation of progressive systemic sclerosis. Gastrointest Radiol 1: 33–36
Rohrmann CA jr (1994) Functional disorders of the gastrointestinal tract. In: Gore RM, Levine MS, Laufer I (eds) Textbook of gastrointestinal radiology. Saunders, Philadelphia, pp 2645–2659
Schuffler MD, Rohrmann CA, Chaffee RG et al. (1981) Chronic intestinal pseudo-obstruction. Medicine (Baltimore) 60: 173–196
Sellink JL (1976) Radiological atlas of common diseases of the small bowel. Stenfert Kroese, Leiden
Weltz GA (1939) Dünndarm. In: Schinz HR, Baensch WE, Friedl E (Hrsg) Lehrbuch der Röntgendiagnostik, 4. Aufl. Thieme, Leipzig, pp 1773–1812

Kapitel 21 (Fehlbildungen)

Aldrich EM, Morton CB, Baker JP (1955) Intestinal obstruction resulting from malrotation of the intestine. Ann Surg 141: 765–777
Antes G, Bassermann R, Lessel W (1994) Sarcomas originating in the small bowel diverticula. Abdom Imaging 19: 339–341
Arey LB (1947) Developmental anatomy. A textbook and laboratory manual of embryology. Saunders, Philadelphia
Berne AS (1959) Meckel's diverticulum. X-ray diagnosis. N Engl J Med 260: 690–696
Christie A (1931) Meckel's diverticulum. Am J Dis Child 42: 544–553
Dalinka MK, Wunder JF (1973) Meckel's diverticulum and its complications, with emphasis on roentgen demonstration. Radiology 106: 295–298
Day DL, Drake GD, Leonard AS, Letourneau JG (1988) CT findings in left paraduodenal herniae. Gastrointest Radiol 13: 27–29
Diamond RH, Rothstein RD, Alavi A (1991) The role of cimetedine-enhanced technetium 99 m-pertechnetate imaging for visualizing Meckel's diverticulum. J Nucl Med 32: 1422–1424
Gilchrist AM, Sloan JM, Logan CJH et al. (1990) Case report: gastrointestinal bleeding due to multiple ileal duplication diagnosed by scintigraphy and barium studies. Clin Radiol 41: 134–136
Glick SN, Maglinte DDT, Herlinger H (1988) Association of Meckel's diverticulum and Crohn's disease. Gastrointest Radiol 13: 67–71

Gross RE, Holcomb GW, Farber S (1952) Duplications of the alimentary tract. Pediatrics 9: 449–468

Hansmann GH, Morton SA (1939) Intraabdominal hernia. Report of a case and review of the literature. Arch Surg 39: 973–986

Kremer K, Lierse W (1992) Dünndarm. In: Chirurgische Operationslehre, Bd 6. Thieme, Stuttgart, S 28–31

Ladd WE (1942) Meckel's diverticulum. In: Christopher F (ed) Textbook of surgery, 3 rd edn. Saunders, Philadelphia, pp 1163

Leijonmarck CE, Bonman-Sandelin K, Frisell J, Räf L (1986) Meckel's diverticulum in the adult. Br J Surg 73: 146–149

Long FR, Kramer SS, Markowitz RI, Taylor GE (1996) Radiographic patterns of intestinal malrotation in children. Radiographics 16: 547–556

Maglinte DDT, Elmore MF, Isenberg M, Dolan PA (1980) Meckel diverticulum: radiologic demonstration by enteroclysis. AJR 134: 925–932

Newsom BD, Kukora JS (1986) Congenital and acquired internal hernias: unusual causes of small bowel obstruction. Am J Surg 152: 279–285

Prévôt R (1968) Erkrankungen des Dünndarms. Handbuch der Medizinischen Radiologie, Bd XI/2 Springer, Berlin Heidelberg, S 19

Ratcliffe J, Tait J, Lisle D et al. (1989) Segmental dilatation of the small bowel: report of three cases and literature review. Radiology 171: 827–830

Rösch W (1978) Divertikel am Verdauungstrakt. Dtsch Ärztebl 44: 2569–2573

Rutherford RB, Akers DR (1966) Meckel's diverticulum: a review of 148 pediatric patients with special reference to the pattern of bleeding and to mesodiverticular bands. Surgery 59: 618–626

Warshauer DM, Mauro MA (1992) CT diagnosis of paraduodenal hernia. Gastrointest Radiol 17: 13–15

Sachverzeichnis

Die **fett gesetzten** Seitenzahlen weisen auf die für das jeweilige Stichwort wichtigste Textstelle hin.
Differentialdiagnosen sind auf den Seiten 57 bis 90.

Springer
und
Umwelt

Als internationaler wissenschaftlicher
Verlag sind wir uns unserer besonderen
Verpflichtung der Umwelt gegenüber
bewußt und beziehen umweltorientierte
Grundsätze in Unternehmens-
entscheidungen mit ein. Von unseren
Geschäftspartnern (Druckereien,
Papierfabriken, Verpackungsherstellern
usw.) verlangen wir, daß sie sowohl
beim Herstellungsprozess selbst als
auch beim Einsatz der zur Verwendung
kommenden Materialien ökologische
Gesichtspunkte berücksichtigen.
Das für dieses Buch verwendete Papier
ist aus chlorfrei bzw. chlorarm
hergestelltem Zellstoff gefertigt und im
pH-Wert neutral.

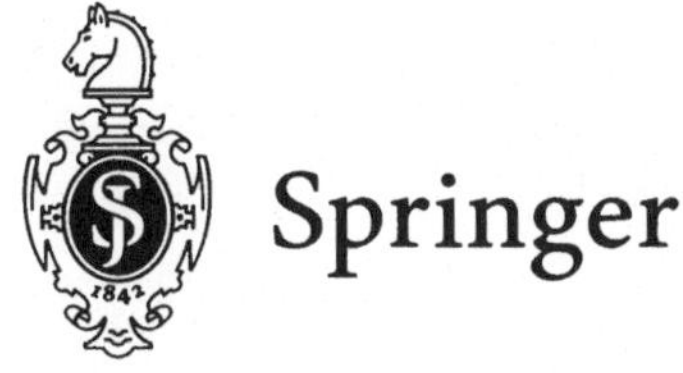